普通高等教育"十一五"国家级规划教材

高等学校公共事业管理专业主干课程教材

21世纪公共事业管理系列教材

总主编　娄成武

卫生事业管理

（第二版）

李　鲁　主编

中国人民大学出版社

·北京·

21 世纪公共事业管理系列教材

《卫生事业管理》编审委员会

（以姓氏笔画为序）

总　序

公共事业管理专业是在中国改革开放中诞生的新生事物，到现在仅仅七年时间，但其发展速度之快，是所有当初倡导者所始料不及的，该专业领域内所取得的科研成果之多，也是惊人的。这充分反映了公共事业管理专业紧紧跟上了中国高等教育跨越式发展的步伐。

1997年，由东北大学率先向教育部高教司提出了“关于在我国设置公共事业管理专业的可行性报告”，教育部在广泛征求专家意见的基础上，1998年修订了高等教育本科生教育指导目录，目录中新增设了公共事业管理专业，并批准东北大学、云南大学为首批试办院校，于1999年开始招生。同时，教育部高教司在面向21世纪教改立项中增列了“公共事业管理专业课程设置、人才培养、教学内容与教学改革”项目，由东北大学承担。2000年教育部又下达了新世纪教改工程项目“综合大学公共事业管理专业建设和人才培养模式研究”，由云南大学承担。这两项教学改革项目的启动与完成为该专业的起步和发展奠定了一定的基础。该专业从1999年试办至今，已由两所大学试办迅速发展为全国224所大学设有该专业，师资队伍也由原来的几十人增加到一千多人，呈现出起步较晚但发展极快、类型多样的特点。办学规模的扩大和办学类型的多样化，亟须保持专业健康发展的高质量教材支撑，但遗憾的是，全国较大范围内开展较高规格的公共事业管理教材建设的科研课题却不多见，加之，中国特色的公共事业管理专业还是一个新兴专业，教材建设的困难尤为难解。近年来，公共事业管理专业教学指导委员会几次开会，研究确定了公共管理一级学科平台课、公共事业管理二级学科平台课和专业特色课等相对完整的课程体系，部分高校也已出版了相应的教材，但相对于老专业、成熟专业来说，公共事业管理专业的教材建设仍任重道远，还不能完全适应公共事业管理专业发展的需要。为解决该问题，历次教学指导委员会会议都就如何完善课程体系、教学内容和教材建设问题进行了深入的探讨。在许多委员的提议下，中国人民大学出版社给予了大力支持，我们组织全国部分专家编写了“21世纪公共事业管理系列教材”，力图暂缓专业发展中的燃眉之需，在某些领域，或许有点填零占位的色彩。

该套教材力图实现“创新”、“特色”与“精品”的时代要求。“创新”体现在本套教材从体系、结构到内容都力争符合公共事业管理教学改革和学科建设发展的时代需要，密切关注、及时总结公共事业管理领域的新问题、新成果，缩短人才培养与社会需求之间的差距。

“特色”就是优势，特色就是质量，特色就是水平。本套教材充分发挥公共事业管理专业的优势，充分体现相关院校该专业建设的特点，力图特色鲜明、与众有别。

“精品”突出该套教材学术上的高水准。该套教材是在总结国内外多种教材使用反馈信息的基础上，吸收学术前辈或同人智慧的结晶。该套教材的作者是公共管理领域的著名专家，且在各自领域早有建树，有的在国内久负盛名，该系列教材的出版是他们对公共事业管理专业长期理性思考的成果再现。

本套教材自 2003 年开始筹划，并成立了由该领域专家学者组成的编委会，由中国人民大学出版社出版，在此，谨向所有支持该套教材出版的同志们表示敬意和衷心的感谢！

《21 世纪公共事业管理系列教材》编委会

第二版前言

卫生事业管理学是研究卫生事业发展规律及其影响因素的应用学科，旨在通过科学管理来探索最适宜的卫生服务方式，以达到最佳地配置卫生资源和技术，最及时地对疾病危害作出反应，最大限度地保障和提高人民健康水平的目的。2009 年，中共中央、国务院《关于深化医药卫生体制改革的意见》颁布，为卫生事业管理学科发展提供了丰富的素材和宝贵的机遇，而卫生事业管理学理论探索与方法创新也为卫生改革提供了科学论证和决策依据。

本教材在 2006 年的一版基础上进行了修改和完善，保持了教材结构和基本内容的稳定性，同时吸收了近年来卫生事业管理学科发展的新成就，特别是当前医药卫生体制改革的新进展和新成果，力争用最新的资料和研究成果，反映卫生事业管理领域的新理论、新知识和新技术。本教材主要由浙江大学医学部和北京大学医学部联合编写，集中了两校卫生事业管理领域具有丰富教学、科研经验的教授学者，并邀请了卫生部政策法规司以及上海交通大学等兄弟院校的卫生管理专家，共同承担编写任务。每章具体的撰稿人如下：

第 1 章　李鲁
第 2 章　吴明、周旭东
第 3 章　雷海潮、李立秋、董丹丹、王晶、苗慧波
第 4 章　姜敏敏
第 5 章　郭岩、吴瑞华
第 6 章　宋文质、周旭东
第 7 章　鲍勇、董恩宏
第 8 章　徐盛鑫
第 9 章　钟军
第 10 章　王红妹
第 11 章　顾竹影、姜敏敏

第 12 章　陈坤
第 13 章　杜亚平、刘宇婷
第 14 章　柯雪琴
第 15 章　马晓微
第 16 章　王悦
第 17 章　易平、李艳

在内容安排上，我们坚持贯彻加强基础知识、基本理论、基本技能和突出权威性、科学性、创新性、前沿性、启发性的教材要求。本教材主要适用于公共事业管理专业、卫生事业管理专业和预防医学专业本科生，卫生事业管理专业研究生、公共管理专业硕士（MPA）和公共卫生专业硕士（MPH），以及各类职业化培训的卫生管理人员，也可作为高等院校卫生管理教学科研人员以及卫生行政部门和医疗卫生事业单位的管理人员的参考用书。

本教材在编写过程中，得到了教育部高等学校公共管理学科教学指导委员会的大力支持。中国人民大学出版社“21 世纪公共事业管理系列教材”专家指导小组和公共管理分社给予了悉心的指导和帮助。教材秘书姜敏敏老师在联系编委、处理文字等方面做了大量的工作。在此对所有关心、支持和帮助本教材编写的领导、同事们致以衷心的感谢。

由于我们学识所限，本教材难免存在不妥或错误之处，还望广大读者和业内同行批评指正。

主编
2011 年 12 月

第一版前言

卫生事业关系到人民群众的身体健康以及社会稳定和经济发展，是人们高度关注的社会热点，也是政府贯彻落实科学发展观，实现经济与社会协调发展，构建社会主义和谐社会的重要内容之一。卫生事业管理学是研究卫生事业发展规律及其影响因素的应用学科，它运用管理科学的基本理论和方法，结合卫生事业的具体特点，探索最适宜的卫生服务方式，合理配置并及时提供卫生资源，最大限度地保障和提高全体公民的健康水平。我国卫生改革与发展实践为卫生事业管理学科发展提供了丰富的素材和宝贵的机遇，而卫生事业管理学理论探索与方法创新则为卫生改革提供了科学论证和决策依据。

本书由浙江大学医学院、北京大学医学部和浙江师范大学公共管理学院联合编写，集中了相关领域具有丰富教学科研经验的专家教授。在教材编写和内容安排上，坚持贯彻加强基础知识、基本理论、基本技能和突出权威性、创新性、前沿性、启发性的教材要求。本书主要适用于公共事业管理专业、卫生事业管理专业和预防医学专业本科生，卫生事业管理专业研究生、公共管理硕士（MPA）和公共卫生硕士（MPH），以及各级各类职业化培训的卫生管理人员，也可作为高等院校公共管理学院、公共卫生学院和医学院的教学科研人员，以及卫生行政部门和医疗卫生事业单位的管理人员的参考用书。

本书在编写过程中，得到教育部高等学校公共管理学科教学指导委员会的支持，以及“21世纪公共事业管理系列教材”编委会和中国人民大学出版社公共管理出版事业部的悉心指导和帮助。本书各位编写者对本书的编写进行了认真讨论，并提出了许多宝贵意见。本书编写秘书姜敏敏、钟军老师在联系参编人员、文字处理等方面做了大量的工作。谨此对所有关心、支持和帮助本书编写的领导、同事们致以衷心的感谢！

本书参编人员包括（以姓氏笔画为序）：马晓微、王红妹、王悦、叶旭军，吴明、宋文质、李鲁、杜亚平、陈坤、陈育德、陈娟、易平、范雪瑾、姜敏敏，柯雪琴、钟军、骆啸、徐盛鑫、郭岩、顾竹影。

由于我们学识所限，难免存在不妥或错误之处，还望广大读者和业内同行批评指正。

编者

2006年1月

第一版前言

目 录

第1章

卫生事业管理绪论

卫生事业管理学（health service administration）是研究卫生事业发展规律及其影响因素的应用学科，它运用管理科学的基本理论和方法，结合卫生事业的具体特点，探索最适宜的医疗卫生制度，合理配置卫生资源，及时提供卫生服务，最大限度地保障和提高全体公民健康水平。卫生事业管理学属于公共管理的分支学科和医学与社会科学的交叉学科。

1.1 卫生事业概述

卫生事业（health service）是一项公共事业，内涵非常广泛，包括了国家和社会在防治疾病、保护和促进居民健康各方面所采取的政策措施和相关服务的总和。具体地说，卫生事业涉及各种提供卫生服务的机构以及直接参与卫生服务的生产、交换、分配和消费的机构，包括卫生行政、医疗、预防、保健、康复、计划生育等系统，广义上还包括环境保护，以及为卫生事业提供人力、物质、技术、信息等支持的医学教育、医学科研、医疗器械、药品生产等组织机构。

1.1.1 卫生事业的性质

1997年中共中央、国务院《关于卫生改革与发展的决定》中明确界定："我国卫生事业是政府实行一定福利政策的社会公益事业。"2009年中共中央、国务院《关于深化医药卫生体制改革的意见》再次强调"坚持公共医疗卫生的公益性质"。

卫生事业的本质属性是一项社会公益事业。健康是全社会的共同利益和共同需要，卫生事业的服务对象和受益对象是全体公民，卫生服务，尤其是基本医疗服务和公共卫生服是社会公共产品。福利性是卫生事业的社会属性，体现卫生事业承担一定社会分配的职能。我国卫生领域通过政府举办公立卫生机构，并给予财政补贴、税收减免，指定或指导基本卫生服务价格，坚持卫生服务社会效益优先等政策与制度体现福利性。但是，卫生事业的福利性是“一定的”，而不是“完全的”，福利水平的高低取决于社会经济的发展水平。受社会生产力发展水平的限制，政府对卫生投入的经济承受力有限，做到完全满足全体公民多层次的卫生需求还是未来的愿景。当前主要是建立健全覆盖城乡居民的基本医疗卫生制度，为群众提供安全、有效、方便、价廉的医疗卫生服务，逐步实现人人享有基本医疗卫生服务的目标。因此，卫生事业发展必须与国民经济和社会发展相协调，人民健康保障的福利水平必须与经济发展水平相适应。

1.1.2 卫生事业的作用

卫生事业是保护人民健康的社会事业，是国民经济的一个特殊组成部分，在经济建设和社会发展中具有重要的地位。人力资源是国家基本资源，国民健康素质从微观上讲是个人体力、智力和社会适应能力，从宏观上讲是一个国家或地区综合实力的反映。国民健康素质是生产力发展的基础，是劳动者生存发展的基础，也是人的智力、体力和创业创新能力的基础，是经济社会可持续发展的先决条件。世界银行曾经测算，在过去40年的世界经济增长中，8%～10%的发展来自于人们健康水平的提高。因此，发展卫生事业，不断提高全民族健康素质，不仅关系人民群众的健康，也是保护和发展生产力，推动经济和社会发展的重要基础。

卫生事业关系亿万人民的健康，关系千家万户的幸福，是重大民生问题。加快发展卫生事业，适应人民群众日益增长的医疗卫生需求，实现人人享有基本医疗卫生服务，不断提高人民群众健康素质，是贯彻落实科学发展观、促进经济社会全面协调可持续发展的必然要求，是维护社会公平正义、提高人民生活质量的重要举措，是全面建设小康社会和构建社会主义和谐社会的一项重大任务。健康作为群众的基本权益，维护人民健康是党和政府的一项重要职责。胡锦涛总书记在中共中央政治局第三十五次集体学习时强调，在经济发展的基础上不断提高人民群众健康水平，是实现人民共享改革发展成果的重要体现，是促进社会和谐的重要举措，是党和政府义不容辞的责任。各级党委和政府都要把医疗卫生工作作为关心群众、促进社会和谐的大事，摆上重要议事日程，不断加强和改善领导。

1.1.3 影响卫生事业发展的因素

卫生事业受系统内、外因素的制约，应研究这些因素对卫生事业的影响程度及作用机制，最大限度地适应、利用和改变其影响，从而促进卫生事业的健康发展。

1. 社会制度

在不同的社会制度下，国家体制存在明显的差异，卫生事业发展的重点、方针政策及管理方法都会不同。我国是社会主义国家，坚持医药卫生事业为人民健康服务的宗旨，以保障人民健康为中心，以人人享有基本医疗卫生服务为根本出发点和落脚点。卫生事业遵循公益性的原则，把基本医疗卫生制度作为公共产品向全民提供。

2. 经济基础

经济基础是各项社会事业发展的前提。卫生事业发展的速度和规模直接受到经济基础的制约，规划、发展和管理卫生事业只能从当时当地的社会经济发展的实际情况出发。随着我国社会经济的持续发展，国家、社会、居民个人的卫生投入不断增加，为提高居民健康水平提供了经济与物质保障。

3. 人口状况

人口状况包括人口数量、人口质量和人口构成，它既受卫生事业发展的影响，又反过来影响着卫生事业的发展。不同的人口状况反映出来的卫生服务需求不同，卫生事业发展的重点也不同。人口多是我国的重要国情，人口数量的庞大导致人均卫生资源的拥有量相对较少，而人口构成的老龄化对卫生服务需求和卫生资源利用提出了新挑战。

4. 文化背景

文化，特别是关于健康的文化，是一定国家和地区居民价值观、伦理观、健康观的综合反映。文化背景主要从三个方面影响卫生事业的发展：首先是卫生人力资源，即培养的卫生技术和管理人员的质和量；其次是健康教育水平，人们实施或接受健康教育，形成良好的行为生活方式都与文化背景有关；最后是卫生保健的可接受性，特别是一级、二级预防保健措施在文化程度高的国家和地区，其普及程度高、推广效益大。

5. 科技发展

科技发展，尤其是生物医学科学与技术的发展和现代科技成果在医学中的运用，为卫生事业的发展创造了条件。许多新技术、新设备、新药品在医疗卫生领域的普及和应用，丰富和更新了卫生服务的手段，一方面提高了卫生服务的效果，延长了人均寿命，另一方面扩大了公共产品的内容，增加了社会服务成本。

6. 管理水平

科学管理的目的就是在有限的资源条件下创造出最大的效益，卫生事业的发展同样面临资源有限与需求无限的矛盾，同样要靠科学管理来解决卫生资源的公平和卫生服务的效益问题。卫生体制改革、卫生政策设计、卫生资源配置、卫生组织管理、卫生人力资源开发、医疗机构经营等都是科学管理在卫生事业改革与发展中的具体实践。

1.2　卫生事业改革与发展

党和政府历来高度重视卫生事业的发展，强调把保护人民健康和生命安全放在重要位置。早在革命战争年代，就遵循“救死扶伤，实行革命的人道主义”的原则，努力解决根据地军民的医疗卫生问题。新中国成立之初，制定了“面向工农兵、预防为主、团结中西医、卫生工作与群众运动相结合”的四大卫生工作方针。为了建立中国特色医药卫生体制，逐步实现人人享有基本医疗卫生服务的目标，提高全民健康水平，1997年中共中央、国务院《关于卫生改革与发展的决定》和2009年中共中央、国务院《关于深化医药卫生体制改革的意见》作为国家纲领性文献，有力推进了卫生事业的改革与发展。

1.2.1　卫生事业取得的显著成就

新中国成立60多年来，特别是改革开放以来，我国卫生事业发生了深刻变化，取得了举世瞩目的成就。覆盖城乡的医药卫生服务体系基本形成，疾病防治能力不断增强，医疗保障覆盖人口逐步扩大，卫生科技水平迅速提高。目前，人民群众健康水平明显改善，居民主要健康指标处于发展中国家前列。

1. 有效控制重大疾病，城乡居民健康水平持续改善

我国居民人均期望寿命从新中国成立之初的 35 岁提高到 2005 年的 73 岁，全国孕产妇死亡率从新中国成立之初的 1 500/100 000 下降至 2008 年的 34.2/100 000，婴儿死亡率从新中国成立之初的 200‰下降至 2008 年 14.9‰，均居发展中国家前列，部分接近发达国家水平。

通过大力开展爱国卫生运动，实施国家免疫规划和重大疾病防控、防治政策，严重威胁群众健康的重大传染病得到有效控制，全国甲、乙类法定传染病发病率从 1949 年的 20 000/100 000 下降到 2008 年的 268.01/100 000。我国成功地消灭了天花和丝虫病，实现了无新发脊髓灰质炎目标和基本消除碘缺乏病的阶段性目标，并有效控制了麻风病、血吸虫病、疟疾等曾经严重威胁人民群众健康的重大传染病。结核病、艾滋病、乙型肝炎等防控工作取得重大成效。地方病严重流行趋势得到有效遏制，防治成果得到巩固。慢性非传染性疾病的防控有序推进。在党中央、国务院的统一领导和指挥下，全国卫生系统坚持科学防治，应对重大突发传染病的挑战，夺取了抗击“非典”的胜利，有效防控甲型 H1N1 流感的流行，维护了人民群众的生命安全，维护了社会稳定和改革开放的伟大成果。

2. 卫生服务体系不断健全，群众获得服务的可及性明显改善

新中国成立初期，我国的医疗机构和医务人员基本上集中在城镇，医疗设备极其简陋，医疗技术水平低下，广大群众特别是农民缺医少药，得不到基本的医疗卫生保障。经过 60 多年的发展，全国共有卫生机构约 27.8 万个，另有村卫生室约 61.3 万个，覆盖城乡居民的卫生服务体系已经基本建立。

同时，卫生系统的服务和保障能力以及技术水平得到极大提升。城乡医疗服务体系日益健全完善，为城乡居民提供了综合、连续、安全、有效、方便、价廉的医疗卫生保健服务，在突发公共卫生事件、重大自然灾害中，发挥了维护人民群众生命安全、维护社会稳定的重要作用。

3. 基本医疗保障体系建设日趋完善，城乡居民医疗保障水平不断提高

20 世纪 90 年代，我国启动医疗保障制度改革，积极稳妥地推进各项医疗保障制度建设，取得了明显进展。城镇职工基本医疗保险和城镇居民基本医疗保险稳步推进。到 2010 年底，全国城镇基本医疗保险参保人数 43 206 万人，其中职工基本医疗保险 23 734 万人，城镇居民基本医疗保险 19 472 万人。2002 年 10 月，中央政府出台政策，建立新型农村合作医疗制度。2003 年起，新型农村合作医疗制度开展试点并逐步在全国推进，已覆盖全国所有含农业人口的县（市、区），2010 年全国新农合参合农民 8.35 亿，参合率达到 95%，当年筹资总额超过 1 200 亿元，政策范围内住院补偿比超过 65%。新农合给越来越多的农民带来实惠，对缓解或减轻农民的疾病经济负担发挥着越来越大的作用。

近年来，在推进基本医疗保障制度改革的同时，积极探索建立城乡医疗救助制度，完善补充医疗保险制度，推动商业健康保险发展。经过几十年的不断探索和发展，我国基本医疗保障制度已基本覆盖城乡居民。

4. 卫生法制化建设深入推进，群众健康权益得到更多保障

改革开放以来，全国人大及其常委会颁布实施了《传染病防治法》、《食品安全法》、

《母婴保健法》等 11 部有关卫生方面的法律；国务院颁布实施了《医疗机构管理条例》、《突发公共卫生事件应急条例》等 37 部行政法规；卫生部制定印发了《处方管理办法》等 200 余件部门规章以及现行有效的卫生标准 1 300 多项。初步建成了以公共卫生、医疗服务、健康相关产品管理和医疗保障等法律制度组成的卫生法律体系，为保障公民身体健康和生命安全，规范医疗市场行为，促进经济社会发展发挥了重要作用。

5. 深化医药卫生体制改革正式启动，人人享有基本医疗卫生服务正在实现

2009 年 3 月，中共中央、国务院《关于深化医药卫生体制改革的意见》及《医药卫生体制改革近期重点实施方案（2009—2011 年）》发布，明确了新时期我国医药卫生事业改革和发展的方向和重大方针政策，通过建立覆盖城乡居民的基本医疗保障制度和基层医疗卫生服务体系，建立基本药物制度，普及基本公共卫生服务，到 2020 年基本建成国家基本医疗卫生制度，实现人人享有基本医疗卫生服务的总要求。

1.2.2 卫生事业面临的严峻挑战

我国卫生事业取得了举世公认的成就，世界卫生组织曾经赞誉我国用最低廉的成本保护了世界上最多人口的健康。但同时也应该清醒地看到，当前我国医药卫生事业发展水平与人民群众健康需求及经济社会协调发展要求不适应的矛盾还比较突出。随着经济的发展和人民生活水平的提高，群众对改善医药卫生服务将会有更高的要求。工业化、城镇化、人口老龄化、疾病谱变化和生态环境变化等，都给医药卫生工作带来一系列新的严峻挑战。

1. 卫生改革的紧迫性更加突出

从国际背景看，世界各国的卫生改革方兴未艾，我国卫生改革备受国际社会瞩目，改革成效直接关系到我国的国际形象和中国特色社会主义的国际影响。从国内形势看，中央提出，保障和改善民生是发展经济的最终目的，也是实施扩大内需战略和推动经济发展方式转变的重大举措，并要求加快落实医药卫生体制改革近期重点实施方案。深化医药卫生体制改革是党中央、国务院根据经济社会发展的新特点和人民群众的新期盼，对卫生改革发展做出的重大战略决策部署，是建设中国特色社会主义总体布局中的重要一环，是全面建设小康社会的重要行动规划。用十年的时间建成基本医疗卫生制度，虽然有工作基础，但绝非易事。从医改近期目标来看，要用三年时间，在推进基本医疗保障制度建设，建立国家基本药物制度，健全基层医疗卫生服务体系，促进基本公共卫生服务逐步均等化，推进公立医院改革试点等五项重点领域取得突破，让群众得到“看得见、摸得着”的实惠，时间紧，任务重，压力大。

2. 多重疾病负担带来严峻挑战

我国经济尚不发达，但需要同时面对多重疾病负担的巨大挑战。传统传染病和慢性非传染病、生活方式疾病、生态环境疾病、损伤、中毒、职业病等都对人口健康造成明显危害。2008 年国家卫生服务调查显示，慢性病例数达到 2.1 亿，由慢性病带来的死亡占居民总死亡的 80% 以上。各种伤害造成的死亡成为第 5 位死因。我国面临多重疾病负担挑战的局面将长期存在。

3. 重大公共卫生安全事件时有发生

伴随全球化进程加快，我国国际交往的广度、深度不断拓展，公共卫生不安全因素明显增加。从近年情况看，先后发生“非典”、人感染高致病性禽流感、手足口病、甲型H1N1流感等重大疫情，对人民群众生活和经济社会发展影响明显。同时，我国正处于改革发展的关键时期和经济社会转型期，各种社会矛盾交织，影响社会安全的因素复杂多变，食品安全风险隐患凸显和事故频发，形势严峻。各类食品安全、饮用水污染和职业病危害事件以及恐怖主义等极端势力威胁时有发生。地震、洪水、生产事故等自然灾害和公共事件也对公共卫生保障提出更高要求。加强卫生保障能力建设既是现实客观要求，又是长远战略必需。

4. 卫生事业发展与人民群众期望尚有较大差距

从卫生事业发展内外环境关系来看，我国卫生事业长期滞后于经济社会发展，是社会发展领域中的“短腿”，不能适应人民群众日益增长的健康需要。从卫生事业发展的外部环境来看，目前还没有建立起保障公益性的体制和机制，尤其是公共经费保障机制不健全，公共筹资薄弱而分散。从卫生事业内部发展来看，卫生资源分布仍不合理，城乡之间、地区之间和不同人群之间存在明显差异，医疗和预防康复之间、中医药和西医药之间、卫生服务的不同层次之间发展不平衡。从卫生事业发展方式来看，重外延、重规模、重硬件，轻内涵、轻效益、轻软件的问题比较突出，粗放型的发展模式没有得到有效转变。从当前医改工作情况来看，有的地方经费落实不到位，保障机制也不健全，各地工作进展不平衡，人民群众对医改的好处感受还不够深刻。从卫生服务来看，医疗质量和安全问题比较突出，服务方式和态度距离群众要求有较大差距，医患关系存在局部不和谐的严重问题。

上述问题有些是长期存在而未能解决的问题，有些是现阶段难以避免的问题，也有些是发展中新出现的问题。克服上述问题，既需要有长期努力奋斗的思想准备，又需要有锐意进取的改革精神，更需要有坚定不移的决心和信心。党和政府继续坚持以人为本、执政为民，全面落实科学发展观，深化医药卫生体制改革，全面推进卫生改革与发展，不断提高广大人民群众的健康水平。

1.2.3 医药卫生体制改革的指导思想和基本原则

我国医药卫生体制改革的指导思想是以邓小平理论和“三个代表”重要思想为指导，深入贯彻落实科学发展观，从我国国情出发，借鉴国际有益经验，着眼于实现人人享有基本医疗卫生服务的目标，着力解决人民群众最关心、最直接、最现实的利益问题。坚持公共医疗卫生的公益性质，坚持预防为主、以农村为重点、中西医并重的方针，实行政事分开、管办分开、医药分开、营利性和非营利性分开，强化政府责任和投入，完善国民健康政策，健全制度体系，加强监督管理，创新体制机制，鼓励社会参与，建设覆盖城乡居民的基本医疗卫生制度，不断提高全民健康水平，促进社会和谐。

我国医药卫生体制改革的总体目标是建立健全覆盖城乡居民的基本医疗卫生制度，为群众提供安全、有效、方便、价廉的医疗卫生服务。我国还处于社会主义初级阶段，医药卫生体制改革必须立足国情，一切从实际出发，坚持正确的改革原则。

1. 坚持以人为本，把维护人民健康权益放在第一位

坚持医药卫生事业为人民健康服务的宗旨，以保障人民健康为中心，以人人享有基本医疗卫生服务为根本出发点和落脚点，从改革方案设计、卫生制度建立到服务体系建设都要遵循公益性的原则，把基本医疗卫生制度作为公共产品向全民提供，着力解决群众反映强烈的突出问题，努力实现全体人民病有所医。

2. 坚持立足国情，建立中国特色医药卫生体制

坚持从基本国情出发，实事求是地总结医药卫生事业改革发展的实践经验，准确把握医药卫生发展规律和主要矛盾；坚持基本医疗卫生服务水平与经济社会发展相协调、与人民群众的承受能力相适应；充分发挥中医药（民族医药）作用；坚持因地制宜、分类指导，发挥地方积极性，探索建立符合国情的基本医疗卫生制度。

3. 坚持公平与效率统一，政府主导与发挥市场机制作用相结合

强化政府在基本医疗卫生制度中的责任，加强政府在制度、规划、筹资、服务、监管等方面的职责，维护公共医疗卫生的公益性，促进公平公正。同时，注重发挥市场机制作用，动员社会力量参与，促进有序竞争机制的形成，提高医疗卫生运行效率、服务水平和质量，满足人民群众多层次、多样化的医疗卫生需求。

4. 坚持统筹兼顾，把解决当前突出问题与完善制度体系结合起来

从全局出发，统筹城乡、区域发展，兼顾供给方和需求方等各方利益，注重预防、治疗、康复三者的结合，正确处理政府、卫生机构、医药企业、医务人员和人民群众之间的关系。既着眼长远，创新体制机制，又立足当前，着力解决医药卫生事业中存在的突出问题。既注重整体设计，明确总体改革方向目标和基本框架，又突出重点，分步实施，积极稳妥地推进改革。

1.3 卫生事业管理

卫生事业管理是研究卫生事业发展规律及其影响因素的应用学科，通过科学管理来探索最适宜的卫生服务方式，最佳配置卫生资源和技术并及时提供给全体人民，最大限度地保障和提高人民健康水平，其目的就是要在医疗卫生资源有限的条件下创造出最大的健康效益。

1.3.1 卫生事业管理的研究内容

我国卫生事业管理的任务是：认真贯彻执行国家的卫生方针、政策；增强卫生事业的活力，充分调动卫生机构和卫生从业人员的积极性，不断提高卫生服务质量和效率，更好地为人民健康服务，为社会主义现代化建设服务。因此，卫生事业管理的研究内容包括以下几个方面：

1. 卫生管理的理论与方法

卫生管理的理论与方法大多源自管理学、经济学、社会学、公共卫生学等学科，通过借鉴相关学科的理论与方法，吸取国际卫生管理的先进理念与技术，总结我国卫生事业发展与改革的经验，建立和形成中国特色的卫生事业管理的理论体系和方法学，进而指导卫生事业管理研究和实践，这是卫生事业管理的核心内容。

2. 卫生政策

卫生政策（health policy）指由政府或权威机构以社会健康为根本利益依据，制定并实施的关于卫生事业发展的战略与策略、目标与指标、对策与措施的总称，是国家政策法规体系中的一个重要组成部分。卫生政策包括卫生领域内的政策（如区域卫生规划、社区卫生服务、初级卫生保健等）和卫生相关领域的政策（如环境保护、计划生育、社会保障等）。卫生政策对卫生事业及其管理的影响巨大，一个国家和地区卫生事业的发展，很大程度上取决于相关卫生政策。因此，如何科学制定、实施、分析、评价卫生政策是卫生事业管理的首要任务。

3. 卫生计划与评价

卫生计划（health plan）指以卫生资源为基础、以提高卫生服务能力为手段、以保护和促进人民健康为目的而制定的一系列行动方案。卫生评价（health evaluation）指判断卫生计划的执行与成果，即达到预期目标的程度。计划与评价是管理的基本职能，在整个卫生事业管理过程中，任何工作都离不开计划与评价。科学开展卫生计划与评价是卫生事业管理的重要手段。

4. 卫生服务体系

卫生服务体系（health service system）指各类各级医疗卫生服务机构的组织方式，也是提供各种卫生服务的特定载体。我国的卫生服务体系包括医疗机构、疾病预防控制机构、卫生监督机构、社区卫生服务机构等，广义的卫生服务体系还包括医学教育体系、医学科研体系、血液及血液制品管理体系、药品监督管理体系等。科学构建卫生服务体系，体现卫生服务的行业特色，实现卫生事业合理分工，科学管理，以提高卫生服务能力。

5. 卫生组织

卫生组织（health organization）指为了保护和促进人民健康，按照一定的规则程序而设置的多层次岗位及其相应人员配备和权责隶属关系的结构，是贯彻实施卫生政策、发展卫生事业的组织基础。我国的卫生组织包括卫生行政组织、卫生专业机构，以及群众性卫生团体等。依据卫生组织特点，选择适宜的组织管理体制、模式和运行方式，提高卫生组织的效率是卫生事业管理的基本方式。

6. 卫生资源

卫生资源（health resource）指开展各种卫生服务所需的社会资源的总和，包括人力资源、财力资源、物力资源、技术资源、信息资源等要素，是卫生事业管理活动的基础。以提高人民健康水平为中心，以满足社会需求为导向，合理配置卫生资源，提高资源的利用率和公平性，是卫生事业管理的主要目标。

1.3.2 卫生事业管理的发展历程

早在西周初期，我国就建立了医事组织，以医师为“众医之长，掌医之政令”，并制定了医师考核制度，根据医术高低定级俸给，要求医师治病有记录，病人死亡要报告。南朝宋元嘉二十年（公元443年）设“医学”，置太医博士及助教，是我国最早设置的医学学校。但在漫长的封建社会里，国家的卫生设施和医事制度主要是为封建统治者服务，广大人民的医疗卫生服务主要依靠民间医生提供，并没有建立系统的医疗卫生组织。

19世纪西方医学传入我国。1898年上海公共租界工商部卫生处是我国最早成立的地方卫生行政机构。1905年清政府在警政部警保司下设卫生科，是我国最早建立的中央卫生行政机构。1910年东北鼠疫流行，伍连德医师在山海关设立检疫所实行卫生检疫，是我国自己举办的卫生防疫机构。从1928年起，陆续在上海吴淞区、高桥区建立卫生示范区，在河北定县设立农村卫生实验区。1931年后，又在河北定县、山东邹平县、南京晓庄乡、江苏江宁县等建立乡村卫生实验区。在实验区里开展医疗防疫、健康宣教、学校卫生、助产与妇婴卫生、劳动卫生、生命统计和卫生人员培训等。1939年成立中央卫生设施实验处，1941年改为中央卫生实验院，主要任务是社会医务人员登记及考试。1949年以前，一些医学专家曾倡导“公医制度”，试图建立社会卫生组织，但限于当时的政治经济条件，收效甚微。

新中国成立后，建立了从中央到地方的卫生行政组织和卫生服务机构体系，卫生事业得到迅速发展，社会卫生状况发生巨大变化，人民健康水平显著提高。1949年中国医科大学建立了公共卫生学院，设立了卫生行政学科，开设了卫生行政学。1952年引进苏联的“保健组织学”，作为医科学生的一门必修课。1954年起，先后在一些医学院校举办卫生行政进修班、保健组织专修课和工农干部卫生系，培训各级卫生行政管理干部。50年代中期，各医学院校普遍成立保健组织学教研组，开展教学研究工作。1956年卫生部成立中央卫生干部进修学院，负责培训省市卫生管理干部，并于次年举办了第一届保健组织学师资讲习班，编写了《保健组织学》教材，发表了大量有关保健理论、居民卫生状况以及卫生防疫等方面的学术论文。1964年在上海举行了全国保健组织学教学研究交流会，交流各地教学与科研的经验。但随后保健组织学的发展受到政治因素的影响，从1965年起，全国各医学院校停止保健组织学教学，相关科研工作也被迫中断。

十一届三中全会以后，我国社会经济发展进入一个新时期，教育科技事业蓬勃发展，卫生事业管理也得到了恢复和发展。1978年由原卫生部钱信忠部长主编《中国医学百科全书》，其中有《社会医学与卫生管理学》分卷，卫生事业管理学作为一门正式学科得到承认。1980年卫生部下发了《关于加强社会医学与卫生管理学教学研究工作的意见》，要求有条件的医学院校成立社会医学与卫生管理学教研室，积极开展教学研究工作，努力培训卫生管理干部。1981—1985年期间，卫生部在7所医学院校成立了卫生管理干部培训中心；同时，介绍引进了发达国家的管理学、经济学等学科与理论方法，特别是在世界卫生组织的支持下多次举办卫生管理讲习班，有力地推动卫生事业管理的学科建设和卫生管理干部的培训工作。1983年原武汉医学院举办了社会医学与卫生管理学高级师资讲习会。1984年在成都召开了首届全国社会医学与卫生管理学术研讨会。在这期间，《中国卫生事业管理》、《中国农村卫生事业管理》、《中华医院管理杂志》、《中国卫生经济》等全国性卫生事业管理学术期刊陆续创刊。1985年起，原上海医科大学、原北京医科大学、原华西医科大学、原同济医科大学、哈尔滨医科大学等医学院校开始招收社会医学与卫生事业管理硕士研究生。1994年第一个社会医学与卫生事业管理博士点在原上海医科大学设立。2002年复旦大学（原上海医科大学）社会医学与卫生事业管理学科列入国家重点学科。目前，全国有近百所院校开设了卫生事业管理课程，并已形成了一支相当规模的卫生事业管理教学科研队伍。在学术研究领域，卫生事业管理工作者与卫生行政部门密切合作，针对社会发展焦点和卫生事业实际，应用卫生管理学的基本理论与方法，积极开展卫生管理软科学的研究。在卫生政策制定、区域卫生规划、卫生服务体系构建、社区卫生服务发展、卫生服务机构管理、卫生管理人员培训、城乡卫生服务调查、突发性公共卫生事件防治等方面起到了积极的参谋和咨询作用，促进了卫生事业的健康发展，为全面建设小康社会作出了有益的贡献。

1.3.3 卫生事业管理学的相关学科

作为一门新兴学科和交叉学科，卫生事业管理学与不少学科相互联系、相互渗透。

1. 管理学

管理学是系统研究管理过程的普遍规律、基本原理和一般方法的学科。卫生事业管理学是管理学的应用性学科。管理学的计划、组织、控制、评价等基本原理和方法成为卫生事业管理的基本组成部分；管理学的系统原理、整分合原理、能级原理、弹性原理、反馈原理、效益原理等基本原理，在卫生事业管理中都得到了应用。

2. 公共管理学

公共管理学是系统研究公共组织运用公共权力，有效实现公共利益，对社会公共事务进行管理的学科。公共管理的目的是促使公共组织尤其是政府组织更有效地提供公共产品和公共服务。卫生事业管理是公共管理学的分支学科。公共管理学所强调的公共利益、社会公平、政府责任、福利经济、服务意识等理念也是卫生事业管理的基本准则。

3. 组织行为学

组织行为学是研究组织内部以及组织与环境相互作用过程中，人们从事工作的心理活动和行为反应规律性的学科。目的是通过研究组织中人的心理活动和行为反应的规律性，提高不同层次管理者对人的行为的预测、引导和控制的能力，充分调动人的主动性和创造性，更有效地实现组织目标。卫生事业管理实践中，计划、组织、人员配备、领导和控制等基本职能的实施都需要运用组织行为学的理论和技术得以实现。

4. 社会学

社会学是从社会整体功能出发，通过社会关系和社会行为来研究社会的结构、功能、发生、发展规律的学科。卫生事业作为社会的一个子系统，其发展必然受到各种社会因素的影响，了解社会学的基本理论可以解释社会因素如何影响卫生事业发展，从而更好地控制和利用社会因素促进卫生事业的发展。同时，运用社会研究方法，强调社会调查和经验证明，重视数量分析等，也成为卫生事业管理常用的方法。

5. 社会医学

社会医学是从社会的角度研究医学和卫生问题，研究社会因素与个体及群体健康和疾病之间的相互作用及其规律，制定相应的社会卫生策略和措施的学科。社会医学与卫生事业管理学的学科关系密切，基本任务相同，即根据人群的健康需求，合理配置和利用卫生资源，组织卫生服务，提高卫生事业的社会效益与经济效益。这两门学科的研究内容相互联系、相互补充，如果将社会卫生与人群健康视为诊疗过程，那么社会医学的主要任务是作出诊断、开出处方，卫生管理学的主要职责是实施治疗、评价疗效。

6. 流行病学

流行病学是从群体的角度，研究疾病与健康状况的分布及其影响因素，并研究防治疾病及促进健康的策略和措施的学科。流行病学是一门常用的卫生方法学，不仅适用于健康与疾病的生物学研究，也是卫生事业管理研究的常用方法，由此形成的管理流行病学，其基本理论与方法已广泛应用于卫生政策分析、卫生措施评价、卫生服务调查等领域。

7. 卫生统计学

卫生统计学是研究居民健康状况以及卫生服务领域中数据收集、整理和分析的一门工具性学科，是一项从不确定性的现象中做出概率判断的技术。卫生事业管理经常会面对大量繁杂的数据，通过合理的统计分析，可以从中发现事物的规律和特征，提高管理的效率和效果。计算机技术的发展，使得各种信息的储存和分析自动化，为资料收集、保存、整理和分析提供了有利条件。因此，卫生统计学及其常用统计软件知识是卫生事业管理必备的基础知识。

8. 卫生经济学

卫生经济学是应用经济学的基本理论与方法，研究卫生领域中的经济现象和经济活动，揭示经济主体之间的经济关系和经济活动中的经济规律，以解决卫生领域中的经济问题的学科。卫生事业管理中的政策制定、卫生计划、资源配置、卫生评价等内容都会涉及卫生领域中的经济学问题。尤其是在卫生资源有限的前提下，运用经济学的理论进行卫生管理，有利于构建人人享有的卫生服务体制，保障卫生事业可持续发展。

9. 卫生法学

卫生法是与卫生保健直接相关的一般民事法、行政法及刑法等法律的总称。卫生法在保障健康权利、规范卫生服务、依法监督卫生等方面发挥重要作用，法制管理成为卫生事业管理的行政依据和调控手段。研究和掌握卫生法学知识，提高依法管理水平，运用卫生立法、卫生执法和卫生监督等法律手段为卫生事业管理服务。

此外，卫生事业管理和研究工作中，还常常要用到公共政策学、领导科学、社会保障学、医学伦理学等学科的理论与方法。

本章小结

卫生事业是指国家和社会在防治疾病、保护和促进居民健康方面所采取的政策措施和相关服务的总和，是一项重要的公共事业，在经济建设和社会发展中具有基础的地位和独特的维护作用。卫生事业的发展受多种因素的制约，主要包括社会制度、经济基础、人口状况、文化背景、科技发展等。卫生事业管理学是研究卫生事业发展规律及其影响因素的应用学科，它运用管理科学的基本理论和方法，结合卫生事业的具体特点，探索最适宜的卫生服务方式，合理配置卫生资源和技术并及时提供给全体居民，最大限度地保障和提高人民的健康水平。主要的研究内容包括卫生管理的理论与方法、卫生政策、卫生计划与评价、卫生服务体系、卫生组织和卫生资源等。

我国卫生事业取得了举世瞩目的成就，覆盖城乡的医药卫生服务体系基本形成，疾病防治能力不断增强，医疗保障覆盖人口逐步扩大，卫生科技水平迅速提高，人民群众健康水平明显改善，居民主要健康指标处于发展中国家前列。但是，当前我国医药卫生事业发展水平与人民群众健康需求及经济社会协调发展要求不适应的矛盾还比较突出；随着经济的发展和人民生活水平的提高，群众对改善医药卫生服务将会有更高的要求；工业化、城镇化、人口老龄化、疾病谱变化和生态环境变化等，都给医药卫生工作带来一系列新的严峻挑战。深化医药卫生体制改革的总体目标是建立健全覆盖城乡居民的基本医疗卫生制度，为群众提供安全、有效、方便、价廉的医疗卫生服务。

关键术语

卫生事业　卫生事业管理　科学发展观　和谐社会　政府责任　公益性　卫生改革　健康

复习思考题

1. 如何理解卫生事业的社会公益性？
2. 如何理解卫生事业在全面建设小康社会和构建社会主义和谐社会中的作用？
3. 如何理解深化医药卫生体制改革的基本原则？
4. 试述卫生事业管理的主要研究内容和方法。
5. 试述当前卫生改革与发展中的焦点和难点。

阅读材料

陈竺：医改要跟着百姓需求走

2011 年被称为完成深化医改近期 5 项重点任务的攻坚之年。公立医院改革如何触及深层次体制机制问题？公益性如何充分体现？基本药物制度能否补偿到位顺利推进？就公众关注的关于医改的诸多问题，2011 年 3 月 7 日，全国政协委员、卫生部部长陈竺在“两会”驻地接受了健康报记者的专访。

1. 将对医改成效做客观评价。“两会”前，人民网做了“两会”十大关注热点的调查，结果在 25 万参与问卷调查的人中，有 60%表示“没有感受到医改带来的变化”。对于这样一个非常敏感的话题，陈竺并不回避。他说，这个数字可能是多种因素共同作用的结果：(1) 医改毕竟才进行了两年时间，政策的落实还有一定的时间差。以基本药物制度为例，2009 年刚推出时，基层覆盖率只有 30%，去年年底达到 57%，今年年底才会实现全覆盖，即使去年已实施此项制度的地区，有的也才刚开始两三个月，人民群众还没有切实感受到这项制度带来的实惠。(2) 公众对医改的感受可能更多来自于看病就医的过程，但患者在人群中毕竟是少数，而问卷调查却是在全人群中抽样，因此样本来源会对最终的统计数字有影响。另外，医改的内容并不只是看病就医，还包括公共卫生服务等方面。而公共卫生干预的对象主要是健康人群，也就是防病，这可能也是造成公众对于医改成效感受不深的原因之一。(3) 医改两年来，变化最大的还是在农村基层。在城市，更多享受到医改实惠的又恰恰是儿童、妇女和老年人，他们可能不是网民的主要构成人员。这些情况也会影响调查结果。但陈竺不否认这样的数字的确是反映了一些问题。他说，今年，国务院医改办将对医改工作进行中期评估。此外还邀请了世界卫生组织对医改进行独立的外部评估，以便客观、全面地评价医改成效。

2. 对基本药物制度推向全国有把握。在医改近期5项重点任务中，基本药物制度被公认是难啃的硬骨头之一。陈竺认为，不仅要改革药品的招标、采购和实行零差率销售，关键还要明确医疗卫生机构的定位，把人事制度、定编定岗、绩效考评、补偿机制等改革措施结合在一起做。陈竺说，基本药物制度目前的费用补偿渠道主要有3个：(1) 财政投入，主要用于基层医疗卫生机构基本设施建设、基本运行和基本人员经费补偿等。(2) 基本公共卫生服务均等化的经费，今年已经提高到人均25元，其中有相当一部分将会通过绩效考评，合理补偿给基层医疗卫生机构。(3) 新型农村合作医疗、城镇居民、城镇职工基本医疗保险的门诊统筹，把过去的挂号费、诊疗费、注射费等合为一次10元左右的诊疗费，由基本医保承担其大部分。经测算，这三条补偿渠道合在一起，基层医疗卫生机构的运行应该能够得到保障。今年，新农合等基本医疗保障制度的筹资水平还将进一步提升，因此基层医疗卫生机构的业务收入也将相应增加。陈竺说，前不久他实地考察了一些实行基本药物制度的基层医疗卫生机构，发现基层卫生人员的收入非但没有下降，反而有所增加，因为药价降下来了，群众就更愿意到基层去看病就医了。在基本药物制度实施地区，基层医疗卫生机构出现了门诊和住院费用下降、门诊人次和住院人数上升，即“两降两升”的可喜现象。他说，如果单兵推进，基本药物制度实施难度的确很大。但综合运用好各种相关改革手段和政策，就能知难而进，渐入佳境，得到群众拥护和医务人员欢迎。

3. 公立医院改革怎样“两条腿”走路？陈竺说，公立医院改革确实比较复杂，还是要突出重点。他说，国办近期印发的《2011年公立医院改革试点工作安排》，制定了“两条腿”走路的策略。就是说一些深层次的体制机制改革，例如管办分开、医药分开、营利性与非营利性分开等，主要是在16个国家联系试点城市和一批省级试点城市推进；而一些看得准、见效快、易操作的便民、惠民措施，如预约诊疗、优质护理、即时结报、支援基层医疗卫生机构等，则主要在各级各类公立医疗卫生机构全面推行。实际上，这些服务要形成长效机制，必然牵动管理和机制层面的改革。另外，公立医院改革是一个复杂的系统工程，应该先易后难，找到一个合适的突破口。经过研究，我们认为，如果在县医院这个平台上率先取得改革突破的话，可能会有特殊的意义。如果在大医院和县级医院之间再建立一个定向对口支持的体系，把县医院的能力尽快提升上来，就可以满足农村基层群众看病就医的大部分需求。如果县医院的软硬件能力得到加强，那么通过辐射、带动、培训就可以使农村基层医疗机构的整体医疗服务水平得到提高。陈竺说，全国有2 000多个县，县医院服务的人口约有9亿，占我国总人口的70%。因此，如果通过提高县级医疗机构能力，最终使85%～90%的看病就医需求能够在县级医院得到满足，那么就为“大病不出县”、解决群众看病难问题奠定了基础。而且，新农合作为一个目前筹资水平还比较低的基本医保制度，客观上决定它必须和一个相对成本较低而效率较高的医疗卫生服务体系匹配在一起，才是可持续的。如果能够制定好的政策，吸引一批大医院的专科医生长期到县级医院工作、带教，将大多数县医院建成二甲医院，同时大量培养全科医师，到乡镇、社区卫生机构工作，百姓看病就医的困难就解决了一大半。

陈竺说，尽管现在还有压力，但我们还是找到了医改的正确方向，明确了基本医疗卫生制度是一个公共产品，是政府的责任，这是在理论上和实践上的重大进步。我们要借鉴市场机制在提高效率方面的作用，但更要明白，在基本医疗卫生服务领域，市场机制是失灵的，必须通过政府行为体现其公益性质。

——节选自《健康报》，2011-03-10（1）

第2章

卫生事业与市场、政府的关系

2.1 公共产品概述

2.1.1 公共产品的概念

萨缪尔森在《公共支出的纯理论》中给出了一个公共产品（public goods）的经典定义：公共产品是指每个人消费这种产品不会导致别人对该物品消费的减少。

2.1.2 公共产品的特征

与私人产品相比，公共产品具有以下两个基本特征：

1. 非竞争性

私人物品的一个重要特征就是竞争性，即某人对一定数量的私人物品或服务的所有权，实际上就排除了他人消费该产品或服务。例如，当某消费者购买了一台血压计，这台血压计就只能归这个消费者及其家庭享用，其他人或家庭不可能同时享用这台血压计所提供的效用，这就是所谓的竞争性。而公共物品却表现出非竞争性，即某人对公共物品或服务的享用，不排斥其他人同时享用该物品或其他人的享用不妨碍所有者对该物品的消费，也不会因此而减少其他人或所有者享用该公共物品或服务的数量和质量。这就是说，增加一个消费者不会减少任何一个人对公共物品或服务的消费量。以城市气象服务为例，尽管人口每年递增，但没有任何人会因此而减少其享受气象台所提供的阴晴雨雪等预报预警服务。

2. 非排他性

非排他性是指在技术上无法将那些不愿意为消费行为付款的人（“免费搭车者”）排除在某种公共物品或服务的受益范围之外；或者在技术上虽然可以排斥，但成本很高以致在经济上不可行。同时，任何人也不能用拒绝付款的方式，将与其消费偏好不一致的公共物品排除在他的消费范围之外。以国防为例，如果在一国范围内提供了国防服务，则要想排除任何一个生活在该国的人享受国防保护是不可能的，就是那些在政治上反对发展核武器而拒绝为国防纳税的人，即便被投入监狱，也仍然处在核武器所提供的国家安全保障的范围之内。

纯粹的公共产品必须同时具有非竞争性和非排他性。从经济学的角度看，公共产品大多具有较高的社会效益和经济效益。如消灭天花是卫生领域中的一个公共产品，它使所有人都享受到避免感染天花的益处，一个人获得此效益并不影响他人获益，而且无论是否付费都能享受该效益。但同时具备非竞争性和非排他性的纯公共产品在现实生活中并不多见，更常见的是介于私人产品和公共产品之间的混合产品，称为准公共产品。准公共产品是指既有私人产品的性质又具有公共产品性质的产品或服务，如公园、学校、医院等。这类产品可以将“免费搭车者”排斥在受益范围之外，而对于受益范围之内的消费者而言，在未出现拥挤现象之前，大家可以同时享有，互不影响。

2.1.3 公共产品的判定

如何判别某物品是不是公共产品？首先，判断该物品在消费上是否具有非竞争性。如果有非竞争性，则进一步分析，从技术上看是否具有非排他性。如果具有非排他性，则该物品为公共产品，如国防。

如果该物品既没有非竞争性，又没有非排他性，则该物品必定是纯私人物品，如房产。

如果该物品有竞争性，但有非排他性，则属于具有竞争性和非排他性的产品，如公共资源。

如果该物品具有非竞争性，但从技术上看具有排他性，则要进一步分析排他的成本是否高。如果成本低，则属于有排他性、非竞争性的物品，如电影院、不拥挤的公路等。如果排他性成本较高，则属于公共物品。

2.1.4 “免费搭车”问题

由于公共产品具有非排他性，因而难免会产生“免费搭车”问题。所谓“免费搭车”，就是指某人享有公共产品的消费，却没有支付公共产品的生产成本。如果所有的社会成员都采取这样的行为方式，其结果将是没有人愿意提供公共产品的生产。由于“免费搭车”问题的存在，市场机制便不能有效地提供公共产品的生产，因此，只有依靠强制性的融资方式来解决公共产品的供给问题。政府正是扮演了这样一个角色，一方面以征税手段取得资金；另一方面又将征税取得的资金用于公共产品的供给。

2.2 市场与卫生事业

2.2.1 市场与市场机制

1. 市场

狭义的市场是指买者和卖者进行面对面交易的实实在在的场所。最常见的市场就是有许多商贩和消费者聚集在一起讨价还价的农贸市场、小商品市场等。除了这些初级的传统市场外，狭义的市场还包括大规模的现代化的高级交易场所，如期货交易市场、股票市场等。

广义的市场是指买者和卖者相互作用并共同决定商品或劳务的价格和交易数量的机制。广义的市场无处不在，几乎每一样物品都存在相应的市场。但在形形色色的市场中，最本质的特征是买者和卖者汇集到一起，共同决定商品的价格和成交的数量。价格即物品的货币价值，是市场体系的核心，代表了买者与卖者交换商品的条件。对生产者和消费者来说，价格还是一种信号。如果某种物品的数量不能满足消费者的需求，该物品就会被抢购，而且出价高者购得，该物品的价格就会上升，从而向生产者传递供给不足的信号。相反，如果某种物品出现积压，则生产商和销售商为了降低库存就会削价销售，较低的价格就吸引了更多消费者购买，同时，生产商将会减少该物品的生产。不仅产品市场如此，生产要素市场，如土地市场、劳动力市场也是如此。

消费者和生产者如何相互作用并共同决定投入和产出的价格与数量，取决于两种不同的流程：一种是产品市场流程，另一种是土地和劳动力等生产要素市场流程。消费者购买物品，出售生产要素；厂商出售物品，购买生产要素。产品市场上价格的确定是为了平衡消费者的需求和企业的供给；要素市场上价格的确定是为了平衡消费者的供给和企业的需求。

2. 市场机制

各市场要素相互作用、相互制约，构成了经济运行的内在机理，即所谓的市场机制，它是市场经济活动中各种市场调节作用的总称。通过市场机制的作用，实现市场对社会经济运行和社会资源配置的有效调节，并使社会资源以某种格局在社会中得到配置。市场机制的供求价格机制、风险机制及竞争机制的作用，决定了经济运行中生产什么、如何生产、为谁生产的问题，也影响资源的配置效率及生产效率。

（1）供求价格机制。供求价格机制是指供求状况的变化引起价格水平的变动，而变动了的价格水平通过对市场主体行为的影响，反过来又会使供求状况发生变化。当价格上升时，生产者为获得更多利益而增加生产，市场中的供给量增加，而消费者因价格上升减少购买，需求量下降；当价格下降时，生产者因收益减少而减少供给量，而消费者因价格下降增加购买，需求量上升。因此，市场主体调整行为的结果又导致供求关系的改变。如此循环往复，使供求关系趋于平衡，使价格趋于均衡价格。在此过程中，社会资源流向经济效益好的产品或服务，这就是供求价格机制的作用。

（2）竞争机制。市场竞争机制是市场实现社会资源优化功能的重要杠杆。竞争有两种类型：一种是生产同种商品的各生产者的部门内竞争，另一种是生产不同商品的各个生产部门之间的竞争。

1）生产同种商品的各生产者的部门内竞争。商品的价值是由社会必要劳动时间和社会平均生产成本所决定的。如果某个生产者的个别劳动时间和个别生产成本低于生产该商品的社会必要劳动时间和社会平均生产成本，就可获得更高的利润，在竞争中处于有利地位（有更大的降价空间和更多的资本扩大生产），因而可以占有更多市场份额。反之，将亏本甚至破产。因此，生产同种商品的生产者之间必然展开激烈的竞争。竞争的方式是不断采用新技术，提高劳动生产率，降低生产成本。竞争的结果是导致该种商品的生产率提高，社会必要劳动时间缩短，单位商品的成本降低，社会资源流向生产效益高的生产者。在此过程中，社会资源在该行业内的各生产者之间实现更合理的配置和更有效的使用。

2）生产不同种商品的各个生产部门之间的竞争。当某种商品供不应求时，价格上升，价格的变化可以给生产者带来更高的利润。因此，除了本行业的生产者会增加供给外，其他利润较低行业的生产者也会向该行业投资以获得较高的利润，这就促使生产要素向该行业的流动和转移。反之，若该行业商品供大于求时，价格下降，导致利润降低，则本行业的生产者就会减少生产，并将生产要素向其他利润较高的生产行业转移。结果使社会资源在各行业之间的配置趋于合理，使用效率不断提高。

除此之外，还有供给者和需求者之间的竞争。如果市场供大于求，需求方在竞争中占主动地位，即形成所谓的买方市场；如果市场是供不应求，供给方在竞争中占据主动地位，即形成所谓的卖方市场。

（3）风险机制。在市场经济条件下，每一个经济主体都必须承担风险，每时每刻都面临着赢利、亏损和破产的可能。风险以利益的诱惑、亏损和破产的压力推动生产者努力改善管理，更新技术，降低成本和提高赢利水平，称之为风险机制。

3. 市场经济

市场的存在并不等同于市场经济。计划经济时代也存在着“地下”市场或“非法”市场对稀缺资源进行配置。同时，市场经济也有政府干预和调控的成分。市场经济是一种与计划经济相对的社会经济运行和资源配置的方式，它是就整个社会的经济运行与资源配置的基本特征而言的。当社会经济运行与资源配置是由市场机制起基础性调节作用时，就称为市场经济。亚当·斯密在《国富论》中对市场机制这样描述：每个人考虑和重视的都是自己的利益，为追求自身的利益而采取相应的经济行为，就像一只看不见的手引领着，尽力达到一个并非其本意想达到的目的，结果促进了整个社会的经济运行。

2.2.2 市场机制的基本条件

市场机制并不是在任何领域和任何时候都能发挥其优化配置资源作用的，正常发挥其对社会资源配置进行基础性的调节作用，主要有五个方面的前提条件。

1. 价格信号的灵敏性

市场信号是以价格信号为核心的，价格信号的灵敏程度是指价格是否随着供求状况的改变而及时做出反应和变动。只有价格能够随市场供求状况的变化而及时地发生相应的变化，市场本身才能实现对社会资源配置的有效调节。反之，固定不变的价格不能行使其市场信号的传递功能，供给者和需求者不能根据价格信号来调整自己的生产和消费行为。当供过于求时，价格却没有降低，供给者继续按原来的规模生产；当供不应求时，价格也没有升高，供给者也就没有增加生产。因此，价格的扭曲将会导致市场主体行为的扭曲，并出现社会资源配置不合理和严重浪费。

2. 完备的市场主体

市场体系包括产品市场和要素市场。当要素市场的供求关系与价格发生变化时，对产品市场的提供者来说意味着产品成本的变化，而生产或提供成本的改变又会引起产品或服务价格与供求关系的变化。反之，如果产品市场供求关系和价格的变化，将首先影响到要素市场的需求与价格，进而导致该市场中新的供求关系和价格的产生。市场机制的调节功能在两类市场相互作用和相互影响中实现。如果市场体系不完备，某个市场的市场信号僵化，如产品市场的价格被严格管制，或生产要素依靠政府配给获得，则市场主体就不可能按照市场规律进行决策和采取相应的行为，市场机制难以发挥其调节社会资源和优化配置的有效作用。

3. 经济主体要有充分的经营决策权

经济主体具有充分的经营决策权是指它们能够自主决定生产什么，如何生产，并为决策的结果承担责任。只有市场主体真正能够自主经营、自负盈亏，并在此基础上形成自我发展、自我约束，才能对各种市场信号做出积极的反应，市场机制才能够起到其调节资源配置的作用。否则，市场信号将不能够改变经济主体的经济行为，也就谈不上如何有效利用资源进行生产，最终实现对资源调节和配置的目的。

4. 公平竞争的市场秩序

竞争机制通过优胜劣汰的机制，迫使生产者不断提高管理水平和生产效率，把经济效益低下的经济主体淘汰出市场，使社会资源配置到经济效益高的经济主体。要使这个机制真正发挥作用，就必须保证各个相互竞争的市场主体在同一条起跑线上进行公平的竞争。如果竞争的不是产品的价格、质量和生产效率，而是假冒伪劣产品、回扣等非法经营手段，结果是不公平竞争。因此，在市场发展过程中，逐步形成的各种制度就是为了规范市场秩序，包括制度环境和制度安排以及制度的实施机制，以保障市场主体之间的公平竞争。如果市场主体的实力增加到一定程度后，就可以利用自身的垄断地位去影响、控制，甚至操纵市场。而实力较弱的市场主体只能被动地接受垄断者影响或控制的价格，并根据受到影响的供求关系调整自己的生产，结果市场份额萎缩，甚至最终丧失市场。这样形成了各市场主体之间竞争的不平等，市场机制发挥作用的极端结果是“弱肉强食”。

5. 供求双方处于基本平衡和平等地位

当市场供求双方处于基本平衡状态，供需双方信息又对称时，市场机制对资源的正常调节作用才能发挥出来。如果供大于求，则需方在竞争中处于有利地位，拥有更多选择，形成买方市场。此时供方之间的竞争激烈，市场机制虽然也可以发挥其调节资源配置的作用，但也以资源的巨大浪费为代价。如果供不应求，供方在竞争中处于有利的地位，形成卖方市场，则供方之间竞争弱化，产品或服务的价格较高但质量有可能下降，此时市场机制难以发挥其优化资源配置的作用。因此，市场机制对资源配置的调节只是在一定程度上的微调。此外，当供需双方所拥有的信息严重不对称时，则拥有较多信息的一方占主导地位，在交易中占有利地位，具有较大获益优势。如果对优势方没有一定的约束，在市场机制的作用下，容易导致拥有信息较少的一方利益受损。医患信息不对称关系就是最典型的供方主导可能诱导消费的供求关系。

2.2.3　市场失灵

理解市场失灵的最好办法就是先理解市场成功。市场成功是指聚集理想化的竞争市场使资源均衡配置达到帕累托最优状态（pareto optimum）的能力。帕累托效率出现的条件是：社会无法进一步组织生产和消费，以增进某人的满足程度，而同时却不会减少其他人的福利。当市场配置资源不能达到帕累托效率时，就出现了市场失灵。市场失灵主要表现在以下几方面：

1. 信息不对称

信息不对称是指在市场中买方与卖方所掌握的信息不一致，一方拥有的信息比另一方多或少。市场经济的有效运作要靠价格来调节，而价格调节最重要的前提条件就是完整的信息。消费者清楚地知道商品的性能、质量和价格，以及自己的偏好，从而能做出最合理的选择；生产者也知道各种可供选择的生产技术、生产要素的生产能力和生产要素的价格，因而也能做出最优的选择。在卫生服务领域中主要包括以下方面的信息不对称：患者和供方、患者和筹资机构、供方和筹资机构、患者和政府管制者、筹资机构和政府管制者、供方和政府管制者。这些信息不对称，造成了医疗服务市场作用的失灵。

2. 外部性

外部性指某个经济主体的经济活动对他人造成影响，但这种影响并没有从市场交易的成本或价格中反映出来，外部性可分为正外部性和负外部性。

正外部性指有利的外部性，即某个经济主体的经济活动使他人或社会受益，但受益者不用花费任何代价，该经济主体也没有因此而获得更多利益，如传染病的防治。具有正外部性的产品或服务的经济学特点为：直接消费者（提供者）对消费（提供）效益估计与消费（提供）的实际效益是不同的，消费（提供）的总效益大于消费者（提供者）个别消费（提供）效益之和，即1＋1＞2。由于消费者（提供者）在消费（提供）该产品时仅考虑到自己的利益，不会去考虑总效益或社会效益。例如，传染病人接受治疗，不仅使病人本身避免了生命威胁并获得了健康，这是他能体会到的个人治疗消费效益，而且，因及时隔离并治愈了这个传染病人使其他人幸免于难。因此，传染病诊疗的总效益明显大于消费（供给）的实际价值。

负外部性指不利的外部性，即某个经济主体的经济活动使他人或社会受损，但并没有因此而承担成本。例如，化工厂排放污水，损害了周围的农作物，给农民带来损失，而农民要保持原有的产量就要增加额外的成本，但化工厂并没有承担这种成本。具有负外部性产品或服务的经济学特点为：个别消费者或生产者没有考虑由于他们的经济行为给他人或社会带来的负效应（外在成本），而由其他人承担了额外的成本，因此，该类消费者（生产者）消费（提供）的产品或服务总和高于社会最佳需求量（提供量），即1＋1＜2。

3. 公共产品供应不足

公共产品具有非竞争性和非排他性，即一个人使用公共产品，不影响其他人也能够使用，增加消费者的数量，不会引起产品成本的增加，边际成本等于零；而且公共产品一经提供，出资者可以使用，并不排斥非出资人的使用。由于出钱者可以使用，不出钱者也可以使用，且出钱者无法阻止不出钱者的使用，无论出钱还是不出钱者均可获益，所以，人们都会试图“免费搭车”，不出钱而受益。因此，个人对公共产品的需求很少，而提供者提供这类产品也不会获得理想的利润。在市场机制的作用下，公共产品市场将会处于极度萎缩状态，甚至根本不存在，导致公共产品提供的数量远远低于社会所需要的数量，资源也没有配置到社会需要的地方。

4. 不完全竞争

不完全竞争是指某个行业出现个别企业具有一定程度的控制本行业产品价格的能力。包括垄断（单一的出售者完全控制某一产业）、寡头（市场上仅有几个能影响价格的卖者）和垄断竞争（一个产业中有许多卖者生产具有差别的产品）。不完全竞争组织的行为已不再是依据市场价格信号调整自己的行为，而是反过来操作市场信号，并借此牟利。此外，一些行业具有天然的垄断性，如医疗服务，提供者利用这种垄断性来影响市场价格和提供数量，提供对自己有利的产品或服务，但这样常常会损害消费者的利益。因此，垄断会导致市场信号以至整个市场调节机制发生严重扭曲，使市场机制难以发挥其优化资源配置的作用。

5. 市场配置资源与社会经济利益不一致

市场机制的调节是建立在各微观经济主体对自身经济利益追求的基础上。但是，各微观经济主体不可能洞察宏观经济的全局，并根据全局的利益来决定自己的经济行为，而且，他们自身的经济利益并不一定符合社会整体的经济利益，甚至可能与宏观上的资源配置需要相悖。因此，市场机制对微观经济主体作用的结果可能会损害国民经济的全局利益或社会的整体利益。例如，医院和医生为追求自身的经济利益而过度提供服务和提供不必要的服务，自身的利益虽然得到了满足，但对国家、社会和消费者的利益却造成损害。

6. 市场调节的滞后性

市场调节是一种事后调节，从价格的形成、信号反馈到调节产品的生产需要一定的时间，尤其是对于供给弹性较低的产品或服务，需要的时间更长，再加上企业或个人往往不可能掌握所有的相关信息，因而微观决策常带有一定的被动性和盲目性。这在生产周期较长的企业或部门表现得尤为明显。因此，仅仅依靠市场机制的调节不能够保持宏观经济的总体供求关系的平衡，即使最终可以达到，也需要很长的时间。

7. 市场调节的消极性

市场机制对社会经济运行和资源配置的调节过程，即供求关系的变化导致价格的变动，各市场主体根据价格信号调整自己的行为，进而又引起供求关系的改变。但在这种周而复始的供求关系变动和价格波动的背后，存在着社会劳动和资源的巨大浪费。当供大于求时，供给者不得不降价，甚至以低于成本的价格出售，导致相对于投入得到的收益减少；当供小于求时，价格升高，消费者不得不多支出货币来获得同样数量的产品或服务，但产品或服务的质量和生产效率并不一定提高。因此，市场对于社会资源供求平衡的调节是逐渐完成的，是以过程中无数次的不平衡或经济运行的紊乱为代价的。这样往往造成社会资源的损失和浪费，有时甚至是巨大的、社会难以承受的损耗。

2.3　政府与卫生事业

2.3.1　政府干预的范围

市场机制并不是万能的，发挥其优化资源配置的作用是有条件的，如果不满足这些条件就会出现市场失灵和资源配置不公平的现象，此时需要政府的干预。但政府究竟应该履行哪些职能？政府的干预范围是什么？政府如何干预？这些问题都涉及政府干预与市场调节的结合，运用看得见的手（政府作用）和看不见的手（市场机制）达到资源优化配置，并保证社会目标的实现。

1. “经济人”理论

人采取各种行为的动机有很多，如经济利益、名誉、地位、权力、他人或社会的利益等。在不同的场合可能有不同的动机在起主导作用，影响人们的行为。在经济社会里，人采取行为的基本动机通常是出于自身经济上的考虑，即使是其他非经济动机的行为也往往是以一定的经济实力为前提的，一般不会以他人或社会利益作为其行为的动机。这就是经济学中“经济人”的假设。那么，以自身利益作为行为的动机，与他人利益和社会利益存在怎样的关系呢？理论上存在以下三种可能：一是在增进自我利益的同时实现他人和社会的利益；二是在不损害他人和社会利益的前提下实现自我利益；三是在损害他人和社会利益的前提下实现自我利益。前两种情况都不会损害他人和社会的利益，通常对社会是有利无害的，而第三种情况对于整个社会的贡献等于零，甚至是负面的。经济人的行为究竟给他人和社会带来什么影响，取决于社会的经济体制、制度框架以及包括法律在内的具体竞争规则。如果法律健全、奖惩分明，则可使人的行为规范；如果无法可依或执法不严，则不遵守社会规范的行为将越来越多。“经济人”的利己行为在不同规则下产生不同的结果。不同的制度框架和竞争规则，就会产生不同的行为模式。亚当·斯密认为，自利和利他是同一过程的两个方面的效应，人们在追求自身利益的同时也增进了他人和社会的利益，而不应该把两者对立起来。关键是建立一个什么样的制度框架和具体的竞争规则来规范人们的行为，使每个人在不损害他人和社会利益的前提下实现自身的利益，并使社会整体利益在个人利益中实现。

2. 政府的任务与干预范围

在市场经济体制下，政府不必为了社会利益去限制人们追求自身利益的行为，而是建立人们行为的制度框架和竞争规则，即政府的任务是通过制度使人们在追求自身利益的过程中不损害他人和社会利益，最终目的是既使个人利益得到满足，又使社会利益得以实现。

市场有三类缺陷：一是市场本身固有的缺陷，即市场失灵；二是市场发育不完善出现的功能障碍；三是政府干预过度或不恰当的干预造成的市场功能障碍。政府行为就是针对以上三种市场缺陷而采取行动。

（1）对于市场固有的缺陷，政府应该采取各种手段弥补市场失灵，如直接投资或购买公共产品，对正外部性的产品给予补贴，对负外部性的产品进行征税，通过转移支付缩小收入差距，通过法律建立反垄断制度，通过经济法规和经济政策及其他财政手段解决宏观总量平衡。

（2）对于发育不完善的市场，政府应采取鼓励措施去促进市场的发育，即建立使市场机制能够发挥其优化资源配置作用的市场环境，包括建立和健全市场规则，促进产权的明晰等。但很多情况下，一些地方政府往往采取行政命令代替市场直接进行资源的配置，如指令银行向效益不好的企业投资，或采取行政手段主导企业兼并等，结果不仅没有改善资源状况，反而事与愿违。实际上，市场发育不良带来的问题只能靠市场本身的完善来消除，政府只能通过促使市场尽快完善来解决问题，直接干预反而妨碍了市场机制的正常作用。

（3）对于政府干预过多或不适当干预造成的市场功能障碍是指政府在本应该由市场机制发挥作用进行配置的地方插手资源的配置过程，结果带来了政策性市场扭曲，反而妨碍了市场机制功能的正常发挥。纠正这类市场缺陷的方法是政府主动退出市场机制能够发挥优化资源配置作用的领域。

2.3.2　政府的职能

1. 政府的基本职能

（1）保证国家机器的正常运转。政府凭借合法的政治权力，向社会筹集资金（通过税收实现财政收入）来确保政府各职能部门（包括行政、外交、警察、军队等）的强力职能的正常发挥。

（2）建立和健全法律体系。法律是维护社会秩序和社会稳定的必要条件，也是保证市场机制发挥作用的前提条件。在市场中，供需双方在商品交换中必须遵循一定的规则，才能使市场主体进行公平的竞争，并降低交易成本，使市场机制正常发挥其优化资源配置的作用。法律是市场规则的重要组成部分，因此，建立和健全相关法律体系是营造市场机制发挥作用环境的重要手段。

（3）建立和完善政策体系。政策体系是指政府各项政策的制定、政策的贯彻实施以及各种政策环境的总称，包括财政政策、货币政策、收入分配政策、产业政策以及各部门政策、地区政策等。政府通过各项政策来调节经济活动，并保证经济活动向有利于国家和社会目标实现的方向进行。

2. 政府的经济职能

政府的经济职能是指政府作为国有资产的所有者和经济活动的宏观管理者，在公益性事业（如公共产品与公共服务）和维护社会经济稳定等方面所应履行的职能。

（1）资源配置职能。社会需要包括私人产品的需要和公共产品的需要。在市场机制作用下公共产品市场极度萎缩，市场无法解决公共产品的提供问题。公共产品又是社会所必需的，因此，政府凭借所掌握的权力、财力和信息，本着公平和效率兼顾原则，使社会资源在公共产品和私人产品之间得到合理分配。

（2）收入再分配职能。在市场经济体制下，资源配置是根据个人所掌握的生产要素份额大小来分配的，消费品也是按照个人提供的要素与劳动的数量和质量分配的。由于个人所掌握的原始生产要素不同，个人才能和努力程度也不同，结果导致收入的不均。政府主要通过税收、转移支付、补助等方式，将一部分收入调整给另一部分人，形成新的收入分配格局，使社会成员在收入方面的不均程度尽可能缩小到合理的状态。

（3）宏观经济调控职能。市场机制对社会资源配置的调节是一种微调，它不能实现或保持国民经济总供求关系的平衡，即使最终可以达到，也需要很长时间，并以社会资源的浪费为代价。因此，需要政府利用经济法规和经济政策，辅以必要的行政管理，对国民经济的总量进行调控，以维护宏观经济的总量平衡。

（4）经济监管职能。政府依据法律、规划、政策、制度等手段对经济运行的方向和各个环节进行监管，以便及时纠正不良的市场行为。

3. 政府的财政职能

（1）资源配置职能。政府通过财政收支对社会经济资源的配置和使用产生影响。通过对公共产品的直接投资或购买来实现公共产品的提供，以满足人们对公共产品的需求，或通过对对国民经济发展具有“瓶颈”效应的行业或企业投资，以达到控制目的，并通过这种形式来调节资源配置的作用。通过税收政策对生产什么、如何生产和生产组织形式等产生影响。例如，对农产品实行减税或免税政策，以鼓励农产品的生产；对资本征税，生产者就会在资本税较高时使用劳动力来代替部分资本，政府达到了影响如何生产的目标。政府通过对供方或需方的补贴政策来影响双方的经济行为，进而达到调节供给量、消费量和资源分配的目的。例如，对医疗机构的补贴，可以降低医疗服务提供的短缺；通过医疗保险对需方补贴，可降低消费者在利用医疗服务时的负担，以达到需方增加医疗服务利用的目的。

（2）收入分配职能。政府主要采取转移支付的形式，将一部分人的收入转移给另一部分人，如用于支付养老金、失业救济、各种贫困救助、公债利息和各种补贴等。在此过程中，政府只起了中介作用，与前面提到的直接投资或购买公共产品有所不同，前者是在社会不同个人之间进行资源的再分配，而后者直接占用了社会资源。

2.3.3　政府干预失灵

市场机制不是万能的，需要政府的作用。但政府干预也不是万能的，有时不仅不能弥补市场失灵，反而会导致资源配置的恶化以及资源利用效率的降低，这被称为政府干预失灵。政府干预失灵主要表现在以下几个方面：

1. 政府行为的低效率

政府行为的低效率包括决策低效率和工作低效率。它是由多种原因引起的。

（1）政府工作人员受信息不完备的制约。面对复杂和瞬息多变的市场，政府不可能充分了解各种信息。随着经济关系的日趋复杂化，信息的缺口也逐渐增大，尤其是在纵向层级隶属关系的体制下，上级政府的信息是依靠下级的报告获得的，而出于种种原因，瞒报、谎报信息等行为时常出现。因此，政府受信息的数量不够全面和质量不够准确的影响，很难作出科学决策或决策周期很长。

（2）政府工作人员也是“经济人”，也存在追求自身或部门利益的行为。如果自身或部门利益与社会整体利益相冲突时，在缺乏制度激励与约束的情况下，就有利用自身权力获取自身或部门利益的可能，甚至权力的滥用还导致行政成本的上升。

（3）政府机构垄断公共物品的供给，缺乏竞争，造成公共产品提供和使用的效率低下。由于政府官员不能把利润据为己有，加之公共物品的成本和收益难以测定，因此，与企业管理者追求利润最大化不同，政府官员通常会追求规模最大化。这必然会导致机构臃肿、人浮于事、效率低下。

（4）政府干预的对象（企业和消费者）也常常出于自身的利益，利用自己所掌握的信息和知识对政府的决策采取“对抗”行为或“打擦边球”，即所谓的“上有政策，下有对策”，使政策达不到预期的效果，或导致政策失灵。

（5）政府干预是需要投入的，即存在政府干预成本，包括政府工作人员的工资、福利支出，行政设施支出（行政楼、汽车、办公设施等），日常行政费用，监督成本和各种隐性干预成本（如寻租行为带来的成本，滥收费，以权谋私，工作人员渎职或手续繁杂造成机会成本的丧失等）。政府部门机构、人员繁多，将导致政府干预成本较高。

2. 寻租行为

追求经济利益的行为可以分为两类：一类是生产性的，可以增进社会福利的活动，即寻利活动，如生产、研究、开发以及公平的交易活动等；另一类是非生产性的，不会增加甚至还会减少社会福利的活动，即寻租行为，如行贿、游说等。寻利活动寻求社会新增的经济福利，对整个社会有益，因为它能够创造社会财富。寻租行为是个人或利益集团为了自身的经济利益凭借政府保护进行的寻求财富转移而造成的资源浪费的活动。寻租活动本身并不增加社会财富的总量，只能引起社会财富的转移、重新分配以及资源的非生产性消耗。

（1）寻租成本。寻租成本包括三个部分：一是寻求经济租所消耗的成本，如收集潜在经济租的信息的成本，对政府官员进行游说、行贿的成本等；二是寻租造成的垄断成本，就是垄断本身所造成的福利损失，即垄断的社会成本，如医药公司游说政府实行贸易保护政策维持药品的高价等；三是寻租所失去的技术创新机会和福利，用于寻租的开支本来可以用于研究开发活动，降低成本，增进社会福利。在社会经济资源总量既定的情况下，用于寻租活动的资源越多，用于技术创新的资源必然相应减少。如果在形成垄断之后，垄断者对创新的投入比自由竞争者更少，那么，社会福利损失更大。

（2）寻租行为的产生。当某种商品供不应求时，价格就会上升，价格信号促使生产者增加供给。价格的变化使提供者获得了额外的利润。但这种情况不会持续太久，因为随着价格的上升，新的竞争者会进入市场，原来的生产者会扩大生产规模，提供更多的产品，而消费者会因为价格的上升而抑制消费，结果供给和需求再次平衡，供给者也不再能够从价格的上升中获得额外的利润。但不可再生资源及其产品的情况就有所不同了。以土地和房产为例，随着人口和收入的增加，对土地的需求也会不断上升，但土地的供给量却不能增加，结果土地的价格就会上升，房产价格自然随之上升。拥有土地的人即使什么都不干，仍然可以从土地价格的上升中得到额外的利润。经济学家将这种差价收入称为地租，以后又扩展到广义的“租金”，即只要有差价，就会有租金。差价可以来自于多个方面，供给方的限制可以产生差价，政府的行政干预也会产生差价。例如，某种产品实行价格双轨制——政府管制价格和市场价格，通常前者低于后者，差价由此产生。如果该产品是生产某物品的生产要素，则以管制价格获得该生产要素的生产者的生产成本较低，也将会在市场竞争中占有有利地位。因此，所有的企业都希望能够以管制价格购买更多数量的该产品，但由于该产品数量有限，于是就会运用其他手段（如行贿）从拥有批准权力的政府官员手中获得配给额。只要寻租的资金低于管制价格和市场价格之差的收益，该生产者就可以获得比开展经营性活动更多的利益，这就是寻租活动。在此过程中，一方是希望通过寻租获得比开展经营性活动更多利益的提供者，另一方是被作为寻租对象的拥有权力的个人或机构。寻租活动的实质就是一种“钱权交易”的腐败行为。

（3）寻租行为的后果。寻租活动导致提供者不是通过降低成本、提高生产效率来获得更多的利润，而是通过这种非经营性活动达到目的。它破坏了市场机制对生产者的激励作用，也影响了政府干预目标的实现，不仅对资源配置起到了恶化作用，而且还直接消耗社会资源用于偏离社会目标的地方。

2.3.4 卫生领域中的政府作用

在卫生领域中存在着很多市场失灵，如信息不对称、具有公共产品性质的公共卫生服务供给、具有外部性的预防保健服务供给、卫生服务利用的公平性等问题，因而需要政府的干预。政府在卫生领域中的主要干预手段包括：（1）政府对公共卫生服务、预防保健服务和基本医疗服务的直接投入；（2）管制医疗服务市场，如制定各种准入制度来控制进入医疗市场的资源和数量，制定药品食品卫生法等保护消费者的利益；（3）直接投资和管理医院；（4）通过财政政策进行转移支付，如对医疗供给者的税收优惠，直接财政补助和对消费者的医疗救助等；（5）医疗服务的价格管制。政府在卫生领域中起着十分重要的作用，但也存在许多问题。

1. 公共财政职能

随着经济体制的改革，政府财政职责发生转变，由过去计划经济体制下的单位财政结构向市场经济体制下的双元财政结构（公共财政和国有资本财政）转变。其中公共财政是作为政权组织和社会经济管理者的政府对税收进行分配，以满足公共需要，弥补市场失灵，保证各类通过市场机制难以达到有效配置资源的社会公共需要的财力。因而公共财政的主要职责为：一是仅保证公共需要，而不应参与市场机制能够解决资源有效配置领域的活动；二是通过税收、财政补贴和社会保障等财政性收支，调节社会分配的不公。具体到卫生领域，对于具有公共产品和准公共产品性质的公共卫生服务、预防保健服务和基本医疗服务，应由政府出资补偿卫生机构无偿或低于成本提供卫生服务的成本。但目前相当比例的财政补贴仍然用于医疗机构人员经费，用于扩大医疗机构的规模，结果导致真正需要资金的公共卫生、初级保健领域却资金不足，公共卫生、预防保健机构不得不提供有偿服务来弥补服务成本。至少在 2003 年“非典”爆发以前，政府的公共财政职能在卫生领域并没有很好地发挥其弥补市场失灵和减少卫生服务分配不公平的作用，反而因卫生投入方向的不合理，更多地投到产生直接经济效益的医疗领域，以及实施相应的补贴政策、价格政策等，使卫生资源利用的总体经济效益及社会效益均不高，缺乏医疗保障和利用不起高价格医疗服务等不公平问题相当严重。

2. 财政体制

政府卫生投入不足，一是因政府财政收入占 GDP 的比重逐渐下降，现有财力无法满足社会各领域对政府提出的日益增高的要求；二是因各级政府对卫生事业重视不够，导致政府卫生筹资水平逐年下降；三是在现行的“划分收支，分级管理”的财政体制下，卫生支出主要是由各地方政府负责，使得财政收入不高或根本就入不敷出的城市基层政府、农村县乡政府，尤其是贫困地区，没有更多的资金分配到卫生部门，无力发展卫生事业，而这些地区对卫生资金和卫生服务的需求却较高。各地方政府卫生投入的不平衡导致卫生资源的层级结构不合理，也带来卫生服务分配不公平的进一步加重。

3. 投资体制

虽然有近 30%的政府卫生资金是用于需方（社会医疗保险），但对于大多数人而言，政府的卫生资金主要投向医疗服务提供方，尤其是在经济欠发达的广大农村地区，即使是有限的卫生投入，也主要用于对卫生服务供方的支持，而很少对卫生服务的需方进行投入。这种政府主要支持供方的投资体制，虽然在理论上补偿了医疗机构提供医疗服务的成本，医疗机构可以以较低的价格向居民提供基本的卫生服务，在一定程度上或者从愿望上提高了欠发达地区居民或低收入居民对卫生服务的可及性。但是，这种供方投资也带来了卫生服务分配上新的不公平。对于刚解决温饱或还未解决温饱问题的人们，即使是降低医疗服务的价格，也仍然利用不起最基本的医疗服务，即使利用了卫生服务，也是挤占了他们仅能满足基本生活需要的低水平收入。而对于高收入者来说，低价会刺激他们更多地利用卫生服务，甚至是不必要的利用。因而，政府通过对供方补助降低医疗服务价格的方法，结果是有利于收入相对较高的人群，而未完全达到提高低收入人群对卫生服务可及性的目标，甚至在一定程度上扩大了不同收入人群卫生服务利用率的差距。

当然，政府这种主要支持供方、不支持或较少支持需方的卫生投资体制，在一定程度上改善了农村地区卫生服务的提供能力。但在贫困农村，由于农民利用不起卫生服务，或利用水平低，而出现供大于求的现象，同时还要为投资建立的机构、医生和设备支付一笔数目不菲的经常性费用，出现目前农村卫生资源不足与浪费并存的怪象。

4. 补贴政策

根据补贴对象可以分为需方的直接补贴（如包干制，个人账户中2%工资水平的政府资金）和间接补贴（如降低医疗服务价格，企业购买医疗保险的利润免税）、对供方的直接补贴（政府拨给医院的卫生事业费）和间接补贴（医院服务免税）。根据补贴方式可以分为对需方的平均补贴和针对特殊人群的补贴，对供方的按机构、床、人补贴和按服务、功能补贴以及定项、定额补贴。不同的补贴方式，对供需双方的刺激机制不同，并影响到他们的行为，进而对卫生服务分配的公平性和卫生资源配置及利用效率产生影响。

对需方的直接补贴及降低医疗服务价格，或者因消费者（尤其是低收入者更需要利用这笔钱满足基本生活需要）为尽可能少花自己的钱而不去就诊影响健康，或者因为低价政策有利于高收入者，而低收入者即使是低价也仍然利用不起医疗服务，因而导致服务利用不公平现象的产生。例如，在一些地区，政府和集体通过合作医疗以平均方式对需方给予一定的补贴，患者患病就诊发生的医疗费用，无论收入高低，只要医疗费用相同，均能享受同样水平的补贴。实际上这种低水平的补贴对于高收入者来说无所谓，但对于真正需要补助的特困人口却又是杯水车薪，解决不了他们难以负担较高医疗费用的实际问题，导致卫生服务分配表面上绝对平均，而实质上的相对不公平。因此，需要对特殊人群（如弱势人群）进行特殊的补贴（如医疗救助）。

供方补贴的影响，除了这种供方投资的体制缺陷外，还对卫生资源配置、利用及卫生分配公平性产生负面影响，如对供方按机构、床和人的补贴方式，必然导致卫生资源规模不断扩大、卫生资源配置结构纷纷希望升格，进而引起卫生服务分配的不公平。

2009年中共中央、国务院《关于深化医药卫生体制改革的意见》明确界定了卫生事业与市场、政府的关系。医改要坚持公平与效率统一，政府主导与发挥市场机制作用相结合。强化政府在基本医疗卫生制度中的责任，加强政府在制度、规划、筹资、服务、监管等方面的职责，维护公共医疗卫生的公益性，促进公平公正。同时，注重发挥市场机制作用，动员社会力量参与，促进有序竞争机制的形成，提高医疗卫生运行效率、服务水平和质量，满足人民群众多层次、多样化的医疗卫生需求。

本章小结

公共产品是指每个人消费这种产品不会导致别人对该物品消费的减少，具有非竞争性和非排他性。根据这两个特点，我们可以判断一种物品是否为公共物品。市场指买者和卖者相互作用并共同决定商品或劳务的价格和交易数量的机制，价格是市场体系的核心。通过市场机制的作用，实现对社会经济运行进行有效调节和对社会资源的有效配置。市场机制发挥作用的基本条件是价格信号的灵敏性、完备的市场主体、经济主体有充分的经营决策权和公平竞争的市场秩序。市场失灵主要表现为信息不对称、外部性问题、公共产品供应不足、不完全竞争、市场配置资源与社会经济利益不一致、市场调节滞后和消极性。政府的经济职能包括资源配置、收入再分配、宏观经济调控和经济监管职能。政府干预失灵主要表现为政府行为的低效率和寻租行为的孳生。政府在卫生领域中存在的问题包括公共财政职能不到位、财政体制不健全、主要支持供方的卫生投资体制和主要补贴供方的补贴方式。医改要坚持公平与效率统一，政府主导与发挥市场机制作用相结合。

关键术语

公共产品　　非竞争性　　非排他性　　市场机制　　经济人　　市场失灵　　外部性　　竞争　　垄断　　政府职能　　政府干预失灵　　寻租　　效率　　公平

复习思考题

1. 公共产品的内涵以及判断标准是什么？如何解决公共产品的“免费搭车”问题？
2. 市场机制的基本条件是什么？市场失灵的主要表现有哪些？
3. 政府的职能是什么？在市场经济条件下，政府在卫生事业领域中该发挥何种作用？
4. 政府干预的前提是什么？试分析市场失灵和政府干预失灵的主要原因。
5. 在医疗卫生服务领域，如何实现政府干预与市场调节的有机结合？

阅读材料

经济学上的灯塔

著名的经济学家科斯研究了英国早期的灯塔制度。17 世纪初，领港公会造了 2 个灯塔并由政府授权专门管理航海事务。科斯注意到，虽然领港公会有特权建造灯塔，向船只收取费用，但是该公会却不愿投资于灯塔。1610—1675 年期间，领港公会 1 个新灯塔也没有建造。但同期，私人却投资建造了至少10个灯塔。但在当时的灯塔制度下，私人建造和经营灯塔，必须向政府申请，政府才会准许他们向船只收费。这个申请手续还必须由许多船主签名，以说明灯塔建造对他们是有益的，同时要表示愿意支付过路费。灯塔建成后，过路费往往是由海关的公务员代理收取。过路费的多少是由船只的大小及航程上经过的灯塔个数决定的。

私营的灯塔是向政府租用地权建造的，租期满后，多由政府收回让领港公会经营。到了1820年，英国的公营灯塔有24个，私营灯塔有22个。在总共46个灯塔中，有34个是私人投资建造的。后来，政府开始收购私营灯塔。1834年，在总共的56个灯塔中，由领港公会管理的灯塔有42个。1836年，政府通过法例，将剩余的私营灯塔逐步全部收购。在1842年以后，英国的灯塔全部由领港公会管理，再没有私营的灯塔了。

英国政府当时解释要收购私营灯塔的原因，不是因为收费有困难，而是认为私营灯塔收费太高。政府收购灯塔的价格，是依地点及租约年限而定的。据记载，当时收购的几座灯塔价格从12.5万英镑到44.5万英镑不等，这在当时是很大一笔经费，1836年的1英镑大约相当于现在的30～40美元。

请依据上述材料，思考以下问题：(1) 私人建造和经营灯塔如何制止“免费搭车”问题？(2) 公共产品如何提供才能更有效？(3) “公共产品”的私有化，所付出的代价是什么？(4) 医疗卫生行业中有类似英国早期的灯塔建造和经营现象吗？如何解决？

第3章

卫生方针政策

3.1 卫生政策基本理论

3.1.1 基本概念

“政策”（policy）一词是从“政治”（politics）中派生出来的。政策是与人类生存发展紧密联系的社会历史现象，反映了社会公共权力主体对社会政治、经济、文化各种事物的统治、管理、调控和引导。政策是人类社会发展和公共生活的产物，是伴随着阶级和国家产生的，是伴随着政党和政党政治出现的。

由于政策自身的抽象性、研究者视角的差异、运用者目的取向的差别，对于“政策”这个名词目前没有统一的学术定义。因此，不同学者对于政策的认识也不尽相同。政治学学者、系统分析大师戴维·伊朗顿认为政策就是对全社会的价值做权威的分配；政策科学大师哈罗德·拉斯韦尔和亚伯拉罕·卡普兰将政策定义为一项含有目标、价值和策略的大型计划；行政学的创始人伍德罗·威尔逊从政策的主体出发，认为政策是由政治家即具有立法权者制定的、由行政人员执行的法律法规；著名学者托马斯·戴伊则突出强调政策的实践性和选择性，认为政策是政府决定作为或不作为的行为，即凡是政府决定做的或者不做的事情都属于政策；与之不同的是，政策论研究者詹姆斯·安德森将政府实际做的事情归于政策，他认为政策是政府一个有目的的活动过程，而不包括政府打算做或将要做的事情。

公共政策是政府、非政府公共组织和民众在对社会公共事务管理过程中所制定的行为准则或行为规范。公共政策以公众利益为出发点，更强调公众性。从理论上讲，凡是为解决社会公共事务中的各种问题所制定的政策，都是公共政策。

20世纪80年代以来，发达国家的公共政策更多地被介绍到中国，并与正在进行的改革开放和现代化建设实践结合起来，“公共政策”开始被学术界、政府部门接受。文献检索发现，国内学者对政策与公共政策这两个概念的认识趋于一致，如陈振明等人认为政策是国家机关、政党及其他政治团体在特定的时期内为实现或服务于一定的社会政治、经济、文化目标所采取的政治行为或规定的行为准则，它是一系列谋略、法令、措施、办法、方法、条例的总称；张金马等对公共政策的定义是政党和政府用以规范、引导有关机构团体和个人行动的准则或指南，其表现形式有法律规章、行政命令、政府首脑的书面或口头声明和指示、行动计划与策略等。在国内，大多数情况下将“政策”与“公共政策”通用，“政策”一般就指“公共政策”。

卫生政策（health policy）属于政策与公共政策的范畴，是指政府为主的公共机构以提高居民健康水平为目的，对社会卫生资源筹集、配置、利用和评价所制定的行为准则。它通常通过政府颁发的法令、条例、计划、方案、措施和项目等形式表现出来。世界卫生组织把卫生政策定义为：改善卫生状况的目标及其重点以及如何实现这些目标的行动措施。卫生界所熟知的我国卫生工作方针、世界卫生组织的“人人享有卫生保健”全球策略等都属于最基本的卫生政策。

3.1.2　基本要素

政策要素指构成政策的成分或因素，主要包括以下要素：

1. 政策主体

政策主体是指影响或参与政策制定过程的人或者组织，它主要解决谁来制定、实施、监督和评估政策的问题。政策主体是政策运行过程中不可或缺的要素，是政策制定及运行过程的基础和前提条件，政策运行过程就是政策主体与政策客体和政策环境相互作用、相互影响的过程。政策主体主要包括官方决策者与非官方决策者，前者主要指立法机关、行政决策机关、行政执行机关、法院，而政治党派、利益集团、公民个人、大众传媒、智囊团等则属于后者。政策主体的政策水平受到多种因素的影响，主要有政策主体把握事物本质规律的能力与政策主体的态度，前者受到政策主体的知识水平和技术能力等方面的影响，后者受到自身信仰、价值观、利益和自身认识水平等方面的限制。

2. 政策客体

政策客体是政策作用的对象，包括政策所要处理的社会问题和发生功能作用的社会成员，即事和人两种类型。政策客体的事是指社会问题，这里的社会问题不仅仅是一种客观的存在状况，而且也是一种由于价值、规范和利益冲突引发的需要加以解决的状况。如果按照不同的领域来划分社会问题，就形成了政治领域的问题、经济领域的问题、社会领域的问题等，形成的相应政策就成为政治政策、经济政策和社会政策，而卫生政策主要就是解决卫生领域内的社会问题而形成的政策。政策客体的人是指目标团体，也就是受到政策调整的社会成员。社会成员及其形成的利益团体所处的地位不同，社会分工不同，产生了不同的利益要求。各种卫生政策方案的制定和执行必须注意所调整社会成员之间的利益关系。

3. 政策价值

政策价值是指政策主体通过政策作用于政策客体而能产生的效果。政策价值是政策的核心，是政策内容的灵魂，主要解决政策的功能问题。卫生政策价值包括卫生政策对社会或有关部门的价值分配和执行卫生政策带来的价值，归根结底是对社会或有关部门的某种价值和利益的调整和再分配。

4. 政策内容

政策内容是指政策内部所包含的由政策主体、政策客体、政策价值等组成的内部体系，是政策价值的具体体现。政策内容的构成要件包括：政策主体、政策客体、政策价值、政策目标和具体规定、政策的原则、障碍与控制、政策方法、政策措施、手段和办法、政策的适用范围、政策评价与效益及其要求等。政策的内容应当具有明确性、综合性和具体性的特点。

5. 政策形式

政策形式是政策的外部表现方式。常见的形式有三类：一是实现政策的手段，如措施、方法、技术等；二是政策的表现形态，如路线、方针、计划等；三是政策的文字形式，如指示、决定、条例、章程等。

3.1.3 基本特征

政策不同于一般的管理现象，又不能等同于一般的政治现象，它是一种特殊的社会现象。概括起来，政策具有以下特征：

1. 整体性

政策要解决的问题是复杂的。尽管某一政策是针对特定问题提出的，但这些问题总是与其他问题结为一个整体，相互关联、相互影响。

2. 超前性

尽管政策主要是针对现实问题提出的，但它们是对未来发展的一种安排与指南，具有预见性。任何政策都有明确的政策目标，即解决政策问题所要达到的目的、结果和状态。先进的政策目标决定了政策应是超前的。除目标外，相关的政策内容，同样具有超前性。政策的超前性，不是脱离实际的空想，而是建立在科学预测与对客观事物发展规律充分把握基础上的。

3. 层次性

政策作为政府行为的产出项，根据不同层次的政策主体，具有不同规格。尽管不同的政策间是相互联系的，但这种关系并非“平起平坐”的关系，而有主从和主辅之分。从政策体系的纵向分析，高层次政策对低层次政策起指导和支配作用。

4. 合法性

政府行为是一种特殊的“法人行为”。体现政府行为的政策，本身就具有一定法律性质。它的规范作用既要依靠社会舆论来维持，更要通过国家的强制力量和政府的行政体制来保证执行。

3.1.4 基本功能

卫生政策作为公共政策的具体体现，具有以下基本功能：

1. 导向功能

公共政策是针对社会利益关系中的矛盾所引发的社会问题而提出的。为解决某个政策问题，政府依据特定的目标，通过政策对人们的行为和事物的发展加以引导，使得政策具有导向性。从作用结果来看，公共政策的导向功能包括正向引导功能和负向引导功能。导向功能是卫生政策最重要的功能，按照卫生政策制定者的意志，指导卫生组织、卫生工作人员和人民群众有关卫生保健的社会活动。卫生政策的导向作用是比较广泛的，既有对整个卫生事业发展的宏观指导作用，也有对具体卫生单位、卫生人员和卫生服务对象的微观调整作用。

2. 协调功能

公共政策对公众行为和社会发展具有调节、调适功能。社会的运行是一个有规律、有秩序的过程，政策的作用就是有意识地去调节人与人、人与社会、人与事物、事物与事物之间的关系，以保证公众利益的均衡合理，保证社会发展的健康有序。卫生政策的协调功能，一方面表现为对卫生单位、卫生工作人员和卫生服务对象的相互关系的协调和平衡作用。另一方面，表现为卫生事业与社会各个部门、各个方面相互关系的协调和一致。

3. 控制功能

政府运用公共政策对社会公共事务中出现的利益矛盾进行调节与控制。现实社会中存在着各种不同的利益群体，不可避免地有摩擦、冲突甚至对抗，政府必须使用公共政策这一有效工具来对各种利益群体的矛盾进行调整。卫生政策的控制功能通常是指为实施卫生政策而采取的一些规范性手段和正向反向的激励约束措施。

4. 分配功能

公共政策应具有利益分配功能。为减少社会成员之间的利益摩擦，需要站在公正的立场上，用政策来调整现实利益关系。每一项具体政策，都有一个“谁受益”的问题。一般地说，政策受益的人越多，发生政策偏离的可能性就越小。任何政府在分配社会卫生资源时，总是要解决向谁分配、怎样分配等问题。卫生政策正是围绕这些问题制定与实施的。

3.1.5　影响因素

政策受到社会、经济、文化等多方面、多种因素的影响。同其他政策制定一样，卫生政策的制定同样也是一个复杂的系统工程，从确定问题到提出和执行政策方案，涉及的因素很多，主要有以下几方面：

1. 经济社会发展状况

卫生发展应当同经济社会发展相协调，其发展水平与速度不应过度超越也不能明显落后于经济社会发展水平。根据宏观经济环境和社会发展水平对卫生发展的要求，以及国民经济与社会发展规划中对居民健康与社会卫生状况应达到的要求，确定卫生政策的目标、居民健康目标和卫生发展水平、发展规模和速度。

2. 意识形态

社会意识形态可以影响宏观卫生政策的制定，具有不同信念和执政纲领的政党所采取的卫生政策也会有所区别。如英国保守党比较倾向于采用市场的手段来解决卫生领域中的供给需求问题，更加注重效率的原则；而工党则比较倾向于采用政府主导的方式来组织和提供卫生服务，更加强调公平优先。

3. 公共政策

国家对公共事务的处理是通过公共政策进行宏观调控，卫生政策作为公共政策的一部分，应注意国家宏观公共政策的取向。国家的财政、税收、投资、金融、土地、价格、人力资源、社会保障等领域的公共政策都会对卫生政策产生影响。

4. 利益集团

卫生政策实际上是一个利益分配和再分配的过程，其中涉及不同利益集团的切身利益。在政策的制定和实施中，都应尽量避免少数利益集团利用游说等手段对政策施加不符合公众利益的影响，要尽量保证大多数人的利益，特别是应保护弱势群体的相关利益。

5. 宏观卫生政策实施效果和作用

政策实施的“惯性”作用以及其产生的是积极作用还是消极的阻力作用，都将对后来的政策产生或多或少的影响，专项卫生政策也会受到综合卫生政策的影响。

6. 资源状况

卫生资源状况分析的目的是从卫生服务供给入手，发现主要问题，如配置规模、布局结构、能力高低，并为制定相应卫生政策提供依据。分析卫生资源状况主要从以下三方面进行：卫生资源配置与利用现状分析、卫生资源需要量分析、卫生资源供需状况分析等。

7. 健康状况

分析居民主要健康问题及其影响因素，可以确定不同时期主要健康问题和卫生发展目标，明确资源配置的重点，调整布局结构与层次。人群健康状况包括人口出生情况、死亡情况、收入和支出状况、健康状况和分布、患病就诊情况等。

3.2 卫生政策主要过程

3.2.1 政策问题确认

问题的产生先于政策，任何政策都是为解决社会中存在的、被人们普遍关注的、与人们切身利益相关的问题而产生的。现实存在的众多客观问题并不都是政策问题，一个社会问题只有通过认定这一环节才能纳入政府工作程序，使其成为政策问题。政策问题的认定就是指运用公认的科学方法和遵循合理的逻辑步骤，确认特定领域或范围内的焦点问题和关键问题，同时，促使关键问题能够优先进入政策议程成为政策问题。

1. 政策问题的界定

问题界定是政策分析过程的起点，所谓问题界定就是用来产生关于问题性质及其潜在解决办法的政策分析程序及方法。这是政策分析过程中最关键而又困难的一步，如果问题界定不合理，最后的结果可能是解决了错误的问题。公共政策所要解决的问题都具有社会性、公共性，如公平性问题、腐败问题等。在卫生领域里，政策问题涉及卫生保障、卫生服务提供以及监管各个方面。然而，由于受到现有资源和主体能力的限制，不是所有社会问题都能够成为政策问题被提出来。只有当社会问题被个体或团体向政府有关部门提出，或者政策主体意识到某社会问题已经成为严重问题，将其纳入政府工作程序，并采取措施解决时，才成了政策问题。

2. 政策问题的来源与筛选

政策研究部门获得社会问题主要有两个来源：一是社会问题经过各种媒体的传播，或者个体和团体的汇报而进入各级政策研究部门，由其根据实际情况进行判断和筛选，最终从大量的社会问题中确认出政策问题；二是政策研究部门在研究社会问题的过程中，发现可能产生的新的社会问题，为了避免其不良影响，事先制定相应的政策，这些问题是预期的社会问题。具体的来源渠道包括利益团体的反映、决策咨询的信息、政策执行的反馈和政府决策的考虑。

政策问题筛选是指政策主体根据一定的筛选标准，将主要的和急需解决的政策问题确认出来的过程。政策问题的筛选需要遵循重要性、紧迫性、关联性和可解决性原则，同时还要采用科学的方法，以提高准确性。当政策问题被筛选出之后，接下来通过对其进行语言描述，转化为更为详细和具体的规范问题。

3. 政策问题分析过程

政策问题的认定是一个陈述议论、分析界定的过程，问题的分析将起到很重要的作用。政策问题分析是指政策研究和制定人员研究政策问题的产生、发展和演变，对政策问题进行全面的分析，为制定具体的政策规划奠定基础。它是一个创造性思维的过程，没有固定的程序或图式，但概括起来问题界定的过程可分为以下几个步骤：

（1）界定问题领域。首先初步定位，大致确定问题领域；其次进行精确界定，以系统观为指导，以文献归纳对问题进行总结，着重强调政策制定者职能、需协作协调部门、领域层次和地域、文献范围及年限、论证范围和方法；最后进行背景分析，认识特定领域运作规律，分析该领域政策发展的历史、现状及趋势，明确能够借鉴的信息。

（2）界定存在问题。首先是系统收集确定领域中问题数量及其相关利益集团和特定文献，可利用的方法包括焦点组访谈、Meta（荟萃）分析、科学计量分析、层次分析等；其次进行精确界定和表述，应明确每个问题的定义、内涵，可用文献归纳法，并对不同文献归纳操作的结果进行一致性检验；然后进行各方论证，验证各方接受程度，完善界定；最后为该领域的问题归类，使用宏观模型、层次分析法等形成政策问题系统。

（3）明确问题优先顺序。解决一项问题首先应该对其轻重缓急进行排序，明确问题的广度和深度；其次应注重判断和描述特定社会问题的重要性，确定和描述领域的基本目标，判断特定问题对领域目标的影响力；再次，还应该对问题的可解决性进行排序，明确解决问题所需要的客观条件以及预测其解决的难易程度；最后对问题进行综合排序，明确关键问题尤其是焦点问题。

（4）多重论证关键问题。明确问题的表现形式、涉及范围和严重程度，主要方法为意向调查和论证，多采用利益相关者分析、各类意向收集法、多维度组合评价等各类定性定量方法。

（5）确保关键问题优先进入议程。依据问题界定的结果进行总结，论证结论，确定问题进入政策议程的依据，评估解决问题的难度以及条件，预测解决问题的方法和预期的社会影响。

3.2.2 政策制定

政策问题被纳入政策议程后，政策研究部门必须制定出相应的政策来解决这些问题。

政策的制定又包括政策规划和政策合法化两个方面。

1. 政策规划

政策规划是指为解决某一个政策问题提出可接受的解决办法或方案，进而制定出政策的过程。政策规划是政策形成过程的中心环节，需要遵循一定的原则与程序。

在制定政策方案时，为确保各个方案的质量和有效性，政策制定者需要把握以下六大原则：（1）集中性原则，即将稀缺的资源集中于策略性的重点项目上，并根据问题界定过程中问题的优先顺序进行分配。所谓策略性项目，是指政策规划所涉及的关键且主要的基本内容。（2）清晰性原则，即决策目标清晰、实施步骤明确。只有决策目标清楚简明，才能得到相关利益者支持，实施的步骤越明确，就越有利于规划方案执行。（3）弹性原则，政策必须有足够的弹性或缓冲，以确保能够随着环境条件的改变而调整，在解决问题的客观条件发生改变时可以有更改的反应空间，使其快速调整政策，包括组织结构的调整、组织功能的转变等。（4）挑战性原则，即政策目标的规定必须稍高于政府部门现有的能力和资源，但又不能脱离现实。目标具有挑战性，就可以维持组织的活力，以避免组织的衰退；但如果目标的挑战性过高，难以实现，则会导致失败。因此，目标虽然应具有挑战性，但却不能好高骛远而无法达成。（5）协调性原则，即应从系统整体的观点出发，使达成政策目标间的各种政策手段形成网络从而相互协调。除此之外，各单位、各部门的信息交换及外部回馈的影响均应加以考虑，设计者应建立内部与外部的沟通网络，以加快信息的交流，促进协调和灵活。周全而快速的协调是政策制定与执行成败的关键。（6）一致性原则，有三种一致性是政策方案规划者所不能忽视的。目标内在的一致性，即一项政策方案所包含的目标不能相互冲突；目标与行动的一致性；政策外在的一致性，即政策方案不能与法律制度和伦理规范相冲突。

政策规划的基本程序包括：（1）确定政策目标。政策目标不仅是方案设计和优选的基础依据，还是政策方案执行以及政策绩效评估的参照标准。解决问题常常是一个抽象的方向性目的，而问题解决的具体程度，需要有具体的衡量和评价指标，而确定政策目标能使政策问题的解决具体化，正确的政策目标能起到事半功倍的效果。在确定正确目标时必须保证两点：一是政策目标设计正确，二是不同的参与者对政策目标达成共识。我国在研究深化医药卫生体制改革近期（2009—2011 年）重点任务时，达成了以下五个领域的共识：加快建立基本医疗保障制度、健全城乡基层医疗卫生服务体系、建设国家基本药物制度、促进基本公共卫生服务逐步均等化以及公立医院改革试点等。（2）设计备选方案。政策方案设计是指在政策目标明确的前提下，设计和构建实现政策目标的各种可能途径的过程，即提出备选方案。只有提出科学和完善的方案，才能找到有效的解决途径。政策方案设计的一般程序包括资料的收集与分析、政策方案的设计和政策方案的提出。另外，设计备选方案的过程中应注意不同方案之间的多样性、互斥性和创新性。我国在研究医药卫生体制改革方案时，在 2007 年邀请国内外 7 家机构独立开展改革方案平行研究，分别提出了 7 套改革方案。（3）评估政策方案。各种政策方案设计出台之后，需要对其进行评估和论证，并且应该对可能的结果进行预测。一般来说，政策方案评估包括价值评估、效果评估、风险评估以及可行性评估；结果预测则包含对政策环境变化的预测与对方案在各种可能环境下的效果预测两个部分。对方案结果的预测要全面具体，既要考虑到有利因素，又要考虑到不利因素，因此应包括四个方面的内容：正常情况下的政策直接效果和间接效果预测，非正常情况下的政策直接效果和间接效果预测。前面提到的我国医药卫生体制改革7套不同方案完成后，在2007年5月底，召开了专门的国际研讨会，邀请国内外专家对7套改革方案进行了全面评价。(4) 优选政策方案。对各个备选方案进行评估之后，决策者应在评估方案的基础上对多个可行性方案进行比较、分析和筛选，确定最优的政策方案。优选的原则主要包括效益、效率、充分性、公平性、回应性以及适当性等。然后通过交换、说服以及强制的手段使政策制定的相关利益集团和决策者达成共识。最后，对所选的政策方案还要运用定性和定量的方法进行可行性分析，以确保政策的顺利实施。

2. 政策合法化

政策方案（草案）确定以后，并不能马上实施，为了使其能在现实中具有权威性和合法性，一般必须经过一定的行政程序和法律程序使之合法化，才能转变为正式的政策。因此，政策合法化是政策制定过程中不可缺少的一个环节。在现实中，政策合法化有两个途径：一是行政官员根据自己的职责和权限审批签发，使政策方案经行政程序合法化；二是由相应的立法机关通过特定审批，使政策方案经法律程序合法化。我国深化医药卫生体制改革方案的起草工作是在综合国内外不同研究方案的基础上，历经公开征求全社会意见、修改完善等多个程序，最后由国务院深化医药卫生体制改革部际协调工作小组（国务院16个部门，组长单位是国家发展和改革委员会和卫生部）提交党中央和国务院决策，2009年3月，以中共中央、国务院名义发布了《关于深化医药卫生体制改革的意见》。

3.2.3 政策执行

政策执行是遵循政策指令所进行的变革，为了实现政策目标而重新调整行为模式的过程，是将政策付诸实施的各项活动。简而言之，政策执行就是把政策规定的内容变为现实的过程，主要以解释、组织和实施为主，其执行主体是政府机构。政策执行是运用政策解决社会问题最直接的环节，只有有效的政策执行，才能达到预期目标。政策执行一般包括以下几个基本过程：

1. 明确政策内涵

政策从制定系统进入执行系统，发生了主体上的变化，此时政策执行者成为主体，政策制定者、决策者和研究者则相对而言成为辅助者。正确的、全面的、深刻的理解是执行政策的基础和前提。一般情况下，政策颁布之后都应组织执行人员进行学习并在此基础上广为宣传。学习政策要准确地理解政策的基本内容和精神实质，要明确政策目标、措施、界限、适用范围、实施条件等方面的内容。在学习政策的基础上，还要对政策进行广泛的宣传。通过政策部门或大众传媒将政策的有关内容和精神准确地传播到社会各个阶层，使政策执行者和公众充分理解并深刻认识政策，从而自觉自愿地接受政策、准确无误地执行政策。为配合我国深化医药卫生体制改革政策的执行，有关部门组织编写了《医改与我》、《医改政策百问》等政策宣传手册，在新华社、中央电视台、《人民日报》、《光明日报》等中央主流媒体上组织了政策解读等一系列活动，有关部门还在2009年组织了大量的培训活动，目的是为了保证有关政策得到全面理解和贯彻。

2. 制定执行方案

制定政策执行方案，就是根据政策内容的要求和实际情况把政策的规定具体化，形成一系列行动细节，使政策执行活动有依据、有组织、有步骤地进行。执行方案应该包括执行策略、工作计划以及流程设计。执行策略设计的常用方法为逻辑方法、专家咨询和博弈论，执行工作计划设计的常用方法为目标管理和项目管理方法，目标值确认的常用方法为专家咨询和运筹学等，工作流程设计的常用方法为计划评审、专家咨询和逻辑推导。为落实好中共中央、国务院深化医药卫生体制改革政策，中央有关部门组织制定了多个配套文件和工作文件，地方政府也制定了相应的执行文件。

3. 配置执行资源

执行资源的配置过程是上级执行者按照政策执行方案的规定，将需要进行的工作交付给特定成员或组织，并分配给其执行工作所需资源的过程。其意义在于将执行工作同特定执行组织或成员结合起来，通过特定组织（成员）实现政策目标。实现该目的的基本步骤包括执行资源确定和执行资源配置。执行资源配置的依据是政策执行方案，希望达成的目的是为政策实施准备必需的组织、人力、财政、权威和信息等资源。资源确定中常用方法为预算方法和定编方法，资源配置所使用的常用方法为线性规划和专家咨询。

4. 控制政策实施

政策实施是一个动态过程，主要包括协调和控制两方面的工作。政策协调就是把政策执行过程中的各个组织、个人的活动整合为一体的过程。协调的主要作用是解决政策执行过程中的矛盾，调整执行过程中的各种关系，由此形成了纵向协调、横向协调、纵横交叉的综合协调等三种类型的协调。协调的基本手段是行政手段，运用沟通、命令、指示、规定、规章制度等具体形式来实现不同执行人员和执行机构之间的有序运转。控制是政策执行过程中的质量保障活动。具体而言，控制是政策执行过程中，控制主体按照一定的标准，对控制对象的执行行为进行检查、督促，保证政策目标实现的过程。我国常见的控制形式包括政党的监督、国家权力机关的监督、政府机关内部的监督、司法机关的监督和社会舆论的监督。协调中的常用方法为任务、时间和会议协调法等，控制中的常用手段有预算和财务控制。

3.2.4 政策评估

政策评估是依据一定的标准和程序，对政策的效益、效率、效果及价值进行判断的一种管理行为，目的在于取得有关方面的信息，作为决定政策变化、政策改进和制定新政策的依据。它是政策分析的重要方面，是一种具有特定标准、方法和程序的专门研究活动。

1. 政策评估过程

政策评估是一个过程，是一种有计划、按步骤进行的活动。科学的政策评估，一般都要经过准备、实施和结束三个阶段。周密的组织准备是评估工作的基础和起点，也是评估工作得以顺利进行和卓有成效的前提条件。组织准备阶段的主要任务包括：确立评价对象、挑选和培训人员、明确评价目的、选择评价标准和规定评价手段。实施评估是整个政策评估活动中最重要的阶段。其主要任务是利用各种调查手段全面收集政策制定、政策执行、政策影响、政策效益等方面的信息，并在此基础上进行系统的整理分类、统计和分析，运用相应的评估方法，对政策进行评估，做出评估结论。在评估实施过程中，评估者应该坚持材料的完整性和分析的科学性两个原则，客观、公正地反映出政策实际效果。结束阶段主要包括写出评价报告和总结评价工作等内容。

2. 政策评估类型与方法

政策评估的类型，从评估组织活动形式上看，可分为非正式评估和正式评估；从评估机构的地位看，政策评估可分为内部评估和外部评估；从政策评估在政策过程中所处的阶段来看，政策评估又可分为事前评估、执行评估和事后评估；根据评估的主体不同，政策评估又划分为行政性评估、司法性评估、政治性评估和其他评估（如研究性评估）。

政策评估方法是政策评估者在进行政策评估过程中所采用的方法的总称。近几十年来，随着政策科学的发展，各种新的评估方法不断涌现。目前常见的评估方法有前后对比法、对象评定法、专家判断法、自我评定法等四种。前后对比法是通过政策执行前后有关参数的对比，从中测度政策效果及价值的一种定量分析法。对象评定法是由政策对象通过亲身感受和了解对政策及其效果予以评定的方法。专家判断法是组织专家审定各项关于政策的记录、观察政策进行，对政策对象和以前的政策参与者进行调查，与执行人员及其工作人员交换意见，最后撰写评估报告鉴定政策成效，这也是政策评估的有效方法之一。自我评定法是政策执行人员自身对政策的影响和实现预期目标的进展情况进行评估，也称作内部评估。

3.2.5 政策调整和终结

政策调整是指在政策监督和控制所获得的有关政策系统运行（尤其是政策执行的效果）反馈信息的基础上，对政策方案、方案与目标之间的关系等进行不断的修正、补充和发展，以便达成预期政策效果的一种行为。从某种程度上说，政策调整是政策方案的重新制定和执行过程，或更准确地说，是政策内容的部分修正和完善过程。

政策调整的内容主要包括问题的重新界定、目标的重新确定和方案的重新拟订等方面。首先，随着政策过程的推进，人们可能发现对问题原有的认识并不全面，某些重要方面可能被忽视，环境变化可能改变了问题性质。因此，有必要根据已掌握的新信息，对政策问题加以再认识和重新界定。其次是政策目标的校正、修订或再确立，这包括将原来模糊、不准确的目标明确化与具体化，根据变化了的环境校正或修订原有的目标等方面。最后，对政策方案加以修正、补充和完善，甚至重新制定。

政策终结是指决策者通过对政策进行慎重的评估后，采取必要措施，以终止那些过时的、多余的、不必要的政策的一种行为。如下三种情况可以看做政策终结：一是政策使命的结束；二是过时政策的废止；三是稳定的长效政策转化为法律。

但是，政策终结在实施过程中可能遇到一系列阻碍，具体表现在：（1）心理上的抵触，政策的终结会受到政策受益者强烈的心理抵触，而且由于人们对某一事物已形成固定的思维，一旦发生改变，就会导致不安而反对。（2）组织的障碍，每个组织都会具有惯性，改变和调整有时会威胁到组织的生存和利益，因此也会反对政策的终结。（3）公众舆论的压力，如果某一项公共政策受到舆论的支持，终结时往往会受到较强的阻力。实际工作中，赞同者往往没有声音，而少数的反对者就可以制造强烈的声音，对决策产生误导。（4）法律上的障碍，任何政策的终结行为都应该有正当的法律程序，也使得政策终结有较大难度。（5）终结的代价，包括为现有政策实施已经付出的成本和对因政策终结而受损失的利益人员进行补偿。

因此，要成功地终结某项政策，就要采取一定的策略来克服这些阻力，使政策终结顺利进行。政策终结的策略可以概括为：（1）重视舆论引导工作，提高人们的心理承受力。通过舆论使社会各方面都能够充分认识到政策是一个有始有终的过程，政策的终结有着积极意义，终结完成使命的政策和不能完成使命的政策是必然的。（2）评估结果公开化，可以使人们充分认识到需要终结的政策的危害和无效性。评估总结报告中的论证和分析都可以从客观和科学的角度说服民众赞同政策终结。（3）新旧政策并举出台，可以使人们逐步且自然地消除旧政策的惯性影响，并逐步适应新政策，这对于稳定政策过渡时期的社会局势是相当重要的。

3.3 卫生政策与卫生改革

3.3.1 卫生政策与卫生改革的关系

卫生政策是各层次的行政中心或决策中心（如国际组织、国家、地区）用以引导卫生事业发展方向，调节卫生资源配置，协调各利益群体利益、矛盾等，以最终维护社会稳定、推动社会发展的手段或途径。卫生改革是一个促进国家卫生政策、规划和实践发生重大变化的过程。卫生改革试图解决国家卫生系统所存在的主要问题，涉及各种机构和利益相关者，是一个循环往复的过程。其目的在于增强卫生事业的活力，充分调动卫生机构和卫生人员的积极性，不断提高卫生服务的质量和效率，更好地为人民健康服务，为社会主义现代化建设服务。

卫生改革主要是通过卫生政策制定和执行来实施的。卫生政策能够为卫生改革指明方向、为卫生领域的活动提供指南、为卫生资源的配置提供指导、为直接或间接利益相关群体的利益调节提供杠杆，以达到最大限度利用现有资源、提高资源利用效率、最快速度推动卫生事业发展、最大可能提高人民健康水平的目的。

卫生政策的制定与执行要平衡政府、卫生服务供方和卫生服务需方等各方的利益关系，这是卫生改革成功的基础。卫生改革政策的形成是一个创新的过程。从国际国内卫生改革政策的形成过程来看，可以有三个途径：第一，进行国际间的比较，借鉴他国经验。许多国家尝试过不同的卫生改革政策，尽管国家之间的政治文化背景和经济状况不同，卫生体系和制度各异，但仍然有很多成功的经验和失败的教训可供借鉴。第二，吸收基层群众的创举和经验。我国 20 世纪 60 年代的合作医疗制度和 70 年代的农村联产承包责任制，最早都是由基层群众所创立，经过专家总结、政府引导和推广而形成的。第三，借鉴其他部门的思路。例如在美国，曾经为穷人发放优惠券以便资助他们购买住房，后来被用于学校教育，泰国则用于贫困人口的医疗救助。

当前，随着市场经济和社会各领域的发展，卫生工作也面临着更加紧迫的形势和更加艰巨的任务。我国在社会主义初级阶段基本国情的基础上，构建符合社会主义市场经济要求的卫生体系，研究符合市场经济规律和人民健康要求的卫生政策，关系到人民群众的切身利益，关系到整个卫生事业的发展方向。正在进行的卫生体制改革，正是需要依靠一系列合理的卫生政策来达成。

3.3.2 国际卫生政策与卫生改革国际趋势

随着全球化进程的加快，一个国家或地区在制定和执行公共政策时必须将自身置于世界整个系统中去考虑，单个国家或地区的发展不能独立于世界整个体系之外。在全球经济与社会发展的过程中，国际卫生政策也随之进行了一系列相应的发展变化，人类健康发展的历史自然也包含了一段又一段卫生事业改革的历程。

1. 卫生政策理念的发展

（1）健康权利的提出。健康是人类最基本的权利。保护和增进健康，不仅是卫生事业发展的根本任务，也是社会发展的重要目标。第二次世界大战之后，公共卫生问题和国家对公民健康权实现的积极责任受到普遍关注。早在1945年于旧金山召开的联合国国际组织大会上，初次将健康权作为经济、社会和文化权利范畴列入了《联合国宪章》。1946年世界卫生组织首次将健康权纳入宪章序言而备受世人的瞩目。1948年联合国《世界人权宣言》发布，正式确立了健康权作为基本人权的地位。1966年联合国《经济、社会和文化权利公约》规定了“人人享有可能达到的最高标准的身体健康和精神健康的权利”。绝大多数国家与联合国、世界卫生组织、世界银行等国际组织一样，都将基本健康照护视为基本人权，即通过国家财政的支持、集结社会集体的力量，保障每一个国民均能公平获得健康。

（2）初级卫生保健和2000年人人享有卫生保健。健康作为人类基本人权的确立，极大地促进了卫生事业的发展。世界卫生组织综合20世纪五六十年代的各种卫生保健方法、70年代卫生服务方法研究成果，同时结合当时的全球卫生状况和卫生发展趋势，于1977年第30届世界卫生大会提出了“2000年人人享有卫生保健”（health for all by the year 2000，HFA/2000）。为推动这一全球目标的实现，1978年世界卫生组织和联合国儿童基金会在哈萨克斯坦的阿拉木图召开了国际初级卫生保健会议（简称阿拉木图会议）。会议发表的《阿拉木图宣言》中明确指出：初级卫生保健（primary health care，PHC）是一种基本的卫生保健，它依靠切实可行、学术可靠又为社会所接受的方式和技术，是社区的个人与家庭通过积极参与普遍能够享受的，费用是社会或国家在发展的各个时期本着自力更生及自决精神能够负担得起的基本卫生保健。“2000年人人享有卫生保健”是全球卫生战略目标，“初级卫生保健”是实现此战略目标的基本途径和基本策略。此后的20多年里，各国政府在努力增进人民健康的进程中，把《阿拉木图宣言》中所确定的初级卫生保健作为人人享有卫生保健的基石，取得了很大的成就。初级卫生保健是人类有史以来持续时间最长、开展范围最广、参与人数最多的全球卫生战略。然而当20世纪即将过去之时，由于政府投入不足、自然和人为灾害等，初级卫生保健的全球目标未能完全实现。此时最好的策略是修订全球卫生战略，于是世界卫生组织提出了“21世纪人人享有卫生保健”的新策略。

（3）21世纪人人享有卫生保健。1998年第51届世界卫生大会发表了“21世纪人人享有卫生保健”（health-for-All policy for the twenty-first century）的宣言。其主要内容是：

重申健康是每个公民的一项基本人权，每个公民都有相同的权利、义务和责任，来获得最大可能的健康；人类的健康水平提高和幸福，是社会经济发展的终极目标。目的是帮助实现人人享有卫生保健的理想，确定了到 2020 年全球的卫生工作重点和具体目标。其社会基础是包括承认健康是一项基本人权、重视伦理问题、消除不公平现象和强调性别平等。宣言还提出了 21 世纪人人享有卫生保健的总目标和具体目标，总体目标是：提高平均期望寿命的同时提高生活质量；在国家内部和国家之间改善健康的公平程度；卫生系统可持续发展，保证人民利用这一系统所提供的服务。

（4）千年发展目标和《2000 年世界卫生报告》。2000 年世界各国首脑在联合国总部公布了引领世界发展进程的千年发展目标，就消除贫穷、饥饿、疾病、文盲、环境恶化和对妇女的歧视，商定了一套有时限的目标和指标，提出了全球 2015 年前所要达到的具体指标：消灭极端贫穷和饥饿；普及小学教育；促进男女平等并赋予妇女权利；降低儿童死亡率；改善产妇保健；与艾滋病毒/艾滋病、疟疾和其他疾病作斗争；确保环境的可持续能力；全球合作促进发展。这些目标和指标被置于全球议程的核心，统称为千年发展目标（millennium development goal，MDG）。同年，世界卫生组织发布的《2000 年世界卫生报告》中提出了一个评价国家卫生系统的新框架，用三个主要目标（健康、反应性和公平性）和四个主要功能（管理、筹资、服务提供和资源筹措）来判别卫生系统的工作绩效，并创造了“绩效指数”来进行各国间的比较研究。在对全球 191 个成员国国家卫生系统的业绩作了量化评估后，我国在筹资公正性上列 191 个国家和地区的第 188 位，这一结果极大地影响与促进了我国相关卫生政策的制定。

2. 卫生改革国际趋势

依据世界卫生组织在 2000 年发布的《2000 年世界卫生报告》，全球卫生改革的基本趋势划分为三个相互交叉的时期。

第一个改革时期始于 20 世纪 40 年代和 50 年代。在这次改革中，许多国家建立了自己的国家卫生保健体系，社会保险系统扩展到中等收入国家，卫生服务的提供能力显著增长。但随之而来的问题是，卫生服务费用上涨，城市医院耗费政府的大部分预算却只为少数人服务，而且所提供的高成本服务多数是可以在社区一级通过低成本的预防保健而替代或避免的，穷人的基本医疗卫生服务需求无法得到满足。

第二个改革时期是 20 世纪 60 年代后期和 70 年代。在卫生和发展领域内，由于 40 年代疾病控制经验和中国等国家在卫生领域所取得的成功，人们的观念发生了许多变化。从“2000 年人人享有卫生保健”概念的提出到人人享有初级卫生保健得到论证，再到初级卫生保健的原则和策略在许多国家开始实行。然而在初级卫生保健策略在某些国家取得成功的时候，它也暴露出许多问题：被理解成为穷人服务的次等卫生保健；资金不足；现存势力的抵制；社区缺乏必要的知识和财力以真正参与决策、规划和卫生保健的实施；多部门协作所面临的困难等。

第三次改革目前正在许多国家进行，它同 20 世纪 80 年代晚期部分国家从计划经济向市场经济转轨、政府的作用重新定位、提倡更多的内部和外部竞争、强调个体的选择以及全球化发展进程等政治、经济和意识形态的变化相联系。其特征是更多地关注人的需求，力图使“资金跟着病人走”，扩大健康保险的覆盖面，强调通过有选择的卫生干预获得

“低成本健康”，以及关注弱势群体的健康保健等。权力下放、引入管理下的竞争、扩大对私营卫生服务提供者的利用、建立医院董事会和地方卫生委员会，是实行卫生改革国家最常采用的改革措施，根本性地改变其卫生服务的组织和管理方式。同时，卫生改革也力图加强其他传统机制，以便改进督导、药品和后勤供应，以及提高地方的能力来规划和实施有成本效益的干预。如果设计合理、实施得当，这些组织和管理方面的改革可以降低服务成本而不损害质量，提供更有效率的服务，并使其服务能够更好地满足人们的基本卫生需求。

3. 医疗卫生体制模式

一个国家医疗卫生体制的形成和发展，主要取决于社会制度、政治意愿、经济发展水平和社会价值取向。英国、德国、美国等西方发达国家的医疗卫生体制改革和发展已经经历了较长的时间，以英国为代表的国民卫生服务体制、以德国为代表的社会健康保险体制与以美国为代表的商业健康保险体制是目前国际上存在的主要医疗卫生体制。了解这三种不同的国家医疗卫生体制的发展模式，将有利于进一步完善和改进我国的新医改方案。

（1）国民卫生服务体制。国民卫生服务体制的主要特点是从解决医疗卫生服务的提供入手，建立国家医疗卫生保障制度，由医疗卫生机构免费或低价向城乡居民提供服务，实现卫生服务的全民覆盖。实行这一制度的国家，资金主要由政府通过税收筹集，直接举办公立卫生机构，向全民提供免费或近乎免费的卫生保健服务，也有部分卫生服务通过签订合同，由政府向私人卫生保健机构购买。实行这种医疗卫生体制的代表性国家主要有英国、瑞典、丹麦、挪威、芬兰、意大利、西班牙（1986 年以后）、澳大利亚、新西兰等。由于这种体制是根据《贝弗里奇报告》建立的，人们又称之为“贝弗里奇模式”或“英国模式”。英国的国民卫生服务体制（national health service，NHS）的主要特征是高福利性和高公平性，保证医疗资源的公平分配。但像所有的国有化产业一样，NHS 体制深受垄断之苦，官僚主义盛行、机构庞大、效率低下，缺乏竞争和创新，缺乏人性化，政府财政负担过重。为解决医疗卫生服务的效率问题，英国政府进行了一系列改革。改革的重点是医疗卫生的提供方式，引入私人资本、形成竞争机制，改变医疗卫生投入由政府单方面负担的局面。例如，创建全科医生基金持有者（general practitioner fund holder，GPFH），代理其注册患者购买某些医疗服务，形成医疗服务购买者和提供方相互制约的局面；建立私人筹资计划（private financing initiative，PFI），由私立机构投资建造公立医院，医院建筑物产权在一定期限内归私人投资方所有，通过私人投资介入，可将投资方和医院的利益捆绑，引入竞争机制和先进的管理运作模式，进而提高公立医院的经营效率，推动医院转变机制，增强经营意识；医院星级评审制度等。英国卫生部 2005 年年底发布的卫生改革框架从需方、供方、交易、管理等方面进行了改革，赋予患者更多的权益，同时加大提供者之间的竞争、引入绩效激励机制等。2008 年英国政府提出《国民卫生服务宪法》草案，并且撰写了 NHS 改革报告《为了全体国民高质量的保障——NHS 下一阶段展望》，该草案旨在为下一代英国人保存 NHS 的核心原则和价值观，也为未来设立一个清晰的方向。为确保 NHS 更好地运行，英国卫生部 2009 年向国会提交了“NHS 2010—2015：From Good to Great，Preventative，People-Centered，Productive”报告，提出 2010—2015 年 NHS 的愿景是“实现预防、以人为中心、富有成效的 NHS”，同时确保质量，改革措施包括扩大患者的选择，提高服务质量，将医院收入与患者满意度挂钩等，针对 NHS 员工，则采取提供良好的工作环境、技能培训与薪酬进行激励。

(2) 社会健康保险体制。社会健康保险体制的主要特点是从解决居民的医疗卫生服务需求入手，通过社会共同筹资，建立风险分担制度，提高国民医疗卫生服务的公平性和可及性。实行这一制度的国家，通过立法，强制要求雇主和雇员按照工资的一定比例向法定保险机构缴纳社会医疗保险费，由法定保险机构向公立或私立医疗机构购买服务，为参保人员提供相对公平的医疗卫生保障。健康保险基金实行社会统筹、互助共济、以收定支、收支平衡。实行这种医疗卫生体制的代表性国家有德国、法国、奥地利、卢森堡、荷兰、日本等。由于这一制度最早由俾斯麦政府于 1883 年建立，人们称之为“俾斯麦模式”或“德国模式”。德国是世界上最早实施社会健康保险体制的国家。德国的医疗卫生体制具有明显的强制性和高福利性，十分强调医疗资源的广泛覆盖能力和公平性，鼓励多元竞争，强调自我管理。但德国模式也存在着两大难题：首先，医院的收入主要通过政府投资和为疾病基金委员会提供服务而获得，但随着政府投资的减少，医疗费用不断上涨；其次，医疗保险体系受国家监控，内部竞争不足，存在资源浪费和效率低下的问题。有鉴于此，德国从 2004 年开始实施《法定医疗保险现代化法》，对医疗保险体系的主要支柱——法定医疗保险制度进行大刀阔斧的革新。德国医疗改革主要有两个方面，一方面是开源节流，增加医疗保险收入，减少支出，其主要做法是：将原来的基本免费医疗改为收取部分费用，如原来的免费就诊改为每季度收费 10 欧元，住院治疗时病人要交纳 10%的住院费用，但最高不超过 300 欧元；取消一些不应由医疗保险支付的项目，如丧葬费、假牙费、部分眼镜费等；成立联邦药品质量与经济性检验中心，从疗效和价格的角度对药品进行检验，向医生提供有效药物清单。另一方面是改革医疗保险体制结构，引入市场竞争机制，增强透明度，提高医疗服务的效率和质量。德国医疗改革的重点之一是建立一个由雇主和受雇者共同出资、按一定工资比例建立的“健康基金”计划，于 2009 年实行。德国于 2009 年 1 月 1 日起开始实施的法定医疗保险制度筹资方式修订案规定所有的医疗保险基金以标准比例为基础收取，所有投保人支付相同的投保比例。同时，自 2009 年起德国所有公民必须购买医疗保险，并在法定医疗保险中引入竞争，加强了医疗保险之间的竞争，以实现降低保险费用支出，控制保险成本，稳定保险收入，并适当增加参保人责任比例的目的。

(3) 商业健康保险体制。商业健康保险体制的主要特点是由商业保险公司把疾病经济风险和医疗卫生服务作为商品提供给社会，或私人自愿购买，疾病保险程度和缴费多少挂钩。商业保险公司负责筹集资金，向符合赔付条件的患者提供就医经济补偿或直接向医疗机构购买服务。世界上几乎所有国家都建立了商业医疗保险制度，但绝大多数国家的商业健康保险只作为社会健康保险制度或国民卫生服务体制的补充，只有美国将商业健康保险作为医疗卫生体制的主体，人们称之为“美国模式”。美国模式的主要特征是高度市场化，运作效率较高。但这种市场主导的医疗体制也存在弊端：自由市场化运作的同时，政府的公共管理职能发挥不到位，医疗服务欠缺公平性和可及性。为了解决老年人、残疾人、穷人、儿童等弱势群体缴纳保险费的困难，减少社会矛盾，在 20 世纪 60 年代之后，美国由政府预算筹资，建立了面向 65 岁以上老人和残疾人的医疗照顾制度、面向穷人的医疗救助制度和针对低收入家庭、儿童的健康保险制度，以弥补商业健康保险制度的不足。近年来，美国医疗改革的主流思想发展为提高医疗服务的可及性，扩大社会医疗覆盖面，为全美公民提供基本医疗保险。奥巴马政府的医疗改革政策强调建立单一给付制度，政府保证公民享有医疗保险。承诺为雇主的巨额医疗保险提供补偿，实质上是政府为原本由公司或者个人支付的保费买单，最终让纳税人均摊。可见，美国的医疗卫生体制改革越来越强调政府的公共管理和调控职能。

3.4 我国医改政策变迁

3.4.1 新中国成立初期至改革开放前

新中国成立初期，党和政府把医疗卫生服务体系建设纳入国民经济发展规划，集中财力建设城乡各级各类医疗卫生机构，卫生行政管理体制实行综合管理，构建起了卫生服务体系的基本架构。在此期间，党和政府建立了符合当时国情国力的公费医疗和劳保医疗制度，有效地缓解了职工及其家属患病的经济负担。到20世纪70年代末，全国农村合作医疗覆盖率达到90%以上。国家对承担预防保健任务的卫生机构实行全额拨款，对公立医疗机构实行“包工资”并核拨发展经费，对集体所有制卫生机构实行“民办公助”、“社办公助”；医疗机构实行低收费政策，减轻群众医疗费用负担。同时，实行严格的药品生产流通和价格管理，对药厂给予政策性补贴，使药品价格维持在微利水平。

改革开放之前的卫生体制通过政府主导资源配置，在广大农村实现了低水平、广覆盖的医疗保障体制，较好地实现了公平性。我国卫生体制模式在1978年的阿拉木图会议上被推崇为基层卫生推动计划的模范，并对很多国家建立起适合的医疗卫生体制提供了宝贵经验。但也存在一些突出问题，主要是实行单一公有制的医疗卫生服务体系，医疗卫生资源严重短缺，群众看病难、住院难。严格的计划管理和过多的行政干预，影响了医疗卫生机构和医务人员的积极性，内部分配实行“平均主义、大锅饭”，造成服务效率不高。

3.4.2 改革开放后的医改

随着改革开放，针对当时国家经济发展水平低、医疗资源短缺、人民群众难以获得医疗卫生服务的情况，开展了以调动医疗卫生机构和医务人员的积极性、扩大医疗服务供给、减轻政府负担为目标的改革。

20世纪70年代末后的医疗卫生体制改革参照了当期的企业改革：从集权到放权，对于医药卫生机构逐步试行用管理企业的办法来管理。1985年启动的医疗体制改革将管理医疗费用的权力从中央下放到省级，20世纪90年代初开始建立社会主义市场经济体制，实行分税制，发展医疗卫生事业的责任越来越多地由地方政府承担。医疗体系逐步打破了政府包揽的格局，通过调动医疗机构自身的积极性，使医疗服务规模、条件、水平和能力明显改善。主要体现在：医疗保障制度逐步建立，建立起了覆盖城镇人口的城镇职工基本医疗保险、城镇居民基本医疗保险，覆盖农村人口的新型农村合作医疗保险，城乡医疗救助面和救助力度不断提高，商业健康保险得到发展。此外，医疗卫生服务体系逐步健全，机构总数由 1978 年的 16.9 万家增加到 2008 年的 27.8 万家；病床床位由 204 万张增加到 404 万张；卫生人员由 310 万人增加到 617 万人；诊疗人数由 10.1 亿人次增加到 35.3 亿人次。我国居民人均期望寿命得到很大提高，孕产妇死亡、婴幼儿死亡现象获得显著改善，数据显示我国人均期望寿命由 1978 年的 68.2 岁增加到 2005 年的 73.0 岁，孕产妇死亡率由 1990 年的 88.9/100 000 降低到 2008 年的 34.2/100 000，婴幼儿死亡率由 1981 年的 34.7‰降低到 2008 年的 14.9‰，这三大衡量人群健康状况的指标已处于发展中国家的前列，有些地区已达到中等发达国家的水平。

然而政府在放权的同时也弱化了对医疗卫生领域投入的责任，同时也没有建立起完善的监督和筹资体制，由总供给的不足转变为公平性不足与成本控制不力，卫生费用迅速上升，看病难、看病贵问题日益凸显。

3.4.3 深化医药卫生体制改革

1. 新医改的背景

到了 21 世纪，尽管卫生事业取得了显著成效，然而一些体制性、机制性和结构性的矛盾依然突出，主要表现为卫生资源配置不合理，医药费用增长过快，居民个人负担比重明显增加，政府投入严重不足，医疗机构公益性弱化等。与此同时，由于我国正处于经济社会快速发展和转型时期，城镇化、工业化进程不断加快，生态环境问题逐渐突出，人口老龄化程度加速，面临着新的更加复杂的健康问题。对于以上种种问题，对改善医药卫生服务提出了更高的要求，深化医药卫生体制改革要求迫切。党的十七大明确提出了人人享有基本医疗卫生服务的奋斗目标和建立基本医疗卫生制度的重大历史任务。同时，自改革开放以来经济持续快速发展，财政收入稳定大幅度增长也为深化医药卫生体制改革奠定了经济基础。

深化医药卫生体制改革在这样的背景下应运而生。卫生部于 2005 年开始着手研究提出解决群众看病就医问题的基本思路，并得到了党中央、国务院的高度重视。2006 年年初，卫生部与国家发改委联合提出了组建医药卫生体制改革部际工作机制的建议，同年 6 月，成立了以国家发展改革委和卫生部牵头、16 个部门参加的深化医药卫生体制改革部际协调工作小组并开展了大量调查研究，10 月，胡锦涛总书记在第十六届中央政治局第三十五次集体学习会上发表重要讲话，强调了坚持公共医疗卫生的公益性质，为深化医药卫生体制改革指明了方向。在 2008 年召开的两个深化医药卫生体制改革工作座谈会上，温家宝总理提出医改要做到“让老百姓得到实惠、让医务人员受到鼓舞、让监管人员易于掌握”。

经过两次审议之后，2008 年 10—11 月，中共中央、国务院《关于深化医药卫生体制改革的意见》向社会公开征求意见。在充分吸取社会各界对改革方案意见和建议的基础上，2009 年 3 月，中共中央、国务院发布《关于深化医药卫生体制改革的意见》和《2009—2011 年深化医药卫生体制改革实施方案》。随后，配套文件和工作支持文件陆续发布。

2. 新医改的主要政策内容

本次改革最突出的特点是：坚持公共医疗卫生的公益性质，把基本医疗卫生制度作为公共产品向全民提供，逐步实现人人享有基本医疗卫生服务。这是我国卫生发展从理念到体制的重大创新，是建设现代化国家的必然要求。

基本医疗卫生制度的主要内容包括“一个目标、四大体系、八项支撑”。

一个目标是指以建立健全覆盖城乡居民的基本医疗卫生制度，实现人人享有基本医疗卫生服务为总体目标。

四大体系四位一体，相辅相成。八项支撑配套建设，共同涵盖了医药卫生体制改革的主要方面。四大体系的具体内容包括：(1) 全面加强公共卫生服务体系建设。以促进城乡居民享有均等化的公共卫生服务为目标，重点是扩大国家公共卫生服务范围，整合公共卫生资源，突出专业公共卫生机构和城乡基层卫生服务机构的功能、定位和发展方向。提高公共卫生服务能力和突发公共卫生事件应急处置能力，加强健康教育，促进社会卫生工作。(2) 进一步完善医疗服务体系。加快建立和完善农村三级医疗卫生服务网络和以社区卫生服务为基础的新型城市医疗卫生服务体系，重点是加强城乡基层卫生服务网络建设，明确其功能定位。逐步实现社区首诊、分级医疗和双向转诊，合理配置医疗资源，方便群众看病就医。充分发挥中医药在疾病预防控制、应对突发公共卫生事件及医疗服务中的作用，减轻群众用药负担。(3) 加快建设医疗保障体系。加快建立覆盖城乡居民的多层次医疗保障体系，重点是加快城镇职工基本医疗保险、城镇居民基本医疗保险、新型农村合作医疗和城乡医疗救助等基本医疗保障体系建设，实现各个制度的应保尽保，并做好制度间的衔接。逐步提高保障水平，缩小不同人群之间的医疗保障差距，最终实现制度框架的基本统一。鼓励社会团体开展多种形式的医疗互助活动，积极发展商业健康保险，满足多层次的医疗保险需求。(4) 建立健全药品供应保障体系。重点是建立国家基本药物制度，明确国家基本药物的遴选、生产供应和使用及医保报销政策，规范和整顿药品生产流通秩序，保障人民群众安全用药。

在四大体系的基础上，建立和完善医药卫生的八项体制机制及条件作为保障其有效运行的支撑，从而保障医药卫生体系有效规范运转。(1) 建立协调统一的医药卫生管理体制。实施属地化和全行业管理；强化区域卫生规划，优化医疗卫生资源配置；推进公立医院管理体制改革；完善基本医疗保险管理体制，逐步整合基本医疗保险经办资源。(2) 建立高效规范的医药卫生机构运行机制。公共卫生机构的收支全部纳入预算管理；转变基层医疗卫生机构的运行机制，实行药品零差率销售，提供低成本服务；规范公立医院运行机制，实行医药收支分开管理，探索多种方式逐步改革或取消药品加成政策，同时完善综合补偿机制；提高医疗保险经办机构的管理能力和管理效率。(3) 建立政府主导的多元卫生投入机制。完善政府卫生投入机制，兼顾供方和需方，政府卫生投入增长幅度要高于经常性财政支出增长幅度，逐步提高政府卫生投入占卫生总费用的比重，明显减轻个人基本医疗卫生费用负担；明确政府对公共卫生、城乡基层医疗卫生机构和公立医院以及基本医疗保障的投入政策和重点；鼓励和引导社会资金兴办非营利性医疗机构，鼓励社会力量兴办慈善医疗机构。(4) 建立科学合理的医药价格形成机制。适当调整医疗服务价格，体现医疗服务成本和技术劳务价值；实行分级定价，促进病人合理分流；规范公立医疗机构收费项目和标准，改革收费方式；改进药品定价方法，严格控制药品流通环节差价率；发挥医疗保障对医疗服务和药品费用的制约作用。(5) 建立严格有效的医药卫生监管体制。健全卫生监督执法体系，加强医疗卫生机构的准入和运行监管；强化医疗保障对医疗服务的监控作用；完善药品质量和价格监管体系；建立信息公开制度，鼓励第三方独立评价和行业自律。（6）建立可持续发展的医药卫生科技创新机制和人才保障机制。整合优势医学科研资源，加快实施医药科技重大专项；大力加强医药卫生人才队伍建设，重点加强公共卫生和基层卫生人才以及高层次人才培养；稳步推动医务人员的合理流动，加强医德医风建设，重视人文素质培养。（7）建立实用共享的医药卫生信息系统。积极推进公共卫生、医疗、医保、药品、财务监管的信息标准化和公共服务信息平台建设，方便群众就医，增加透明度，提高管理和服务能力。（8）建立健全医药卫生法律制度。加快推进基本医疗卫生立法工作；建立健全卫生标准体系；加快中医药立法工作。

3. 新医改的五项重点

为了使医改工作尽快取得成效，国务院确定了2009—2011年医改的重点实施方案，今后三年各级政府新增投入8 500亿元，其中中央财政投入3 318亿元，保证医药卫生体制改革顺利推进。并指出在今后三年的五项重点改革工作：基本医疗保障制度全面覆盖城乡居民，基本药物制度初步建立，城乡基层医疗卫生服务体系进一步健全，基本公共卫生服务得到普及，公立医院改革试点取得突破。

（1）基本医疗保障制度全面覆盖城乡居民，并进一步提高保障水平，减轻居民个人医药费用负担，减少因病致贫和返贫现象。

（2）基本药物制度的建立要通过制定国家基本药物目录、保证基本药物生产供应、合理确定基本药物价格与合理使用基本药物等措施来实现。

（3）在健全城乡基层医疗卫生服务体系方面，需要加强基层医疗卫生机构建设，建立基层医疗卫生机构经费保障机制，转变机构运行机制，加强基层卫生人才队伍建设，从而使得基层医疗卫生服务的质量和水平得到提升，为居民提供安全、有效、方便、价廉的基本医疗卫生服务。

（4）基本公共卫生服务得到普及则是指免费向城乡居民提供国家基本公共卫生服务项目，同时增加国家重大公共卫生服务项目与加强公共卫生服务能力建设，改善居民的生产与生活环境。

（5）公立医院各试点改革比较复杂，需要抓好管理、运行以及补偿几个机制环节，逐步增强公立医院的公益性。

这五项重点突出了基本、基础和基层。从国情和初级阶段的特点出发，提出首先解决公平问题，保基本需求，首次提出基本公共卫生服务均等化的目标，首次提出初步建立国家基本药物制度。医改方案还提出着力加强基层医疗卫生服务体系建设，使广大城乡群众不出乡村、社区就能得到比较好的基本医疗卫生服务。通过三年五项重点工作的推进，期望到2011年，基本医疗保障制度全面覆盖城乡居民，基本医疗卫生可及性和服务水平明显提高，居民就医费用负担明显减轻，“看病难、看病贵”问题明显缓解。

4. 新医改的进展

随着医改工作的全面启动和地方政府医改配套文件的陆续出台，全国各地已经开展了大量的医改相关工作，并取得了成果。截止到2009年8月，全国30个省、自治区、直辖市成立了医改领导小组，大部分已经制定出本地区医改方案实施细则。各地工作围绕医改近期五项重点工作展开进行，根据各自的实际情况各地开展的具体措施有所不同。

（1）完善医疗保障制度。包括城镇职工、居民医疗保险、新型农村合作医疗制度、城乡医疗救助，主要措施有扩大报销范围，提高补偿额度，完善管理和服务，改革支付制度等措施等。城镇职工基本医疗保险和城镇居民基本医疗保险主要以提高补偿额度为主，如海南、天津等纷纷提高了城镇职工基本医疗保险保障水平，天津还将困难企业退休人员全部纳入医疗保险，与单位缴费脱钩；河北等地扩大了该保险覆盖病种支付范围；宁波实行医疗费综合减负法减轻职工负担；贵州贵阳、江苏南通等提高了城镇居民基本医疗保险支付限额；郑州则缩短了居民参保后享受保障的时间，且外地看病同样享受报销。在新型农村合作医疗方面，北京2009年起乡镇卫生院统一实行“零起付”报销，安徽、浙江、陕西、四川等地启动新农合市级统筹试点，云南首批确定了17个试点县开展支付方式改革等。在医疗救助上，各地在提高救助标准的同时，主要探索了新型救助模式，如江西的“医前介入、病中救助、事后结算”的新机制，浙江德清县的“全程救助、分类救助与即时救助”模式，海南的“一站式”救助模式等。

（2）初步建立基本药物制度，包括探索基本用药零差率销售、推行集中采购、统一配送等内容。如北京、上海、天津、湖南等地探索社区基本用药零差率销售，宁夏将药品“统一招标、统一定价、统一配送”扩展到全区公立医疗机构，海南通过限价竞价等措施控制药品虚高价格。

（3）健全城乡基层医疗卫生服务体系。各地的措施围绕硬件建设、财政补助与人才队伍建设进行，如北京、上海、杭州、成都、银川、沈阳等地全面实施社区卫生服务中心收支两条线和绩效考核，新疆、青海、陕西、甘肃和宁夏西北五省区及江西等省全面实现乡镇卫生院人员工资由财政全额保障。

（4）基本公共卫生服务均等化。通过完善基本公共卫生服务、扩大重大公共卫生服务范围等措施进行。浙江全面向城乡居民免费提供3类12项公共卫生项目服务和两年一次的健康体检，2009年起全面实施免费婚前医学检查和孕前优生检测。青海为330万农牧民建立了个人健康档案和家庭健康档案，在城市全面推行家庭医生责任制进行健康服务和健康管理等。广东广州增加对农村和流动人口妇女住院分娩补助项目，重庆市在国家规定项目基础上，开展8项重大公共卫生服务项目等。

（5）公立医院试点改革。每个省份选择1～2个城市开展试点，国家从中选择16个试点城市作为联系点，指导试点工作。各地开展了一些探索，在调整布局和结构上，上海提出医疗卫生服务体系“网格化”改革，北京则按照区域医疗共同体思路，重新整合医疗资源；在探索补偿机制改革方面，天津提高公立医院医务人员“四险”财政补助标准，广东试点实行收取药事服务费来替代药品加成；探索运行机制改革上，北京推行了医疗机构预约挂号工作，上海在不同级别医院实行不同的预付制度等；同时，还加大了监管力度，如天津建立公立医院监督考核与合理补偿联动机制，云南出台《云南省医师多点执业试点管理暂行规定》。各地财政部门还加大投入，推动此项工作的顺利进行。

5. 新医改应处理好的关系

医药卫生体制改革是一项复杂的社会系统工程，必须统筹兼顾，协调推进。这其中需要着重注意处理好几个关系：

（1）要科学认识政府与市场的关系，坚持政府主导与发挥市场机制有机结合。

（2）要协调公平与效率的关系，在解决好公平的基础上，逐步提高卫生系统效率，实现公平与效率的有机统一。

（3）要处理好解决当前问题和长远发展的关系，改革中既要始终把握总体改革方向，努力建设基本医疗卫生制度，又要立足当前，突出重点，分步实施。

（4）要把握好尊重卫生发展规律和坚持中国国情的关系。始终坚持卫生事业公益性质，坚持基本医疗卫生服务水平与国民经济和社会发展相协调、与人民群众的承受能力相适应，努力建立起既符合卫生发展规律又适应我国国情的有特色的医药卫生体制。

深化医药卫生体制改革将在立足于我国社会主义初级阶段的基本国情和人民群众最迫切的健康需求的基础上，以有限的卫生资源，实现健康公平的目标。

本章小结

卫生政策属于公共政策的一个具体范畴，是指政府为主的公共机构以提高居民健康水平为目的，对社会卫生资源筹集、配置、利用和评价所制定的行为准则。卫生政策过程的基本环节包括政策问题确认、政策规划和方案的制定、政策的合法化、政策执行、政策评估以及政策调整和终结。卫生改革主要是通过卫生政策制定和执行来实施的。卫生政策能够为卫生改革指明方向，为卫生领域的活动提供指南，为卫生资源的配置提供指导，为直接或间接利益相关群体的利益调节提供杠杆。国民卫生服务体制、社会健康保险体制和商业健康保险体制是当前国际上主要的医疗卫生体制。深化医药卫生体制改革的最突出的特点是：坚持公共医疗卫生的公益性质，把基本医疗卫生制度作为公共产品向全民提供，逐步实现人人享有基本医疗卫生服务。2009—2011 年医改的五项重点改革工作是：基本医疗保障制度全面覆盖城乡居民，基本药物制度初步建立，城乡基层医疗卫生服务体系进一步健全，基本公共卫生服务得到普及，公立医院改革试点取得突破。

关键术语

公共政策　　卫生政策　　政策形成过程　　卫生改革　　国际卫生趋势　　卫生政策变迁　　深化医药卫生体制改革

复习思考题

1. 简述公共政策的概念、研究对象、特征、功能和类型。
2. 试论卫生政策过程的基本环节，以及各环节的注意点。
3. 我国深化医药卫生体制改革有关政策内容反映了哪些基本的价值取向？
4. 新医改还存在哪些制度设计层面的问题，该如何完善？

阅读材料

神木医改

神木县位于陕西省北部，矿产资源丰富，县境内煤炭探明储量500亿吨，属于陕北能源化工基地的核心区域。2008年，全县实现地区生产总值290亿元，人均GDP6.87万元，财政总收入72.27亿元，人口约40万。县域经济综合实力位居全国第92位，西部第5位，陕西省第1位。然而这些并不是这个陕北县城的扬名全国之处，真正使其名声在外的是它在医改前夕实行的“全民免费医疗”政策，这项政策被称为“开国内先河的医疗保障制度”。

2009年神木县投入12.9亿元，实施“十大惠民工程”，12年免费教育和全民免费医疗、城乡居民养老保险这三项集中财力最多，财政投入分别达1.6亿元、1.5亿元和7 000万元，是神木民生工程中的重点。2009年2月9日，神木县人民政府印发了《神木县全民免费医疗实施办法（试行）》，从3月1日起，全县干部职工和城乡居民，只要拥有神木户口并且参加了城乡居民合作医疗和职工基本医疗保险，都可以享受这项改革政策。为顺利完成神木全民免费医疗制度的过渡，推进该项制度的实施，神木县政府采取了一系列措施，主要包括以下几个方面：

1. 成立组织。神木县委于2008年1月成立了神木县康复工作委员会，委员会主任由县委主要领导担任，委员会办公室设在县卫生局（康复办），主要负责全民免费医疗工作的政策制定、工作指导与协调及全民免费医疗基金管理使用等工作。县医保办和合作医疗办为全民免费医疗的具体实施单位。

2. 明确对象。全民免费医疗的对象为神木县范围内的干部职工和城乡居民，具体包括县属党政机关和事业单位的干部职工，县属国有企业、社会团体、民营企业、私营企业中神木籍户口的职工，神木籍户口的城乡居民。中央、省、市驻神木各单位、各企业职工的基本医疗保险继续执行《神木县城镇职工基本医疗保险制度实施办法》。

3. 统筹资金。全民免费医疗资金来源主要由县医保办收缴的基本医疗保险基金、县合作医疗办收缴的新农合基金、社会募捐的资金以及县财政拨付的资金组成。

4. 完善制度。(1) 住院管理。实行住院起付线和封顶线办法，即乡级定点医院起付线为200元/人次，县级定点医院400元/人次，县外定点医院3 000元/人次。起付线以下部分由患者自付，超过起付线范围内金额给予全免，每人每年报销封顶为30万元。同时，对一些特殊病种报销进行了规定，如血费、特殊检查费报销90%；营养药费报销80%。(2) 门诊管理。对参保城乡居民每人每年设立100元的门诊医疗卡，资金可以自由使用。老红军、离休人员、二等6级以上伤残军人门诊医疗费用全额报销。(3) 异地住院治疗管理。外出务工和异地居住的神木籍人员在住所地住院治疗的，比照县内住院规定执行。但在当地市级医院以上住院的，按转县外医院报销规定执行。(4) 报销管理。参保患者入院后医药费自行垫付，出院时定点医疗机构当天核算报销垫资。县合作医疗办派员进驻医疗机构现场指导和监督。

5. 控制风险。制定了相应的风险控制管理措施。如设立起付线，控制小病住院和小病大治；规定了每次人均住院费用不得超过 4 000 元；住院时间平均不超 10 天；日均住院费用不得超过 400 元；药品占住院总费用比例不得超过 50%；检查阳性率不得低于 75%；住院病人自费药品比例不得超过 10%；推行单病种定额付费管理办法；实行门诊慢性病限额报销管理制度。有效防止了免费医疗运行过程中，医院和患者为了自身利益，出现不合理的医疗资源浪费。

6. 严格监管。县级政府成立了“全民免费医疗检查大队”，由县监察局负责日常监督工作。每月向社会公布各定点医疗机构和药店相关疾病费用、人均住院费用、门诊费用、药品费用等信息。县卫生局、康复办每天收集相关数据并按月统计分析，对超过控制标准的定点医疗机构及时告知。对定点医院实行准入制和动态制，同时组织专家每季度对各定点医院进行一次量化考核评比，按名次排序，对每一项考核指标在后三位者给予罚款处理，情节严重者取消定点资格。

实行这项政策的定点医疗机构包括了神木县域内及县域外的医院及药店。县内有 7 家县级医院、5 家药店和 21 家乡镇卫生院，县域外有 6 所北京医院、5 所省级医院和 5 所市级医院；在报销项目上，神木县还将许多其他医院不提供报销的医疗项目也纳入了报销之列，比如安装人工器官，器官移植等特殊检查费、治疗费和材料费等。

免费医疗制度实施的开始两个月，出现病人数量猛增，个别医院床位紧张的情况。据统计 3 月下旬到 4 月上旬住院病人达到高峰，与同期相比增加 30%。针对舆论普遍关注的患者过度医疗和医院开大处方问题，神木县通过不断制定相关政策“见招拆招”加以解决。到 2009 年底，全县累计报销住院患者近 3 万人次，报销住院医药费 1.12 亿元。县级医院人均住院费用为 4 167 元，人均报销 3 534 元，报销补偿率达 84.8%。从住院人群分析，农民占 93.4%。

雄厚的财力是免费医疗制度得以实施的基础，1.5 亿元的投入预算是根据其对 2005 年至 2007 年全县医药费用状况核查计算出的，并且县财政能够持续承担相关费用支出。另外，该县地处西部，医疗运行成本不高也是财政能够负担得起的原因。

神木县“全民免费医疗”的实行引起了社会各界的广泛关注，赞扬者认为神木县实行的全民免费医疗制度，报销比例高，基本解决了群众因病返贫、致贫问题，同时实行城乡居民住院同比例报销，在医疗改革方面打破了城乡二元结构，缩小城乡差别，神木医改不但显示该县主政者执政为民理念和超常勇气与胆识，也为其他地方树立了榜样，特别是其“城乡一体化”实施方案具有破冰意义。反对者则认为神木医改过理想主义，“勇气有余务实不足”，没有充分考虑到公民道德风险，也缺乏必要监控机制，大量“小病也要住院”“病好也不出院”患者将使病房爆满，沉重医疗费用将使县财政无力为继，最终医改将走向夭折。当地百姓最为关心的却是这项政策会不会有变，毕竟免费看病在以前是“想都不敢想的”。神木县政府在各方舆论普遍关注的争议却中很快达成一致：“制度必须坚定不移地实施下去。同时也要不断完善制度体系和监控体系。”

尽管神木医改模式引发了诸多截然相反的议论和评价，但是神木医改的理念、方向和目标是先进的。为我国医药卫生体制改革开创了探索性的积极一步。

请依据上述材料，思考以下问题：（1）神木医改有哪些不同于其他地区的特点？（2）神木医改应当注意哪些方面的可能问题？（3）神木医改还可以在哪些方面进行制度完善？

第4章

健康保障制度

健康保障制度（health care system）是现代社会保障制度的重要组成部分，是国家筹集、分配和支付医疗卫生费用以及提供卫生服务的综合性制度，是政府对卫生事业实行公共管理的实现方式。健康保障制度直接影响卫生服务的质量、公平和效率，以及人民的整体健康水平，反映一个国家的政治、经济、文化及卫生服务体系的总体特征，体现政府管理卫生事业和保障人民健康的公共职责。

4.1 医疗保险概述

医疗保险（medical insurance）是一种为保险对象提供医疗费用的补助形式，是医疗资金筹集的重要渠道，也是国民收入分配与再分配的一种方式。

4.1.1 基本概念

1. 风险与保险

风险是指在一定的客观条件下、在特定的期间内，某种不幸事件发生的可能性。在现实生活中常常会有着各种各样的不幸事件发生，如地震、洪水等自然灾害，火灾、车祸等意外事故，疾病、残疾、死亡等健康问题。

风险具有四个基本特征：（1）客观性，风险是一种客观存在，不以人们的意志为转移，整体上是不可避免的；（2）普遍性，在人类社会和个人生活的各个方面，都存在各种各样的风险，可以说风险无处不在，无时不在；（3）不确定性，风险虽然有其必然性，但风险发生的具体时间、地点、对象以及造成的后果是难以准确预测的；（4）损失性，风险总是与损失密切联系，不幸事件的发生都会带来各种损失，主要是经济损失，也包括一些无法用经济单位衡量的生命损失和躯体痛苦等。

随着社会的进步以及科学技术的发展，人们在预测风险方面取得了长足的进步，有效地避免或减少了某些风险及其可能带来的损失。但是，由于人们对客观规律认识的局限性以及风险的本质特征，不可能完全做到准确预测和有效避免风险。

保险是通过风险分摊的办法，对被保险人由于风险发生造成的损失进行一定的经济补偿。保险的四个核心要点：（1）经济补偿是保险的本质特征；（2）补偿基础是合理预测和合同关系；（3）补偿费用来自于被保险人缴纳的保险费所组成的保险基金；（4）补偿结果是风险的转移和损失的共同分担。

在现代社会经济活动中，保险具有四大功能：（1）融资功能，通过收取保险费将多数人的资金集中起来，用于补偿少数人的风险损失；（2）经济保障功能，通过建立保险基金，在投保人遭受风险损失时，提供相应经济补偿；（3）分配功能，通过收取保险费和提供经济补偿等形式，实现国民收入的再分配；（4）社会功能，保险为社会和个人提供安全保证，在促进经济发展和维护社会稳定等方面发挥重要的作用，被称为“社会的稳定器”。

2. 疾病风险

疾病风险是一种常见的风险，是指人们因发生健康与疾病事件而遭受损失的不确定状态。疾病风险的特殊性表现为：

（1）风险的严重性。疾病风险是一种人身风险，往往涉及躯体、精神、经济等多方面的损失，难以衡量，而且健康损失也难以仅通过经济补偿得到恢复。所以，疾病风险损失的严重性要强于其他风险，需要建立一个有效分散风险、提供保障的医疗保险体系。

（2）风险的复杂性。首先是疾病本身的复杂性，表现在病种多种多样、病情千差万别；其次是疾病风险损失（主要指治疗费用）的复杂性，不同疾病的治疗费用不同，即使同一种疾病，由于个体具体情况（如病情、体质等）不同，治疗费用也可能有很大差别，而且治疗费用与医疗服务提供者的供给行为及供给条件也有密切的联系。疾病风险及损失的复杂性，导致医疗保险测算困难，有时甚至无法测算。

（3）风险的多样性。疾病风险的发生不仅受自然、社会、政治、经济、医疗卫生服务等因素影响，而且与个体的生物遗传、生理、心理、行为生活方式等因素直接相关，这使疾病风险的防范比其他风险更加困难。由于疾病风险因素的多样性和复杂性，导致营利性商业保险公司一般不愿意涉足医疗保险领域，或只是选择性地开展能将疾病高发人群排除在外的业务，这就是保险“逆选择”现象，只有国家强制的社会保险才能克服“逆选择”弊端。

（4）风险的普遍性。按照自然规律，人体各种机能在发育成熟后随着年龄的增长而衰退，发生疾病的可能性逐渐增加，而且人群的大多数死亡都是由疾病或损伤引起的。因此，在人的一生中，疾病是不可避免的，所有人都暴露在一定的疾病风险之中，人人都需要医疗保险。

（5）风险的社会性。疾病风险不仅直接危害个体健康，而且有些疾病还可能危及他人、人群乃至整个社会，特别是一些传染性疾病的流行，给社会造成不可估量的损失。疾病风险的社会外溢性和普遍性，突出了医疗保险的社会性和公益性。

疾病风险的上述特征，决定了医疗保险以社会保险方式建立的必要性，成为建立社会医疗保障制度的理论依据。

3. 医疗保险

医疗保险是为了补偿疾病风险带来的经济损失而设立的保险。它以合同的方式预先向受疾病威胁的人收取医疗保险费，建立医疗保险基金，当被保险人患病到医疗机构就诊而发生医疗费用后，由医疗保险机构给予一定的经济补偿。医疗保险的理论基础是：疾病发生在一定人群中是随机现象，服从概率分布，根据数理统计原理，可以对特定人群的疾病风险的频率和损失进行测算。

按保险的范围分，医疗保险可分为广义的医疗保险和狭义的医疗保险。广义的医疗保险又称为健康保险（health insurance），健康保险不仅补偿因疾病或意外事故导致的医疗费用，还补偿因疾病或意外事故导致的收入损失，而且对分娩、残疾、死亡也予以经济补偿，某些发达国家的健康保险还补偿疾病控制、健康促进等费用。狭义的医疗保险只对医疗费用进行补偿。

根据经营性质不同，医疗保险又可以分为社会医疗保险和商业医疗保险（表 4—1）。商业医疗保险是社会医疗保险有益的补充，尤其是在社会医疗保险不够健全的状况下，商业医疗保险对于满足多层次的医疗服务需求，降低疾病经济风险，保障人民健康有积极的作用。

表 4—1　社会医疗保险和商业医疗保险的比较

区别点	社会医疗保险	商业医疗保险
属性类别	劳动和社会保障	金融活动
实施目标	实现法律和社会政策目的，不追求利润	实现经济利润，一般不涉及社会目的
组织主体	政府机构	经营性企业
保险对象	由法律确定，强制投保	由合同确定，自愿投保
保险范围	基本的医疗服务需求	多层次的医疗服务需求
基金筹集	由国家、单位和个人分担	全部由被保险人负担
补偿依据	实际基本医疗费用	缴纳的保险费数额

社会医疗保险除了具备保险的基本功能之外，还有以下特殊作用：（1）提高医疗服务的可获得性，降低或消除疾病经济风险，显著减小医疗服务利用的重要制约因素——经济因素的作用；（2）规范医疗服务供方和需方的行为，合理使用卫生资源，提高卫生服务效率；（3）促进医疗服务社会化，有利于筹集社会卫生经济资源，有利于社会化的医疗保健服务开展。

4.1.2 医疗保险系统

医疗保险系统是指在医疗服务需求与供给以及医疗费用的筹集与支付过程中，各种要素相互制约、相互依存而形成的利益关系，是医疗保险活动的基础。

1. 基本要素

医疗保险系统的发展经历了一个由简单到复杂的逐步完善过程，其构成的基本要素及其作用也随之发生变化。最开始是一种简单的双向经济关系，即被保险人从医疗机构获得医疗服务，并向医疗机构支付相应的费用，然后从保险机构获得一定的费用补偿。随着疾病谱的转变和医疗技术的进步，以及人们对医疗服务市场特殊性的认识，为规范医疗服务机构的行为和控制日趋上涨的医疗费用，出现了第三方付费，即保险机构代替被保险人向医疗服务提供者支付费用，从而形成了医（服务供方）、患（服务需方）、保（费用支付方）之间的三角经济关系，其中保险机构和医疗服务提供者之间的经济关系处于主导地位。在基本医疗和公共卫生服务领域，政府必须发挥公共管理的职能。在现代社会，医疗保险作为保护医疗服务提供体系正常运转的经济保障系统，也必然要受到政府的宏观调控。因此，现代医疗保险系统中，形成了由医疗保险机构、被保险人、医疗服务提供者和政府组成的四方三角关系。

2. 相互关系

在医疗保险系统中，医疗保险机构、被保险人、医疗服务提供方和政府四方之间围绕着保险基金的筹集和医疗费用的补偿，相互影响、相互作用。

（1）医疗保险机构向被保险人收取保险费，规定向被保险人提供医疗服务的范围，确定被保险人医疗费用的补偿形式及水平。

（2）被保险人在医疗服务提供者处选择和接受需要的服务，并支付规定比例的医疗费用。

（3）医疗保险机构为医疗服务提供者确定符合保险规定的医疗服务项目，并通过一定的形式支付医疗费用，同时对医疗服务提供者的服务内容、质量和费用进行监督。

（4）政府对医疗保险机构、被保险人和医疗服务提供者都起到组织、管理和监督的作用。一般通过政策、法律、行政和经济等手段规范各方的行为，协调各方的利益。政府在不同医疗保险制度中，介入程度和扮演角色会有所不同，以国民卫生服务和社会医疗救助最为直接，以商业医疗保险最为间接。

3. 系统缺陷

由于市场机制固有的缺陷和失灵，导致医疗保险系统常有以下副作用：

（1）逆向选择。逆向选择是指单位和个人为了自身利益不参加保险或只选择疾病风险大的人群参加保险的投机行为。表现为疾病风险和医疗需求较高的人群愿意参加保险，而健康状况好的人群不愿意参加保险，导致保险人群的医疗需求显著高于按普通人群测算的水平，造成保险机构入不敷出，难以为继。控制逆向选择的方法是立法强制全员参保和按人群不同的疾病风险分别测算医疗保险费标准。

（2）道德损害。道德损害是指被保险人享有医疗费用减免，而对自己的医疗消费行为不加理性约束，产生过度的医疗需求。表现为参加医疗保险后病人的医疗服务需求量比自付全部医疗费用时显著增多，导致医疗服务的过度消费，造成卫生资源的浪费和医疗费用过快增长。控制道德损害的方法是实行医疗费用分担机制和对被保险人教育及信誉记录。

（3）诱导性消费。诱导性消费是指医疗服务提供者利用自身在服务过程中的信息优势地位，通过提供过度的服务来获取更多的经济收入。表现为医院和医生向病人提供超过正常需求的医疗服务，导致医疗服务的过度消费，造成卫生资源的浪费和医疗费用过快增长。控制诱导性消费的方式是采用预付法、制定服务费用标准和对医生服务行为进行监督。

（4）风险选择。风险选择是指医疗保险机构为获取更大的利润，依据疾病风险和经济收入对投保人进行筛选。表现为尽可能地选择高收入、低疾病风险的年轻健康人群参加医疗保险，而将高风险、低收入的人群排除在外，背离了医疗保险的本质和初衷。控制风险选择的方法是立法强制全员参保和对医疗保险机构行为进行监督。

4.1.3 医疗保险基金筹集

医疗保险基金是指以货币方式筹集起来，向参保人群的医疗服务费用提供经济补偿的基金总和，是开展社会医疗保障的物质基础。医疗保险基金的筹集不仅涉及国家法律及相关政策，而且与用人单位（雇主）、个人（家庭）的切身利益息息相关。

1. 基本原则

（1）以收定支、收支平衡原则。以收定支是指确定医疗保险费用收取标准必须以参保人群的医疗消费为依据。收支平衡是指一定时期内医疗保险筹集的基金与医疗保险支付的费用达到一致。同时，医疗保险基金在完成偿付后尽可能做到略有节余，以应付突发性的、重大的疾病风险。关键在于科学地测定医疗保险费用收取标准。

（2）多方分担原则。医疗保险的社会性和公益性，决定了医疗保险基金应由多方分担。国家、用人单位（雇主）、个人（家庭）三方合理分担医疗保险基金已成为大多数国家的普遍做法。这不仅有利于拓宽医疗保险基金的筹集渠道，减轻国家和单位的经济负担，而且有利于培养个人的费用意识，减少医疗资源的浪费，同时也体现了各方对健康的责任。

（3）基本医疗保障原则。社会经济发展的局限性和卫生资源的稀缺性对社会医疗保障的制约是长期存在的，医疗保险基金的筹集必须坚持客观的需要性与现实的可能性，必须以保障基本医疗为原则。关键在于合理界定基本医疗的范围，如基本诊疗服务、基本药物、公共卫生服务等项目。

2. 基金来源

（1）政府财政资助。政府是社会保障中的最主要的责任主体。在医疗保险的筹资过程中，政府必须承担责任主体的职责，除国民卫生服务制是全部由政府承担外，一般政府均提供适当的财政资助或补助。政府可通过财政直接拨款，也可以通过相关政策来实现对医疗保险基金的投入，如按税前收入提取医疗保险费，给予医疗保险基金较高的利率，支付医疗保险机构的人员工资和管理费用等。

（2）用人单位（雇主）缴纳。用人单位（雇主）往往是医疗保险基金主要的承担人。有些国家实行等比制，即用人单位（雇主）与个人（家庭）缴费率是一样的；有些国家实行级差制，即用人单位（雇主）多缴或个人（家庭）多缴。由于用人单位（雇主）为职工缴纳的医疗保险费计入单位的人力成本，所以医疗保险基金水平越高，单位的人力成本就越高，不利于单位参与市场竞争和扩大再生产，刺激单位用资本替代劳动。

（3）个人（家庭）缴纳。个人（家庭）缴纳的医疗保险费是按其工资（不包括业余收入、股息、利息、遗产等其他收入）的一定比例提取。为体现公平与效率，一般设有最低和最高缴费线。最低缴费线是为了保护低收入者，当职工工资低于最低缴费线时，可以少缴或免缴医疗保险费；最高缴费线是为了保护职工的劳动积极性，当个人医疗保险缴费高于最高缴费线，超出部分就不用缴纳。在许多社会医疗保险制国家，个人参保可覆盖配偶和子女，或以家庭为参保单位。

（4）基金投资收益。医疗保险基金投资运营获得的收益，如购买国家债券、存入银行等。这种方式越来越得到各国政府的重视，成为医疗保险基金的经营方式和资金新来源。

3. 筹集模式

在医疗保险的发展过程中，根据社会经济发展状况、医疗消费的特点和人口年龄结构，实施过多种医疗保险基金的筹集模式。

（1）现收现付模式。现收现付模式也称为非基金式，是一种以近期横向收支平衡为原则的基金筹集方式。具体做法是：首先测算当年将要支付的医疗保险费用，然后分摊到参保的单位与个人，投保人按照统一的比例缴纳保险费。当年提取，当年支付，实现医疗保险基金的横向收支平衡，但不考虑基金的储备。

（2）完全积累模式。完全积累模式也称为基金式，是一种以远期纵向收支平衡为原则的基金筹集方式。具体做法是：首先通过对社会经济发展状况、人口结构、工资指数、利率、人群卫生服务需求等进行预测，综合测算参保者在整个投保期间所需要的医疗保险基金总额，然后采取先提取后使用的方式，按照一定比例分摊到参保的单位与个人，投保人从参保时间开始按月、按一定比例为未来的医疗保障储存基金。先提取，后支付，实现医疗保险基金的纵向收支平衡，并产生大笔的基金储备。

（3）部分积累模式。部分积累模式也称为部分基金式，是一种将现收现付模式与完全积累模式相结合的基金筹集方式。具体做法是：一部分基金采取现收现付的方式，保证当前医疗保险费用支付的需要，缴费的标准可根据实际支出进行调整；另一部分基金采取积累的方式，满足将来医疗保险费用支付的需要，还可以将部分积累基金调剂给现收现付部分使用。既满足现实开支，又留有一定的积累，实现医疗保险基金收支的横向平衡和纵向平衡。

4.1.4 医疗保险费用支付

医疗保险费用支付是指被保险人在获得医疗服务后，医疗保险机构和被保险人向医疗服务提供者支付医疗费用的行为，是医疗保险最基本的职能。通过医疗费用支付实现了医疗保险提供经济补偿、抵御疾病风险的功能，费用支付的方式是医疗保险各方利益最敏感的环节，也是影响各方行为的主要因素。

1. 支付类型

医疗保险的费用支付方式很多，根据不同的标准，可以分为不同的种类。

（1）按照支付主体分类，分为医疗保险需方支付和医疗保险供方支付。医疗保险需方支付是指被保险人分担部分的医疗服务费用，主要方法有起付线、共同付费、最高限额等。其优点是增强被保险者的费用意识，控制医疗费用上涨。医疗保险供方支付是指医疗保险机构向医疗服务提供者支付被保险人的医疗服务费用，主要方法有按服务项目付费、按病种付费、按服务单元付费、总额预付等。

（2）按照支付时间分类，分为预付法和后付法。预付法是指在医疗服务发生之前，医疗保险机构按照一定的标准，向被保险人或医疗服务提供者预先支付医疗费用，主要方法有总额预付、按病种付费、按服务单元付费等。其优点是可以有效控制医疗服务的过度利用，缺陷是医疗服务提供者有可能降低医疗服务的数量和质量。后付法是指在医疗服务发生之后，医疗保险机构根据被保险人实际医疗服务发生的费用向医疗服务提供者支付，典型方法是按服务项目付费。其优点是能调动医疗服务提供者的工作积极性，被保险人对医疗服务有较多的选择权；缺陷是容易出现医疗服务需求诱导，造成医疗服务过度利用。

（3）按照支付对象分类，分为向医疗服务需方支付和向医疗服务供方支付。向医疗服务供方支付也称为直接支付，是指医疗保险机构按照被保险人接受的医疗服务，直接向医疗服务提供者支付医疗费用，大多数社会医疗保险都属于此类。其优点是操作简单，管理成本较低，有利于制约医疗服务供方的行为；缺陷是被保险人的医疗服务选择权受到限制。向医疗服务需方支付也称为间接支付，是先由被保险人向医疗服务提供者支付全部医疗费用，然后医疗保险机构向被保险者支付医疗费用，比较典型的是商业医疗保险。其优点是充分尊重被保险人的医疗服务选择权，体现以病人为中心；缺陷是操作复杂、管理成本大，容易产生医疗服务需求诱导。

2. 医疗保险需方支付

医疗保险需方的费用支付是指被保险人在医疗保险中分担部分医疗费用。医疗保险的实践证明，由医疗保险机构全部支付被保险人的医疗费用，虽然体现了社会公平，但导致了医疗服务的过度利用，引起卫生资源的浪费和卫生费用过快增长。为避免上述现象，往往采取各种费用分担的方法。

（1）扣除方式。扣除方式又称为起付线（deductible），是由医疗保险机构规定医疗费用支付的最低线，低于起付线的费用全部由被保险人支付，超过起付线的由医疗保险机构支付。

扣除方式的优点：控制被保险人可能出现的浪费行为，起付线以下的医疗费用由被保险人承担，增强了被保险人的费用意识；在降低医疗保险费的同时，分担了高额医疗费用的疾病风险；降低管理成本，将大量小额医疗费用排除在支付范围之外，减少了保险结算和支付的工作量。

扣除方式的缺陷：全体被保险人的起付线相同，低收入者将承受更大的经济负担，会限制他们对医疗服务的利用；超过起付线的医疗服务是免费的，会鼓励超过起付线的人群更多地利用医疗服务。

合理确定起付线是实施扣除方式的关键，若起付线过低，可能导致被保险人过度利用医疗服务，不利于医疗费用的控制；若起付线过高，又可能超过被保险人的承受能力和参保积极性，抑制其合理的医疗需求，影响医疗保障水平。

（2）共付方式。共付方式（co-payment）又称为按比例分担，是指医疗保险机构和被保险人按一定比例共同承担医疗费用。这一比例称为共付率，既可以是固定的，也可以是变动的。

共付方式的优点：被保险人可以根据自己的支付能力选择适宜的医疗服务，有利于调节医疗消费，控制医疗费用；在价格弹性的作用下，被保险人会选择价格相对较低的医疗服务，有利于降低医疗服务价格。

选择合适的共付率是实施共付方式的关键，共付率过高，对被保险人的医疗消费的制约作用小，不利于医疗费用的控制；共付率过低，又可能超过被保险人的经济承受能力，抑制其合理的医疗服务利用。此外，不同人群采用相同的共付率，也会导致医疗服务的不公平。

（3）限额方式。限额方式（ceiling）也称为封顶线，是指医疗保险机构设立一个医疗费用最高线，医疗保险机构只支付封顶线以下的医疗费用，超出封顶线的由被保险人负担。

限额方式是在社会经济水平较低、各方承受力有限的情况下采用的一种权宜方法。它将发生概率小，但经济风险大的大病、重病排除在医疗保险范围之外，有违医疗保险的本质。因此，需要建立多种形式的补充医疗保险和医疗救助来保障超过封顶线的疾病风险。

（4）混合方式。混合方式就是将上述三种支付方式联合应用，优势互补，更好地规范医疗保险需方的医疗服务需求，控制医疗费用的过快增长。例如，对小额医疗费用实行扣除方式，对大额医疗费用实行限额方式，对中间段的医疗费用实行共付方式。当然，这样的设计会增加实际管理成本和影响工作效率。

3. 医疗保险供方支付

医疗保险供方的费用支付是指医疗保险机构代替被保险人向医疗服务提供者支付医疗费用，是医疗保险费用支付的主要方式。

（1）按服务项目付费。按服务项目付费是最传统、应用最广泛的费用支付方式，是指被保险人在接受医疗服务后，按服务项目（如诊断、治疗、化验、药品、护理等）的价格计算医疗费用，然后由保险机构向医疗服务提供者支付费用。其特点是医疗费用的支付取决于各服务项目的价格和实际服务量。

按服务项目付费的优点：有利于调动医疗服务供方的工作积极性；被保险人对医疗服务有较大的选择权，服务需求容易得到满足；操作方法简单，适用范围较广。

按服务项目付费的缺陷：容易出现医疗服务提供者诱导医疗需求，造成医疗服务过度利用；医疗服务项目繁多，难以制定合理的服务价格；服务项目审核与支付的工作量大，管理成本较高。

（2）按人头付费。按人头付费是指医疗保险机构根据被保险人的人数及每个人的支付定额标准，预先向提供服务的医院支付一笔固定的医疗费用，医院按照合同规定提供服务，不再另行收费。其特点是医院的收入与其提供服务的人数成正比，服务人数越多，医院收入越多。

按人头付费的优点：有效控制医院的服务行为和医疗费用；促使医院开展预防工作，尽可能减少服务对象发病；适应范围较广，管理成本较低。

按人头付费的缺陷：限制被保险人的医疗服务选择权，不利于医院之间的竞争；医院为了节省医疗费用，会减少服务数量和降低服务质量。

（3）按病种付费。按病种付费是根据国际疾病分类法，按诊断将住院病人的疾病分为若干组，每组再依据疾病的轻重程度及有无并发症分为若干级，对每一组的不同级别制定相应的服务价格，并按该价格向医院一次性支付医疗费用。其特点是医疗费用的支付只与被保险人的病种诊断有关，而与实际服务量及费用无关。

按病种付费的优点：促使医院提高诊断治疗水平；激励医院主动控制服务成本，缩短平均住院日；有利于医疗保险系统管理的标准化。

按病种付费的缺陷：医院会通过疾病诊断升级来获取更多的补偿；诱导病人手术或住

院，甚至让病人出院后再住院；减少对病人必要的医疗服务，影响服务质量和病人利益；各病种费用的测算工作量大，管理成本较高。

（4）总额预付。总额预付是指医疗保险机构根据与医院协商确定的年度医疗费用预算总额进行支付，医院为被保险人提供规定的医疗服务，不再另行收费。其特点是医疗费用预算额度一旦确定，医院的收入与实际服务量无关。年度总预算的确定主要考虑医院规模、基础设备、服务质量、服务人口密度及死亡率、上年度预算执行情况、通货膨胀率等综合因素。

总额预付的优点：有效控制医疗费用的总量；促使医院主动降低服务成本；费用结算简单，节省管理费用。

总额预付的缺陷：医院会减少医疗服务数量，降低服务质量；降低医院提高医疗技术和更新设备的积极性，阻碍医疗技术的进步。

（5）定额付费。定额付费也称为按服务单元付费，是指医疗保险机构按照预先确定的服务单元的医疗费用标准向医疗服务提供者支付，可分为门诊服务人次支付和住院床日支付。其特点是医疗费用的支付只与服务单元有关，而与实际医疗费用无关。

定额付费的优点：有效控制医疗费用；促使医院主动降低服务成本；降低每住院床日和每门诊人次成本；费用审核与结算简单，节省管理费用。

定额付费的缺陷：医院诱导医疗服务需求，分解门诊服务人次和延长住院时间；医院会减少医疗服务数量，降低服务质量；刺激医院倾向于收治病情较轻的病人，可能拒收危重病人；制定统一的服务单元的支付标准的难度较大。

（6）一体化方式。一体化方式是指医疗保险机构和医疗服务提供者结合成一个整体，既负责收取医疗保险费，又负责提供医疗服务。其特点是医疗费用的支付成为机构内部行为，典型代表是美国的健康维持组织。

一体化方式的优点：主动降低服务成本，有效控制医疗费用；全面负责被保险人的健康，提供综合、连续的卫生服务；减少了医疗保险系统的"第三方"，降低了管理成本。其主要缺陷是限制了被保险者的医疗服务选择权。

4.2　健康保障制度主要模式

作为社会大系统的重要组成部分，健康保障制度受到社会、经济、文化、传统、价值观等因素的影响。世界各国的健康保障制度各具特色，没有两个国家是完全相同的。本节从医疗基金筹集与使用的角度，结合典型国家的经验，阐述和分析健康保障制度的主要模式，探讨其改革与发展趋势。

4.2.1　社会健康保险模式

1. 概述

社会健康保险（social health insurance）是指国家通过立法强制实施，由单位（雇主）与个人（雇员）缴纳和政府补助建立医疗保险基金，为参保人及其家属提供医疗服务的健康保障制度，代表性国家有德国、法国、奥地利、日本等。

社会健康保险的主要特点：（1）国家立法强制实施；（2）强调个人的医疗保险责任，权利与义务统一；（3）保险基金由国家、用人单位（雇主）、个人（雇员）分担；（4）实行社会统筹，互助共济；（5）实行现收现付制，一般没有基金储备；（6）由社会中介组织实施，政府宏观监督管理。

2. 德国经验

德国是世界上第一个建立社会保障制度的国家。1883 年，政府颁布《疾病保险法》，标志着现代社会保险制度的诞生。德国的社会保障制度具有法制健全、体系完备、项目众多的特点，形成了社会保险、社会救济、社会补偿三大体系和医疗保险、失业保险、养老保险、伤残保险、护理保险五大支柱。

德国的社会健康保险由议会立法、政府监管、民间实施。政府只负责制定政策和监督管理，不设立专门的医疗保险经营与管理机构。数百家非营利的民间保险基金组织运行医疗保险，都是独立于政府的经济实体，按公司法组建，具有法人地位，实行自我管理，并接受政府的监督。

德国健康保险分为法定保险和私人保险，以法定保险为主体。法律规定，月税前收入低于法定标准（由政府根据实际情况规定并适时调整）的雇员、退休人员、失业者、自雇人员（农民和家庭手工业者）、大学生和就业前的实习生等必须参加法定医疗保险。保险基金组织不得对投保人的年龄、性别、身体状况和家庭成员数量等进行风险选择。保险费平均为税前工资额的 13.5%左右，雇主和雇员各承担 50%，退休后原由雇主承担的部分改由养老基金承担。税前工资有封顶和保底线，超出封顶线的部分不用缴费，不到保底线的免除缴费义务。还规定参加法定保险的雇员家庭及未成年子女自动成为被保险人，无须缴纳保险费就可享受同等的医疗保险服务。收入高于法定标准的雇员、国家公务员、军人、自由职业者等可以自由选择参加法定保险或私人保险。

投保人自主选择医疗保险机构，由与保险机构签约的医院、医生和药店提供服务，保险机构承担医疗费用，一般被保险人无须再支付费用。德国医疗服务分为诊所服务（含初级卫生保健服务）和住院服务两个独立的体系。病人必须先到诊所就医，医院不直接接受门诊病人，通过诊所医生转诊，病人才能到医院治疗。诊所费用支付采用在总额预算下的按服务项目付费。住院服务费用原先是全额支付，后逐渐改革为按平均床日费付费，现在部分住院服务实行按病种付费。此外，保险机构还向被保险者提供因病而损失工资的疾病补助金和因配偶子女患病的供养家属医疗补助金。

3. 优点与缺陷

社会健康保险模式的优点：（1）明确了医疗保险中的个人责任，强化自我保障意识；（2）强调社会互助共济，保护弱势群体的健康权益，体现社会公平；（3）在法定的大范围人群中实现疾病风险分担，提供有力的经济保障；（4）政府在医疗保险中担当中介及仲裁的角色，能较好地协调保险各方的利益，管理成本较低。

社会健康保险模式的缺陷：（1）现收现付的基金筹集方式，无法解决医疗费用负担的“代际转移”问题，在老龄化程度较高的国家或地区此问题十分突出；（2）实行第三方付费，医患双方费用意识淡薄，导致医疗服务过度利用，医疗费用过快增长；（3）预防保健服务重视不够；(4) 医疗保险体系内部竞争不足，导致资源浪费和效率低下。

近年来，德国对社会健康保险进行了改革：实行总额预算控制；收取部分医疗费用(如10%的住院费用)；取消某些医疗保险支付项目（如假牙费）；限制医生收入增长；审查处方与治疗措施；鼓励医疗保险机构之间的竞争；加强健康教育与预防保健服务等。

4.2.2 国民卫生服务模式

1. 概述

国民卫生服务（national health service，NHS）是指医疗保险基金由政府财政支出，通过中央或地方政府直接拨给医疗服务提供者，向全民提供免费或近乎免费的医疗卫生服务的健康保障制度，代表性国家有英国、瑞典、丹麦、挪威、澳大利亚等。

国民卫生服务的主要特点：(1) 资金主要来自政府财政拨款；(2) 医疗服务机构主要为国家所有；(3) 医疗卫生服务的过程主要是政府行为；(4) 覆盖全民，公平性好；(5) 普遍享受免费或近乎免费的医疗卫生服务，福利性高。

2. 英国经验

英国是最早实行国民卫生服务的国家。1946年，政府颁布《国民卫生服务法》，建立国民卫生服务体系。卫生服务经费由政府财政支出，所有非营利性医院收归国有，为全民提供免费的卫生服务，是英国福利型社会的主要支柱之一。

英国的国民卫生服务体系由政府统一管理。卫生部是卫生服务体系的最高管理机构，主要负责制定卫生服务规划与政策，合理分配资源以及监控卫生服务成效。卫生部设有若干个地区卫生管理机构、卫生指导委员会和卫生管理委员会。地区卫生管理机构负责监督检查各地卫生管理机构，卫生指导委员会为辖区的卫生服务提供权威性指导，卫生管理委员会对辖区卫生服务进行监督管理。大区卫生局的主要职能是制定计划，区卫生局是卫生服务的执行机构。

英国的卫生服务经费主要来源于政府财政拨款，占80%以上。卫生服务收入部分（包括雇主缴纳的社会保险费用中用于医疗开支部分和部分收费服务项目的收入）约占医疗费用总开支的10%，患者自付费用部分（如处方费）约占医疗费用总开支的3%，还有诸如土地售卖的收入等其他收入。

英国的卫生服务体系分为医院服务和社区卫生服务两部分。95%的医院是公立医院，分为综合医院和专科医院，主要职能是向住院病人提供治疗。公立医院的专科医生、护士是国家的雇员，由国家发放工资。私人医院拥有良好的医疗技术和诊疗环境，但收费昂贵且需个人支付。社区卫生服务也称为全科医生服务，提供初级医疗服务。全科医生与社区居民之间实行双向选择，每个人可选择1个全科医生注册，全科医生也有权选择病人。全科医生向注册居民提供从出生到死亡全过程全方位的基本医疗卫生服务，包括诊断、治疗、保健、传染病预防监测、健康咨询、转诊等内容，解决居民约90%的健康问题。除急诊外，病人需要医院服务必须通过全科医生的转诊。因此，全科医生被称为卫生服务体系的“守门人”。全科医生服务实行按人头付费，每个全科医生的注册居民数约1 800～3 200人，政府根据注册居民数建立账户，供全科医生服务开支和按全科医生与卫生局签订的合同提取年薪。

3. 优点与缺陷

国民卫生服务模式的优点：（1）政府财政是卫生经费的主要来源，能筹集到大量稳定资金，社会共济能力强；（2）保险基本覆盖全体公民，医疗服务基本免费，社会公平性高；（3）政府直接调控卫生资源配置和医疗服务价格，对医疗费用的控制能力强；（4）全科医生服务实行按人头付费，有利于社区预防保健服务的开展。

国民卫生服务模式的缺陷：（1）国民卫生服务体系缺乏竞争和创新，服务效率低下，供不应求现象较为突出；（2）卫生费用筹资渠道单一，政府财政负担过重。

近年来，为提高卫生服务的效率，英国引入“内部市场”机制，分离卫生服务的购买者和提供者；实行钱跟着病人走，促进提供者之间的竞争，建立绩效激励机制；引入先进的管理运作模式，提高公立医院的经营效率；提高个人就医自付费用比例；加强对卫生服务质量、成本、效率、效益的评价等。

4.2.3 商业健康保险模式

1. 概述

商业健康保险（private health insurance）是将医疗保险当做一种特殊商品，主要通过市场机制来筹集医疗费用和提供医疗服务，并对医疗保险和医疗服务实行市场调节的健康保障制度，代表性国家是美国。

商业健康保险的主要特点：（1）把疾病经济风险和医疗卫生服务作为商品；（2）个人自愿投保；（3）医疗保险机构按市场规则自主经营；（4）医疗保险机构与被保险人是商业契约关系；（5）政府干预少，高度市场化。

2. 美国经验

1935 年，美国国会通过《社会保障法》，在市场经济高度发达的基础上，逐步建立起以商业健康保险为主体的多元健康保障体系。

美国的商业健康保险非常发达，全国约有 1 800 多家商业医疗保险机构，80%以上的国家公务员和 75%左右的企业雇员都参加商业医疗保险。商业健康保险可分为非营利性和营利性，非营利性的可免缴 2%的保险税。蓝盾（Blue Shield）和蓝十字（Blue Cross）是两家最大的非营利性医疗保险公司，蓝盾由医院医生发起组织，主要提供门诊服务保险；蓝十字由医院联合会发起组织，主要提供住院服务保险。蓝盾和蓝十字形成了全国性的保险网络。按个人的疾病风险确定保险费，费用由雇主和个人分担。营利性医疗保险机构一般只提供费用低廉的医疗服务保险，对费用昂贵的医疗项目设立单独的险种，通过共付保险等方式降低保险费，与非营利性医疗保险机构争夺市场。

美国也有社会健康保险和医疗救助制度，覆盖约 15%的人口，主要是老人医疗保险（medicare）和穷人医疗保险（medicaid）。老人医疗保险主要为 65 岁以上的老人提供基本免费的医疗服务，由联邦社会保险总署直接管理，费用主要来自社会保险税。老人医疗保险分为住院保险和补充保险两部分，住院保险属于强制性保险，包括住院服务、家庭卫生服务；补偿保险由老年人自愿选择，针对门急诊服务、检验和理疗等。穷人医疗保险是为低收入人群、失业人群和残疾人群提供程度不等的部分免费医疗服务，包括门诊、住院、检验等基本服务。保险基金来源于所得税，由联邦政府、州政府和地方政府按比例分担。

此外，还有联邦公务员医疗福利计划、少数民族免费医疗计划和军人医疗计划，费用全部由联邦政府提供。

在激烈的医疗保险市场竞争中，美国出现了管理型医疗保健组织（managed care），其中最为著名的是健康维持组织（health maintenance organization，HMO）和优先提供者组织（preferred provider organization，PPO）。健康维持组织通过雇佣或合同关系将提供医疗保险和医疗服务结合为一体，按人头收取保险费，直接为投保人提供门诊、住院以及预防保健等全面的免费服务。这种融医疗保险与医疗服务的组织，强化了供方的自我控制，并对参保人的健康全面负责，尤其突出了预防保健服务，同时也有效地节约了医疗费用，比传统医疗保险节省约25%的费用。优先提供者组织是建立在价格竞争和占领医疗市场的基础上，通过保险公司与医生、医院签订以计件制为基础的合同，向投保者提供费用优惠的医疗服务。而且，投保者可自由选择组织内的医院和医生，医疗费用由保险机构支付。这种保险方式，增加了医疗服务提供者的病人来源，而且病源稳定；保险机构则通过大量的投保人压低了医疗服务价格，降低了医疗费用；投保者的总医疗费用约降低16%～35%。

管理型医疗保健组织成为美国乃至全球医疗保险改革的热点，具有以下基本特征：（1）融医疗保险筹资与医疗服务提供为一体；（2）提供门诊、住院、预防保健等全面的卫生服务；（3）有明确的医疗服务提供者选择标准；（4）有医疗质量与效率的监测与评估体系；（5）主要采用按人头付费的预付制；（6）通过提高投保者的健康水平来降低医疗服务的利用。

3. 优点与缺陷

商业健康保险模式的优点：（1）实行多贡献多受益，体现效率原则；（2）保险体系多元化，对需求反应灵敏；（3）主要由市场调节，减轻政府组织与经营的负担。

商业健康保险模式的缺陷：（1）政府的公共管理职能缺位，医疗服务公平性和可及性差；（2）医疗保险的商业性和第三方付费制，导致卫生资源大量消耗和医疗费用飞速上涨，成为全球最昂贵的健康保障制度。

针对上述弊端，美国大力发展管理型医疗保健，通过控制医疗服务供方行为，引导卫生服务的合理利用，降低医疗费用；强化社会健康保险和医疗救助，提高卫生服务的公平性；加强政府干预，提高医疗服务的可及性，扩大社会医疗覆盖面。

4.2.4 储蓄健康保险模式

1. 概述

储蓄健康保险（medisave）是指国家通过立法强制实施，由用人单位（雇主）与个人（雇员）缴费，以个人的名义建立保健储蓄账户，支付个人及家庭的医疗费用的健康保障制度，代表性国家有新加坡、印度尼西亚等。

储蓄健康保险的主要特点：（1）国家立法强制实施；（2）属于公积金制度；（3）强调个人对健康的责任；（4）没有社会统筹，实行个人医疗费用纵向积累；（5）政府干预有力。

2. 新加坡经验

20世纪80年代，新加坡对卫生服务体制进行了一系列重大改革，逐步形成了个人储蓄保险与社会保险相结合、个人纵向积累与社会横向共济相结合的健康保障体系。此项改革卓有成效，既有效控制医疗服务的过度利用，又保证每个人能获得基本医疗服务，成为解决基本健康保障问题的成功典范。

储蓄健康保险是强制性的，法律规定每个有工作的人（包括个体业主）都必须参加，按工资的6%～8%缴纳，雇主和雇员各分担50%，存入个人账户，用于支付储蓄者及家属的住院费用和部分昂贵的门诊检查及治疗费用。当个人账户不足以支付费用时，需自费补差或用未来储蓄金偿还。并对储蓄金设置了封顶线、最低限额、利率、继承和税收等管理细则。

为弥补储蓄健康保险的不足，新加坡政府实行了健保双全（medishield）和保健基金（medifund）。健保双全是自愿型的大病医疗保险，协助投保人支付严重疾病或慢性病的医药费用，具有社会统筹性质。投保人分年龄段缴纳低廉的保险费，可以使用个人账户支付。健保双全设置了起付线，医疗服务质量越高起付线越高。超过起付线的费用，个人承担20%，健保双全基金承担80%。健保双全还设有封顶线，确定个人一年最高补偿额和一生最高补偿额。保健基金是政府设立的医疗救助基金，为无钱支付医疗费用的穷人提供医疗救济。

新加坡的公立医疗机构分为综合诊所和医院两级。综合诊所提供医疗、预防保健等基本服务，并向医院转诊病人，其经费主要来源于政府补贴，也向服务对象收取少量医疗费用。医院提供综合诊所转诊病人的治疗，其工作人员属于政府雇员，实行固定薪金制。政府按病床条件的好坏将病房分为A等、B1等、B2等和C等，A等没有费用补贴，其他等级依次补贴20%、65%和80%，以体现社会公平。为了提高服务效率，政府对公立医院进行了重组，在政府补助不变的前提下实行公司化管理，促进公立医疗机构的内部竞争。病人可以自由选择医院，使公立医院和私人医院之间形成竞争。

3. 优点与缺陷

储蓄健康保险模式的优点：（1）强调个人对健康的责任，病人分担医疗费用，减少医疗服务的过度利用；（2）实行医疗费用个人纵向积累，有效解决费用负担的代际转移问题；（3）消除传统医疗保险第三方付费形式，有效控制医疗费用，管理效率高。

储蓄健康保险模式的主要缺陷是投保者之间不存在基金的横向流动，社会共济性差，仅依靠个人账户的积累难以支付高额医疗费用。新加坡通过实施健保双全进行大病医疗费用的社会统筹。

新加坡为控制医疗费用，主要采取以下措施：（1）限制医生数、病床数以及高科技在医院的普遍使用，防止医疗服务的过度供应；（2）由卫生部制定统一的医院收费标准；（3）对医院收入实行总量控制，超过限额部分收归国库；（4）对药物进行严格管制，基本药物由卫生部集中采购。

4.3 我国健康保障制度

党和政府一直高度重视健康保障制度的建立与发展。新中国成立初期建立了公费医疗和劳保医疗制度，20世纪60年代建立了农村合作医疗制度。20世纪90年代启动了医疗保障制度改革，先后开展城镇职工基本医疗保险、新型农村合作医疗制度、城镇居民基本医疗保险试点并逐步推广至全国，经过不断探索和发展，初步建立了以基本医疗保障为主体，其他多种形式补充医疗保险和商业健康保险为补充，覆盖城乡居民的多层次医疗保障体系。

4.3.1 公费医疗与劳保医疗制度

1. 公费医疗

1952年，政务院颁布《关于全国各级人民政府、党派、团体及所属事业单位的国家工作人员实行公费医疗预防的指示》，确立了公费医疗制度。公费医疗制度是对国家机关和事业单位的工作人员及离退休人员、在乡二等乙级以上残废军人、大专院校学生实行的基本免费的“政府保障型”医疗保障制度。

公费医疗经费来源于国家财政预算，属于国民收入再分配。国家依据职工对医疗卫生服务的需求、国家财力以及医疗卫生服务资源，确定每人每年的公费医疗的预算定额，并将经费下拨给地方财政，实际超支部分由地方财政补贴。各级政府设立专门的公费医疗管理机构，协调医疗服务单位与就医单位的关系，统筹公费医疗经费的使用，审核和监督公费医疗的对象和额度。

享受公费医疗的人员到指定的医疗机构就医、转诊必须经过审批。除挂号、营养滋补药品和整容矫形等少数项目由个人自付费用外，其他医药费用全部由公费医疗经费报销，采用按服务项目付费方式。至1996年，全国享受公费医疗的约有3 040万人。

2. 劳保医疗

1951年，政务院颁布《中华人民共和国劳动保险条例》，确立了劳保医疗制度。劳保医疗制度是对全民所有制企业职工实行免费，对职工直系亲属实行收费减半的“企业保障型”医疗保障制度。此外，城镇集体所有制企业也参照执行。

劳保医疗经费来源于企业的纯收入，属于国民收入的初次分配。企业依照国家的有关规定，按照职工工资总额的一定比例提取劳保医疗经费，并计入生产成本。经费由企业统一使用，专款专用。劳保医疗由社会保险局统筹管理，各企业根据国家制定的劳保医疗政策自行组织实施。

享受劳保医疗的职工及其家属在企业自办医疗机构或指定的社会医疗机构就医，职工基本免费，其供养的直系亲属减半收费。费用支付的范围与公费医疗基本相同，也采用按服务项目付费方式。至1995年，全国享受劳保医疗的约有1.14亿人。

3. 成就与不足

公费医疗与劳保医疗制度在改变旧中国缺医少药的历史，保障城镇职工的基本医疗，提高健康水平，调动职工生产积极性，促进经济发展与社会稳定方面发挥了重要的历史作用。

但随着社会经济体制改革的深入和人民健康需求的增长，公费医疗与劳保医疗制度的弊端日益显现，主要表现为：（1）覆盖面窄，局限于国家机关、事业单位和全民所有制、部分集体所有制企业的职工，仅覆盖全国约20%的人口，社会公平性差；（2）筹资渠道单一，医疗经费完全由国家或企业负担，社会化程度低，受国家财政和企业经济效益的影响大，风险分担能力和资金共济能力差；（3）费用制约机制不完善，采用第三方事后按服务项目付费，导致医疗服务供需双方费用意识淡漠，服务过度提供和利用，造成医疗资源严重浪费和医疗费用过快增长；（4）管理和监督体系不健全，没有建立起完善的法律规范和管理监督体系，政府干预表现出较大的随意性。

4.3.2 农村合作医疗制度

农村合作医疗制度是以自愿互利、互助共济为基础，依靠集体经济和群众集资举办，解决农民基本医疗保健的医疗保障制度，具有以下特点：（1）政府引导，农民自愿参加；（2）农民个人缴纳的费用是合作医疗资金的主要来源，乡村集体经济起到重要的扶持作用；（3）参加合作医疗的农民患病后，医疗费用可以得到一定程度的补偿。

1. 发展历程

农村合作医疗起源于抗战时期陕甘宁边区的“医药合作社”。1955 年，在农村互助合作运动中，山西、河南等地区的农民创办了合作医疗。此后，合作医疗得到了政府的肯定，成为农村卫生工作的一项基本制度，在全国范围迅速推广。至 1979 年，农村合作医疗的覆盖率达到 90%以上，成为农村医疗服务体系的三大支柱之一。

改革开放后，农村的社会环境和经济体制发生深刻的变革。实行联产承包责任制，集体经济对合作医疗的支撑作用逐渐丧失，合作医疗的资金筹集面临困难，加上合作医疗在制度保障、服务能力和管理监督等方面的缺陷，导致合作医疗制度自行解体，据 1985 年的调查，全国仅 5%的行政村实行合作医疗。农村合作医疗的解体给农民的生产和生活带来了不利影响，因病致贫和因病返贫现象十分突出。1991 年，政府再次肯定了农村合作医疗制度，明确提出：在农村要稳步推行合作医疗保障制度。农村合作医疗的覆盖率有所回升，1996 年底，全国约有 16%的行政村实行合作医疗。

恢复期的合作医疗形式多样，各地根据实际情况采用不同的运作模式：（1）福利型，俗称“保小不保大”，其特点是对小病医疗费用按比例补偿，群众受益面广，但疾病风险保障能力弱；（2）风险型，俗称“保大不保小”，其特点是对大病医疗费用按比例补偿，对抵御大病风险和避免因病致贫有很好的作用，但因受益面窄影响了保险的吸引力；（3）福利风险型，俗称“保大又保小”，其特点是对大病、小病的医疗费用都按比例补偿，保障程度较高，但前提条件是能够筹集到足够的合作医疗基金，只有少数经济条件好的农村地区实施。

2. 成就与不足

农村合作医疗制度的建立，初步解决了农民“看不上病”和“看不起病”的问题，提高了医疗服务的可及性和可得性，满足了农民的基本医疗服务需求。在保障农民健康、发展农业生产和维护社会稳定等方面发挥了重要作用。20 世纪 80 年代初，世界银行和世界卫生组织在考察报告中高度评价合作医疗制度是发展中国家全体解决卫生经费的唯一范例。

尽管合作医疗是我国大多数农村一种适宜的基本医疗保障形式，但主要存在三大问题：（1）制度保障问题，没有健全农村合作医疗的法律和政策，对合作医疗的基本问题缺乏界定，实施也缺乏保障；（2）筹资机制问题，没有明确政府、集体和个人的责任，造成政府资助和集体扶持部分的资金来源不稳定，加上农民个人缴纳的经费有限，导致合作医疗筹资困难；(3) 管理监督问题，对合作医疗缺乏长期规划和科学管理，更缺乏有效的监督机制。

4.3.3 城镇职工基本医疗保险制度

1998年12月，国务院颁布《关于建立城镇职工基本医疗保险制度的决定》，在全国范围内进行城镇职工医疗保险制度改革，标志着城镇职工医疗保险制度进入一个新的阶段。

1. 界定与原则

我国将基本医疗界定为：满足大多数人必需医疗需求的、医疗服务机构采用适宜技术能够提供的、经济上能够承担得起的医疗服务，分为基本医疗服务设施、基本诊疗技术、基本药物和基本偿付费用四个方面。基本医疗的界定具有相对性，它的内涵与范围依据社会经济发展水平、服务供给环境、人群疾病结构、社会文化背景等变化而适时调整。

城镇职工基本医疗保险制度是适应社会主义市场经济体制，根据国家、企业和个人的承受能力，保障职工基本医疗需求的社会医疗保险制度。其原则为：(1) 基本医疗保险的水平要与社会主义初级阶段生产力发展水平相适应；(2) 城镇所有用人单位及其职工都要参加基本医疗保险，实行属地管理；(3) 基本医疗保险费由用人单位和职工双方共同负担；(4) 基本医疗保险基金实行社会统筹和个人账户相结合。

2. 基本框架

通过借鉴国外医疗保障基本模式和总结镇江、九江医疗保险制度改革试点经验，并结合国情，提出了城镇职工基本医疗保险制度的基本框架。

(1) 参保范围。基本医疗保险覆盖城镇所有用人单位和职工，包括企业（国有企业、集体企业、外商投资企业、私营企业等）、机关、事业单位、社会团体、民办非企业单位及其职工。保险的广覆盖保证了广大城镇职工都能够享有基本医疗保障，促进劳动力的流动和社会的稳定，同时，参保人群的扩大也提高了保险的社会共济能力。

(2) 基金筹集。基本医疗保险费由用人单位和职工共同缴纳，单位缴费率控制在职工工资总额的6%左右，职工缴费率一般为工资收入的2%。保险基金分为统筹基金和个人账户，统筹基金由用人单位缴纳的6%中的70%构成，个人账户由职工缴纳的2%和用人单位缴纳的6%中的30%构成。单位与个人分担保险费不仅拓宽了保险基金来源，减轻了政府和企业的负担，而且增强了职工的费用意识和保险意识，有利于节约医疗费用。

(3) 基金使用。基本医疗保险基金使用采用社会统筹和个人账户相结合的方式，这也是城镇职工基本医疗保险制度改革的核心。统筹基金与个人账户有各自的支付范围，统筹基金主要支付大额医疗费用或住院费用，起付线控制在职工年平均工资的10%，封顶线控制在职工年平均工资的4倍（2010年提高到职工年平均工资的6倍），起付线以上、封顶线以下的医疗费用主要从统筹基金支付，个人也要负担一定比例；个人账户主要支付小额医疗费用或门诊费用，可以积存。社会统筹体现了社会互助共济，个人账户有利于职工自觉控制医疗费用。

3. 管理和服务

(1) 社会化管理。原则上以地市级以上行政区划为统筹单位，成立政府主管的医疗保险经办机构，负责基本医疗保险基金的筹集、管理和支付。基本医疗保险基金实行属地化管理，纳入财政专户管理，专款专用。各级劳动保障、财政、审计部门负责对基本医疗保险基金的监督管理，并设立由多方代表参加的医疗保险基金监督组织进行社会监督。

（2）医疗服务管理。界定基本医疗保险的服务范围和标准，包括制定基本医疗服务的范围、标准和医药费用结算办法，以及制定国家基本医疗保险药品目录、诊疗项目、医疗服务设施标准及相应的管理办法。根据中西医并举，基层、专科和综合医疗机构兼顾，方便职工就医的原则，实行定点医疗机构和定点药店管理。社会保险经办机构负责确定定点医疗机构和定点药店，并与其签订合同，明确各自的责任、权利和义务。同时推进城镇医药卫生体制的配套改革，如实行医疗机构分类管理，发展社区卫生服务，转变公立医疗机构运行机制，实行医药分开核算、分别管理等。

实行城镇职工基本医疗保险实现了三大转变：首先，从福利型保障转变为社会保险型保障；其次，国家、单位从完全责任转变为有限责任，相应地增加了个人责任；最后，从单位保障和自我管理转变为社会共济和社会化管理。到2010年年底，全国城镇职工基本医疗保险参保人数23 734万人。

4.3.4 新型农村合作医疗制度

2002年10月，中共中央、国务院颁布《关于进一步加强农村卫生工作的决定》，明确提出：在农村要逐步建立起适应社会主义市场经济体制要求和农村经济发展水平的、以大病统筹为主的新型的合作医疗制度。2003年12月，卫生部等11个部委局办联合下发《关于进一步做好新型农村合作医疗试点工作的指导意见》，为建立新型农村合作医疗制度提出了基本框架。

1. 界定与原则

新型农村合作医疗制度是由政府组织、引导、支持，农民自愿参加，个人、集体和政府多方筹资，以大病统筹为主的农民医疗互助共济制度。

新型农村合作医疗的基本原则：（1）政府引导、农民自愿参加，政府充分发挥组织引导作用，但不是强迫命令，农民根据自己的意愿决定是否参加；（2）多方筹资，农民按时足额缴纳合作医疗经费，乡村集体给予资金扶持，中央和地方各级财政每年安排一定专项资金予以支持；（3）以收定支，保障适度，既保证合作医疗持续有效运行，又保障农民能够享有最基本的医疗服务；（4）以大病统筹为主要形式，重点解决农民大病、重病的医药补偿，充分发挥合作医疗的风险保障功能，尽量减少农民因病返贫和因病致贫；（5）以县为单位进行筹资和管理，扩大合作医疗的社会共济范围，提高抵御大病风险的能力；（6）因地制宜，根据各地经济发展水平和群众意愿，实行不同水平、不同形式的合作医疗形式。

2. 基本框架

（1）参保范围。农民自愿参加新型农村合作医疗。

（2）筹资标准。实行个人缴费、集体扶持和政府资助相结合的筹资机制。从2011年起，各级财政对新农合的补助标准提高到每人每年200元。其中，120元中央财政按照原有补助标准给予补助，新增80元中央财政对西部地区补助80%，对中部地区补助60%，对东部地区（含京津沪）按一定比例补助。原则上农民个人缴费提高到每人每年50元。

（3）保障水平。2011 年将新农合政策范围内的住院费用报销比例提高到 70%左右，统筹基金最高支付限额提高到全国农村居民年人均纯收入的 6 倍以上，且不低于 5 万元。扩大门诊统筹实施范围，普遍开展新农合门诊统筹。人均门诊统筹基金不低于 35 元，力争达到 40 元以上。同时，积极开展提高重大疾病医疗保障水平试点工作，以省（区、市）为单位推开提高儿童白血病、先天性心脏病保障水平的试点。鼓励在总结评价试点情况的基础上，结合本地实际和基金收支等情况，选择疗效确切、费用较高、社会广泛关注的病种，逐步扩大重大疾病救治试点的病种范围。

3. 管理和服务

（1）组织管理。建立健全新型农村合作医疗制度管理体制。省、地级人民政府成立由卫生、财政、农业、民政、审计、扶贫等部门组成的农村合作医疗协调小组，各级卫生行政部门设立专门的农村合作医疗管理机构。一般采取以县（市）为单位进行统筹，县级人民政府成立农村合作医疗管理委员会，负责组织、协调、管理和指导工作。委员会下设经办机构负责具体业务工作，人员和工作经费列入同级财政预算。

（2）资金管理。严格执行新农合基金财务会计制度，加强基金监督管理，规范监管措施，健全监管机制。加强基金收支预算管理，建立基金运行分析和风险预警制度，防范基金风险，提高使用效率。既要避免部分地区统筹基金结余过多，又要防止部分地区收不抵支。加强对新农合基金的监督检查，并将新农合基金列入各地的审计计划，定期予以专项审计并公开审计结果。严格执行新农合三级定期公示制度，并纳入村务公开内容。进一步完善监督举报制度，建立信访内容核查、反馈机制，充分发挥社会和舆论的监督作用。

（3）医疗服务管理。加强农村卫生服务网络建设，强化对农村医疗卫生机构的行业管理，积极推进农村医疗卫生体制改革，不断提高医疗卫生服务能力和水平，使农民得到较好的医疗服务。在农村卫生机构中择优选择农村合作医疗的服务机构，并加强监督力度，实行动态管理。完善并落实各种诊疗规范和管理制度，保证服务质量，提高服务效率。加快推进支付制度改革，控制医药费用不合理增长。从卫生行政管理、第三方付费管控和医疗机构内部业务管理等方面，加大监管工作力度。

到 2010 年，新型农村合作医疗制度已覆盖全国所有含农业人口的县（市、区），全国新农合参合农民 8.35 亿，参合率达到 95%。

4.3.5　城镇居民基本医疗保险制度

2007 年 7 月，国务院颁布《关于开展城镇居民基本医疗保险试点的指导意见》，启动城镇居民基本医疗保险试点工作，逐步覆盖全体城镇非从业居民，建立以大病统筹为主的城镇居民基本医疗保险制度。

1. 基本原则

城镇居民基本医疗保险的基本原则为：（1）低水平起步原则。从我国经济社会发展水平的现实国情出发，根据各方承受能力合理确定筹资水平、保障标准，重点保障城镇非从业居民的住院和门诊大病医疗需求，同时鼓励有条件的地区逐步试行门诊医疗费用统筹。随着经济社会的发展，逐步提高保障水平和扩大制度的受益面。（2）自愿原则。明确各地开展城镇居民基本医疗保险试点的自愿性，充分尊重地方的积极性和主动性。城镇居民可自愿缴费参保，充分尊重群众的意愿和选择，同时建立了财政补助机制激励，引导和帮助居民参保。(3) 属地管理原则。明确中央和地方政府的责任，中央确定基本原则和主要政策，地方制定具体办法。城镇居民基本医疗保险实行属地管理，统筹层次原则上与城镇职工基本医疗保险的规定一致，积极发挥现有管理服务体系的优势。(4) 统筹协调原则。坚持以人为本，做好各类医疗保障制度之间基本政策、标准和管理措施等的衔接，保证试点的顺利进行和各类医疗保障制度的协调推进。

2. 基本框架

(1) 参保范围。不属于城镇职工基本医疗保险制度覆盖范围的中小学阶段的学生（包括职业高中、中专、技校学生）、少年儿童和其他非从业城镇居民都可自愿参加城镇居民基本医疗保险。2009 年，将在校大学生全部纳入城镇居民医保范围，并积极推进城镇非公有制经济组织从业人员、灵活就业人员和农民工参加城镇职工基本医疗保险。

(2) 筹资水平。根据当地的经济发展水平，以及成年人和未成年人等不同人群的基本医疗服务需求，并考虑当地居民家庭和财政的负担能力，恰当确定筹资水平，把筹资水平、缴费年限和待遇水平挂钩。

(3) 缴费和补助。城镇居民基本医疗保险以家庭缴费为主，政府给予适当补助。参保居民按规定缴纳基本医疗保险费，享受相应的医疗保险待遇，有条件的用人单位可以对职工家属参保缴费给予补助。国家对个人缴费和单位补助资金制定税收鼓励政策。对参保居民，政府每年按不低于人均 40 元给予补助，其中中央财政从 2007 年起每年通过专项转移支付，对中西部地区按人均 20 元给予补助。在此基础上，对低保对象、重度残疾的学生和儿童、丧失劳动能力的重度残疾人、低收入家庭 60 周岁以上的老年人等弱势人群所需的家庭缴费部分政府再给予一定的补助。

(4) 费用支付。城镇居民基本医疗保险基金重点用于参保居民的住院和门诊大病医疗支出，有条件的地区可以逐步试行门诊医疗费用统筹。基金的使用要坚持以收定支、收支平衡、略有结余的原则。合理制定起付标准、支付比例和最高支付限额，完善支付办法，合理控制医疗费用。探索适合困难城镇非从业居民经济承受能力的医疗服务和费用支付办法，减轻他们的医疗费用负担。

3. 管理和服务

(1) 组织管理。国务院建立城镇居民基本医疗保险部际联席会议制度，全面领导试点工作，协调重大政策措施，指导各地组织实施，总结评估试点工作。对城镇居民基本医疗保险的管理，原则上参照城镇职工基本医疗保险的有关规定执行。充分利用现有管理服务体系，改进管理方式，提高管理效率。鼓励有条件的地区结合城镇职工基本医疗保险和新型农村合作医疗管理的实际，进一步整合基本医疗保障管理资源。建立健全由政府机构、参保居民、社会团体、医药服务机构等方面代表参加的医疗保险社会监督组织，加强对城镇居民基本医疗保险管理、服务、运行的监督。建立医疗保险专业技术标准组织和专家咨询组织，完善医疗保险服务管理专业技术标准和业务规范。

(2) 基金管理。将城镇居民基本医疗保险基金纳入社会保障基金财政专户统一管理，单独列账。按照社会保险基金管理等有关规定，严格执行财务制度，加强对基金的管理和监督，建立健全基金的风险防范和调剂机制，确保基金安全。

（3）服务管理。对城镇居民基本医疗保险的医疗服务管理，原则上参照城镇职工基本医疗保险的有关规定执行，具体办法由试点城市劳动保障部门会同发展改革、财政、卫生等部门制定。综合考虑参保居民的基本医疗需求和基本医疗保险基金的承受能力等因素，合理确定医疗服务的范围。通过订立和履行定点服务协议，规范对定点医疗机构和定点零售药店的管理，明确医疗保险经办机构和定点的医疗机构、零售药店的权利和义务。医疗保险经办机构要简化审批手续，方便居民参保和报销医疗费用；明确医疗费用结算办法，按规定与医疗机构及时结算。加强对医疗费用支出的管理，建立医疗保险管理服务的奖惩机制。积极推行医疗费用按病种付费、总额预付等结算方式，探索协议确定医疗费用标准的办法。充分发挥城市社区服务组织等的作用。整合、提升、拓宽城市社区服务组织的功能，加强社区服务平台建设，做好基本医疗保险管理服务工作。大力发展社区卫生服务，将符合条件的社区卫生服务机构纳入医疗保险定点范围；对参保居民到社区卫生服务机构就医的医疗费用，适当提高医疗保险基金的支付比例。

城镇居民基本医疗保险从2007年启动试点，经不断完善和逐步扩大，2010年在全国全面推开。到2010年底，全国城镇居民基本医疗保险参保人数达19 472万人。

4.3.6　城乡医疗救助制度

2009年6月，民政部、财政部、卫生部、人力资源和社会保障部联合下发了《关于进一步完善城乡医疗救助制度的意见》，在全国基本建立起能够为困难群众提供方便、快捷服务的医疗救助制度，保障困难群众能够享受到基本医疗卫生服务，实现困难群众“病有所医”的目标，筑牢医疗保障底线。

1. 基本原则

城乡医疗救助的基本原则：（1）坚持从我国经济和社会发展实际出发，保障困难群众基本医疗需求；（2）坚持统筹协调，搞好医疗救助制度与相关社会保障制度的衔接，探索建立城乡一体化的医疗救助制度；（3）坚持突出重点，分类施救，公开便捷，发挥医疗救助的救急救难作用；（4）坚持政府主导，社会参与，大力发展医疗慈善事业。

2. 基本框架

（1）合理确定救助范围。在切实将城乡低保家庭成员和五保户纳入医疗救助范围的基础上，逐步将其他经济困难家庭人员纳入医疗救助范围。其他经济困难家庭人员主要包括低收入家庭重病患者以及当地政府规定的其他特殊困难人员。

（2）实行多种方式救助。对城乡低保家庭成员、五保户和其他经济困难家庭人员，资助其参加城镇居民基本医疗保险或新型农村合作医疗，并对其难以负担的基本医疗自付费用给予补助。

（3）完善救助服务内容。根据救助对象的不同医疗需求，开展医疗救助服务。坚持以住院救助为主，同时兼顾门诊救助。住院救助主要用于帮助解决因病住院救助对象个人负担的医疗费用；门诊救助主要帮助解决符合条件的救助对象患有常见病、慢性病、需要长期药物维持治疗以及急诊、急救的个人负担的医疗费用。

（4）合理制定补助方案。各地根据当年医疗救助基金总量，科学制定医疗救助补助方案。逐步降低或取消医疗救助的起付线，合理设置封顶线，进一步提高救助对象经相关基本医疗保障制度补偿后需自付的基本医疗费用的救助比例。

3. 管理和服务

（1）简化医疗救助操作程序。各级民政部门要会同卫生等部门，鼓励和推行定点医疗机构即时结算医疗救助费用的办法，民政部门可结合实际提供必要的预付资金，充分发挥医疗救助的便民救急作用。同时，要规范工作流程，完善服务管理，建立健全医疗救助工作的民主监督机制。

（2）做好医疗救助与相关基本医疗保障制度的衔接。各地在制定医疗救助制度实施方案时，要结合城镇职工基本医疗保险、城镇居民基本医疗保险与新型农村合作医疗制度的建立，统筹协调，更好地发挥各项制度的整体效能。加强医疗救助和城镇职工基本医疗保险、城镇居民基本医疗保险、新型农村合作医疗在经办管理方面的衔接，改进各项制度的结算办法，探索实行“一站式”管理服务，逐步实现不同医疗保障制度间人员信息、就医信息和医疗费用信息的共享，提高管理服务效率，方便困难群众。

（3）加大资金投入力度。强化地方政府责任，地方各级财政特别是省级财政要切实调整财政支出结构，增加投入，进一步扩大医疗救助基金规模。中央财政安排专项资金，对困难地区开展城乡医疗救助给予补助。动员和发动社会力量，通过慈善和社会捐助等，多渠道筹集资金。

（4）严格基金的管理和使用。县级财政部门在社会保障基金财政专户中设立城市和农村医疗救助基金专账，办理医疗救助资金的筹集、拨付。县级民政部门做好医疗救助资金的发放工作。加强对城乡医疗救助基金的管理，在确保基金安全的前提下，做到基金收支基本平衡，略有结余。基金结余较多的地区，应积极采取措施，逐步降低基金结余率，累计结余的资金一般应不超过当年筹集基金总额的15%，且要按规定及时结转下年使用，不得挪作他用。

（5）控制医疗费用不合理支出。建立医疗救助定点医疗机构的准入和退出机制，实行动态管理。定点医疗机构原则上在城镇居民基本医疗保险和新型农村合作医疗确定的范围内选择。各级卫生部门加强对医疗救助定点医疗机构的监管，规范定点医疗机构的医疗服务行为和基本药物目录、诊疗目录的使用，鼓励并引导定点医疗机构优先、合理使用国家基本药物和适宜诊疗技术，控制医疗费用的不合理增长。民政部门要与定点医疗机构签订协议，明确双方责任、权利与义务，并严格履行。

据民政部统计公布，2010年1—6月，全国城乡医疗救助总人次达5 085万，比2009年同期增长16%；救助资金支出60.8亿元，比2009年同期增长34%；门诊救助人次均补助159元，比2009年同期增长13%，住院救助人次均补助1 782元，比2009年同期增长7%。

4.3.7 多层次医疗保障体系

1. 基本医疗保障

城镇职工基本医疗保险、城镇居民基本医疗保险、新型农村合作医疗和城乡医疗救助共同组成基本医疗保障体系，分别覆盖城镇就业人口、城镇非就业人口、农村人口和城乡困难人群。坚持广覆盖、保基本、可持续的原则，从重点保障大病起步，逐步向门诊小病延伸，不断提高保障水平。建立国家、单位、家庭和个人责任明确、分担合理的多渠道筹资机制，实现社会互助共济。随着经济社会发展，逐步提高筹资水平和统筹层次，缩小保障水平差距，最终实现制度框架的基本统一。

2. 补充医疗保险

补充医疗保险是对基本医疗保险支付水平的补充，满足较高层次的医疗服务需求，补偿超过基本医疗保险封顶线部分的费用，以及基本医疗保险不覆盖的服务项目费用。目前的补充医疗保险主要有：（1）企业补充医疗保险，在参加基本医疗保险的基础上，国家给予政策鼓励，由符合条件的企业自主举办或参加，为职工缴纳一定额度的补充医疗保险费，补偿企业职工基本医疗保险范围以外的医疗费用；（2）职工大额医疗费用补助，由社会保险经办机构组织，在基本医疗保险的参保职工中强制执行，职工缴纳保险费组成大额医疗费用补助基金，补偿职工超过基本医疗保险封顶线的大额医疗费用；（3）公务员医疗补助，由国家财政提供医疗补助经费，主要用于公务员基本医疗保险封顶线以上的医疗费用补助。

3. 商业医疗保险

商业医疗保险是将医疗保险当做特殊商品，由商业保险公司承办，投保人自愿参加，按保险合同缴纳保险金，在患病时获得合同规定的医疗费用补偿。目前的商业医疗保险主要针对重大疾病、特定人群、住院和门诊费用，在基本医疗保险的基础上提供医疗服务内容和费用的补充。积极发展商业健康保险，鼓励商业保险机构开发适应不同需要的健康保险产品，满足基本医疗保障之外的多样化健康需求，同时提高居民的健康投资意识，引导健康消费。

本章小结

健康保障制度是现代社会保障制度的重要组成部分，是国家筹集、分配和支付医疗卫生费用以及提供卫生服务的综合性制度，是政府对卫生事业实行公共管理的实现方式，直接影响卫生服务的质量、公平和效率，以及人民的整体健康水平。医疗保险为保险对象提供医疗费用补助，是医疗资金筹集的重要渠道，也是国民收入分配与再分配的方式。现代医疗保险系统中，形成了由医疗保险机构、被保险人、医疗服务提供者和政府组成的四方三角关系。医疗保险基金的筹集模式包括现收现付模式、完全积累模式和部分积累模式。医疗保险的费用支付按照支付主体可分为需方支付和供方支付，需方支付方式包括起付线、比例分担、封顶线和混合方式等，供方支付方式包括按服务项目付费、按人头付费、按病种付费、总额预付、定额付费和一体化方式等。社会健康保险、国民卫生服务、商业健康保险、储蓄健康保险是目前国际上主要的健康保障模式。我国的基本医疗保障坚持广覆盖、保基本、可持续的原则，由城镇职工基本医疗保险、城镇居民基本医疗保险、新型农村合作医疗和城乡医疗救助组成，分别覆盖城镇就业人口、城镇非就业人口、农村人口和城乡困难人群。我国初步建立了以基本医疗保障为主体，其他多种形式补充医疗保险和商业健康保险为补充，覆盖城乡居民的多层次医疗保障体系。

关键术语

健康保障制度　医疗保险系统　基金筹集模式　费用支付方式　社会健康保险　国民卫生服务　商业健康保险　储蓄健康保险　城镇职工基本医疗保险　城镇居民基本医疗保险　新型农村合作医疗　医疗救助

复习思考题

1. 在现代医疗保险系统的“四方三角”关系中，试论政府的主要职能及其干预依据。
2. 结合国际主流健康保障模式的特色，试谈对我国医疗保障制度改革的启示。
3. 简述我国基本医疗保障体系的组成、功能和管理。
4. 试述新型农村合作医疗制度的创新点、社会经济适应性及其发展趋势。
5. 试述推进覆盖城乡居民的多层次医疗保障体系的难点及其解决途径。

阅读材料

奥巴马医改

2009 年 9 月 9 日，美国总统奥巴马在两院联席会议上发表讲话，阐述其医疗保健政策改革计划，呼吁推动这项改革措施，以拯救已经陷入危机多年的美国医保体系。奥巴马宣称医疗改革计划要达到三个目标：一是给已有保险的人提供更多安全保障，病人自费的额度将受到限制；二是给没有保险的人提供在他们经济支付能力范围内的选择，要求每个人都有保险，这是权利，也是责任；三是缓解医疗保健体系给家庭、企业和政府带来的开支增长。

2009 年 12 月 25 日，美国参议院通过医改法案，向着奥巴马倡导的“人人有医保”的承诺迈出了关键一步。这份被称为六十多年来最全面医改法案的主要目标为：全民医保、降低成本、削减赤字，是美国医疗保障体系自 1965 年实行以来的最大变革。

为了实现全民医保，美国将在未来 10 年内斥资 8 710 亿美元推动医改，使医保覆盖面达到总人口的 96%。要求大多数美国人购买医疗保险，并将雇主医保法律化，规模较大的公司必须为员工提供医保，联邦政府为无力购买医保的个人和小公司提供补助。加强对保险业的监管，规定保险公司必须接受所有申请者；禁止以“先前病史”为由拒绝售保或提高保费，防止缩小报销项目；要求保险公司必须提供联邦政府所要求的最低医疗保险组合。

降低成本主要通过扩大公共保险覆盖面、提供政府医疗保险计划来实现。公共保险的成本低于私人保险，公立医院的成本低于私立医院，统一运行的成本低于各自为政、彼此竞争的成本。通过扩大政府医保覆盖，允许民众从国家医保和私营医保中自由转换或购买保险，使用标准化的电子医疗信息技术等创新手段降低医保支出。

削减赤字主要通过全民动员、长线投保来完成。当前医疗体系下，民众医疗保险一般通过雇佣关系获得，失去工作意味着将失去医疗保险。尽管社会保险制度中包括医疗福利和救济措施，但不是每一名失业者都能符合条件。而没有医疗保险又往往导致病人延误病情，直至医院不得不为其免费医治，从而加大了财政预算赤字。国会预算办公室预测，医改方案将在未来10年中削减联邦政府预算赤字1 320亿美元。

请依据上述材料，思考以下问题：(1) 对照美国的商业健康保险模式，分析奥巴马医疗改革的主要特点。(2) 结合美国医疗保障现状，分析奥巴马医疗改革的积极意义。(3) 试谈奥巴马医疗改革对我国医疗保障体系改革的启示。

第5章

卫生计划管理

5.1 卫生计划概述

5.1.1 计划的概念

1. 计划

计划（plan）既是管理过程的首要步骤，也是管理的重要职能，制定计划是任何一个管理者都应具备的基本技能。为了使组织或集体更有效地在一起工作，最主要的任务就是要明确该组织在未来一定时期的目标以及实现这一目标的方法，这就是计划工作的职能。

计划是对未来行动方案的一种统筹设计。从广义来讲，计划指制定计划、实施计划和评价计划三个阶段。从狭义来讲，特指制定计划的过程，即根据实际情况，通过科学预测，权衡客观需要和主观可能，提出在未来一定时期内要达到的目标及实现目标的方法。简而言之，任何一个完整的计划都应说明预期达到的目标是什么，有什么样的策略来确保目标的实现，有什么样的组织活动，由谁来实施，需要多少资源，在什么时间范围内达到既定目标。

2. 卫生计划

卫生计划（health plan）是指以卫生资源为基础、以提高卫生服务能力为手段、以保护和促进人民健康为目的而制定的一系列行动方案。常见的卫生计划包括：卫生项目计划、卫生机构计划和卫生发展计划。

卫生项目计划是在特定的时间内，应用特定的资源，针对具体的卫生问题所采取的干预措施及其行动方案。一些国际组织（如世界卫生组织、世界银行、联合国儿童基金会等）在我国实施的各种项目多属于此类计划。

卫生机构计划是指为了实现组织机构的使命而制定的一系列行动方案。如医院的发展规划、疾病预防控制中心的发展规划等。

卫生发展计划是从现代卫生发展的战略思想出发，在一个国家或地区的环境和资源容许的范围内，为改善居民的健康状况，提高居民的健康水平，按照一定目标为居民提供必需的卫生服务所采取的措施和方案。常见的卫生发展计划如“中国卫生事业发展第十二个五年规划”、“某省（市）卫生事业发展规划”等。世界卫生组织在《2000 年人人健康全球策略》中提出：“依照联合国大会确认卫生是发展的组成部分，人的能力来源于良好健康状况并用于持久的经济和社会发展，而经济和社会发展又必须为提高人民健康水平服务。”一般说来，卫生发展包含了三个层面上的改进和提高：一是生产要素的增长，即卫生资源的增长；二是卫生机构提供服务能力的增长；三是人民健康水平的提高。

5.1.2　计划的特点

1. 计划的领先性与主导性

计划的领先性和主导性既反映在管理过程中，也反映在管理职能中。戴明在 20 世纪 50 年代提出管理过程的理论，将管理过程分为计划、实施、检查和总结四个阶段。计划是首要步骤，是实施的前提和依据，也是检查的准则，乃至总结也是看计划的实现程度。管理职能包括计划、领导、指挥、协调和控制，其中计划是最基本的职能。在卫生事业管理中，计划是对卫生发展各方面工作的统筹设计，与其他四个职能有着密切联系。计划目标决定了需要什么样的组织结构，需要什么样的人员，何时需要，怎样有效地组织这些人员，同时计划提供了控制活动的标准。

2. 计划的普遍性

计划是管理职能中最基本的职能，哪里有管理，哪里就需要计划工作。无论高层次的管理，还是低层次的管理，都需要计划。只是由于管理能级的不同，而从事不同内容的计划工作。高层管理更侧重于制定宏观的政策和策略，而基层工作更多的是制定具体活动计划，侧重于可操作性。

3. 计划的效率性

任何时候，资源都是有限的，而组织的使命是无限的。在一定时间内，组织要从众多的目标中做出选择，确定最主要的目标。在此基础上，采取相应的策略和措施，有效利用有限资源，以低投入获得高产出。这就是计划的职能，也是计划的贡献。

5.1.3　计划的意义

1. 有利于组织目标的实现

任何一个组织都承担着一定的社会使命，而社会使命是通过达到其目标来实现的。卫生体系的社会使命是保护和增进人民健康水平，而这一使命主要是通过预防、治疗、康复、保健等一系列工作目标的实现来完成的。每个计划及派生出来的子计划，明确了组织目标，同时将组织活动对准目标。

2. 弥补不确定性和变化带来的问题

计划是面向未来的，而未来存在许多不确定因素。计划工作的重要性就在于如何适应未来的不确定性。通过调查研究和预测分析，使未来的不确定最小化，以便更好地把握未来。

3. 有利于更经济地进行管理

计划强调效率和一贯性，可以使组织经营活动的费用降到最低限度。从而实现对各生产要素的合理分配，使人力、财力、物力、技术、信息等紧密配合，发挥更大的经济效益。

4. 有利于控制

计划和控制是管理的不同职能，未经计划的活动是无法控制的。主管人员如果没有计划规定的目标作为测定的标准，就无法控制活动。因为控制就是通过纠正脱离计划的偏差使活动保持既定的方向。

5.1.4 计划的分类

计划的分类方法很多，常见的分类方法有如下几种：

1. 按时间分类

（1）长期计划。一般为十年以上甚至更长，其特点为时间长、宏观，强调方向性、政策性，规定了组织的使命、发展方向、战略目标，方针政策等。

（2）中期计划。一般为五年，其特点为涉及范围较广、周期较长、统筹安排全局的工作。如“中国卫生事业发展第十二个五年规划”等。一些较长周期的项目计划也属于这个范畴，如世界银行贷款项目计划等。

（3）短期计划。一般为一年以内，其特点为时间短、内容具体单一、可操作性较强，是短时间的工作安排。一般卫生服务的计划多属于此类范畴，如某社区卫生服务中心工作计划、某医院年度工作计划等。

2. 按范围分类

（1）全面工作计划。指一个组织系统所有一切工作的总体计划。

（2）专项工作计划。指为完成某项具体工作而制定的计划，任务明确、措施具体。

3. 按对执行的约束力分类

（1）指令性计划。具有较强的约束力，既规定了目标，也规定了实现目标的具体手段。

（2）指导性计划。只规定目标方向、要求和指标，对实现目标的手段不作硬性规定。

4. 按职能分类

（1）程序计划。规定了工作步骤和操作顺序，如计划免疫程序、治疗规程等。

（2）实体计划。对有形的物体的设计，如医院的设计蓝图等。

（3）组织计划。侧重于组织结构、信息交流及活动安排等。

（4）功能计划。为完成组织某一重要的功能而制定的计划，如各单位的财务计划等。

5.2 卫生计划制定

5.2.1 制定卫生计划的基本原则

1. 坚持以人为本，以促进人民健康为中心的原则

坚持医药卫生事业为人民健康服务的宗旨，以保障人民健康为中心，以人人享有基本医疗卫生服务为根本出发点和落脚点，从改革方案设计、卫生制度建立到服务体系建设都要遵循公益性的原则，把基本医疗卫生制度作为公共产品向全民提供，着力解决群众反映强烈的突出问题，努力实现全体人民病有所医。

2. 坚持统筹兼顾、协调发展的原则

卫生是整个社会发展系统中的子系统。一方面，卫生发展要从国情出发，与当地国民经济和社会发展相适应。坚持基本医疗卫生服务水平与经济社会发展相协调、与人民群众的承受能力相适应；要按照居民卫生服务的实际需求，准确把握医药卫生发展规律和主要矛盾，合理配置资源，调整服务方向和服务内涵，努力实现供需之间的平衡；坚持因地制宜、分类指导，发挥地方积极性，探索建立符合实际的基本医疗卫生制度。另一方面，也要考虑卫生体系内部的协调发展。

3. 坚持公平与效率兼顾，政府主导与发挥市场机制作用相结合的原则

健康是一项基本人权，政府对人民的健康负有责任。制定卫生计划时，一方面要体现政府在基本医疗卫生制度中的责任，促进公平公正。同时，注重发挥市场机制作用，动员社会力量参与，促进有序竞争机制的形成，提高医疗卫生运行效率、服务水平和质量，满足人民群众多层次、多样化的医疗卫生需求。

4. 坚持可持续发展的原则

可持续发展是社会和经济发展的客观要求，取决于系统内部的持续能力和环境的持续能力。作为指导卫生系统运作的卫生计划，在其制定过程中，尤其要强调可持续发展理念，必须既满足当前卫生需求，同时兼顾将来的卫生需求；不仅能够解决现有的卫生问题，还必须尽可能地防止卫生问题的再次出现，解决可预见的卫生问题，或者是避免新的卫生问题出现。但在现实卫生工作中，经常可以看到运动式的卫生行动。一个时期内特定的卫生问题引起了政府高层的注意，于是针对该问题的计划被制定并付诸实施。计划取得了很好的成效，卫生问题得到了很大程度的缓解。但遗憾的是，计划缺乏长期保持的措施，往往是问题解决了，计划结束了，工作也撤销了，过不了多久，同样的问题又卷土重来。因此，计划不仅要着眼于现实的发展，也要为未来的发展奠定基础。

5. 坚持与时俱进的原则

任何事物总是在不断发展变化的，在社会经济快速发展的今天，尤其是当政府充分认识到健康对于人类发展的重要性时，卫生事业的发展更是日新月异。因此，计划制定之后，并不意味着就一劳永逸，随着计划环境的变化，需要对计划不断进行调整修正，使之更接近于实际情况，更可行、更有效。一个全局性计划一般两年就得调整修正，一个项目计划一般半年就应该进行评估调整。根据当地卫生需求变化和产生的新问题，及时修订现有计划目标，调整和重组各种卫生资源。

5.2.2 制定卫生计划的依据

1. 国内外卫生发展的理论、政策及趋势

无论是卫生发展规划、机构发展计划，还是卫生项目计划，都要明确相应的卫生发展的基本理论、相关政策和该领域或该卫生问题的发展水平及其发展趋势。2009年，中共中央、国务院《关于深化医药卫生体制改革的意见》是制定卫生发展规划的前提和依据，卫生部颁布的《医药卫生体制改革近期重点实施方案（2009—2011年）》指明了围绕医药卫生体制改革的总目标，未来三年重点抓好的五项改革。世界卫生组织关于“21世纪人人健康”的全球卫生发展的目标和指标，以及联合国千年发展目标，也是制定卫生计划的重要参考。

2. 当地社会经济发展水平及发展规划

卫生事业发展必须从我国实际情况出发，必须与国民经济和社会发展相适应。制定卫生发展计划，应将当地社会经济发展规划作为重要的背景依据，如人均国内生产总值、人口数量与结构、文化教育和社会保障等。在制定卫生发展目标时，只有全面考虑当地社会经济发展水平，才能确保卫生发展计划的可行性和可持续性。

3. 当地人群健康状况、卫生服务水平及拥有的和潜在的卫生资源状况

提高人民健康水平是卫生发展的根本目的，也是制定、实施卫生计划的目的。提高卫生服务水平和卫生资源的保障是达到这一目的的途径和基础。在制定卫生计划时，无论是确定目标、策略、措施，还是资源配置，都应以当地服务人群的卫生需求为出发点，以提高人群健康水平为目的。

5.2.3 制定卫生计划的程序

计划的制定依内容的不同而异，但基本程序包括形势分析、确定目标和指标、制定策略和方案、确定实施具体措施、编制活动预算、确定活动日程表、监督和评价等。

1. 形势分析

形势分析是对区域内社会经济发展状况、人口增长和结构变化、人群健康状况、卫生资源存量配置、卫生服务需求和利用及其影响因素，以及这些因素的性质、范围、作用和变化做出全面准确的分析判断。形势分析的目的在于找出本区域的主要卫生问题，确定重点问题，设置卫生投入重点，为卫生计划制定提供依据。

（1）形势分析的内容。不同类别的计划，形势分析的内容不同。一般来讲，卫生发展计划的形势分析应包括自然生态环境和社会经济形势、社会经济发展政策及卫生政策、人口增长和结构变化、居民健康状况和卫生服务需求、卫生资源配置和利用效率分析等情况。具体信息有：

1）社会经济发展状况分析。包括同时期的城市发展规划（如城市化规划，交通发展规划等）、行政建制和地域状况、经济发展水平（如人均国内生产总值，人均国民收入，人均国内生产总值年增长率，财政收支状况，卫生事业费占财政支出比例等）、人口学因素（如人口总数，人口流动状况，人口自然增长率，人口性别和年龄构成及发展趋势等）、文化教育（如成人识字率，适龄儿童入学率等）、政策状况（如政府对卫生工作的承诺，卫生总费用占国内生产总值的百分比，享受各类医疗保险的人口比例等）、生活条件（如安全饮用水普及率，卫生厕所普及率，人均住房面积，恩格尔系数，人均可支配收入等）等。

2）人群健康状况及卫生服务需求和利用分析。包括健康主要指标（如出生率，死亡率，婴儿死亡率，5岁以下儿童死亡率，孕产妇死亡率，前十位死因构成，平均期望寿命等）、发病频率和严重程度指标（如发病率，患病率，休工休学率，伤残校正寿命年等）、服务利用（就诊率，住院率，未就诊率及原因，未住院率及原因等）、疾病谱（如传染病，非传染性慢性病和地方病的疾病谱等）。

3）卫生资源配置及利用分析。一是卫生资源存量分析，即从公平和效率角度来研究卫生资源的配置，如千人口医生数、千人口护士数、床位利用率、平均住院日等指标；二是卫生资源需要量的测算，即根据社会经济发展和居民的健康需求，来确定卫生资源需要量，包括所需的卫生资源数量和质量；三是卫生资源供需分析，即通过上述两方面差距的分析，确立卫生资源配置的主要问题，为卫生计划中对资源的调整提供依据。

（2）形势分析的基本思路。不仅要从宏观分析卫生事业发展的社会经济环境和政府工作中心，还要从微观分析卫生服务供需双方；不仅要对卫生服务供方，包括医疗、预防、保健、康复等服务范围、水平、费用和利用效率，还要对卫生服务或其他有关因素导致居民健康与疾病模式的变化进行详尽分析。这种分析不仅要比较健康需求与服务供给之间的差异，而且要比较现状与国家和本地区标准之间的差异以及与其他区域之间的差异，找出存在的卫生问题。形势分析应明确当地存在的卫生问题是什么？造成该问题的主要原因是什么？具体分析包括：问题分析、需求分析和资源分析。

1）问题分析。确定主要卫生问题与优先领域。通过形势分析，发现存在的卫生问题，并且按问题的严重性大小排序，确定本区域主要的卫生问题。发现问题，有助于确定组织目标，确定计划所要达到的效果。

问题分析的内容包括：测量问题的指标（出现的程度，性质，表现形式等）、导致该问题的原因、问题出现的先兆、问题导致的后果、引出的新问题，以及各个问题的核心等。对问题发展趋势的科学预测需要回答以下问题：如不采取干预措施，问题发展趋势如何？如采取干预措施，将对问题产生何种影响？哪些是解决问题的有利因素？哪些是不利因素？问题分析的预测可用定量方法，如趋势外推法；也可用定性方法，如专家咨询法(Delphi)。

确定主要卫生问题和优先选择受政治、经济、文化背景和伦理学等方面因素的影响。在确定主要卫生问题和优先选择时，主要包括区域主要健康问题和主要卫生资源配置问题两方面，其主要依据是疾病的发病率、疾病的严重性、控制的可行性、社区可接受性。具体说，是指那些引起居民过早死亡或危害居民健康、造成健康损失的主要疾病及危险因素；这些疾病的病因学和流行规律已经或基本清楚，并有符合成本效益的干预措施；能够制定目标和指标加以测量、监测和评价；具有达到这些目标和指标的社会经济条件和资源能力。除此之外，还应该根据区域政策、干预措施和利用资源的能力来调整主要卫生问题的优先级，那些最常见、最严重，并随时间变化频率上升的卫生问题是优先考虑的领域。

2）需求分析。目的在于描述卫生问题在人群、空间、时间分布。需求可分为表达需求、标准需求、认识到的需求和相对需求。表达需求是指通过测量未满足的服务而获得的那部分需求，通过对现有服务模式的分析而反映出的需求，如卫生服务的利用等。标准需求即专家定义的需求，实际服务的提供、实际资源利用与标准的差距，如每500人需要1个全科医生，而某地区1 500人才有1个全科医生，这之间的差距就是需求。认识到的需求是指人们自我认识或感觉到的需求，如卫生服务研究的调查中，人们提出居民区附近需要口腔医生，以方便就诊。相对需求是通过比较不同人群的条件而得到的需求，多为主观需求（如医疗服务的攀比现象），如某地区人们每年就医 6 次，但全国的平均水平是 8 次。需求分析的主要原则包括公平原则（卫生服务和卫生资源分配与利用的公平性）和高危人群原则（过多接触危险因素和暴露于致病因素的人群）。

3）资源分析。目的在于确定卫生资源的性质、数量和质量。分析哪些是现有资源，哪些是潜在资源；可动员的内部资源有哪些，可发掘的外部资源有哪些；同时分析资源的质和量。

例如，某地区在制定卫生计划的问题分析中发现：孕产妇死亡是影响该地区妇女健康的重要因素，孕产妇死亡率连续 5 年高出全国平均水平 1 倍。死亡原因多为产后出血和产科并发症，死亡地点多为家中，住院分娩率只有 30%。因此，可以认为住院分娩率低，孕产妇得不到及时的救治是造成孕产妇死亡的直接原因。而进一步分析住院分娩率低的原因主要有两个方面：需方原因是对分娩过程的危险性缺乏足够的认识，同时经济条件差，居住地区偏远；供方原因是乡镇卫生院缺乏基本的住院分娩条件。经问题分析就能确立提高住院分娩率为目标，并加强乡镇卫生院建设和动员孕产妇参加初级卫生保健。

2. 确定目标和指标

（1）确立目标。目标是组织活动在一定时间内要达到的最终结果和效果。只有明确了目标，才能明确组织的行动方向，阐明各项活动与结果之间的联系，明确工作的理由，表达工作的期望，加强承诺，明确所需的合作。目标是评价的依据、控制的标准和决策的前提。确定目标时要注意目标的时间性、可测量性、可考核性、前瞻性和可行性等特征。

1）时间性。指确定目标时一定要明确在什么期限内完成这些目标。

2）可测量性。指目标一定是可以测量的，其可测量性反映在具体的指标上。

3）可考核性。指明确组织中每个成员对目标的实现应负什么责任，这就构成了目标管理的基础。此外，还应注意明确目标的层次和等级体系，目标等级体系分为总目标、政策目标、项目目标、资源目标和实施目标。

4）前瞻性。不仅要考虑目前的状况，还要考虑未来的变化，同时也尽可能考虑卫生事业发展对计划要求的变化。

5）可行性。通常包括技术、政治和经济的可行性。计划目标既要与社会经济发展状况相适应，同时又要为利益各方所接受，为计划的实施减少政治上的阻力；另外，计划目标的实施必须是经济上能够承受的，技术上是成熟的。

（2）明确指标。指标是目标的细化，测量指标可以反映目标的实现程度。因此，指标的设立要紧密围绕目标，要注意其信度、效度和反应度。根据目标的等级和层次，常见的卫生指标包括：卫生政策指标（如新时期卫生改革政策）、卫生资源指标（如每千人医生拥有率、人均卫生经费）、卫生服务指标（如孕产妇系统管理率，儿童系统管理率）和人群健康指标（如平均期望寿命、孕产妇死亡率）。

3. 制定策略和方案

（1）制定备选方案。

1）目的。提出尽可能多的对策和备选方案以解决存在的卫生问题，确保目标实现。

2）原则。与问题分析、需求分析、目标确定，以及限制因素分析相一致、相匹配。

3）内容。包括方案的主要特征、主要服务内容、被利用的资源种类、各种备选方案的成本和代价、危险因素和障碍因素、方案本身的优缺点等。

4）应注意的问题。应吸收不同层次人员参加；考虑硬件（资源）与软件（管理、信息系统、技术）；针对关键提出解决措施和方案；制定备选方案无固定程序可循，方案的具体程度因问题的性质、种类、严重程度、范围、可获得资源、技术以及主要限制因素不同而异。

（2）策略方案的评价和选择。

1）目的。从众多的备选方案中选择一个最佳方案。

2）方案选择与评价。包括技术效果分析、成本效果分析及管理可行性分析等。卫生计划的目的就是要通过最有效率和效益的途径去提高健康水平，正确选择实施卫生发展目标的途径、手段和方法是制定卫生计划的关键。选择发展战略和干预策略应该有多学科、多领域和多部门的共同参与。不论区域所面临的主要卫生问题是传染病、感染性疾病，还是慢性非传染性疾病的问题，都应该采取综合防治策略，争取通过符合成本效益原则的干预措施和选择均衡的发展战略和重点领域，公平地向全体人民提供高质量且国家、集体和个人都承受得起的卫生服务。此外，还应该分析每一个备选方案的优势、劣势、适宜条件和限制。

4. 确定实施具体措施

实施计划是制定计划的目的。计划的科学性、正确与适宜程度也只能在实施中得到检验，并不断地修正、补充和完善。措施是在策略的指导下实现目标的具体手段和方法。计划中所采取的措施必须与策略和目标相一致，有利于目标的实现。此外，与策略相比，措施更应强调具体、可行和可操作。好的措施应能使执行者非常明确：应该做什么？为什么做？活动发生在哪一级？谁来做？何时做？如为了实现降低孕产妇死亡率的目标，社会动员是所采取的项目策略之一，在措施中就应详细阐明：动员的对象是谁（孕产妇及其家人、村长、妇联主任、村妇幼保健人员等），用什么方法动员（开会、讲课、发放资料、咨询等），由谁来进行动员（医生、健康教育工作者、妇女干部等），还需要创造什么环境（新型农村合作医疗中医疗费用报销、乡镇卫生院及医生的服务等），等等。

5. 编制活动预算

预算是用财政术语（如收益、支出和资本）或非财政术语（如直接工时、原材料和服务提供量）来说明预期成果，有时预算也被描述为货币化的计划。编制活动预算的基本思路是：详细列出各种卫生服务的提供量或项目活动量；测算每个活动各种卫生资源的投入量；用货币的形式将这些资源表示出来；根据实施计划，汇总所需的一次性投资及经常性费用；落实经费来源等。

6. 确定活动日程表

制定活动日程表是为了使组织中每个工作人员明确何时该完成什么样的工作，并协助工作人员有效地安排时间。甘特图（Gantt chart）是最常用的活动日程表，是用于工作计划的最古老的、最有用的工具之一。具体表达方式如图 5—1 所示。

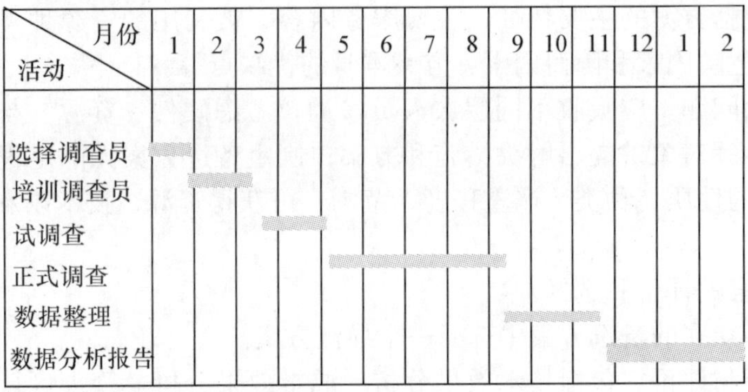

图 5—1　甘特图

7. 监督和评价

计划的具体实施中要注意：确保所设计的方案中的活动都得到实施；确保这些行动以正确的顺序实施；确保重点任务首先得到实施；确保工作人员能将自己的工作与他人的工作协调起来；达到最大的效果。为了达到上述目的，在实施过程中，管理部门要对计划的实施及时进行监督和评价。监督和评价应该贯穿计划从制定到执行的全过程，包括对计划的适宜性、充分性、进度、效率、效果及对健康的作用进行分析。区域内还应建立年度评价机制，以指导当前和未来计划活动的人力与财力的分配。根据监督、评价结果，可能需要对计划做出调整，或修订执行进度。计划中要明确监督评价的对象、内容、层次、频度和方法。

5.3　区域卫生规划

5.3.1　区域卫生规划的发展趋势

20 世纪 60 年代，部分实行全民社会保险或全民免费医疗保险的国家，如英国、澳大利亚、加拿大等，为控制医疗费用的快速上涨和提高卫生资源利用效率，率先开展区域卫生规划工作。其中，英国在 1976 年建立的资源配置工作组（RAWP）公式，已被各个国家广泛借鉴。20 世纪 70 年代末，世界卫生组织在组织专家研究各国经验的基础上，倡导推行区域卫生规划（regional health planning）。

经过近 50 年的发展，区域卫生规划的规划目标、规划重点和规划方法发生了较大的变化。规划目标从最初的卫生服务公平可及性，转变为 20 世纪 80 年代的公平和效率，20 世纪 90 年代的质量和效率，新世纪以来强调卫生服务质量、效率和卫生服务可持续发展。规划的重点，从最初的硬件设施建设，发展为人力资源建设、服务质量的持续改进，以及健康状况的不断提高和疾病负担的减轻。规划的方法，从最初的完全根据需要来配置卫生资源，发展到在充分考虑卫生服务的需要、供给和利用基础上，采用标准化的资源配置规划方法。

我国自 20 世纪 80 年代中后期开展区域卫生规划的研究。我国利用世界银行贷款在浙江金华、江西九江、陕西宝鸡等三个城市进行了综合性区域卫生发展项目的试点工作。通过试点，区域卫生规划的思想经验逐步被卫生行政部门所认识，并为此后的区域卫生规划工作奠定了基础和积累了经验。卫生部在全国卫生工作会议上，多次提出并推广区域卫生规划发展思想的工作要求。1996年8月，由国家计委、财政部和卫生部等三个部门联合召开了区域卫生规划工作研讨会，这标志着区域卫生规划由卫生部门独家推进转变为多个部门协调联合、联手推进的局面。1996年12月召开的全国卫生工作会议以及以后形成的中共中央、国务院《关于卫生改革和发展的决定》，对实施区域卫生规划进行了完整的阐述，明确把区域卫生规划作为深化卫生管理体制改革的重要内容和卫生发展的突破口。根据《关于卫生改革和发展的决定》精神，国家计委、财政部和卫生部于1999年联合下发了《关于开展区域卫生规划工作的指导意见》，对区域卫生规划的实施背景、目标和原则、规划编制内容和方法、相应的政策措施都进行了明确的规定。2000年2月，国务院转发了国务院体改办等八部委《关于城镇医药卫生体制改革的指导意见》，再次重申了"加快实施区域卫生规划，加强卫生资源的宏观管理，采取多种措施调整和控制卫生资源的存量和增量"。2001年7月，为了进一步贯彻落实《关于城镇医药卫生体制改革的指导意见》，国务院在山东青岛召开了"全国城镇职工基本医疗保险制度和医药卫生体制改革工作会议"，强调"要加紧实施本地区区域卫生资源配置标准和区域卫生规划，推进卫生资源结构调整，逐步实施全行业管理"，到2001年年底，全国29个省（市、区）完成了卫生资源配置标准的制定工作，相应的地级市也完成了区域卫生规划的编制工作。2002年卫生部提出"区域卫生规划应主要针对政府举办的医疗机构普遍存在的重复建设、效率低下的状况予以调整和撤并。要加强社区卫生服务建设，将一级和大多数二级医疗机构逐步转向社区，形成社区卫生服务组织与综合医院、专科医院合理分工、方便、快捷、高效的服务体系"。2005年卫生部部长强调卫生工作必须做好六个重要环节，其中第五个环节是："重视卫生发展规划工作和区域卫生规划工作，注意做到城乡之间、地区之间、医疗和预防之间、中医和西医之间、医疗机构与社区卫生之间的协调发展，重点加强农村和社区卫生建设，调整和优化医疗卫生资源，满足群众不同层次医疗卫生需求。"

2009年3月，中共中央、国务院《关于深化医药卫生体制改革的意见》提出："要建立协调统一的医药卫生管理体制。实施属地化和全行业管理。所有医疗卫生机构，不论所有制、投资主体、隶属关系和经营性质，均由所在地卫生行政部门实行统一规划、统一准入、统一监管。……强化区域卫生规划。省级人民政府制定卫生资源配置标准，组织编制区域卫生规划和医疗设置规划，明确医疗机构的数量、规模、布局和功能。科学制定乡镇卫生院（村卫生室）、社区卫生服务中心（站）等基层医疗卫生机构和各级医院建设与设备配置标准。充分利用和优化配置现有医疗卫生资源，对不符合规划要求的医疗机构要逐步进行整合，严格控制大型医疗设备配置，鼓励共建共享，提高医疗卫生资源利用效率。新增卫生资源必须符合区域卫生规划，重点投向农村和社区卫生等薄弱环节。加强区域卫生规划、土地利用总体规划等的衔接。建立区域卫生规划和资源配置监督评价机制。"

5.3.2 区域卫生规划的意义

区域卫生规划是国际公认的卫生发展管理思想和模式，是解决卫生资源配置及机构布局不合理、利用效率不高，促进卫生资源配置的有效手段。区域卫生规划是区域内国民经济和社会发展计划的组成部分，实施区域卫生规划是卫生改革和发展的重大举措，是政府在社会主义市场经济体制下，对卫生事业进行宏观调控的重要手段，是区域内合理配置和有效利用卫生资源的必然要求。

1. 实施区域卫生规划是政府主管部门转变职能的主要依据和重要手段

政府在卫生事业改革与发展中承担着重要责任，必须对卫生资源的配置实行宏观调控。区域卫生规划的实施，有利于政府通过法律、行政、经济的手段强化对卫生事业的宏观调控力度，从居民的需求和健康状况出发来考虑卫生资源的配置和管理，减少对卫生机构服务过程的直接管理和干预，实现由“办卫生”向“管卫生”、由部门管理向全行业管理、由行政管理向法制管理的过渡。

2. 实施区域卫生规划是深化卫生改革的需要

长期以来，由于计划管理体制的制约和宏观管理不力，造成条块分割，机构重叠，导致卫生资源重复配置，不少地方卫生服务供给与需求失衡，成为卫生改革与发展迫切需要研究解决的深层次矛盾和问题。区域卫生规划能统筹解决这些矛盾和问题，通过规划对卫生资源的结构调整，对医疗卫生机构的布局、分级分工、服务网络和服务方式等方面进行调整和改革，改变原有卫生管理体制，促进卫生全行业管理。

3. 实施区域卫生规划是优化卫生资源配置和实现卫生全行业管理的需要

改革开放以来，我国卫生事业的发展速度很快。但由于缺乏必要的宏观调控和行业管理，以致医疗卫生机构、床位、人员膨胀过快，卫生资源配置不合理，利用效率不高。此外，受计划经济条块管理体制的影响，约有1/3卫生资源分散在社会企业和各部门，难以纳入统一的、宏观的调控。在医疗技术配置上，一些医疗单位盲目攀比，大搞医疗设备竞赛，重复购置高精尖大型设备，造成卫生资源总量不足和浪费并存。区域卫生规划的实施为卫生全行业管理提供了有效途径，促进卫生资源的优化配置和卫生事业的协调发展。

4. 实施区域卫生规划是完善医疗服务体系的需要

由于全行业的卫生管理体制尚未建立或健全，我国卫生资源配置城乡结构不合理，卫生资源总量的80%左右配置在城市，且集中在城市大医院中。卫生资源配置不合理也是导致“看病难、看病贵”问题的重要原因之一。通过区域卫生规划的实施，建立区域医疗中心和社区卫生服务中心二级体系，一方面有利于患者的合理流向，提高资源的利用效率，另一方面，一些原先得不到重视的公共卫生服务又能得到有效提供。

5. 实施区域卫生规划是改革医疗保障制度的需要

医疗保障制度改革实行医疗保障社会化、属地化，并引入竞争机制，必然对现行医疗机构的布局、分级分工、服务体系和服务方式等产生深远的影响。从维护医疗消费者权益和降低医疗费用过快增长出发，居民通过选择供者（医疗单位）的方式，要求供方提供优质高效、费用合理的服务。选择的结果使供方优胜劣汰，客观要求对医疗供给系统的布局、人力、物力等进行结构性调整。因此，医疗保障制度改革迫切需要区域卫生规划，而医疗保障制度改革又是一个契机，它将有力地推动区域卫生规划的实施。

6. 实施区域卫生规划是提供公平有效卫生服务的需要

区域卫生规划从居民的健康需求出发，以提高居民的健康水平为目标，逐步调整和合理布局医疗卫生服务机构。区域卫生规划既考虑满足居民基本卫生服务需求，又考虑居民多层次的卫生服务需求；既考虑居民当前的卫生服务需求，又考虑未来的需求。区域卫生规划在控制医疗卫生资源数量适度增长的同时，更重视质量的提高，有利于卫生事业的可持续发展。

5.3.3　区域卫生规划的概念与特点

区域卫生规划是区域内国民经济和社会发展规划的组成部分，是区域卫生发展和资源配置的综合规划。以满足区域内全体居民的基本卫生服务需求、保护与增进健康为目的，针对区域内居民健康需求和主要卫生问题，确定区域内卫生发展的目标、模式、规模和速度，统筹规划、合理配置卫生资源，合理布局不同层次、不同功能、不同规模的卫生机构，使卫生总供给和总需求基本平衡，形成区域卫生的可持续发展。区域卫生规划的最终目标就是要使区域内所有人群合理的健康需求都能够得到满足，同时又要符合成本一效益原则。区域卫生规划的周期一般为5年。区域卫生规划具有以下要点：

1. 针对特定区域

区域是一个地理学概念，具有一定地域，有特定的地理环境、气候等特征。区域又是一个社会学概念，每个区域都有特定的行政管理体制、经济发展结构、人口结构、文化传统及生活方式和生活习惯等。所有这些都是影响区域卫生工作和居民健康状况的重要因素。根据我国国情，卫生规划区域以一定的行政区域为依托。所确定的区域既能反映出较为广泛的卫生问题，同时又具有动员相当的卫生资源和运用行政权力解决卫生问题的能力。因此，以市（地）行政区域为基本规划单位较为适宜，考虑到中心城市的辐射功能，直辖市、计划单列市、省会城市为特殊的规划单位。

2. 核心是优化配置卫生资源

在过去的30多年中，我国卫生资源的配置逐渐暴露出种种弊端，沿海和内地、城市和农村、医疗和预防，卫生资源配置呈现出畸轻畸重态势，而在使用上又表现为资源不足和资源浪费并存。实施区域卫生规划，是社会主义市场经济体制下政府宏观调控卫生资源配置，解决医疗卫生服务供需平衡的重大举措和主要手段，是促进卫生事业改革与协调发展的客观要求。在具体卫生资源优化配置过程中，应以人群卫生服务需求为导向，以区域人口、年龄结构、社会卫生状况和健康状况等为基础，坚持公平、效率和效果兼顾的原则。

3. 涉及社会各个部门

区域卫生规划是在对区域内社会、经济、文化、自然条件、卫生等因素综合分析，作出区域诊断的基础上编制的，是一个大卫生的发展蓝图，是区域内国民经济与经济发展规划的重要组成部分。编制区域卫生规划作为一种政府行为，不仅需要卫生行政管理部门的积极努力，还需要政府有关部门和社会方方面面的大力支持与配合。区域卫生规划编制的全过程都要体现政府负责、卫生部门牵头、有关部门配合、社会参与和法律保障的精神。规划的实施着眼于区域全行业的管理，对区域内不同层次、不同隶属关系的卫生机构给以合理的布局定位，力求在政府的组织下使区域社会有限的卫生资源得到充分合理利用。

5.3.4 区域卫生规划的任务

1. 确定区域卫生发展目标与发展策略

确定区域卫生发展目标应建立在对历史、现状及未来发展分析研究的基础上，正确选择今后若干年内区域卫生工作的指导思想和奋斗目标。目标的选择既要符合国家卫生工作方针和卫生事业发展总目标，又要符合当地国民经济和社会发展总体规划以及居民对卫生服务的需求。

正确选择实施卫生发展目标的策略是区域卫生规划的关键，通过形势分析来确定主要卫生问题和优先领域，同时，遵循均衡发展、突出重点，按照公平与效率、成本与效果相统一的原则来选择基本发展战略和重点领域。

2. 优化卫生资源配置

（1）优化资源配置的途径。卫生资源的配置包括初次配置（增量配置）和再次配置（存量配置），优化资源配置的难点在于合理布局和结构调整。现阶段，优化资源配置要从实际出发，依据区域资源的拥有量、资源的利用量和居民的卫生服务需求量三者的综合评价，确定本地区供需模式的类型，有针对性地采取相应的调整机制和途径。供需模式一般划分为三种类型，不同类型有相应的调整途径。

1）资源供需平衡或基本平衡型。指区域内居民卫生服务的需求量与资源供给量平衡或基本平衡。资源配置的重点首先是调整不合理的存量，其次是对必要的增量实施优化配置。这类地区宜以政府规划为主导，辅以必要的市场调节手段，进行机构调整，加强薄弱领域，提高卫生综合服务能力和服务质量。

2）资源短缺型。指区域内卫生资源不能满足居民对卫生服务的需求，主要分布在经济不发达的农村地区或经济迅速发展的新兴城市地区。卫生资源配置的重点是增量的优化配置，同时对不合理的存量进行必要调整。这类地区应以规划管理、增加政府投入为主，统筹规划、合理布局，使增量从开始就能按区域优化的原则配置。对于资源短缺而利用率不高的地区，还必须提高管理能力和现有资源的利用。

3）资源过剩型。指区域内卫生资源的存量已超过居民对卫生服务的需求量，表现为总量过剩、结构不合理、资源闲置和浪费。资源配置的重点是控制总量、调整存量，发展社区卫生服务和薄弱环节。这类地区要在区域规划指导下，运用计划和市场两种手段，一方面采取一些鼓励政策，引导资源向社区、农村或薄弱领域流动；另一方面通过引进市场机制，优胜劣汰，促使资源达到合理布局、优化配置状态。

（2）资源配置的测算方法。

1）服务目标法。充分利用现有卫生统计信息系统，通过对卫生资源存量的定量描述和对规划年限资源数量结构变化趋势的预测，以资源利用效率和调整的可行性为依据，计算出规划年限不同区域卫生资源的配置标准。

2）卫生服务需要需求法。通过调查确定居民的卫生服务需要需求，将其作为资源配置标准的主要依据。制定医疗资源配置标准以需求为基础；制定预防、保健资源标准以需要为基础。有专家认为，服务目标法简便易行，可操作性强，充分考虑了卫生服务需要、需求等相关因素，是省级卫生资源配置标准制定的可行方法。

3）卫生资源/人口比值法。该方法利用信息量最少，简单易行，适用于结构简单、卫生服务需求相对稳定的指标，如大型医用设备的配置。

4）地图标注法。通过在地图上标注卫生资源的分布看其配置的公平性。

3. 优化资源配置的注意事项

优化资源配置是区域卫生规划的核心，也是区域卫生规划的难点与重点。在实际操作中，须注意以下问题：

（1）国家、社会与个人在健康方面的责任。政府投入的卫生资源应主要保证区域内全体居民能够获得公共卫生和基本医疗服务。公共卫生服务主要通过政府筹资，向城乡居民均等化提供。基本医疗服务由政府、社会和个人三方面合理分担费用。特需医疗服务由个人直接付费或通过商业健康保险支付。

（2）政府和市场的关系。卫生资源标准只是提供了卫生资源配置数量的总体方向，但是如何进行资源配置，或对存量资源如何进行调整，则可以充分采用市场手段进行。

（3）存量和增量的关系。传统的计划中，较多地考虑增量的发展。但事实上，卫生事业的发展中既有资源不足的问题，更有分布不平衡、配置不合理的问题。因此在区域规划中要更加关注配置效率。

（4）数量和质量的关系。在满足卫生资源配置标准设定的数量标准的同时，也应重视卫生资源的质量改进，注重资源的发展内涵，从而为人民群众提供高质量的卫生服务。

4. 加强区域卫生规划的权威性

（1）建立统筹规划、协调、全行业管理的机制。成立由政府主管领导、政府有关部门参加的区域卫生规划领导机构。其主要职责是：负责审议区域卫生规划以及规划的实施进度、结果；审议和批准与实施规划有关的重大政策措施；向当地人民代表大会提交有关法规的议案。区域卫生规划要提交当地人民代表大会，按照立法程序经地方人民代表大会批准，形成区域内具有法律约束力的法规，由各级政府组织实施。卫生行政部门建立区域卫生规划领导小组办公室，负责具体制定、实施、监督与协调工作。

（2）建立资源配置的管理和约束机制。政府及卫生行政部门要转变职能，运用行政、法律、经济等手段，对区域内卫生发展实行统一管理、统一监督。对不符合区域卫生规划的新建机构设施不立项、不审批、不补助、不定点、不转诊、就诊医疗费用不予报销。

（3）加强全社会对区域卫生规划的共识。实施区域卫生规划是当前和今后若干年卫生改革的重点，要广泛宣传区域卫生规划的理念，特别是对各级领导和各相关管理部门。要采用媒体、报告会、研讨会、培训班等多种形式，让社会各界和人民群众解放思想、更新观念、排除阻力、达成共识。

（4）建立健全区域内卫生信息系统。区域卫生规划的制定和实施的监测与评价均需要信息的支持，卫生信息系统通过数据的收集、整理、储存、传递和分析，对规划的制定、实施进行监测与评价。各级卫生行政部门要建立健全卫生信息系统，作为区域卫生管理的重要组成部分。

（5）开展区域卫生规划及相关政策的研究和试点。实行区域卫生规划，需要一系列配套的政策和改革措施。要根据卫生改革与发展的精神和要求，结合区域卫生规划的难点和问题，积极探索相关政策和改革措施，在试点的基础上逐步加以推广。

（6）加强区域卫生规划的监督和评价。区域卫生规划的监督和评价贯穿于规划实施的全过程，包括两个层面的含义：一是对区域卫生规划本身实施的监督和评价，即评价是否按照区域卫生规划严格执行，国际上通常从投入、产出和结果三个方面进行评价；二是对区域卫生规划实施后产生的效果进行监督和评价，可细分为对短期结果、中期结果和长期结果进行评价。区域卫生规划的短期结果评价又称为快速评估，侧重于评价政策出台前后各利益集团对区域卫生规划的变化，及如何出台相应政策来配合区域卫生规划的实施。中期结果评价侧重于评价区域卫生规划政策出台后，是否采取了相应的行为和制定相应的配套政策，以推动区域卫生规划的全面实施。长期结果评价从两个层面进行，一是在居民基本卫生服务需求得到满足的前提下，从卫生服务的公平、效率、质量和可持续性等四个方面，评价区域卫生规划是否促进了卫生资源的优化配置；二是评价区域卫生规划政策的实施对居民健康状况的影响。

本章小结

卫生计划是指以卫生资源配置为基础、以提高卫生服务能力为手段、以保护和促进人民健康为目的而制定的一系列行动方案。制定卫生计划应坚持以人为本，以促进人民健康为中心；坚持统筹兼顾、协调发展；坚持公平与效率兼顾，政府主导与发挥市场机制作用相结合；坚持可持续发展；坚持与时俱进。制定卫生计划的基本程序包括形势分析、确定目标和指标、制定策略和方案、确定实施具体措施、编制活动预算、确定活动日程表、监督和评价等。区域卫生规划以满足区域内全民的基本卫生服务需求、保护与增进健康为目的，针对区域内居民健康需求和主要卫生问题，确定区域内卫生发展的目标、模式、规模和速度，统筹规划、合理配置卫生资源，合理布局不同层次、不同功能、不同规模的卫生机构，使卫生总供给和总需求基本平衡，形成区域卫生的可持续发展。实施区域卫生规划是卫生改革和发展的重大举措，是政府对卫生事业进行宏观调控的重要手段，是区域内合理配置和有效利用卫生资源的必然要求。

关键术语

计划　卫生计划　卫生计划制定　区域卫生规划　卫生服务　卫生服务需求　卫生服务利用　卫生服务资源　卫生资源配置　可持续发展　公平　效率

复习思考题

1. 简述卫生计划制定的原则和依据。
2. 根据制定卫生计划的主要程序，结合当地卫生状况，起草一份卫生计划报告。
3. 试述区域卫生规划的概念及意义。
4. 结合新医改方案精神，论述制定区域卫生规划的基本理念。

5. 分析当前我国区域卫生规划的热点和难点。

阅读材料

A 市区域卫生规划的背景资料

一、社会经济发展概况

2008 年，A 市年末户籍总人口 120 万人，比上年增长 0.19%。经济保持平稳较快增长，全年实现地区生产总值 1 530 亿元，比上年增长 14.90%，全市户籍人口人均地区生产总值 127 622 元，比上年增长 19.84%；产业结构进一步优化，第三产业占 GDP 比重创历年新高。全年财政收入 245.02 亿元，比上年增长 28.60%，其中一般预算收入 102.19 亿元，增长 24.11%，财政收入占地区生产总值的比重为 16.01%。城镇居民人均可支配收入 24 214 元，增长 13.04%；农民人均纯收入 11 975 元，增长 12.54%。城镇居民家庭恩格尔系数为 38.42%，农村为 38.97%。

二、居民健康状况

1. 健康主要指标。2008 年人均期望寿命 77.54 岁，其中男性 75.48 岁，女性 79.67 岁。全市人口出生率 7.15‰，死亡率 6.66‰，人口自然增长率 0.49‰。全市孕产妇死亡率 10.19/10 万，婴儿死亡率 3.98‰，5 岁以下儿童死亡率 5.71‰。

2. 传染病发病率。2008 年全市报告法定甲乙类传染病 13 种 2 243 例，传染病总发病率 127.59/10 万，其中病毒性肝炎发病率 17.86/10 万，肺结核发病率 41.92/10 万，肠道传染病发病率 22.70/10 万。

3. 慢性病发病状况。2008 年全市共报告“慢五病”新发确诊患者 15 902 人，其中高血压患者 9 576 人，冠心病患者 566 人，脑卒中患者 1 697 人，糖尿病患者 1 287 人，恶性肿瘤患者 1 907 人。

三、医疗卫生服务状况

1. 预防保健服务。2008 年全市 12 月龄儿童“五苗”覆盖率 99.21%，卡介苗接种率 99.21%，脊灰糖丸接种率 99.94%，百白破三联接种率 99.85%，麻疹疫苗接种率 99.55%，新生儿乙肝全程接种率 99.28%，乙脑疫苗接种率 98.38%，流脑疫苗接种率 97.98%，麻风腮疫苗接种率 96.44%。

2. 妇幼保健服务。2008 年全市孕产妇系统管理率 89.92%，7 岁以下儿童保健管理覆盖率 98.94%，孕产妇死亡率 10.19/10 万，5 岁以下儿童死亡率 5.71‰，婴儿死亡率 3.98‰，出生缺陷发生率 4.12‰，免费婚检率 84%，新生儿病筛查率 95.06%，新生儿听力筛查率 87.68%。

3. 医疗服务。2008 年全市门急诊 471 万人次，其中市级医院门急诊 186 万人次，卫生院门急诊 285 万人次。收治住院病人 19 万人次，实际占用床位 161 万床日，床位使用率 112%，其中市级医院收治病人 9 万人次，实际占用床位 96 万床日，床位使用率 127%；卫生院收治住院病人 10 万人次，实际占用床位 65 万床日，床位使用率 96%。

4. 爱国卫生。在巩固国家卫生城市创建成果的基础上，创建成为省农村改厕先进市。

2002 年建成全国自来水普及工作先进单位，2004 年建成全国亿万农民健康促进行动示范县（区），2005 年建成全国无烟草广告城市。至 2008 年年底，全市共建成 9 个国家卫生镇，5 个省卫生镇，197 个省卫生村以及 1 个全国农村优秀水厂。

5. 卫生行政许可和卫生监督。2008 年共受理、审核、准予各类卫生许可新证 6 105 项，年审卫生许可证 14 802 张。举办多层次、全方位的卫生知识和法律法规培训班 125 期，发放卫生知识培训合格证 57 571 张。全年共调离“六病”患者 259 人，均为乙肝病毒携带者，“六病”患者调离率达 100%。

6. 无偿献血。2008 年全市共有 17 952 人次无偿献血，无偿献血总量达 5 189 990 毫升，占临床用血量的 100%。全市供血 5 010 900 毫升，成分血使用比例 99.4%。

四、医疗卫生资源状况

1. 卫生机构。至 2008 年年底，全市共有各类医疗卫生机构 416 个，其中医院、卫生院 37 个，卫生监督、疾病预防控制、妇幼保健、采供血、卫生职工中专等机构各 1 个，其他卫生事业单位 6 个，诊所、企事业单位医务室、卫生所 176 个，社区卫生服务站 192 个，城区社区卫生服务中心 4 个。

2. 机构病床。全市共有编制床位 3 285 张，实有床位 4 717 张。全市每千人实有病床 3.93 张。

3. 卫生设备。至 2008 年年底，全市卫生系统固定资产总值 110 082 万元，其中：房屋建筑物 58 399 万元，仪器设备 40 957 万元。全市共有万元以上大型医疗设备 3 125 台，其中 CT7 台、MRI2 台、DSA2 台、CR11 台、DR4 台、彩超 48 台。

4. 卫生人力。至 2008 年年底，全市共有卫技人员 6 319 人，其中专业防保人员 153 人；每千人拥有卫技人员 5.27 人，每千人拥有医生 2.61 人，高级职称人员 224 人，中级职称人员 1 185 人，初级职称人员 2 513 人。全市有乡村执业医生 703 人，平均每个社区卫生服务站 3.66 人。

5. 卫生经费。2008 年全市卫生事业经费 9 347.92 万元，占市财政总支出的 1.04%，其中医院经费 1 030.5 万元，卫生院补助 1 743.27 万元，中医事业费 623.7 万元，疾病控制 675.12 万元，卫生监督 754.98 万元，妇幼保健 502.12 万元，教育 292.85 万元，公共卫生专项经费 2 029.7 万元（其中社区卫生服务经费 1 005 万元），其他经费 1 695.68 万元。

A 市医疗卫生机构统计表（1999—2008 年）

年份	人口（万人）	医疗机构数（个）		床位数（张）	卫技人员（人）		千人床位数（张）	千人卫技人员数（人）	千人医生数（人）
			其中：医院、卫生院个数			其中：医生数			
1999	114.59	277	34	3 022	4 681	1 943	2.64	4.08	1.70
2000	115.18	340	34	3 022	4 093	1 995	2.62	3.55	1.73
2001	115.39	356	34	2 846	4 066	2 028	2.47	3.52	1.76
2002	115.78	305	34	3 055	4 076	2 034	2.64	3.52	1.76
2003	116.70	323	33	3 547	4 192	2 202	3.04	3.59	1.89
2004	117.77	314	33	3 834	4 363	2 277	3.26	3.70	1.93

续前表

年份	人口（万人）	医疗机构数（个）		床位数（张）	卫技人员（人）		千人床位数（张）	千人卫技人员数（人）	千人医生数（人）
			其中：医院、卫生院个数			其中：医生数			
2005	118.62	324	35	4 107	4 660	2 377	3.46	3.93	2.00
2006	119.45	471	36	4 383	5 646	2 989	3.67	4.73	2.50
2007	119.77	415	37	4 703	5 911	3 079	3.93	4.94	2.57
2008	120.00	416	37	4 717	6 319	3 109	3.93	5.27	2.59

五、卫生设施空间分布情况

本市医疗卫生规划区域由“一城四片区”组成，分别是中心城区、城东片区、城西片区、城南片区与城北片区。

市域内现有的医疗卫生设施分布不均，市级医疗机构及公共服务设施集中在中心城区，中心城区实有床位2 450张，占到全市总床位数的51.94%。

六、存在问题

1. 疾病防治任务艰巨

近几年来，尽管常见多发传染病得到有效控制，发病率大幅度下降，但部分重大传染性疾病的危害仍很严重，突发公共卫生事件时有发生，防治形势依然严峻。

(1) 传染病流行的因素和环境仍继续存在，肺结核和性传播性疾病逐年上升，甲型H1N1流感防控形势不容乐观，公共卫生应急体系不够健全，应急机制不够完善，硬件设施难以满足应对突发公共卫生事件的需要。

(2) 环境和居民饮食结构改变使慢性非传染性疾病的防治任务加重，恶性肿瘤、心脑血管疾病和糖尿病等已成为危害人民群众健康的主要因素。

(3) 食物中毒事件时有发生，职业危害人数不断上升。食品安全监管力量相对薄弱，监管体制和运行机制还有待于进一步健全和完善，食品加工处理不当、食品交叉污染、食用过期变质食品等食品安全问题还没有得到有效的解决。职业病防治的任务十分艰巨，职业危害直接威胁着广大劳动者的身体健康和生命安全，必须采取切实有效的措施加以预防和控制。

2. 卫生资源配置不尽合理

(1) 机构方面。全市现有医疗机构中规模较大、技术较好、设备较先进的医院大多集中在老城区，而其他四片区则缺乏适度规模的医疗设施，特别是高水平的综合性医院。

(2) 床位方面。由于专业设置、地域分布等因素，现有床位的结构不尽合理。老年性疾病、肿瘤、心脑血管疾病等需求量大的床位显得不足。病人有向市级医院集中的趋势，导致市级医院床位相对紧张，实际开放床位远远超出编制床位。

(3) 专科专病建设方面。主要的市级医疗机构以综合性为主，专科建设主要分布在乡镇卫生院，并且规模小、科研水平和人才建设相对滞后。

(4) 资源配置不合理。一方面名医名科，以及先进技术及设备等各种优势资源集中在人民医院、中医院两家市级医院，基层医疗机构普遍存在发展后劲不足，发展步伐缓慢，卫生人才青黄不接等问题；另一方面，资源投入存在重医疗、轻预防的现象，导致预防保健、农村卫生等工作滞后于医疗事业的发展。

3. 政府资金投入尚显不足

政府对医疗卫生投入不足，如人员经费、基本建设、设备投入、公共卫生专项经费与周边同类城市相比，投入相对偏少。与省、市关于地方财政对公共卫生经费投入的要求相比差距较大。2008 年省、市要求地方财政投入公共卫生经费为 38 元/人，实际投入仅为 19 元/人。2008 年全市医疗卫生单位改建或新建基础设施总投入 1.17 亿元，基本上均由医疗机构自行筹措，添置医疗设备共 4 902 万元，全部由医疗单位业务收入中列支。

4. 医疗卫生队伍建设亟待加强

(1) 医护人员总量相对不足。每千人卫技人员数、每千人医生数与每千人护士数，纵向比较虽有较大提升，但与实际需求相比明显不足。

(2) 医疗卫生队伍结构不尽合理。高层次卫生管理人才、医疗人才、学科带头人、名医名专家数量偏少；全科医师、社区医生和部分专科人才紧缺，尤其在社区卫生服务机构，缺乏医疗和公共卫生相结合的复合型人才。

(3) 卫技人员城乡分布不均。高学历、高层次人才大多集中在市级医疗卫生机构，基层医疗卫生机构低学历、低层次卫技人员仍占较大比例；中医队伍、社区医生面临老化、后继乏人。

(4) 医务人员职业素质有待提高。

5. 社区卫生服务功能有待进一步完善

目前全市 192 个社区服务站还没有真正按照“六位一体”的功能服务于民，乡村医生年龄老化，知识陈旧，整体素质不高，专业技术人才缺乏，社区首诊制、双向转诊制还没有得到有效落实。随着人口老龄化的到来，老年病、慢性病及某些功能障碍性疾病的社区医疗、预防、保健、康复和护理等问题将日益突出。

请依据上述材料，思考以下问题：(1) A 市的卫生发展水平如何？(2) 根据卫生计划的基本理论与技术，为 A 市拟订一份区域卫生规划。

第 6 章

卫生组织管理

6.1 组织概述

6.1.1 组织与组织工作

1. 组织的概念

组织（organization）可以简单地理解为人群的集合体，即根据人们的生理、心理、物质和社会的条件与需要，为了达到共同目标，而集合在一起进行合作的群体。从管理学的角度看，组织是按一定目标形成的权（利）和责（任）的角色结构，是能够合理地协调一群人的活动的单位，它应当包括职权、职责和组织系统结构。根据这些概念，组织具有以下特点：（1）组织必须有自己的共同目标，并把共同目标与组织内个人目标紧密结合起来；（2）组织也是实现自身目标的工具，没有工具就不可能达到预期的目标；（3）为实现组织的目标，组织必须包括不同层次的分工与合作。有分工合作，就需要主管人员进行组织工作，即进行计划和协调。

现代社会组织，包括国家组织、政治组织、经济组织、事业组织，宗教组织、社团组织等，都有自己的目标，同时也都必须是在法律、法规或政策的指导下建立起来的。其中，各级各类卫生组织则是在宪法和有关法律法规的规定下，把保障和促进人民群众的健康作为组织最高目标而设立的，各级卫生行政管理组织、各种卫生专业组织和学术团体组织均有各自的具体目标。同时，随着社会经济的发展，其组织形态和具体目标也在不断变化和调整。

2. 组织工作的内容

任何组织或单位为了实现自己的目标，都必须进行组织工作。所谓组织工作，是指由主管人员设计某种组织结构状态的活动。组织工作的内容包括：（1）制定组织的目标；（2）分解总目标并拟订派生目标，即分目标；（3）确定为实现目标所必须做的业务工作，将其进行分类，并设计出最佳组织结构；（4）根据组织的资源状况，制定出最佳的方案去完成各项业务工作；（5）给各项工作主管人员及各类人员赋予合适的权利和责任；（6）通过职权关系及信息交流系统，将各部分人员的上下左右关系联系在一起，并形成有机的整体。

一个组织或单位的管理者在进行组织工作时，必须全面考虑和认识本组织的特点及其所处的环境，并按系统观点看待和处理每一个具体问题，这样才有可能达到组织所确定的目标。几乎一切组织都是一个开放的社会系统，它由许多分系统（或子系统）所组成（见图6—1），因此，管理者在进行组织工作的过程中对组织中的各个系统的问题都应予以充分的了解和理解。各种卫生专业组织是高智力人才聚集、技术密集型的单位，其工作既需要团结协作、共同努力和发挥集体的智慧，同时又需要充分体现出个性特点和个人价值，因此，作为卫生组织的管理者更应重视和研究组织管理中的问题，尤其应当重视组织中的技术问题和社会心理问题。

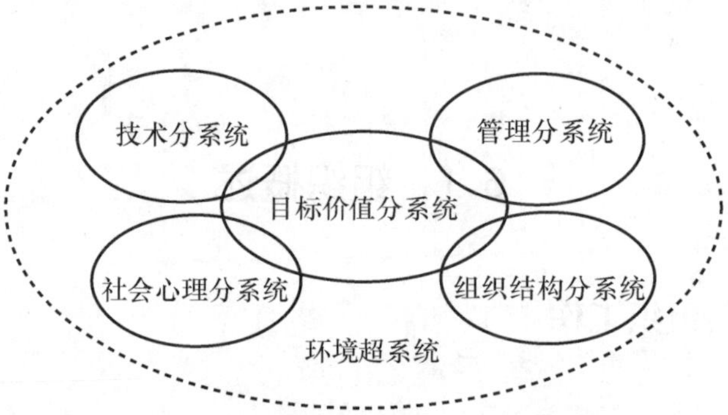

图6—1　组织的整体系统观示意图

（1）目标价值分系统是组织的灵魂。该系统最重要，一个组织必须具有达到社会目标的功能才有生存价值。因此，目标价值分系统是组织存在的前提，组织必须为社会承担某种功能。

（2）技术分系统是组织功能发挥的保证。它是指完成工作所需要的各种知识和技术，取决于组织的任务的性质和要求，而且会不断地变化。技术分系统的形成由各种专业知识、技能的人和设备与设施及其布局所构成。

（3）社会心理分系统是组织发展的动力源。它是指组织内个人与集体的相互作用，包括个人行为与动机的关系、职位或社会地位所起的作用等。社会心理分系统不仅受外部环境的影响，而且受组织内部的任务、技术、结构的影响，尤其与组织中人们的情感、价值观、态度、要求、愿望等有关，这决定了不同组织的社会心理系统之间的差异。所有这些力量的影响使组织在执行任务和进行活动时形成了一定的组织氛围，即精神环境。

（4）组织结构分系统是组织的基础支架。它是组织的结构、职位、规章制度、工作说明、工作规划与程序等各种具体事物的综合。其重点是说明组织的工作任务如何进行分工（差异化）和协作（整体化）的方式方法，同时也包括职位与权利、信息沟通与联络以及工作流程的模式。

（5）管理分系统是组织的大脑与司令部。它是指组织的管理者如何使组织与外部环境发生联系，如何制定目标、拟订计划、设计组织机构和如何建立控制程序。管理分系统的核心是组织领导者的管理行为和管理活动，任何组织或单位都应对自己的组织进行科学的管理，以取得良好的效率和效益。

6.1.2 环境变化与组织改革

按照系统的观点，组织内部存在着上述五个分系统，从而构成完整的组织系统本身。但是，每个组织系统又都是处在一个更大的系统即环境系统之中，因此，把组织外部的环境系统称为环境超系统。

每个组织或单位都处于一定的社会环境和自然环境之中，而环境与组织之间是相互促进、相互制约的。现代社会中环境在不断地变化，组织必须不断调整自己的结构和行为以适应变化了的环境。卫生事业是带有一定福利性的社会公益事业，因此，卫生组织，尤其是直接为社会提供服务的各种医疗卫生机构更容易受到社会经济环境影响，这就要求卫生组织的管理者和成员，在进行与经济体制和社会发展相适应的卫生改革的过程中，认真研究组织之外已经变化或将要变化的各种环境。

1. 组织的环境

（1）社会环境——大环境

1）文化特征。包括历史背景、意识形态、价值观念、社会习惯、传统文化等。不同文化背景的地区和人群，对健康的认识乃至就医行为都有很大的差别，这就要求卫生组织去研究、适应、改造。

2）技术特征。主要指科学技术发展水平。医学科学技术的发展是建立在生物学、化学、物理学等科学技术发展的基础上，如基因工程的发展为医学发展带来广阔前景，但同时也带来许多法律与伦理上的问题。

3）教育特征。指人们文化水平，教育制度的完善程度，专业化程度等。这些因素影响人们的健康水平，对医学人才的培养与成长等也具有重要意义。

4）法制特征。指各种法制管理特点，是最重要的社会环境特征。目前各种法律法规，尤其是卫生法律法规的颁布，要求各种卫生组织如何依法办事。

5）人口特征。包括人口数量、分布、年龄性别构成等。人口学特征与卫生事业管理和发展的关系最密切，不同人口学特征的人群对卫生服务的需求不同、卫生服务的供给也不同。

6）经济特征。包括基本经济结构、经济成分、生产与消费特点等。经济结构的调整与第三产业的发展将有利于医疗卫生事业的发展；经济成分的变化也会给医疗机构产权性质带来冲击；生产消费的变化使人们的生活发生新变化，引起新的健康问题。

7）自然资源特征。指自然资源性质、数量、可用性等。自然资源特征决定了产业结构的特点，也影响着经济发展水平，与医疗卫生密切相关的是职业卫生问题。

8）自然环境特征。包括地理环境和气候条件等。自然环境因素对人类健康与疾病具有重大的影响，各种地方病是环境因素直接影响的结果。

（2）工作环境——小环境。

1）消费者部分。医疗卫生服务的消费或利用取决于这种服务客观存在的需要和消费者可能利用的需求。但医疗服务和公共卫生服务又有很大差别，前者除取决于患者的疾病程度，还取决于医疗单位和医生的医疗行为；而后者面对的是一般人群，所提供的服务利用程度既取决于接受服务单位领导和个人的认识水平，也要取决于法制化管理水平，即公共卫生服务的利用，在很大程度上取决于法律法规的规定，人们往往被动地接受服务。

2）供应者部分。医疗卫生服务机构的供应者包括材料、能源、设备、劳动力的供应，还包括新技术、新信息的供应。

3）竞争者部分。随着医疗卫生体制改革的深入和医疗服务市场的开放，医疗服务的竞争已初露端倪，而公共卫生服务在国家投入力度不大和公益性产品市场机制建立之前尚未形成竞争之势。

4）行政管理部分。具体政策规定、管理制度的严格程度，主要管理者的权力下放程度等都会影响工作环境。

5）技术部分。卫生服务质量与服务水平的高低取决于卫生技术水平的高低，因此，技术是卫生行业内不同专业机构竞争的焦点和关键。

2. 环境对组织工作的影响

（1）环境对组织的影响（见图 6—2）。

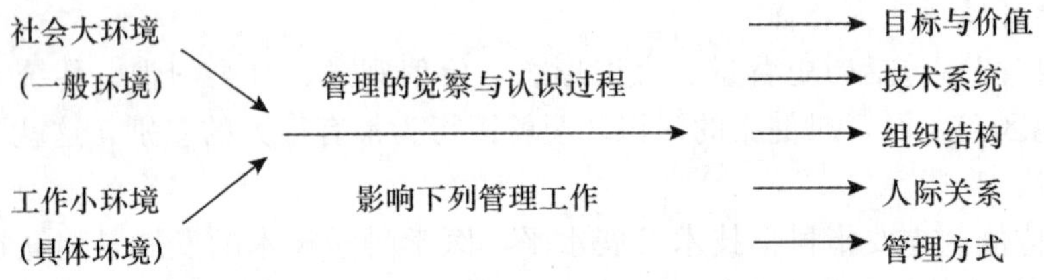

图 6—2　环境对组织的影响

（2）组织对环境变化的适应。任何组织，包括政府机关、事业单位、企业、学校、医院，都在为适应环境而努力。任何组织的管理者或管理部门都不可能完全控制环境，只能去适应和改善环境；同时要改变或改造组织成员的行为方式，以及组织及群体之间的行为方式。组织对变化的环境只能主动地去适应，有条件地选择，逐步改善小环境，不可能改造大环境。目前社会经济大环境在变化，医学模式在变化，人口结构在变化，生活行为在变化，疾病谱和死亡谱在变化，医疗卫生需求在变化，卫生服务技术在变化，国家的有关医疗卫生政策在变化，这一切迫使医疗卫生组织的管理者及其成员在观念、思维方法和行为方式上都必须进行转变，以适应变化了的现实环境，否则卫生系统就会发生生存危机。近年来，一些医疗卫生机构改革的成功经验表明，尤其“新医改”方案和“绩效工资”改革方案等一系列重大改革举措的实施，要求管理者对环境变化的认识必须提高到一个新的水平，尽快改造内部小环境，以适应变化了的大环境。

3. 组织的改革与发展

社会的发展、人类的进步、国家方针的变化等社会大环境时刻都在发生变化。作为社会基本单位的任何组织都必须适应这种变化着的环境，这样才能使组织得以生存和发展。未来组织将具有以下的特点：

(1) 组织将在动荡不定和不断变化的环境中活动;

(2) 组织不得不去适应社会环境中越来越多样化的价值观;

(3) 组织将不断扩展其界线和领域,规模增大,复杂性也增加;

(4) 组织将会更加重视技术和社会预测;

(5) 组织将不断分化其活动方式,因而需要协调更多的问题;

(6) 在积累和利用知识方面将会不断出现问题,智能性活动将会得到更多的重视;

(7) 人们对生活质量会更加关心,生活质量的提高将对人们的满足和生产效率有更大影响;

(8) 管理者在对职能部门的协调活动中所使用的手段,将更多采用说服与建议,而不是个人权威基础的高压强制;

(9) 组织中的每一个成员将具有更大影响力,而不仅仅是个“工具”;

(10) 组织间的接触会越来越多,并将产生新的有效的组织间协调手段;

(11) 计算机在决策中会有更大作用,信息管理的计算机化程度不断增大;

(12) 组织中的个人与群体的价值观、生活、工作作风会更加多样化;

(13) 专业人员与科学家在组织中的比例及影响力会更大;

(14) 目标多样化,组织将不满足于单一目标;

(15) 对组织活动的评价也会更加困难,为了评价将会出现更多的管理技术;

(16) 组织成员主动参与变革计划的主动性会更大,并形成制度。

未来组织在动态性和灵活性增强的同时,由于社会、经济、文化、科学、技术、环境等的变化,组织活动的风险性也会越来越大。为了适应这些变化和抵御各种风险,组织管理的创造性也将在改革中不断提高。

6.2 组织结构设计与运转

6.2.1 组织结构的概念

组织结构是表现组织各部分排列顺序、空间位置、聚集状态、联系方式以及各要素之间的相互关系的一种模式。组织结构完善与否,直接影响到组织目标的实现。组织结构在管理系统中起着框架的作用,它是执行管理和经营任务的体制,以保证系统中的人流、物流、信息流的正常流通,使组织目标的实现成为可能。

6.2.2 组织结构的设计

1. 组织结构设计的内容

(1) 管理层次。由于管理宽度的原因,使组织出现了层次结构,以达到管理的及时有效。应根据组织的目标任务,结合管理人员的能力来确定适宜的管理宽度,使成员的主动性、创造性能得到充分的发挥。

(2) 部门设置。为保证组织目标的实现,必须使组织和成员按专业进行分工,设置不同的部门。部门划分要粗细适当，每个部门都应有明确的职责和足够的工作量，并与它承担的任务相适应。

（3）职权划分。职权的划分使每个管理人员都拥有为完成任务所必需的职权，并承担相应的责任，即权责相称。为提高管理效率，强调统一指挥，每个人只能接受一个直接上级的指挥，并对其负责，从而明确职责关系。

2. 组织结构设计的原则

组织结构是为实现组织目标服务的，因此，组织结构的设计必须以"事"为中心。一是要坚持精简原则，组织机构的设置应以组织活动的性质、任务的需要来确定，做到每个部门和层次都是实现组织目标所必需的。同时，精简要以能完成任务为前提，不能简单地以层次和人数的多少而定，应根据管理工作量的大小，来确定组织的规模。二是要坚持统一原则，组织结构的层次、部门的设置应统一于组织目标，要遵守统一的指挥。三是要坚持效能原则，组织结构必须是效率和效果的统一，不仅能实现组织目标，即取得效果，而且能以最少的代价实现组织目标，也就是要有效率。

3. 组织结构设计的表达方式

组织结构设计的表达方式有组织图，职位说明书和组织手册。组织图又称为组织树，它是用图形的方式来表示组织内的职权关系和主要职能。组织图的水平形态显示分工和部门化的分组关系，垂直形态显示权力和责任的关系。职位说明书包括职位名称、主要职能、职责、执行此职责的职权，以及与组织内其他职位的关系和与外界人员的关系。组织手册是组织图与职位说明书的综合，说明组织内主要部门的职权与职责，每个职位的主要职能及其职权、职责，以及主要职位间的相互关系。

6.2.3 组织结构的划分

1. 组织结构的层次划分

（1）管理宽度。主管人员要想有效地领导下属，就必须考虑究竟能直接有效管辖多少下属的问题，即管理宽度。管理宽度是指主管人员有效地监督、管辖直接下属的人数。随着管理工作增加以及人员之间关系的复杂化，要增加管理宽度，就会带来更多新的工作和问题，而且要求管理者以更多的时间和精力来处理，并提高其自身的能力。现代心理学研究证明：对于大多数人来说，同时考虑两个以上问题时，思维效率将大大降低。影响管理宽度的主要因素有：

1）主管人员与其下属双方的能力。能力较强的主管人员，能在不降低管理效率的前提下，适当扩大管理宽度。而受过良好训练的下属，所需的监督比较少，自主能力强，也可增加主管人员的管理宽度。

2）计划的好坏。良好的计划可以使成员明确各自的目标和任务，减少主管人员指导及控制的时间，从而增加管理宽度。

3）面对问题的性质。主管人员如果面临的是处理日常事务，有固定的程序和解决办法，就可以加大管理宽度。若其面临的问题较复杂和困难，或涉及方向性、战略性的问题，则其直接管辖的人数不宜过多。

4）工作任务的协调性。如果工作任务相似，协调量较小，可以增大宽度。

5）授权的程度。适当的授权可减少管理人员的监督时间和精力，使其管辖人数增加。权责分明也有助于办事效率的提高。

6）下属人员的分散度。下属人员如果集中，沟通容易，控制较有效，管理宽度可以加大。

（2）管理层次。在管理者的精力和时间允许的范围内，增加管理宽度，不会降低有效性。但当超过一定限度时，管理效率随之下降，此时就必须增加一个管理层次。通过委派给下一级主管人员来减轻上层主管人员的负担，如此便形成了管理层次的结构。组织管理层次的多少并非凭主观任意而定，而应根据组织的任务量和组织规模大小来确定。层次的增加必然带来相应的沟通、联系的问题，进而影响管理的效率，所以层次的划分应以层次最少为原则。

在组织人数一定的情况下，管理层次与管理宽度呈反比关系。即较大的宽度意味着较少的层次，较小的宽度意味着较多的层次。按照管理宽度与管理层次的不同情况，形成扁平结构和直式结构，这两种结构各有其优缺点。

1）扁平结构。管理层次少而管理宽度大的结构。扁平结构有利于缩短上下级之间的距离，纵向沟通速度快，层次少而费用低。由于宽度大，被管理者具有较大自主性、满意感。但协调性差，平行部门间沟通少，上级对下级的监督控制相对薄弱。

2）直式结构。管理宽度小而管理层次多的结构。直式结构的优点是分工明确，上下级易于协调。但随着层次的增多，所需人力与财力增加，管理成本增加，也不利于信息的交流和传递。层次间的协调性较差，有时权责不明确，出现互相推诿的现象，并会影响到下级人员的主动性，不利于充分发挥其创造性。

管理层次一般可以分为上、中、下三层，各个层次都应有明确的分工。上层的主要职能是从组织整体利益出发，对组织实行统一指挥和综合管理，制定组织目标和方针等，也称为战略规划层。中层的主要职能是为了保证目标的实现，拟订实施方案，协调下级活动，按部门分配资源，评价活动成果等，又称为经营管理层。下层的主要职能是按照规定的计划，来协调基层人员的活动，保证计划的实现，也称为操作层。

（3）机械式组织和有机式组织。机械式组织也叫官僚行政组织，通过实施常规化、标准化和专业化的规则条例，要求下级只接受上级的指挥和监督，并保持非人格化的直式结构。机械式组织比较僵硬，但具有稳定性和可预见性的优点。有机式组织又称适应性组织，强调组织的低复杂性、低正规化和分权化，与机械式组织形成鲜明的对照。有机式组织是一种松散、灵活的具有高度适应性的组织形式。由于有机式组织不具有标准化的工作和规则条例，所以能够根据需要做出迅速的调整（表 6—1）。

表 6—1　　机械式组织和有机式组织的比较

机械式组织	有机式组织
● 严格的层级关系	● 合作（纵向和横向）
● 固定的职责	● 不断调整的职责
● 高度的正规化	● 低度的正规化
● 正式的沟通渠道	● 非正式的沟通渠道
● 集权的决策	● 分权的决策

资料来源：［美］Stephen P. Robbins：《管理学》（第四版），北京，中国人民大学出版社，1999。

2. 组织结构的部门设置

部门设置的目的在于确定组织中各项任务的分配以及责任的归属，使组织分工合理，职责分明，有效地达到组织目标。部门的设置方法通常包括：

（1）按人数设置。这是最原始、最简单的设置方法，按人数的多少来建立部门，如军队设置师、营、连、排等。

（2）按职能设置。应用最普遍的设置方法，按专业化的原则，以工作或任务的性质为基础设置部门，如综合性医院设置内科、外科、医技科等。

（3）按服务对象设置。按组织服务对象的不同类型来设置部门，如医疗服务体系中设置儿童医院、妇产医院、老年病院等。

（4）按地区设置。对于地理位置较分散的组织，可以按地区设置部门，如医疗机构的设置就必须顾及地域布局，县设人民医院，乡镇设卫生院等。

（5）按设备设置。按设备的类型或功能设置部门，常与其他设置方法结合起来使用，优点是充分发挥设备的效益，并且维护运用更为方便，如医院设置心电室、脑电室、放射科等。

3. 组织结构的职权划分

职权是指在职务范围内的管理权限，它来源于职位，是职位权力的体现。组织通过职权将各个部门联成一个整体。职权的大小与职位的高低基本是一致的，职权的大小和范围是固定的，而且职权是非人格化的，不会因为人员的变更而使职权产生变化。职位、职权、职责是统一的。管理人员处于某一职位时，就拥有相应的职权，必然也要负相应的职责。职权与职责都是针对任务而言的，这二者也是相等的，完成某一任务就是与一定职权相对应的职责要求，职责是职权的本质内容。在组织中，通常存在着三种类型的职权：

（1）直线职权。直线职权是指直线人员所拥有的作决策、发布命令等权力，通常所说的指挥权就是指直线职权。直线人员是指能领导、指挥、监督下属的人员，如医院的院长、工厂的厂长等。直线职权具有强制性、命令性，要求下级必须遵照执行，做到令行禁止。

（2）参谋职权。参谋职权是指参谋所拥有的辅助性职权，主要是为直线人员提供咨询、建议等的权力。参谋可以是个体，也可以是群体。个体参谋即参谋人员，是直线人员的咨询、建议人，协助直线人员行使直线职权，但本身并没有指挥权。群体参谋一般是参谋部门或组织，如智囊团等，聚集了一些专家，发挥集体智慧，协助直线人员作决策，开展各项管理工作。

（3）职能职权。职能职权是指参谋人员或部门所拥有的原属直线人员的那部分权力，介于直线职权与参谋职权的中间，可以看做是职权关系中的一个特例，如医院的医疗副院长、后勤副院长等。职能职权是专业化管理和分权的结果，是为了改善管理的效率，但同时也打破了统一指挥的格局。在参谋人员拥有职能职权的情况下，直线人员不但要接受上一级直线人员的直线职权的领导，而且在某职能领域内也要受到职能职权的影响。所以，处理不当就会导致多头指挥的问题，影响到管理工作。职能职权必须以有限度、不失控为原则。

6.2.4　组织结构的运转

为了使组织结构能有效地运转起来，需要正确处理好集权与分权、个人管理与集体管理、灵活性与稳定性等系列关系。

1. 集权与分权

在组织工作中，职权是应该集中一些，还是分散到整个组织中去，对管理工作的影响是非常大的。职权的集中与分散是一个相对的概念，不存在绝对的集权或绝对的分权。由于组织结构中层次与部门分设，就决定了任何一个组织中都存在着一定程度的职权集中与分散。为了加强组织各部分之间的协调配合，有效地利用各种资源，提高管理效率，就需要集中统一的指挥，所以集权是社会化大生产保持统一性和协调性的需要。同时，由于管理业务的复杂多变，组织规模的增大与层次的增加，以及局部情况的特殊性，这又要求对局部实行分权的管理。这也有利于调动下属的积极性，保证上级管理人员的精力集中到重大问题的决策上。可以看出，集权与分权是两个相辅相成的部分，是现代管理中不可缺少的两个方面，目的都是为了更好地实现组织目标，关键在于如何把握集权与分权的适宜度。

2. 个人管理与集体管理

个人管理也称为个人负责制，是指整个组织的最高决策权集中于一位主管人员，由他对整个组织负责。个人管理的优点是权力集中，职责明确，所以作决策比较快，行动迅速，提高了管理效率，不容易出现权责分离的缺陷。但由于个人的知识、能力、精力是有限的，难免有考虑不周、决策不当的时候，会给组织带来损失。而且，个人管理有时容易导致专制或滥用职权现象。

集体管理也称为委员会制，是指组织中的最高决策权交给两位以上的主管人员，由集体对组织负责。集体管理是把权力分散到一个集体中，是职权在最高决策层的分配。集体管理与分权不同，分权是职权在不同管理层次上的分配，集体管理则是职权在同一管理层中的分配。通过集体管理，能够集思广益，考虑问题更全面，做出的决策也能代表各方面的利益，防止职权过于集中而出现专制或滥用职权的现象。集体讨论中互相交流情况，有利于沟通联络，而且大家都参与到管理中，能够激发积极性。但集体管理也有一些缺陷：做出决策较迟缓，管理效率相对较低；由于是集体负责，使个人的责任感不够强，容易造成互相推诿；管理效果是集体领导的结果，有时很难考核每个管理者的绩效。

3. 稳定性与灵活性

在组织结构的运转过程中，既应保持组织结构的稳定性，又应注意组织内外条件的变化，对组织结构进行调整，保持灵活性。

组织作为一个系统，必须维持一种相对的平衡状态，即要有稳定性。一般情况下，组织越稳定，管理效率就越高。组织结构不能频繁调整，更不能“朝定夕改”，否则会影响管理工作的正常运行。因此，维护组织结构的稳定性，是组织工作的一个重要原则。

同时，组织又是整个社会系统的一个子系统，是一个开放的系统，不断地与外部环境进行信息、材料的交换，从而保持组织在社会中存在的价值。这就要求组织要有灵活性，根据内外条件的变化和要求，对组织结构进行适应性调整，包括对组织内各要素及相互关系进行调整，也包括建立新的组织结构的过程。通过组织结构的变革，使组织对内、对外建立新的平衡。

保持组织结构的稳定性与灵活性是组织结构运转过程中的一个重要问题。为使组织工作取得好的成效，就要处理好稳定性与灵活性的关系。既要重视组织结构的稳定性，又要注意影响组织结构的内外环境因素的变化，及时进行组织结构的变革。

6.3 卫生行政组织

6.3.1 卫生行政组织体制概述

行政是政权职能的执行，是有规划的、有组织的行政管理活动。行政组织是行使国家权力，管理公共事务的政府组织或得到授权的相关机构，通过权责和任务分配、层次结构、人员安排而形成的国家行政机关的完整体系。行政组织体制是指行政机关构成体系的法制化和制度化，即国家为执行政务、履行行政职能、按照有关法规规定的原则、制度与程序所形成的国家行政管理机构体系。

卫生行政体制是国家行政体制的重要组成部分，它是按照一定的法律程序建立起来的，负责贯彻实施党和政府的卫生工作方针政策，主管全国和地方卫生工作，编制卫生事业发展规划，制定医药卫生法规并对卫生法律法规的实施进行监督检查的组织。可见，卫生行政组织在卫生事业管理活动中起着主导性的关键作用。

1. 卫生行政组织体系

我国政府组织法规定，国家卫生行政机构按行政区划设立。从中央到省（自治区、直辖市）、地（市）、县（区）各级人民政府均设有卫生行政机构，这种设置与国家政权机构相一致，并在各级政府领导及上级卫生行政机构的指导下，负责辖区内的卫生行政工作。在我国，中央设卫生部，省（直辖市、自治区）设卫生厅（局），地（市）和县（区）设卫生局。

（1）卫生部。卫生部是国务院的一个组成部门，是主管全国卫生工作的最高卫生行政领导机关。它负责实施党和政府的卫生工作方针政策，组织医疗卫生人员开展防病治病工作，保护人民身心健康，提高全民族的身体素质。1949 年 11 月，在北京成立了中央人民政府卫生部。1954 年 11 月，改称中华人民共和国卫生部，简称卫生部，在国务院领导下，负责组织和领导全国卫生工作。目前，卫生部设有 15 个业务司（局）。

（2）省、自治区、直辖市卫生厅（局）。省、自治区、直辖市人民政府设卫生厅（局），卫生厅（局）一般下设办公室、医政处、疾病控制处、卫生监督处、中医处、科教处、农卫处、基层卫生与妇幼保健处、人事处、规划财务处等，有些卫生厅（局）还有外事处、地方病办公室，也有些卫生厅（局）按卫生部的结构进行了处室调整。

（3）市（地）卫生局。行政公署（地区）系省、自治区的派出机关，也设卫生局负责所辖区内的卫生行政工作。1983 年以来，许多省市实行地区与市合并，卫生行政机构也相应合并，成立地级市卫生局，内部机构设置与省卫生厅（局）基本一致。

（4）县（区）卫生局。县（区、县级市）人民政府设卫生局，管理本县（区）卫生行政工作。县级卫生局内部机构设置较少，一般只有办公室、人事科、医政科、预防保健科等。县级卫生局的工作重点是抓好农村卫生工作，负责全县基层卫生组织建设，具体实施防治疾病规划和各项卫生法规，改善农村卫生面貌等。但随着社会经济发展，特别是沿海发达地区城乡二元结构逐渐消失，城市化进程加快，县级卫生局将越来越多地承担社区卫生管理的责任。

2. 卫生行政组织的表现形式

卫生行政组织（机关）的表现形式主要是指组织的隶属关系、职权范围、机构设置及人员编制等内容。

（1）隶属关系。隶属关系说明卫生行政机关在行政体制中的地位、设置的法律依据。主要是具体说明在卫生行政系统中的上、下级机关的关系，并由此产生的领导与被领导、命令与服从的关系。这种隶属关系，一般是伴随着各级政府组织法而确立其法定地位。

（2）职权范围。卫生行政机关的设置，必有其主管事项、行政权力的范围，这是法定的职权。因此，必须明确地规定其职权与范围，作为机关行使职权的法律依据。这些规定一般都由政府做出决定，如卫生部“三定方案”的职权范围是国务院决定的。

（3）机构设置。卫生行政机关内部应设置的机构、机构的等级及名称等。通常依据各机关地位的高低、组织的大小及职权的范围来规定。例如，卫生部内设司（局）级、处（室）级机构；省卫生厅（局）内设处（办）及科（室）等机构。

（4）人员编制。卫生行政机构职权的行使有赖于行政工作人员。人员的数量、职称及配置称为人员编制。各机关人员的编制，常因各机关的地位、职权及经费预算等因素而不同。凡是经编制机关批准的人员编制，均不得擅自扩编、任意超编。

3. 卫生行政组织的设置原则

（1）法制化原则。卫生行政组织是行使国家卫生行政权力的主体，它的设立、撤销或合并必须依法进行。坚持法制化原则，一方面是为了保证卫生行政组织的合法性和权威性，另一方面也是为了防止机构和人员的随意增删，保证卫生行政机构的精干和效能。《中华人民共和国宪法》、《中华人民共和国国务院组织法》、《中华人民共和国地方各级人民代表大会和地方各级人民政府组织法》等，对我国各级政府应设立的卫生行政机构，以及机构的目标、任务、性质、地位、职权、人员编制、内部结构、领导制度等都有明确的规定和说明。同时，按照法律规定的程序设置卫生行政机构，也是保证卫生行政机构合法性的重要环节。

（2）完整统一的原则。行使国家卫生行政事务的卫生行政组织系统，必须结构合理，功能完整。卫生组织的职能目标必须完整统一，明确清晰。各级卫生行政机构必须是整个卫生行政系统的一部分，必须明确各级卫生行政机构的纵横向地位。卫生行政管理活动包括政策、执行、咨询、监督和信息反馈等活动。因此，必须具备现代行政组织体系的四大特点：1）高度灵敏的信息机构；2）科学民主的决策机构；3）精干高效的执行机构；4）坚强有力的监督机构。

（3）精干效能的原则。精干是指卫生行政机关内部机构设置的数量与规模要精干，即以较少的机构、人员和财物投入完成较多的工作任务。一个机构的职能、任务决不能分解为两个乃至若干个机构的职能、任务。效能是指卫生行政机关有效的程度，或完成卫生行政管理目标的能力。精干与效能相联系，是指卫生行政机构的人、财、物、技术、信息、时间等资源的投入与其工作绩效之间实现最优化。

（4）权责一致的原则。责任是设置行政机构的依据之一，也是行政机构运行的核心问题。权限则是承担责任、履行责任的前提与基础条件。责权分离必然导致责权落空，二者统一结合，便形成了机构的职能。因此，卫生行政机关的设置与管理必须在明确责任的同时，明确权限与职能，实现职、责、权的统一。

（5）管理宽度与层次优化原则。管理宽度与管理层次成反比，与管理的难易成正比。必须根据管理宽度要适当，管理层次要简化的原则，恰当地确定管理宽度和授权，使卫生行政组织的纵向层次尽量减少，行政职级间距尽量缩短。这样才能有效地加强卫生行政机关的管理，不断提高管理效率。

（6）协调一致的原则。卫生行政内部机构之间应有良好的分工与合作。在设置卫生行政机构时，必须建立科学的沟通渠道和沟通方式，最大限度地降低或减少行政信息的损耗，使行政组织体系统一运行。通过各卫生行政机构的协调一致，去实现卫生组织系统的根本目标。

（7）服务性的原则。现代行政管理的本质是一种社会服务性的事业。卫生行政机构的设置与管理，必须有助于卫生服务事业的发展和适应卫生服务的需求，绝不能将部门利益作为卫生行政管理的目标，成为社会的负担与卫生工作的障碍。“为人民服务”是卫生行政机关的最高原则。

（8）民主化的原则。卫生行政机构的设置与管理，必须充分民主化。在民主的基础上，进行科学的论证、分析，是卫生行政机构设置与管理科学化的基本前提。

6.3.2 卫生部

1. 卫生部的职能转变

卫生部按照国民经济与社会发展总体规划和卫生工作的方针，行使对全国卫生工作的宏观管理和业务指导。围绕卫生工作战略重点，统筹兼顾，协调发展全国卫生事业，防病治病，提高人民健康水平。重点加强政策法规，综合规划，监督执法和信息服务等工作。使事业单位逐步实现自主管理，弱化和减少对部属事业单位不必要的行政干预，逐步过渡到目标管理，采取合并或挂靠等方式逐步减少部属事业单位的机构数。将有关辅助性，技术性，服务性的工作，委托或授权有关学会、协会及事业单位承办。

1998年，国务院对卫生部的主要职能调整如下：（1）将药政、药检职能交给药品监督管理局；（2）将国境卫生检疫、进口食品口岸卫生监督检验职能交给出入境检验检疫局；（3）将医疗保险职能交给劳动和社会保障部；（4）将卫生建设项目的具体实施、质量控制规范的认证、教材的编写、专业技术的培训及考试和卫生机构、科研成果、相关产品的评审等辅助性、技术性及服务性的具体工作，交给事业单位和社会团体。

2004年，卫生部根据当时卫生工作的需要，尤其根据2003年“非典”的爆发流行和农村卫生工作的特点，重新增设和恢复了农村卫生管理司、卫生应急办公室和政策法规司，业务司（局）由原来的10个增加为13个。

2008年，国务院机构改革方案确定，食品药品监督管理局改由卫生部管理。卫生部承担食品安全综合协调、组织查处食品安全重大事故的责任，牵头建立食品安全综合协调机制。同时为了配合新医改的实施，卫生部增设了医疗服务监管司和药物政策与基本药物制度司，加强医疗服务监督和基本药物制度建设，业务司（局）增加到15个。

2. 调整后卫生部的主要职责

（1）推进医药卫生体制改革。拟订卫生改革与发展战略目标、规划和方针政策，起草卫生、食品安全、药品、医疗器械相关法律法规草案，制定卫生、食品安全、药品、医疗器械规章，依法制定有关标准和技术规范。

（2）负责建立国家基本药物制度并组织实施，组织制定药品法典和国家基本药物目录。组织制定国家药物政策。拟订国家基本药物采购、配送、使用的政策措施，会同有关部门提出国家基本药物目录内药品生产的鼓励扶持政策，提出国家基本药物价格政策的建议。

（3）承担食品安全综合协调、组织查处食品安全重大事故的责任，组织制定食品安全标准，负责食品及相关产品的安全风险评估、预警工作，制定食品安全检验机构资质认定的条件和检验规范，统一发布重大食品安全信息。

（4）统筹规划与协调全国卫生资源配置，指导区域卫生规划的编制和实施。

（5）组织制定并实施农村卫生发展规划和政策措施，负责新型农村合作医疗的综合管理。

（6）制定社区卫生、妇幼卫生发展规划和政策措施，规划并指导社区卫生服务体系建设，负责妇幼保健的综合管理和监督。

（7）负责疾病预防控制工作，制定实施重大疾病防治规划与策略，制定国家免疫规划及政策措施，协调有关部门对重大疾病实施防控与干预，发布法定报告传染病疫情信息。

（8）负责卫生应急工作，制定卫生应急预案和政策措施，负责突发公共卫生事件监测预警和风险评估，指导实施突发公共卫生事件预防控制与应急处置，发布突发公共卫生事件应急处置信息。

（9）起草促进中医药事业发展的法律法规草案，制定有关规章和政策，指导制定中医药中长期发展规划，并纳入卫生事业发展总体规划和战略目标。

（10）指导规范卫生行政执法工作，按照职责分工负责职业卫生、放射卫生、环境卫生和学校卫生的监督管理，负责公共场所和饮用水的卫生安全监督管理，负责传染病防治监督。

（11）负责医疗机构（含中医院、民族医院等）医疗服务的全行业监督管理，制定医疗机构医疗服务、技术、医疗质量和采供血机构管理的政策、规范、标准，组织制定医疗卫生职业道德规范，建立医疗机构医疗服务评价和监督体系。

（12）组织制定医药卫生科技发展规划，组织实施国家重点医药卫生科研攻关项目，参与制定医学教育发展规划，组织开展继续医学教育和毕业后医学教育工作。

（13）指导卫生人才队伍建设工作，组织拟订国家卫生人才发展规划，会同有关部门制定卫生专业技术人员资格标准并组织实施。

（14）组织指导卫生方面的国际交流合作与卫生援外有关工作，开展与港澳台的卫生合作工作。

（15）负责中央保健对象的医疗保健工作，负责中央部门有关干部医疗管理工作，负责国家重要会议与重大活动的医疗卫生保障工作。

（16）承担全国爱国卫生运动委员会和国务院防治艾滋病工作委员会的具体工作。

（17）承担国务院交办的其他事项。

3. 卫生部的内设机构和职责

（1）办公厅。负责文电、会务、机要、档案等机关日常运转工作以及安全保密、政务公开、来信来访、卫生统计、新闻发布等工作。

（2）人事司。拟订全国卫生人才发展规划和政策并指导实施；承担机关和直属单位的人事管理工作；会同有关方面拟订各类卫生专业技术人员资格标准并组织实施；组织指导卫生管理干部岗位培训工作。

（3）规划财务司。拟订卫生事业中长期发展规划，推动区域卫生规划工作；统筹规划与协调全国卫生资源配置，管理大型医用装备的配置；提出医疗服务价格、药品价格、基本医疗保险费用结算等政策的建议；组织拟订国家卫生装备管理办法和标准；拟订药品和医疗器械采购相关规范。

（4）政策法规司。起草卫生法律法规草案，组织拟订卫生政策和标准；起草部门规章；承担机关有关规范性文件的合法性审核工作；承担有关行政复议和行政应诉工作。

（5）卫生应急办公室（突发公共卫生事件应急指挥中心）。拟订卫生应急和紧急医学救援规划、制度、预案和措施；指导突发公共卫生事件的预防准备、监测预警、处置救援、分析评估等卫生应急活动；指导地方对突发公共卫生事件和其他突发事件实施预防控制和紧急医学救援；组织实施对突发急性传染病防控和应急措施；对重大灾害、恐怖、中毒事件及核事故、辐射事故等组织实施紧急医学救援；发布突发公共卫生事件应急处置信息。

（6）疾病预防控制局（全国爱国卫生运动委员会办公室）。拟订全国重大疾病防治规划、国家免疫规划和严重危害人民健康的公共卫生问题的干预措施并组织实施，完善重大疾病防控体系，防止和控制疾病的发生和疫情的蔓延；承担发布法定报告传染病疫情信息工作；承办全国爱国卫生运动委员会、国务院防治艾滋病工作委员会的具体工作。

（7）农村卫生管理司。承担综合管理农村基本卫生保健和新型农村合作医疗工作，拟订有关政策、规划并组织实施；指导全国农村卫生服务体系建设和乡村医生相关管理工作；监督指导农村卫生政策的落实。

（8）妇幼保健与社区卫生司。拟订妇幼卫生、社区卫生、健康教育的政策、规划、规范并组织实施；拟订妇幼卫生技术标准；对妇幼保健实施监督管理，牵头组织预防和减少出生缺陷与先天残疾工作。

（9）医政司。拟订医疗机构、医疗技术应用、医疗质量和服务、采供血机构管理等有关政策、规范、标准，并组织指导实施；拟订医务人员执业标准和服务规范；指导医院药事、临床重点专科建设、医院感染控制、医疗急救体系建设、临床实验室管理等有关工作；参与药品、医疗器械临床试验管理。

（10）医疗服务监管司。承担医疗机构医疗服务的监管工作，建立医疗机构医疗质量评价和监督体系，组织开展医疗质量、安全、服务、财务监督和评价等工作；建立健全以公益性为核心的公立医院监督制度，承担推进公立医院管理体制改革工作。

（11）食品安全综合协调与卫生监督局。组织拟订食品安全标准；承担组织查处食品安全重大事故的工作；组织开展食品安全监测、风险评估和预警工作；拟订食品安全检验机构资质认定的条件和检验规范；承担重大食品安全信息发布工作；指导规范卫生行政执法工作；按照职责分工，负责职业卫生、放射卫生、环境卫生和学校卫生的监督管理；负责公共场所、饮用水等的卫生监督管理；负责传染病防治监督；整顿和规范医疗服务市场，组织查处违法行为；督办重大医疗卫生违法案件。

（12）药物政策与基本药物制度司。承担建立国家基本药物制度并组织实施的工作，组织拟订药品法典和国家基本药物目录；组织拟订国家药物政策；拟订国家基本药物的采购、配送、使用的政策措施，会同有关方面提出国家基本药物目录内药品生产的鼓励扶持政策，提出国家基本药物价格政策的建议。

（13）科技教育司。拟订医药卫生科技发展规划；组织实施国家重点医药科研攻关项目；指导医疗卫生方面的技术推广和科学普及工作；组织研究医学卫生技术标准；承担医药卫生实验室生物安全的监督管理工作；组织指导卫生专业技术岗位培训工作；承担组织开展继续医学教育和毕业后医学教育工作。

（14）国际合作司（港澳台办公室）。承担组织指导卫生方面的政府与民间的多双边合作交流和卫生援外有关工作；组织协调我国与世界卫生组织及其他国际组织在医学卫生领域的交流与合作；承担与港澳台的卫生合作工作。

（15）保健局。拟订并组织实施中央保健工作方针政策与规划；承担中央保健对象和在京中央国家机关及有关单位医疗照顾对象的医疗保健工作；承担国家重要会议与重大活动的医疗卫生保障工作；负责重要外宾的医疗安排。

4. 卫生部的其他事项

（1）管理国家食品药品监督管理局和国家中医药管理局。

（2）食品安全监管的职责分工。卫生部牵头建立食品安全综合协调机制，负责食品安全综合监督。农业部负责农产品生产环节的监管。国家质量监督检验检疫总局负责食品生产加工环节和进出口食品安全的监管。国家工商行政管理总局负责食品流通环节的监管。国家食品药品监督管理局负责餐饮业、食堂等消费环节食品安全监管。卫生部承担食品安全综合协调、组织查处食品安全重大事故的责任。各部门要密切协同，形成合力，共同做好食品安全监管工作。

（3）食品生产、流通、消费环节许可工作监督管理的职责分工。卫生部负责提出食品生产、流通环节的卫生规范和条件，纳入食品生产、流通许可的条件。国家食品药品监督管理局负责餐饮业、食堂等消费环节食品卫生许可的监督管理。国家质量监督检验检疫总局负责食品生产环节许可的监督管理。国家工商行政管理总局负责食品流通环节许可的监督管理。不再发放食品生产、流通环节的卫生许可证。

（4）职业卫生监管的职责分工。卫生部负责起草职业卫生法律法规草案，拟订职业卫生标准，规范职业病的预防、保健、检查和救治，负责职业卫生技术服务机构资质认定和职业卫生评价及化学品毒性鉴定工作。国家安全生产监督管理总局、国家煤矿安全监察局负责作业场所职业卫生的监督检查工作，负责职业卫生安全许可证的颁发管理，组织查处职业危害事故和有关违法违规行为。卫生部、国家安全生产监督管理总局、国家煤矿安全监察局按照职责分工，建立完善协调机制，加强配合，共同做好相关工作。

（5）由卫生部会同国家食品药品监督管理局适时推进食品安全监管队伍整合。

6.3.3 国家中医药管理局

新中国成立初期，卫生部医政处内设置中医科。1954 年卫生部单独成立中医司，分管中医管理工作。中药材管理则由商业部、供销总社管理。1957 年国务院决定中药材经营管理由卫生部统一领导，至 1963 年又交回商业部管理。1978 年建立了国家医药管理总局，中西药全由总局管理。1986 年国务院批准设立国家中医管理局，归口卫生部，1988 年改称国家中医药管理局，仍归口卫生部。同时将原有国家医药管理局管理的中药业务划归中医药管理局管理。

6.3.4 国家食品药品监督管理局

1955 年商业部成立了中国医药公司和中国药材公司，分别管理中西药的收购与销售，并负责部分中药材加工，1957 年交给卫生部，1963 年又划归商业部，后又划归化工部管理。1953—1955 年，轻工业部负责医疗器械的生产与销售。1957—1978 年，由卫生部设立的医疗器械工业公司负责医疗器械的产、供、销。1964 年化工部成立了中国医药工业公司，管理化学药品和医疗器械的生产与供应。1978 年国务院决定成立国家医药管理局，将商业部、化工部、卫生部的有关部门和职能合并划归国家医药管理总局，总局直属国务院，由卫生部代管。1982 年国家医药管理总局改为隶属国家经委，1989 年国家经委撤销后改为国务院直属局，1998 年更名成立国家药品监督管理局，卫生部的药政局、药品与生物制品鉴定所、药典会等都划归国家药品监督管理局。2003 年在原国家药品监督管理局的基础上组建了国家食品药品监督管理局。2008 年国家食品药品监督管理局改由卫生部管理。

6.3.5 国家人口和计划生育委员会

1962 年之前，计划生育工作由卫生部妇幼卫生处兼管。1962 年妇幼卫生司单独设立计划生育处，分管有关工作。同年，国务院成立了计划生育办公室。1971 年卫生部将计划生育工作下放给中国医学科学院。为加强计划生育工作，1973 年国务院成立了计划生育领导小组，下设的办公室人员编制和地点均在卫生部，1978 年改由卫生部代管。1980 年卫生部为加强计划生育工作，单独成立了计划生育指导局。1981 年 3 月计划生育政策上升为基本国策，经第五届全国人大常委会第十七次会议决定，成立国家计划生育委员会，并确定了与卫生部的分工。卫生部在同年 4 月撤销了计划生育指导局，将计划生育指导工作划归妇幼卫生司，将计划生育科研工作划归科技司。1982 年卫生部撤销了科技司的计划生育科研处，有关工作合并到科技司规划处。同年国家计划生育委员会单独成立了计划生育科研处。2003 年 3 月国家计划生育委员会更名为国家人口和计划生育委员会。

6.3.6 国家质量监督检验检疫总局

新中国成立后，在卫生部防疫处设立了检疫科。1979 年卫生部决定将卫生检疫机构收归省、市、自治区卫生厅（局）直接领导。1986 年《国境卫生检疫法》正式颁布，1987 年国务院成立国境卫生检疫局。1998 年，随着国务院各部委的体制改革，将国境卫生检疫，进出口动植物检疫和进出口商品检验的“三检”合并，组建成国家出入境检验检疫局。2001 年 4 月，为适应加入世界贸易组织的需要，将国家出入境检验检疫局与国家技术监督局合并，共同组建国家质量监督检验检疫总局。

6.3.7 爱国卫生运动委员会

在 20 世纪 50 年代初的抗美援朝反“细菌战”中，毛泽东主席发出了“动员起来，讲究卫生，减少疾病，提高健康水平，粉碎敌人的细菌战争”的伟大号召。1952 年 3 月，中央人民政府成立防疫委员会，组织发动全国人民开展反“细菌战”的斗争，各地方政府亦陆续成立相应的机构。同年底，中央人民政府决定将各级防疫委员会一律改称为爱国卫生运动委员会，成为人民卫生事业的重要组成部分。1978 年，党中央、国务院决定重新组建中央爱国卫生运动委员会，把爱国卫生运动列为精神文明建设的一项重要内容。1989 年，国务院《关于加强爱国卫生工作的决定》提出了爱国卫生运动的基本方针：“政府组织，地方负责，部门协调，群众动手，科学治理，社会监督”。1997 年，在中共中央、国务院《关于卫生改革与发展的决定》中指出：爱国卫生运动是我国发动群众参与卫生工作的一种好形式。在城市继续开展创建卫生城市活动，提高城市的现代化管理水平，增强市民的卫生文明意识，促进文明城市建设。在农村继续以改水改厕为重点，带动环境卫生的整治，预防和减少疾病发生，促进文明村镇建设。城乡都要坚持开展除“四害”（蚊子、苍蝇、老鼠、蟑螂）活动。2002 年，中共中央、国务院《关于进一步加强农村卫生工作的决定》中再次强调：大力开展爱国卫生运动。以改水改厕为重点，加强农村卫生环境整治，促进文明村镇建设。根据各地不同情况，制定农村自来水普及率和卫生厕所普及率目标，并逐年提高。推进“亿万农民健康促进行动”，采取多种形式普及疾病预防和卫生保健知识，引导和帮助农民建立良好的卫生习惯，破除迷信，倡导科学、文明、健康的生活方式。

随着社会经济的发展和社会主要卫生问题的演变，爱国卫生运动的内容也在不断变化。20 世纪五六十年代，主要是“八净”（孩子、身体、室内、院子、街道、厨房、牲畜圈都要干净）、“五灭”（灭蝇、蚊、虱、蚤、臭虫）和“一捕”（捕鼠）。70 年代主要是实施“两改五管”（管理粪便和饮用水源；改厕、改畜圈、改水井、改良环境和改炉灶）。80 年代将爱国卫生与两个文明建设相结合，重点在提高环境质量和人民的生活质量。90 年代至今，爱国卫生运动在农村实施改水改厕，在城市实施卫生城市与卫生城镇的创建工作。爱国卫生运动已经成为各地区、各部门一项经常性的工作和任务，在消除疾病、增进健康，培养人人讲卫生、家家爱清洁的良好社会风气和保障社会主义现代化建设顺利进行等方面取得了显著的成就。

爱国卫生运动委员会是由国家机关与人民团体组成的一种特殊形式的政府组织，是在党中央、国务院和各级地方党委、政府共同领导下的爱国卫生运动领导机构。中央爱国卫生运动委员会的领导成员是由国家领导人、卫生部主要负责人及其他有关部门负责人共同组成。爱国卫生运动委员会的常设机构为爱国卫生运动委员会办公室，设在同级人民政府或卫生行政部门内。爱国卫生运动委员会的主要任务有：（1）组织、协调各地区各部门，将爱国卫生运动纳入发展规划。（2）动员组织各行各业人民群众参与卫生运动。（3）制定、修订各地卫生制度和卫生法规。（4）进行爱国卫生运动的预测和决策，推动成员部门的工作经常化、制度化。（5）推进城乡卫生基本建设，开展卫生宣传和监督管理。

6.4 卫生专业组织

卫生专业组织可分为医疗机构、公共卫生机构、基层卫生组织、妇幼保健机构、血液及血液制品生产机构、药品检验机构、医学科研机构和群众性医学学术团体等。

6.4.1 医疗机构

医疗机构指经卫生行政部门批准，并取得《医疗机构执业许可证》，从事疾病诊断、治疗的卫生专业组织。2008 年，全国共有县级及以上医院 19 712 家，床位超过 288 万张，卫生技术人员 503 万余人。

县级及以上医院又可分为综合医院、中医医院、医学院校附属医院和各种专科医院（传染病院、精神病院、结核病院、妇幼保健院、妇产医院、儿童医院、麻风病院、职业病医院、肿瘤医院、康复医院、口腔医院、眼科医院、耳鼻喉医院、骨科医院、整形医院、中西医结合医院等）。综合医院一般设有内、外、妇、儿、药房、检验等科室。较大规模的综合医院的内科还分为心内科、神经内科、呼吸内科、消化内科、肾病内科、内分泌内科等亚科；外科也分为颅脑外科、胸外科、腹外科、骨科、肛肠科等亚科。医院科室一般根据当地的卫生规划、群众的卫生服务需求、医院本身的服务资源及专业特长等而设置。

6.4.2 公共卫生机构

1. 疾病预防控制机构

随着公共卫生体制的改革，在原卫生防疫站、专门防治院所的基础上组建了疾病预防控制中心。2008 年，全国有疾病预防控制中心 3 534 个，卫生技术人员近 20 万人。

为适应社会经济发展和医疗卫生体制改革，尤其是公共卫生事业改革与发展的需要，由原中国预防医学科学研究院、原卫生部工业卫生实验研究所、原中国健康教育所合并重组，于 2001 年 1 月成立了中国疾病预防控制中心。该中心是政府举办的实施疾病预防控制与公共卫生技术管理和服务的公益事业单位。在卫生部领导下，围绕国家疾病预防控制重点任务，加强对疾病预防控制策略与措施的研究，做好各类疾病预防控制工作规划的组织实施；开展食品安全、职业安全、健康相关产品安全、放射卫生、环境卫生、妇女儿童保健等各项公共卫生业务管理工作，大力开展应用性科学研究，加强对全国疾病预防控制和公共卫生服务的技术指导、培训和质量控制，在防病、应急、公共卫生信息能力的建设等方面发挥国家级的指导作用。目前，该中心下设传染病预防控制所、病毒病预防控制所、寄生虫病预防控制所、性病艾滋病预防控制中心、慢性非传染性疾病预防控制中心、营养与食品所、环境与健康相关产品安全所、职业卫生与中毒控制所、辐射防护与核安全医学所（卫生部核事故应急中心）、健康教育所、农村改水技术指导中心、妇幼保健中心等科研机构。

2. 卫生监督机构

随着公共卫生体制的改革，从原卫生防疫站分离出部分从事“五大卫生”的工作人员与卫生行政人员成立卫生监督所，是卫生行政监督执法机构。2008年，全国有卫生监督所2 675个，人员近7.9万人。

卫生部卫生监督中心经中央机构编制委员会办公室批准，于2002年1月正式成立，是卫生部行使卫生执法监督职能的执行机构。2006年3月，根据中央部委职能调整“三定方案”和《卫生部关于卫生部有关机构调整的通知》，卫生部卫生监督中心是卫生部承担行政管理职责的事业单位，具体职责为：负责承办法定范围内的行政许可和资质认定；负责全国卫生监督信息的汇总分析；承办卫生监督人员培训的具体工作；承担制定卫生监督执法检验技术规范；开展卫生法律、法规、标准宣传教育；协助开展卫生监督检查，配合查处大案要案；协助组织卫生标准制修订及管理工作；承担卫生部交办的任务。

目前，卫生部卫生监督中心已承办8项由卫生部直接审批的行政许可工作，分别是：（1）新资源食品、食品添加剂新品种受理、评审；（2）国产特殊用途化妆品受理、评审；（3）首次进口的化妆品受理、评审；（4）化妆品新原料受理、评审；（5）消毒剂、消毒器械受理、评审；（6）涉及饮用水卫生安全产品受理、评审；（7）建设项目职业卫生审查工作相关事项；（8）建设项目职业病危害评价资质（甲级）的受理、资料审查、评审意见汇总上报。同时，还承担国家计量认证卫生评审组工作，受理国家级、省级卫生检测机构和实验室开展计量认证申请、评审事宜。

6.4.3 基层卫生组织

基层卫生组织包括：（1）社区卫生服务中心（站），2008年全国有2.4万余家，床位9.8万张；（2）卫生院，2008年全国有3.9万余家，床位86.5万余张；（3）门诊部（所），2008年全国有18万余家；（4）各种形式的诊所、卫生保健所、医务室或护理站，2008年全国约有17万余家。

无论在城市、在农村还是在工矿企业，基层卫生组织的作用在于融医疗、预防、保健工作为一体。为人民群众提供初级卫生保健服务。目前，许多城市和一些农村将基层卫生组织改建为社区卫生服务中心与社区卫生服务站，开展健康教育、预防、保健、康复、计划生育技术服务和一般常见病、多发病的诊疗“六位一体”的服务。

6.4.4 妇幼保健机构

妇幼保健机构包括各级妇幼保健院（所、站、队），妇产医院、儿童医院，但不包括隶属于各级计生委的计划生育指导站（所、中心）。妇幼保健机构的专业工作内容兼有临床医疗与卫生保健双重特性，在我国的卫生专业组织中具有特殊地位。2008年，全国妇幼保健院（所、站）3 000余家，卫生技术人员近18万人；儿童医院68家，卫生技术人员2.5万余人；妇产（科）医院257家，卫生技术人员2.4万余人。

6.4.5 其他卫生专业机构

1. 血液及血液制品生产组织

血站、单采血浆站及生物制品生产单位在医药卫生事业中具有特殊地位，其生产管理比一般卫生组织的管理更加严格。2008年，全国共有采供血机构520个。

2. 药品检验机构

药品检验机构是对药品质量进行监督检验的法定专业机构，由各级食品药品监督管理行政部门管辖。

6.4.6 医学科研机构

据卫生部卫生信息统计中心报告，2008年，我国有医学科研机构228家，科技人员1.2万余人，其中包括中国医学科学院系统、中国中医研究院系统等。这些系统包括中央级研究机构、省（市、自治区）级研究机构，某些专业领域还包括地（市）级研究机构。各级各类医学科研机构往往与实际工作单位并存。

（1）中国医学科学院。1950年成立中央卫生研究院，1956年更名为中国医学科学院，并于1957年与协和医学院合并。下设基础医学所、医学生物学所、抗菌素所、放射医学所、生物医学工程所、药物所、血液所、输血所、皮肤病所、情报所及医学实验动物中心等科研机构，并附设协和医院、阜外医院、肿瘤医院、整形医院等医疗机构。1982年以前，有关预防医学科学研究由中国医学科学院管理和实施。1982年年底，经国务院批准，预防医学相关机构从医学科学院分离，并在1983年成立中国预防医学中心，1986年更名为中国预防医学科学院。2001年中国预防医学科学院与卫生部相关职能部门重组成中国疾病预防控制中心。

（2）中医研究院。中医研究院成立于1955年，下设基础研究所、中药研究所、针灸研究所、中药信息研究所及医史研究所等科研机构，并附设广安门医院、西苑医院、望京医院和长城医院等医疗机构。

（3）卫生部卫生经济研究所。卫生部卫生经济研究所在1992年批准成立，隶属于卫生部，是国家级卫生经济政策研究机构。下设卫生发展研究室、卫生政策研究室、卫生信息研究室、政府事务研究室、卫生经济信息中心、医药经济评价中心和卫生成本测算中心等科研机构。其主要职责是承担国家卫生事业发展战略和卫生体制改革的政策研究，为国家卫生发展与改革的重大政策决策提供政策建议；承担卫生经济理论、卫生经济管理与卫生经济政策研究，为制定卫生事业宏观经济政策和微观管理制度提供理论依据和建议；开展卫生改革与经济管理的实验研究和个案研究；开展国内和国际卫生经济合作研究和学术交流。

（4）卫生部医院管理研究所。卫生部医院管理研究所成立于1991年，是卫生部的直属机构。下设综合规划研究部、医疗质量管理研究部、医院药事管理研究部、护理管理研究部、经营管理研究部、医院建筑设备研究部、初级卫生保健研究部、培训部、医疗卫生信息中心和国际合作部。其主要任务是开展医院管理科学研究、培养管理干部、收集处理信息，为政府有关部门提供必要的资料和咨询，力争在全国医院管理方面发挥指导和咨询服务中心的作用。

6.4.7　群众性医学学术团体

医学学术团体是医学科学领域里最主要的群众性卫生组织，包括各种学会、协会、研究会、基金会等。随着政府职能的转变，学术团体在卫生事业管理中的作用将越来越重要。

（1）中华医学会。中华医学会创立于1915年，隶属于卫生部，是我国医学界历史最悠久、最权威的全国性学术组织。学会设立内、外、妇、儿等83个专科分会，出版123种医学、科普等各类期刊及100余种音像出版物，在各省、市、自治区及部分地（市）或县（区）都设有分支机构。学会的业务范围包括：开展医学学术交流，组织重点学术课题探讨和科学考察等活动，密切学科间、学术团体间的横向联系与协作；编辑出版医学学术、技术、信息、科普等各类期刊，图书资料及电子音像制品；开展继续医学教育，组织会员和医学科技工作者学习业务，不断更新会员和医学科技工作者医学科技知识，提高医学科学技术业务水平；参与开展毕业后医学教育及专科医师培训、考核等工作；多渠道、多形式地开展医学卫生科普宣传、健康教育活动，提高人民群众医学卫生知识水平，增强自我保健能力；受政府有关部门委托，开展医疗事故技术鉴定和预防接种异常反应鉴定工作，制定和更新临床诊疗指南和临床技术操作规范；开展医学科技项目的评审工作，开展临床应用新技术的论证工作，开展医学科技决策论证，提出医药卫生科技政策和工作方面的建议，为政府科学决策提供依据；发展与国（境）外医学团体和医学科技工作者的联系和交往，开展与国际、台港澳地区医学学术交流与合作；开展医药卫生科技咨询与服务工作，举办医药卫生科技展览，促进医学科研成果转化与应用；经政府有关部门批准，评选奖励优秀医学科技成果，包括学术论文和科普作品等，主办中华医学科技奖的评审与奖励工作；发现、推荐和培养优秀医学科技人才；宣传、奖励医德高尚、业务精良的医务人员；表彰、奖励在医学科技活动中作出突出贡献的会员和在学会工作中成绩突出的学会工作人员；向党和政府反映医学科技工作者的意见和要求，依法维护会员与医学科技工作者的合法权益；举办为会员服务的事业和活动；开展学风和医学伦理道德建设工作等。

（2）中华预防医学会。中华预防医学会创立于1987年，隶属于卫生部，是公共卫生与预防医学领域的全国性学术团体，也是世界公共卫生联盟成员。目前学会网络体系已遍布全国，各省、自治区、直辖市、计划单列市及一些市、县均成立了预防医学会。学会设有44个专业分会、专业委员会，涵盖了预防医学和保健领域的各专业，主办64种学术期刊，1种科普报纸。学会的业务范围包括：促进和开展预防医学学术交流，组织预防医学科学技术问题探讨和科学考察等活动；宣传、普及预防医学知识，增强全民预防保健意识，提高各族人民健康水平；编辑出版预防医学学术期刊、科普报刊、书籍及科技信息资料；开展多种形式的预防医学岗位培训和继续教育，帮助会员及广大预防医学科技工作者不断更新知识，提高业务技术水平；促进公共卫生教育，开展预防医学专科医师培训等工作；承办政府和有关部门委托的预防医学科学技术项目论证和评估，科技成果评审、技术标准编审、专业技术职称评审等工作；发现和推荐预防医学领域优秀中、青年科技人才，宣传、奖励医德高尚、业务精良的预防医学科技工作者；评选、奖励预防医学优秀科技成果和学术论文及科普作品；评选表彰学会优秀工作者和先进集体；推广预防医学科学技术成果，向企、事业单位提供技术咨询和技术服务；组织国内外健康相关产品展览；与企、事业单位联合举办各种形式的科技活动；促进科学技术转化为生产力；促进预防医学适应市场经济发展；兴办符合本会宗旨的经济实体；为政府部门制定卫生防病、预防保健和公共卫生发展战略、规划、政策、法规和防控突发公共卫生事件等重大决策提供咨询和建议；为会员和预防医学科技工作者服务，向政府反映会员和预防医学科技工作者的意见和要求，维护他们的合法权益；加强同世界各国、各地区预防医学学术团体、相关学术团体和工作者的学术交往，开展国际交流与合作，密切学科间、学术团体间的联系与协作等。

（3）中华全国中医学会。中华全国中医学会创立于1979年，是全国中医药科学技术工作者和管理工作者及中医药医疗、教育、科研、预防、康复、保健、生产、经营等单位自愿结成并依法登记成立的全国性、学术性、非营利性法人社会团体。学会在各省、市、自治区及部分地（市）或县（区）设有分会（支）组织，在一些民族地区还成立了民族医学会。学会的业务范围包括：开展各种形式的中医药学术活动，组织重点学术课题的研究和科学考察活动；编辑出版中医药学术技术、信息、科普等期刊、图书、资料及音像制品；开展中医药继续教育，提高会员及广大中医药科技工作者的学术水平，在广大群众中进行中医药学的普及和宣传；向政府及有关部门反映中医药工作者的意见、建议和要求；组织中医药专家协助政府对中医药政策法规、发展战略、科技政策和管理决策进行论证；承办政府及有关部门在转变职能中委托、交办的各项工作和任务；评选和奖励优秀的中医药科学技术成果、学术论文和科普作品；宣传、奖励医德高尚、业务精良的中医药医务人员；发现、推荐和培养优秀中医药科技人才，表彰、奖励在中医药科技活动中成绩优异的会员，以及在学会工作中成绩突出的学会工作人员；开展与国际及港澳台地区的学术交流与合作，加强同有关国际及地区学术团体及学者的联系；开发和推广中医药科技成果，为有关部门提供科技咨询等。

（4）中国医师协会。中国医师协会创立于2002年，是经国家民政部登记注册，由执业医师、执业助理医师及单位会员自愿组成的全国性、行业性、非营利性的群众团体。协会的业务范围包括：团结广大医师，认真贯彻执行《执业医师法》；实行行业自律性管理，制定医师执业规范，探索医师队伍管理的新模式、新方法，加强医师队伍的建设；依法维护医师在执业活动中享有的合法权益，创造和谐有序的医疗环境和医疗秩序；开展对执业医师的医学终身教育；积极开展医学科普宣传教育，推广医疗卫生科普知识；关心和帮助农村、基层的医疗卫生工作，促进其预防、医疗水平不断提高；开展业务咨询服务，兴办为会员服务的机构，介绍推广医、药新技术、新成果，促进医学科学技术的进步和发展；开展与国际及港澳台地区的医疗卫生合作与交流，学习借鉴先进社团组织的管理经验；表彰奖励在医疗、预防、保健工作中做出突出贡献的医师以及优秀的协会工作人员；调查了解医师队伍的现状、要求和愿望，发挥行业协会的作用，积极向政府提出建设性意见；争取和承办卫生行政部门委托的有关工作以及与本会宗旨有关的事宜等。

（5）中国医院协会。中国医院协会成立于 2006 年，是经国家民政部登记注册，由依法获得医疗机构执业许可的各级各类医疗机构（不含农村卫生院、卫生所、医务室）自愿组成的全国性、行业性、非营利性的群众性团体。协会的业务范围包括：宣传并遵守国家法律、法规，贯彻卫生工作方针政策，协助政府行政部门加强行业自律性管理，促进我国医院及有关医疗机构的改革、建设与发展；依法维护医疗行业的合法权益，维护医院及有关医疗机构及其管理人员的合法权益，努力营造和谐有序的经营环境和秩序；开展医疗行业的调查研究工作，了解各级各类医院及有关医疗机构的现状、要求和愿望，向政府提出建设性意见，为法律、法规和相关政策的制定以及宏观决策提供科学、客观依据；受卫生行政部门委托，开展医德医风、医疗质量和医疗安全等行业监督管理工作，促进医院及有关医疗机构提高医疗质量和服务水平，保证医疗安全，增强突发公共卫生事件的应急能力；受卫生行政部门委托，协助制定行业管理规范、技术标准和开展相关评审；开展科学管理学术、技术研究，围绕重点课题组织相关学术探讨、调研、考察和学术交流活动；促进医院及有关医疗机构与行政主管部门、有关社会团体、社会各界和广大人民群众的联系，促进医院及有关医疗机构之间、医院及有关医疗机构与社会有关团体之间的联系与协作、交流与合作；开展医院管理及相关专业领域继续教育、岗位培训，提高医院管理人员的专业水平；受卫生行政部门委托，协助建立健全医院管理人员的考核体系，进行医院管理人员从业资格培训及认证；改善与促进医院及有关医疗机构的经营管理；评选、表彰和奖励优秀医院管理干部、优秀管理科研成果、优秀管理学术著作及论文；支持农村和社区基层医疗工作，支援西部和贫困地区的医疗卫生水平的提高；受有关部门委托，协助对医院建筑及常用仪器设备等进行管理规范化建设和质量分析与评价；编辑出版科学管理方面的学术期刊、书籍及信息资料、音像制品；根据国家有关政策，兴办经济、技术实体；与具有相关资质的单位协作，开展医院及有关医疗机构财务审计、资产评估，进行相关产品、服务品牌认定和其他相关业务咨询与服务；加强与国外医院管理学术团体的联系和交往，开展国际及港澳台地区的友好合作与交流等。

（6）中国性病艾滋病防治协会。中国性病艾滋病防治协会创立于 1993 年，是具有法人资格的、由性病艾滋病防治工作者和热心于性病艾滋病防治事业的社会各界人士自愿组成的、非营利性的、协助政府开展性病艾滋病防治工作的全国性社会团体。协会的业务范围包括：组织、动员广大卫生工作者和社会各界人士共同参与性病艾滋病防治工作；大力宣传和普及性病艾滋病的防治知识，开展广泛深入的健康教育活动和咨询服务，提高人们的自我保护意识；接受政府的委托，开展多方面的调查研究工作，为政府部门制定性病艾滋病防治对策和法规提供科学的依据；开展性病艾滋病防治专业技术培训活动，组织课题研究和科学考察活动，加强与国际组织的联系与合作，促进国内多部门间的学术交流；为开发、推广有关性病艾滋病防治的新技术、新成果提供咨询和服务；加强与有关部门合作，编辑出版及制作有关的专业期刊、科普刊物、宣传品、书籍及音像资料；积极扶植从事性病艾滋病防治工作的技术骨干，评选并奖励优秀的科技成果和学术论文；关心、帮助艾滋病病毒感染者和艾滋病病人，呼吁全社会维护性病艾滋病病人及其亲属的合法权益，使其免受社会歧视；及时向政府反映性病防治工作者的意见和要求，为会员提供服务；建立符合本会宗旨的产业和服务，增强自身发展能力等。

（7）中国肝炎防治基金会。中国肝炎防治基金会创立于1998年，是对国内外社会团体和其他组织以及个人自愿捐赠资金和物资进行管理，具有独立法人地位的民间非营利性组织。基金会接受卫生部、中国人民银行、民政部的业务指导和监督管理。基金主要用于资助以下领域：根据捐赠者意见，专项使用；在贫困地区开展乙肝疫苗接种；肝炎防治知识的传播与社会宣传动员；国内、国际肝炎防治学术交流活动，推广先进的预防、诊断和治疗技术；肝炎防治的科学研究；奖励肝炎防治工作成绩突出的先进集体和个人；用于符合本基金会宗旨的其他有关活动等。基金会的业务范围包括：配合政府肝炎预防控制规划的实施，重点支持偏远、贫困地区开展肝炎防治工作；促进肝炎防治知识的传播与宣传动员；支持肝炎防治的科学研究，开展专业培训和技术咨询；推动国内、外友好往来，加强学术交流与合作；经政府有关部门批准，表彰奖励肝炎防治工作领域成绩突出的先进集体和个人；接受自然人、法人或其他组织的捐赠，开展向社会各界及公众的募捐；开展符合本基金会宗旨的其他活动等。

本章小结

组织是按一定目标形成的权（利）和责（任）的角色结构，是能够合理地协调一群人活动的单位。任何组织为了实现组织目标，都必须进行组织工作。组织与环境之间是相互促进、相互制约的，组织必须不断调整自己的结构和行为以适应不断变化的环境。组织结构在管理系统中起着框架的作用，是执行管理和经营任务的体制，以保证系统中的人流、物流、信息流的正常流通，使组织目标的实现成为可能。我国卫生行政机构按行政区划设立，中央设卫生部，省（直辖市、自治区）设卫生厅（局），地（市）和县（区）设卫生局。卫生部是主管全国卫生工作的最高卫生行政领导机关。卫生专业组织包括医疗机构、公共卫生机构、基层卫生组织、妇幼保健机构、血液及血液制品生产机构、药品检验机构、医学科研机构和群众性医学学术团体等。

关键术语

组织　组织环境　组织结构　卫生组织　卫生行政组织　卫生部　爱国卫生运动　卫生专业组织　医疗机构　公共卫生机构　基层卫生组织　医学科研机构　医学学术团体

复习思考题

1. 简述组织的内涵及组织改革的必要性和重要性。
2. 简述个人管理与集体管理的优缺点。
3. 简述我国卫生行政组织体系及卫生部的主要职能。
4. 简述我国卫生专业组织的分类及其各自的主要职能。
5. 结合组织环境变化理论，试论我国卫生组织改革的趋势及要点。

阅读材料

医院的组织结构设置基本上分两种类型：一种是集权型，另一种是分权型或双杠型。

集权型组织结构设置，主要是由院长集中管理整个医院系统的工作，包括医疗、护理、检验以及行政后勤工作，我国的大多数医院采用该组织结构设置形式。集权型结构的特征是院长既负责医院的医疗业务管理，又负责医院的经营管理。从事实上看，由于医疗服务体制的原因以及医院管理的外部和内部环境的相对较稳定，集权型体制的医院在经营管理方面对院长的要求不高，行政管理往往成为院长的主要任务。但随着医疗卫生改革的深入，医院自主经营权的进一步扩大，对集权制医院院长的能力要求将逐步提高。

双杠型组织结构设置，是由医学专家、教授组成的医师组织负责主管医疗工作和医师的人事管理，院长主要负责医院的经营管理，欧美国家的许多医院采用这种体制结构。在医务执行委员会下设临床委员会、医疗质量管理委员会及医师资格审查委员会等医师组织，所有涉及医疗的事权、人权均由这些委员会负责，委员会有的向医院董事会负责，有的则属于区域性的行业组织。医院董事会是医院经营管理的最高权力机构，下设若干委员会，如管理委员会，财经委员会等，董事会负责任免院长，院长向董事会负责，但董事会一般不干涉院长的日常管理决策。以医师组织为医疗管理的一极，以董事会下院长的行政、经营管理为另一极的结构体制就构成了所谓的双杠型体制。在这种体制下，医疗行为被赋予了很强的专业化色彩，行业特性极为突出，同时，医院的经营管理成为医院管理的主要任务。

请依据上述材料，思考以下问题：(1) 结合组织理论，分析集权型医院组织结构与双杠型医院组织结构各自的特点和社会经济适应性？(2) 联系当前公立医院改革，分析我国医院组织结构改革的趋向及难点是什么？

第7章

卫生人力资源管理

实施人才强国战略，是抓住和用好重要战略机遇期、应对日益激烈的国际竞争的必然要求，是全面建设小康社会、构建和谐社会、开创中国特色社会主义事业新局面的必然要求，也是增强党的执政能力、巩固党的执政地位的必然要求。卫生事业在我国全面实现小康目标、全面建设和谐社会中有着不可或缺的地位和作用。卫生行业是知识密集型行业，人才对卫生事业发展具有极端重要性。目前，我国卫生人力的千人口拥有量已达到或超过一些发展中国家，接近世界平均水平，但卫生人才队伍整体素质不高，人才的结构与分布不合理，管理相对滞后，不能满足卫生事业发展的需要。2003年抗击“非典”的斗争，暴露出公共卫生人才队伍素质不高，专业人才匮乏，特别是缺乏公共卫生、医疗和卫生管理相结合的复合型人才以及社区全科医学人才，不能有效应对各种突发公共卫生事件。充分认识加强卫生人才工作的重要性和紧迫性，如何将人力资源管理的基本理论运用于卫生事业发展的全过程和卫生人力资源的开发利用，已经成为我国卫生管理界必须直面的一个战略问题。

7.1 卫生人力资源概述

7.1.1 人力资源

1. 人力资源的概念

人力资源（human resource）是指一个国家、一个地区或一个组织能够作为生产性要素投入到社会经济活动的劳动力人口的数量和质量，又称为人类资源或劳动力资源、劳动资源。人力资源数量是一个国家、一个地区劳动力人口总数，对一个组织而言是实际拥有的员工总数。人力资源质量是一个国家、地区或一个组织劳动者的健康状况、知识技术水平、价值态度和行为能力等综合素质，是比人力资源数量更为重要的指标。人力资本理论的创始人西奥多·舒尔茨认为，人力资源作为一种生产能力，已经远远超过了一切其他形态的资本生产能力的总和。经过了一定方式投资，掌握了知识、技能的人力资源是一切生产资源中最重要的资源。人力资源是经济发展和社会进步的决定性因素。

2. 人力资源管理的概念

人力资源管理（human resource management，HRM）是指组织内所有人力资源的获取、使用与维护等全部管理过程和活动。这个管理过程或系统活动包含了四大基本功能：一是人力资源获取功能。任何组织为有效实现组织目标，必须在特定的时空内获取合格的人员。合格人员的获取是人力资源管理的第一步，包括人力资源的规划、选拔和录用。二是人力资源发展功能。通过人员的训练、教育和组织的整合、配置，达到增加个人与组织效能的目的。三是人力资源激励功能。这是人力资源管理最重要、最复杂的功能，通过激励人员的动机和行为达到组织的目的，通常有报酬与绩效、工作满足感、工作再设计等手段。四是人力资源维持功能。获取人才不易，留住人才更难，维持人力资源主要通过人际沟通、员工福利、工作环境改善等。

3. 人力资源管理的基本过程

（1）雇员招募与配置。包括工作分析、人员计划与招募、雇员测试与甄选、面试与全面甄选计划的建立等。

（2）培训与开发。包括上岗引导与培训、管理人员开发、质量管理与生产率管理、工作绩效评价、职业管理等。

（3）工资报酬。包括工资方案的制定、绩效工资与奖金、福利与服务等。

（4）劳资关系。包括充分发挥工会等组织的作用，减少抱怨与纠纷，培养雇员的奉献精神等。

（5）雇员保障与工作安全。包括公平对待每一位雇员，合理的奖惩，雇员健康的重要性以及如何预防事故等。

7.1.2　卫生人力资源

1. 卫生人力资源的概念

卫生人力资源（health human resource）是指卫生行业内所有劳动者的总和，是实现卫生服务目标最重要的资源。卫生人力资源是以提高全体人民的健康水平、改善人体素质和延长寿命为目标的多种资源中的一种资源，是受过不同卫生职业培训，能够根据人民的需求提供卫生服务，为卫生事业发展贡献才能和智慧的人员的总称。卫生人力资源包括：（1）实际拥有的卫生人力，即正在卫生服务场所工作的人员；（2）潜在卫生人力，即受过卫生职业训练，但目前并没有从事卫生工作的人员；（3）预备卫生人力，即正在接受卫生专业教育和训练，将来准备从事卫生工作的人员。卫生人力资源的管理是对卫生人力的规模、结构、层次和布局进行管理，使得卫生人力资源得以充分合理的利用，同时卫生人力资源管理是借助于管理学、经济学和社会学方面的知识，使卫生人力的潜力能够更有效地发挥出来，达到效果最好，效益最大，人力投入要素的组合更趋合理。

2. 卫生人力资源的特点

与其他卫生资源相比，卫生人力资源具有以下特点：

（1）自然性。卫生人力资源与人的自然生理特征相联系，这也是人力资源最基本的特点。卫生人力资源的生产，基于人口再生产的生命过程，其接受医学教育，也需要一定的智力前提；卫生人力资源的使用，则更受到人的自然生命特征的限制，如身体疲劳程度、工作时间、人身安全等。另外，卫生人力资源的生物性还体现在它的再生性，既体现在卫生人才的代代相传、新老更替上，又体现在同一卫生人才经过不断的培养和使用可以得到不断的提高上。

（2）社会性。卫生人力资源处于一定社会范围内，它的形成依赖社会，它的配置要通过社会，它的使用处于社会的劳动分工体系之中。社会对于卫生人力资源，除了提供开发与管理的外部条件和市场外，还在一定程度上构成其竞争环境。

（3）智能性。人力资源具有智能性的特点决定了卫生人力资源强大的能动性。卫生人力资源所具有的劳动能力可以通过时间的推移以及科学技术日新月异的发展而得到增强，从而对社会经济的发展起着越来越明显的保障作用。

（4）时效性。无论从个体的角度还是社会的角度看，卫生人力资源都具有很强的时效性。不仅有卫生人力个体生理老化问题，而且随着医疗技术和信息技术的发展，卫生知识和技能也会陈旧过时，如长期脱离临床技术岗位的医务人员往往不能再胜任临床工作。因此，在科学技飞速发展的今天，需高度重视卫生人力资源的时效性。

（5）非经济性。卫生人力资源的非经济性是指人作为生产要素的供给，除了追求经济效益之外，还有非经济方面的考虑，如社会地位、职业稳定、晋升机会、工作条件、个人兴趣爱好等。另外，对于卫生行业来说，日益重视的职业道德建设和社会效益已成为考核卫生人力资源的一个重要指标。因此，需要依靠政策、制度、信任、情感等各种因素来激发和调动卫生人力资源的积极性和主观能动性。

（6）知识密集性。卫生人力资源是一种知识密集型资源，它不是可以临时准备的，而需要长时间的培养，因而它不可能在一般劳动力市场上任意选择。针对卫生人力资源的这一特点，需要按照党和政府的知识分子政策，运用具有专业特色的管理制度，对卫生人力资源进行有效的开发与管理。

（7）情感性。卫生人力资源中的各类卫生人员都是有情感有思维的，要调动他们的积极性和创造性，必须采取各种措施，加强以人为本的管理，而对卫生人力的管理要比其他资源困难得多。

3. 卫生人力资源在卫生事业发展中的地位和作用

当今世界处于经济全球化、知识经济深入发展时期，科学技术的突破和发展具有前所未有的渗透力和影响力，必将引导整个经济活动和生产关系发生一次深刻而广泛的革命。现代科技发展的新特点进一步表明：从长远的观点来看，真正短缺的资源不是别的，而是高素质的人才。这一点已引起世界各国的普遍重视，国际范围内的人才竞争日趋白热化。有人说21世纪是生命科学的世纪，医学是生命科学的重要组成部分，与高科技各领域关系十分密切，只有大力加强卫生人才队伍建设，卫生才能为国家发展，为人民健康，为科技进步和经济建设作出更大贡献。我国已加入世界贸易组织，很多国外医疗卫生机构、跨国医药企业公司、人才服务机构及其他健康相关产业将以各种方式进入我国市场，在带来机遇的同时，也带来了竞争的压力和冲击，其中最根本的一条是提高卫生人力资源素质，把挑战变为发展的动力。在人才管理和开发上，新理念、新体制、新机制与传统人才管理激烈碰撞，人力资源管理必须进行深刻的改革，甚至进行某些管理理念与模式的再造，才能适应人才竞争与人才国际化的形势。

卫生资源包括人力资源、物力资源和财力资源三大基本要素，在卫生事业的运行和发展中，物力资源、财力资源最终都要由人来管理或由人来提供服务。因此，卫生人力资源是三大资源中最重要的资源，是卫生事业改革和发展中最重要的因素，对卫生事业的发展具有决定性作用。2007 年的全国卫生人才工作会议明确强调，加强卫生系统人才队伍建设是卫生工作的基础，要把人才队伍建设作为一项重要的基础性工作，切实抓紧抓好。2009 年中共中央、国务院《关于深化医药卫生体制改革的意见》明确提出“加强医药卫生人才队伍建设”。培养一支适应社会需求、结构合理、德才兼备的专业卫生人力，对保障人民群众健康和全面建设小康社会，具有重要的意义。

4. 卫生人力质量发展趋势

卫生人力资源是一种经济资源。第二次世界大战以后，世界各国为了发展卫生事业，将卫生人力的培训和规划作为重点优先安排。到 20 世纪 50 年代，各国发现只发展卫生人力的数量并不能完全解决卫生人力资源短缺的问题，更重要的是提高卫生人力的质量。20 世纪 80 年代，世界卫生组织人力发展署提出卫生人力系统、卫生人力规划和卫生人力发展“三位一体”作为各国卫生人力资源研究的方向。在卫生人力规划和卫生人力发展中，一方面要研究卫生人力的数量规模，更重要的是要研究卫生人力的质量规模。如果数量超过社会需求而质量不行，则卫生人力不是发展，而是卫生人力的浪费，这种浪费会阻碍卫生事业的发展。卫生人力质量的发展是卫生人力发展的关键和重点。因此，结合卫生改革与发展的实际，我国卫生人力质量发展应重点做好以下事宜：

（1）合理配置开发卫生人力资源。根据卫生服务的需求，对卫生人力资源需求进行预测，按照区域卫生规划的要求，制定卫生人力资源配制的标准，开发卫生人力，培养一批高水平的卫生技术人才，使卫生技术水平在某些领域处于世界领先地位。另外，也要注意培养为广大农村和城市居民服务的卫生人力，培养留得住、用得上的全科卫生人才，提高卫生工作者整体素质。

（2）加快发展全科医学，培养全科医生。医学模式的转变以及人民群众卫生服务需求的变化，要求改变卫生人力培养专业分工过细的倾向，要加快发展全科医学，培养集医疗、预防、康复、保健等技能于一体的综合人才和全科医学人才，以适应开展社区卫生服务的需要。

（3）建立医师、药师等专业技术人员执业资格制度。通过立法，建立和进行卫生专业人员执业资格管理，控制非卫生专业技术人员和低素质人员进入卫生人力队伍，以保证卫生人力的质量，为人民提供安全、有效的卫生服务。

（4）不断完善城乡卫生技术职称评定和职务聘任工作。通过量化评审条件，严格完善评审程序，履行聘任合同，加强卫生人力资源的管理，提高卫生人力的总体素质。

5. 卫生人力资源管理的发展

20 世纪 70 年代中期，世界卫生组织提出了卫生人力资源与卫生系统协调发展（coor-

dinated health and human resources development，COHHRD），并向各成员国推荐，以解决大多数国家卫生技术人员不能适应卫生系统需要的矛盾。根据 COHHRD 精神进行回顾性总结，卫生人力资源发展经历了八个重要阶段。

（1）增加卫生技术人员数量。第二次世界大战后，许多国家通过新建医学院及扩大招生来满足卫生服务对卫生人力数量的需要，卫生人力数量，尤其是医生和护士的供应量，有了很大的发展。

（2）提高卫生技术人员的医学教育质量。从 20 世纪 50 年代中期开始，欧美国家注重专科医师的培训，卫生人力培养和资格确认过程制度化、法律化，许多国家投入大量经费培训高质量的医师。

（3）加强卫生技术人员训练的标准化。20 世纪 50 年代末期，在世界范围内探索出了比较统一的医护人员训练标准，对医师执照有了可供遵循的统一标准。

（4）促进卫生技术人员地理分布均匀化。20 世纪 60 年代，许多国家政府开始关注各地区之间尤其是城市与农村之间卫生人力分布不平衡问题，并制定相应政策鼓励卫生人力到农村及边远地区工作。

（5）提高卫生人力的产出。20 世纪 60 年代以后，许多国家通过改善卫生人力管理，避免卫生人力培训和使用中的浪费，探索最佳的卫生人力组合，提高卫生人力使用的有效性。

（6）制定卫生人力计划。20 世纪 60 年代末期，一些国家考虑把卫生人力的培训计划和卫生服务的需求联系起来，而不是单纯强调医学院校和卫生培训机构的能力，卫生人力规划有了很大发展。

（7）重新定向卫生人力规划。20 世纪 70 年代以后，各国重点研究卫生人力教育机构如何根据国家卫生人力发展规划，培养出符合标准的各类卫生人力去满足日益发展的卫生服务的需要，尤其是适应 2000 年人人享有卫生保健目标的需要。

（8）卫生人力与卫生系统协调发展。20 世纪 80 年代以来，各国注重卫生系统发展与卫生人力资源发展的统一，形成了卫生服务与卫生人力发展一体化的理念，并在实践中不断成熟完善。

7.2　卫生人力资源规划

7.2.1　卫生人力资源规划的概念

卫生人力资源规划是对未来卫生人力资源的需求量、拥有量、供给量和供需关系，以及卫生人力的数量、知识和技能进行预测，制定卫生人力资源计划的过程。卫生人力资源规划必须和社会经济发展规划、卫生规划和教育规划相适应，必须重视社会、经济和政策方面的约束因素，必须与卫生人力管理、卫生人力产出、卫生服务发展及其相关因素相互协调。

世界卫生组织提出，卫生人力资源规划应该回答在未来时间内需要合适人员的数量、技能、态度、分布和在合适的时间、地点，并且采用经济有效的手段配置卫生技术人员。卫生人力资源规划应包括：(1) 规划的政策基础；(2) 卫生服务的目标；(3) 卫生人力发展的问题；(4) 可能的解决办法及可行性分析；(5) 将解决办法分解成具体措施；(6) 活动程序的日程表；(7) 所需的时间和资源；(8) 承担各项活动的组织；(9) 监督的类型、评价的频度以及修改规划的准则。

7.2.2　卫生人力资源规划的原则

1. 卫生人力发展与社会经济发展相适应的原则

社会经济发展需要卫生人力的发展，而卫生人力的发展可以促进社会经济水平的提高，两者互相促进。因此，卫生人力资源发展计划应该根据卫生发展和经济发展相适应的原则，在科学预测和论证的基础上，制定出切实可行的规划。

2. 满足卫生保健需求与因地制宜发展卫生人力的原则

我国高等医学教育是分割式管理体制，各院校根据自己的情况设置专业，与各地卫生保健实际需要往往缺乏统一协调，造成教育资源的浪费。因此，制定卫生人力资源规划时，一定要根据卫生保健需求，培养专业结构、层次结构合理的卫生人力。

3. 体现多渠道、多形式、有计划、按比例、可持续发展的原则

我国处于社会主义的初级阶段，经济基础差，医学教育培养能力有限，卫生人力资源需要量大。因此，必须实行多层次、多渠道、有计划、按比例、可持续发展的办学原则。

4. 预先准备的原则

卫生人力资源有很长的准备期，因而需要某种卫生人力，就要预先在数量、专业、知识结构等方面做好准备，纳入计划。

7.2.3　卫生人力资源规划的过程

卫生人力资源规划过程是一个持续不断的循环周期。为了研究方便，一般分为八个步骤。

1. 卫生人力资源规划准备

卫生人力资源规划是国家、区域卫生规划的重要组成部分。卫生人力资源规划小组应由卫生部门、教育部门、组织人事部门及其他相关人员组成。卫生人力资源规划小组成员应充分认识国家的卫生政策方向和卫生发展重点问题，重点了解人口发展的规划、卫生工作的重点和卫生资源的发展，以及卫生人力资源发展过程中各利益团体的态度。在规划前，应收集以下资料：(1) 国家、区域背景资料；(2) 财政预算及趋势；(3) 卫生状况及趋势；(4) 卫生服务现状及趋势；(5) 国家、区域卫生规划；(6) 卫生人力现状；(7) 卫生人力培训机构；(8) 卫生人事政策等。

2. 卫生人力资源现状分析

卫生人力资源现状是指卫生人力的数量、结构和分布，以及存在的问题。卫生人力资源现状分析需要以下资料：(1) 人口资料和经济发展资料；(2) 卫生状况和需要，以及影响卫生状况的因素分析；(3) 卫生服务的利用，人群卫生服务使用的数量、类型、特征和效率；(4) 卫生人力的现状和历史变化趋势，以及卫生人力的流动趋势和供给规律；

（5）卫生人力的管理状况和人事政策。

3. 卫生人力需求量预测

卫生人力需求量预测需要从社会经济发展、人口数量及结构变化、医学模式演变、卫生服务利用以及医学科技发展等多种因素出发，研究未来卫生系统需要的适宜的人力规模与结构。世界卫生组织推荐四种人力预测方法：卫生需要法、卫生需求法、服务目标法和人力/人口比值法。

（1）卫生需要法是建立在卫生服务需要量的基础上，结合卫生人力的生产效率，预测卫生人力需求量。该方法从伦理学角度看待人群需要的卫生服务。

$$\text{未来卫生人力需求量}=\frac{\left(\text{年均人口数}\times\text{年平均每人患病的次数}\times\text{年平均每名患者需要得到服务的次数}\times\text{平均每次服务需要卫生人力花费的时间}\right)}{\text{年平均每名卫生人力提供服务的总时间}}$$

（2）卫生需求法是建立在卫生服务需求量的基础上，结合卫生人力的生产效率，预测卫生人力需求量。人群常会因经济、时间、交通问题影响卫生服务的利用，满足人群的卫生服务需求比卫生服务需要更重要。

$$\text{未来卫生人力需求量}=\frac{\left(\text{年均人口数}\times\text{年平均每人患病的次数}\times\text{年平均每名患者实际得到服务的次数}\times\text{平均每次服务需要卫生人力花费的时间}\right)}{\text{年平均每名卫生人力提供服务的总时间}}$$

（3）服务目标法是根据社会经济发展水平，人群对卫生服务的需求以及卫生服务发展的可行性，由决策者和专家来制定卫生目标，确定提供给人群的卫生服务数量和质量，然后预测卫生人力需求量。

$$\text{未来某类专业人员需求量}=\left(\text{年均人口数}\times\text{年服务量标准}\times\text{某类专业人员提供服务的比例}\right)/\text{某类专业人员年标准产出量}$$

（4）人力/人口比值法是直接以理想的、经验的或是范式的比例为标准，将接受卫生服务的人口转换成生人力需求量。人力/人口比值法应用方便，国际上运用较为广泛，用任何方法预测得到的卫生人力需求量都可换算成人力/人口比。

$$\text{未来卫生人力需求量}=\text{人力/人口比}\times\text{年均人口数}$$

预测卫生人力需求量的方法还有很多，如趋势外推法、专家评价法（专家会议法和德尔斐法）、管理部门意见法、标准模式单位为基础的规范化预测法、数学模型法、医院模块预测法、工作任务分析法和地图法等。

4. 卫生人力供给量预测

卫生人力供给量是指根据卫生人力产出、损失和使用，在一定的时间内可获得的卫生人力数量及其特征。预测卫生人力供给量需要以下资料：（1）现有卫生人力的年龄、性别、毕业年限、教育水平、持续时间（学制）、专业类别、机构类型和地理位置；（2）逐年流入的卫生人力数量；（3）逐年流失的卫生人力数量；（4）不同医学教育机构、不同类别卫生人力的培训成本；（5）国家有关卫生人力的政策，如晋升、就业、工资福利等政策。

预测卫生人力供给量必须分析卫生人力的流入量和流失量。卫生人力流入的主要渠道包括：(1) 新毕业生进入卫生系统；(2) 离开卫生系统后重返卫生系统；(3) 从其他部门调入卫生系统。卫生人力流失的主要渠道包括：(1) 死亡；(2) 退休（包括正常退休和提前退休）；(3) 调离卫生系统；(4) 因进修、产假等暂时离职。

卫生人力供给量预测方法是从计算现在卫生人力供给量开始，加上期望增加的量，再减去预期损失的量。常用预测方法有：(1) 寿命表法。寿命表法是使用工作寿命表来计算卫生人力损耗。工作寿命表可以计算由于各种原因如死亡、提前退休、调离或病残等离开工作岗位的人力数量，从而为计算卫生人力损耗提供确切的数据。(2) 队列法。队列法是通过对过去毕业生队列的纵向追踪调查计算卫生人力随着时间而变化的损耗率。(3) 损失率法。损失率法是根据逐年累计的资料，推算由于各种因素引起的卫生人力的每年损失率。(4) 变动率法。变动率法是根据历年卫生人力流入、流失的规律，计算变动率，然后预计将来卫生人力流入、流失的变化，对变动率进行调整，得出规划年期间的可能变动率。(5) 近似法。近似法是在缺少详细信息的情况下使用合理的近似值。在一个国家，人口增长较慢且稳定，男性卫生人员平均每年流失率为 2.0%，如果提供量不变，平均工作年限为 40 年，40 岁以下的流失率约为 2.5%，年轻女性估计每年平均流失率为 2.4%～2.5%。

5. 卫生人力需求量与供给量的匹配

卫生人力规划的目标是实现卫生人力供给与需求的匹配，达到卫生人力平衡的目标。卫生人力的供需平衡不仅仅是总量的平衡，还包括地区间、部门间、专业类型间、学历层次间等方面的平衡。出现卫生人力不足或过剩，就需要在卫生人力培训、使用和管理政策上进行调整，可通过以下六个步骤进行反思和调整：(1) 错配在哪？(2) 哪个问题需要更深入研究？(3) 该问题属于什么类型？与招生、培训、分布、服务质量与效率及损失率是否有关？(4) 可采取什么变更行动？变更行动包括增加卫生人力产出、提高卫生人力服务效率、减少卫生人力损失、验证卫生人力需求预测的准确性、减少卫生人力需求量、改变卫生人力不合理分布等。(5) 采取变更行动的成本和效益如何？(6) 谁得到效益？谁承担成本？

6. 卫生人力部门间协调

卫生人力规划涉及卫生、教育、组织人事部等多个部门，必须加强这些部门的协调。例如医学教育与卫生部门的脱节，导致卫生人力供给规模以及专业设置方向与卫生服务实际需求存在差距，这是普遍存在的现象，需要部门间的协调解决。同时，卫生系统内部也要加强人力管理部门与医疗服务部门间的协调。缺乏监督激励机制导致卫技人员工作积极性下降，缺乏定编定岗制度造成机构人员过剩，这也是普遍存在的现象，也需要部门间的协调解决。

7. 制定卫生人力资源规划

卫生人力资源规划应包括：计划期卫生人力资源发展的目标和重点；卫生人力资源发展的问题；可能的解决策略、措施和办法；各种活动所需的时间和资源等。在制定卫生人力资源规划时，必须重视社会、经济和政策方面的约束因素。卫生人力资源规划必须与卫生规划和医学教育相结合，否则卫生人力资源规划就会脱离实际，难以落实。

8. 卫生人力资源规划的执行、监督和评价

卫生人力资源规划的执行过程中，应该进行严密的监督和评价。监督和评价应贯穿卫生人力资源规划从制定到执行的全过程，包括对规划的恰当性、适宜度、进度以及效果、效率、效益的分析。根据监督和评价的结果，根据需要对规划做出相应的调整。

7.3 卫生人力资源开发与考核

卫生人力资源开发是指对卫生人力的潜能经过有目的的培养、发现、挖掘等环节，使其潜能获得充分的发挥，以促进保护人民健康，提高卫生事业发展水平为目的。卫生人力资源开发具有两方面的含义，一方面创造良好的社会环境和氛围，通过采取有效途径使卫生人力的智力得到开发，从而成功地提高能力和素质。另一方面经过对卫生人力的科学管理，最大限度地发挥卫生人力的创造性，达到人尽其才，才尽其用。卫生人力资源考核是通过一定的方法，科学地收集、整理、分析和评价卫生人力相关信息的过程，它贯穿于卫生人力管理的全过程，成为卫生人力的选拔、培养、使用和奖惩等的重要依据。

7.3.1 卫生人力资源的选拔

卫生人才的选拔关键在于发现、识别人才。作为领导者和管理干部，应树立正确的人才观，要有求才之心，善于把握人才的本质特征，既要注意少数杰出卫生人才，也要看到群众中的一般人才，了解不同人才具有不同特点，以便针对性地使用。识别人才可以从纵向和横向两个方面进行，纵向是指专业人员在本专业范围内的知识和技能，以及运用这些知识的能力。横向是指本专业以外的有关学识和人的素质、思想道德修养、体质和年龄。当前发现选拔卫生人才的具体办法有：（1）从学校中选拔优秀的毕业生；（2）专家推荐；（3）通过学术会议等活动发现、选拔人才；（4）从来信、来函和出版的刊物中发现人才；（5）通过科研或技术课题招标发现、选拔人才；（6）从自学成才者中选拔人才；（7）开展调查研究，由群众广泛推荐。

1. 选拔途径

根据人员的来源，卫生人才的选拔可分为内部选拔和外部招聘。

（1）内部选拔。内部选拔是从卫生系统内部选拔符合要求的人员，充实到新岗位上去。开展内部选拔，要充分运用工作公告、人事记录和人员技能库等多种手段。工作公告将空缺的职位公布于众，并列出工作的特性，如资格要求、工作时间表、薪资待遇、主管者等。审查人事记录可以发现目前从事职位低于其教育或技能水平的、或有进一步接受培训潜力的、或已经具备从事空缺职位背景要求的内部人员。人员技能库能列出具备空缺职位相关经验或接受过相关培训的内部人员。

内部选拔的优点：第一，对内部人员了解比较全面，有效避免选拔失误的风险；第二，可以激励内部人员，提高工作积极性；第三，内部人员对本系统有基本的了解，能缩短岗位适应过程。内部选拔的最大弊端是容易造成“近亲繁殖”，还有可能挫伤内部未被选拔人员的积极性。

（2）外部招聘。外部招聘可通过医学院校、媒体广告、就业服务机构、内部人员推荐等途径实现。外部招聘应说明单位的基本情况、空缺职位的要求和职责、工作环境及前景和薪资待遇等情况。

外部招聘优点：第一，有广泛的候选人员供甄选；第二，有更多的机会得到较高水平的人才；第三，给本系统带来新的气象，避免“近亲繁殖”；第四，多数应聘者有一定的相关经验，可以节省培训时间和费用。外部招聘的弊端在于难以对应聘者做出全面客观的评价，可能出现选人不准；应聘者对新单位及新职位往往需要经历一段磨合期。

2. 选拔面试

面试是人才选拔最常用的有效工具之一。通过面试，招聘机构有机会就关注的问题现场提问候选人并得到回答，由此对候选人的动机、智力、能力和职位适合程度做出直观的判断，并可以观察候选人的仪表、面部表情、紧张程度等个性表现。面试的有效性取决于正确的面试方式和主试者本身的素质与能力。面试类型主要有以下几种：

（1）定向面试也称为结构化面试，使用结构化面试表，按预先确定的问题次序提问。结构化面试表一般包括候选人的个人状况、教育背景、工作兴趣、工作经历、业务活动，以及主试者的特别问题、印象和总体评价等项目。将面试的提问和次序固定化，使主试者不会遗漏重要的问题，而且便于不同候选人间的比较。同时，面试表也允许跳过一些不相关的项目，并留有空白用于补充一些额外的问题。

（2）非定向性面试是主试者在面试中没有的固定问题形式，谈话可以向各个方向展开，向每位候选人提出不同的问题，可以问随机想到的问题，在一些关键点上进行追踪式提问。当然，非定向性面试是在一定工作规范的指导下开展的，并不是漫无目的的胡乱提问。

（3）情景面试包含一系列与工作相关、并预先确定答案的问题。这些问题是在工作分析的基础上制定的，并由工作主管人员确定问题可接受的答案。主试者对每个候选人询问同样的问题，并对候选人的回答进行评定。

（4）系列式面试是由几个主试者分别对候选人进行面试，每位主试者从自己的角度观察候选人，提出不同的问题，并形成对候选人的独立评价意见，然后对各主试者的评定结果进行综合比较分析，最终做出对候选人的评定。

（5）小组面试是由一组主试者同时对候选人进行面试，每位主试者从不同侧面提出问题，这避免了候选人面对不同主试者重复谈论相同的主题，而且由于主试者之间的互动，往往能出现更深入、更有意义的提问。但小组面试可能会给候选人带来额外的压力。

（6）压力面试的目的是测定候选人对工作压力的反应。在典型的压力面试中，主试者提出一系列直率的、甚至是不礼貌的问题，置候选人于防御解释的境地，使之感到不舒服。主试者往往寻找候选人回答中的破绽，集中围绕破绽提问，希望借此使候选人失去镇定。如果候选人表现出不信任、愤怒，可以看做是压力环境下承受能力弱。

7.3.2　卫生人力资源的培训

卫生人力资源的培训是给卫生人员传授其完成本职工作所必需的卫生专业知识和技能

的过程。卫生人才的成长具有鲜明的实践性，医学知识的更新周期短，新理论、新技术、新产品层出不穷。因此，对卫生人力培训的要求不仅仅停留在专业知识和技能上，更重要的是医学实践能力的提高，坚持终身教育。

1. 培训过程

（1）确定培训需求：依据卫生人力资源规划和卫生工作的实际需要，确定培训的对象和内容。

（2）建立培训目标：明确经过培训的卫生人员预期应达到的显著的和可度量的工作绩效。

（3）开展培训工作：按照培训计划，选择适宜的培训技术和方式，开展卫生人员培训。

（4）评价培训效果：从接受培训的卫生人员的反应、知识、行为和成效等方面衡量培训的效果。

2. 培训内容

（1）医德医风：开展忠于职守、爱岗敬业、开拓进取、乐于奉献的思想教育和职业道德教育，树立救死扶伤、病人至上、热情服务、文明行医的行业风尚。

（2）专业知识与技能：不断丰富和更新专业知识与技能，提高医学实践能力，提高卫生服务的质量和效率，适应医学快速发展和健康需求不断提高的要求。

（3）规章制度：学习和熟悉各项卫生法律、行政法规、部门规章和诊疗护理规范、常规，依法执业，保护卫生人员和患者的合法权益，适应卫生工作的法制化和制度化的要求。

3. 培训方式

（1）在岗培训是通过实际做某项工作来学会做这项工作，通常是安排新成员跟着有经验的老成员或主管人员学做工作，由老成员或主管人员来实施培训。在岗培训的优点是费用较少，不需要教室等脱产培训设施，而且学习效果反馈迅速。为保证在岗培训的质量，实施培训的人应接受严格、标准的训练，掌握工作指导技术，提供必需的培训资料。

（2）工作指导培训是根据某项工作步骤的一系列逻辑顺序，逐步渐进地开展培训。培训内容包括某项工作按照适当逻辑顺序排列的所有必需步骤，以及每个步骤的相应要点。步骤说明要做些什么，要点则说明应如何完成这些步骤以及原因。

（3）讲座培训是一种同时向许多接受培训者传授知识、技能和经验的方式，而且学员可以现场提问并得到及时的解答。通过现场讨论实现授课者与学员间的互动，达到理想的培训效果。

（4）视听培训是利用局域网、电影、闭路电视、录像带等视听技术开展培训。这种培训方式具有成本较低、时间安排机动、不受地域限制、可反复使用等优点，得到广泛的应用。

（5）程式化教学是传授工作技能的系统方法，包括向学习者提出疑问或事实、让学习者回答、对学习者的正确回答给予反馈。程式化教学的优点在于节约培训时间，减少培训出错的风险。

（6）模拟培训是让接受培训者使用在其工作中将要使用的设备或模拟设备学习的培

训，是接受培训者不在实际工作岗位但能获得该岗位技能的有效途径。模拟培训的优点是可以减少培训的开支和危险性。

（7）脱产学习是指接受培训者暂离工作岗位参加学习，使接受培训者拥有充足的学习时间和精力，适用于新知识、新技术体系的系统培训，但培训成本较高。

7.3.3 卫生人力资源的绩效考核

卫生人力资源的绩效考核（performance assessment）是收集、分析、评价和传递卫生人力的工作行为表现及结果的信息情况的过程，是人力资源管理的核心职能之一。绩效考核的过程就是通过对照岗位的目标和要求，用科学的方法评定员工完成工作的情况并将考核结果反馈给本人的过程。它不仅对前期工作进行了总结，而且为后期调整用人计划、变动岗位报酬等提供重要依据。严格有效的绩效考核，可以了解卫生人才的业务水平，激发其上进心，促进人才成长，正确判断人才与其所承担的岗位职责是否相称，还有多大潜力，是整个卫生人力资源管理中的重要一环。

1. 绩效考核的意义

（1）为卫生部门的人力资源规划提供依据。

（2）为卫生人事决策如人员配置、薪酬分配、晋升、辞退等提供依据。

（3）为卫生人员提供绩效反馈信息，起到激励作用。

（4）为卫生人员的培训和提高绩效提供参考。

2. 绩效考核的内容

（1）卫生工作成绩：考核卫生人员在一定时间内对所在卫生机构和社会卫生服务的贡献与价值，包括卫生工作的数量、质量、效果、效率、效益等内容。

（2）卫生服务能力：考核卫生人员从事卫生服务的专业理论知识和实践技能。

（3）卫生工作态度：考核卫生人员工作的积极性、责任感、病人至上和文明行医等。

3. 绩效考核的主体

（1）卫生人员的直接主管者评价。

（2）卫生人员的同事评价。同事间的评价应具备三个条件：一是相互信任；二是彼此互通信息，熟悉对方的工作及业绩；三是奖惩与报酬不是彼此竞争的。

（3）卫生人员自我评价。自我评价有利于自我发展和个人成长，达到自我激励的目的。自我评价要求每个人诚实和公正。

（4）卫生服务对象评价。接受服务对象的监督和评价是很重要的，体现了“以病人为中心”的理念。

（5）对于卫生管理者和领导，也有下级对他们的评价，这是一种很好的反馈。

4. 绩效考核的步骤

（1）制定评价标准和评价表。首先，确定绩效评价应具体包含的项目，一般包括可以观察得到的行为、能由个人控制的行为与结果，以及工作的重要方面。其次，对要评价的项目提出关键事件，并提供每一方面的高绩效与低绩效的例子。第三，对关键事件进行评价，选择重要的关键事件分别归纳到绩效评价表格的具体项目中，得出评价标准和评价表。

（2）确定评价的权重系数。各类评价人在总评价中的权重不同，如上级、同事、自我、下级等的评价在总计分中的权重不同；对要评价的各个项目在总评价中的权重也不同，如工作数量、质量、创造性工作等项目在总计分中的权重不同。

（3）对被评价者进行评价、记分，把所有得分进行加权，得到综合评价的总分。

5. 绩效考核的方法

（1）民意测验法是由被考核者的同事、下级及有工作联系的人，按照一定的标准对被考核者进行评价，综合各类评价人的意见，得到绩效考核结果。

（2）共同确定法是先由基层考评小组推荐，然后进行学科（专业）考核小组初评，再由评定分委员会评议投票，最后由评定总委员会审定。

（3）配对比较法是将全部被考核者进行两两逐对比较，比较中绩效相对好的得 1 分，绩效相对差的得 0 分，进行完所有比较后，每个人的得分总和就是这个人的相对绩效，由此可以列出被考核者的绩效优劣次序。

（4）等差图表法是根据考核项目和评定等级两个维度来评价绩效。根据绩效考核的目的和对象不同，应及时调整考核项目及其权重。

（5）欧德伟法是每位被考核者都以一定的分数为基本分，然后根据一系列加分和减分项目进行计算，得出每位被考核者的考核总分。欧德伟法可与工作计划、目标及工作规范结合起来使用，在基本分上下的若干分数范围设立奖惩线，作为绩效考核后奖惩的界线，达到激励被考核者的目的。

7.4 我国卫生人力发展纲要

7.4.1 卫生人力资源的现状

新中国成立以来，特别是改革开放以来，我国的卫生人力资源有了很大的发展。一是卫生人力总量不断增加。2009 年，全国拥有卫生人员 7 781 448 人，其中卫生技术人员 5 535 124人，乡村医生和卫生员 1 050 991 人。每千人口卫生技术人员数、执业（助理）医师数、注册护士数分别为 4.15 人、1.75 人、1.39 人。二是高层次卫生人才队伍逐步壮大，目前全国医药卫生界两院院士已达 100 余人，卫生部有突出贡献专家 400 余人，享受政府特殊津贴专家 1.3 万余人，具有高级技术职称的卫生技术人员 40 万余人。三是卫生人力资源管理有了较大改善，逐步从计划经济体制下的人事管理改革为适应社会主义市场经济体制的卫生人力资源开发与管理，初步建立了社会化卫生人才评价服务体系和以绩效考核为核心的卫生事业单位用人制度。

但是，卫生队伍的现状与我国经济社会和卫生事业的发展要求仍有较大差距，卫生人力资源的发展还面临诸多挑战：一是卫生人力资源总量不少，但整体素质不高。尽管我国每千人口医生、护士数已超过了世界的平均水平，但是卫生技术人员学历层次不够高，具有研究生学历的仅占 3%。二是卫生人力资源分布不合理，主要表现为城市卫生人才密集，农村卫生人才缺乏；东部地区人才密集，西部地区人才缺乏；大型医疗机构中人才密集，疾病预防控制机构、社区卫生服务机构人才缺乏。三是农村、社区和西部地区卫生人才队伍急需加强。四是卫生管理干部队伍职业化水平低，管理相对滞后。

7.4.2 卫生人力资源开发与发展的目标

2002 年卫生部颁布《中国 2001—2015 年卫生人力发展纲要》，提出了 2001—2015 年我国卫生人力资源开发与发展目标。

（1）人员数量适当增加。到 2015 年，全国卫生人员总数增加到 657.51 万人，其中卫生技术人员总数增加到 526.01 万人，每千人口拥有卫技人员 3.64 人左右、执业医师数 1.26 人左右、执业护士数 1.26 人左右。到 2009 年，该量化目标已提前实现，但更重要的是进一步提高人员质量和调整人员的分布。

（2）加强学术技术带头人队伍建设，培养一批以中青年为主体的新世纪学术技术带头人。本着“有所为，有所不为”的原则，在卫生行业造就一批领军冲击世界医学科学尖端并达到世界领先水平的杰出人才。在国内医疗、预防、保健和科研、教学、卫生管理领域涌现大批达到国内先进水平的拔尖人才，成为学术技术带头人。

（3）提高专业技术人员素质。到 2015 年，医生要全部达到大专以上学历水平，护士中具有大专以上学历者不低于 30%；专业人员职称结构达到合理比例。

（4）加强社区卫生人才队伍建设。到 2015 年，在全国卫生队伍中应有 30%以上的人员从事社区卫生工作。在社区工作的医生中，全科医师数不低于 1/3。

（5）全国卫生专业技术人员继续教育普及率达到 95%。

（6）全国卫生管理人员岗位培训率达到 100%，持证上岗率达到 95%。2005 年开始新上岗的管理人员必须经过规范的卫生管理岗位培训，并获得培训合格证书。

（7）西部人才开发，农村卫生人才建设取得明显成效，农村地区乡村医生全部达到中专以上学历水平，其中 85%的乡村医生完成向执业助理医师的转化。

（8）2010 年前卫生执法人员全部实现规范化培训。

7.4.3 卫生人力资源开发与发展的基本策略

1. 总量控制，结构调整

考虑到人口增加对卫生人力需求增加的要求，适当增加人员数量。重点调整卫生人力城乡分布，加大农村卫生队伍建设力度。调整东西部卫生人才分布，加大西部卫生人才建设和东部支援西部的工作力度。改革城市医疗机构，实行卫生机构分类管理，加强社区卫生人才队伍建设。

2. 全面提高，重点建设

全面提高卫生人力整体素质，重点加强学术技术带头人和创新型人才队伍建设。加强社区卫生人才和农村卫生人才队伍建设。大力加强西部人才开发。加速卫生管理人才队伍的职业化建设。结合机构改革，努力建设一支具有较高政治素质和监督执法能力的综合执法监督队伍。加强中医药人才队伍建设，进一步发挥中医药特色和优势。

3. 改革创新，科学管理

当前卫生改革已进入全面启动、整体推进的攻坚阶段，社会主义市场经济体制的建立，要求人事工作实施“两个调整”，要改革创新，改变管理相对滞后的现状，改革不相适应的体制、机制，实施科学管理。针对现状，加强卫生管理干部培训，建立适应社会主义市场经济建设需要的职业化管理干部队伍。

4. 适应市场，合理配置

随着我国社会主义市场经济体制的建立和经济全球化，人才流动和按市场规律配置人才成为必然。要大力培育人才市场，强化人才市场服务功能，提高服务水平。充分发挥人才市场在配置人才资源中的基础性作用和市场导向作用，加强人才市场信息化、网络化建设。大力改善东西部和城乡人才结构。

7.4.4 卫生人力资源开发与发展的政策措施

1. 更新观念，加强领导

树立人才资源是第一资源的观念，将人力资源发展工作摆在重要的战略地位。各级政府要把卫生人力资源开发作为保证经济和社会可持续发展的重要组成部分和卫生事业发展的基本战略，纳入当地社会经济发展规划。各级卫生行政部门要制定卫生人力发展规划，在卫生人力资源结构调整、能力建设、组织管理上协调有关部门进行体制创新、机制创新，同时加大卫生人力资源开发和改革的宣传力度。

2. 控制总量，调整结构，实现卫生人力资源合理配置

制定和实施区域卫生规划，制定卫生人力资源配置标准，提出卫生事业单位岗位设置原则和岗位结构比例，加强卫生人力的宏观管理，微观放开。建立和执行卫生人员考录和持证上岗制度，杜绝非专业人员进入卫生专业技术岗位；贯彻执行《执业医师法》和《护士管理办法》，实行医师、护士资格准入制度，优化医师、护士队伍。建立和发展城乡全科医师队伍；建立社区护士岗位培训制度。发展全科医学教育，有计划地培养社区卫生技术人员，特别是全科医师；从现有医师队伍中选拔素质较好、热心社区卫生服务工作的具有主治医师资格或具有申报主治医师资格的医生，有针对性地进行岗位培训，使之成为全科医师。制定和落实人才合理分布与合理流动的政策，引导卫生技术人才到欠发达地区和农村从事卫生技术工作；实施全国“县乡村实用人才工程”，促进乡村医生向执业助理医师转化，加快农村卫生人才队伍建设。

3. 深化人事制度改革，创新人才管理机制

搞好卫生人事制度改革的试点工作，改革事业单位内部人事管理制度，变“身份管理”为“岗位管理”。推进人事代理制度，逐步实现卫生人员由单位、部门所有向“社会人”的转变。制定各类人员的聘用管理办法，实行全员聘任，破除终身制。医疗机构聘用人员可按一定比例分为技术骨干层和流动层，实行不同的聘期，给予不同的待遇，相对稳定一批技术骨干。也可实行专职与兼职相结合的方式，聘用一部分兼职技术骨干。深化职称制度改革，执行全科医师任职标准和资格认定办法，建立全科医师和各类卫生专业技术人员初、中级资格考试制度，建立和完善各类卫生专业技术人员任职资格标准和社会化人才评价体系，实施评聘分开，加强聘后管理。改革内部分配机制，坚持重实绩、重贡献和向优秀人才、关键岗位倾斜的原则，建立按岗定酬、按任务定酬、按业绩定酬的分配制度。改革和完善卫生人才的奖励表彰制度，增加技术创新、管理创新在奖励中所占的比重。

4. 加强对人才建设的财政支持，拓宽投资渠道

在制定人才建设规划和计划时，各级政府应充分认识到卫生人才在卫生事业发展中的作用，充分认识今后十五年居民健康需求增长对卫生人才的需求，增大对卫生人才建设的财政支持力度；支持和奖励科技创新，特别是中、青年人才的科技创新活动；提倡与企业、社会各部门、单位、民间团体甚至个人合作，拓展人才建设投入的资金渠道。

5. 采取综合措施，加强学术技术带头人队伍建设

配合国家知识创新体系建设和高新技术开发计划，制定和执行卫生行业高新技术人才培养计划。创造良好的生活、工作、学习条件，稳定学术技术带头人队伍，放开国家和卫生部级重点实验室及承担国家重点科研项目单位的职务结构比例，允许其自主决定内部分配。建立国内高级访问学者制度，鼓励高层次人才在卫生行业内、行业间以不同的合作方式进行研究和开发。通过改革现行用人制度和奖励办法，破格任用和重奖学术、技术成就卓著、有创新成果者，奖励有创新思路或有开发前景的课题研究者。加强对高新技术人才的行业管理，改革卫生部院士推荐办法，增大中、青年院士推荐比例；将卫生部级突出贡献专家评选范围扩大到全国卫生行业。配合有关方面改革留学生派遣制度，加大吸引海外智力和人才的力度，鼓励留学人员以多种形式为国服务。

6. 建立和实施管理人员岗位培训和持证上岗制度

制定和执行卫生管理人才任职资格标准，建立科学的评价方法；改革管理人员的选任方式，建立公开、公平、公正的竞争机制。对卫生管理人员进行规范化的岗位培训，逐步实行持证上岗制度；全国普遍开展管理干部岗位培训，完成师资库和主要教材建设。创造条件，开拓后备干部及在任的有发展潜力的年轻管理人员接受管理专业学历教育的途径。加强卫生队伍中从事经营管理工作人员的培训，同时在卫生管理干部培训课程中，加大有关市场经济、经营管理的内容。允许和鼓励管理作为生产要素参与收益分配，组织专家研究探讨管理要素参与分配的办法。提倡管理创新，奖励卓有成效的管理人才。

7. 大力加强西部人才开发，为西部人才开发做几件实事

为西部培训卫生管理人才，联合有条件的院校为西部举办卫生管理干部硕士班，为西部培训卫生管理干部。争取有关部委支持，组织优秀毕业生参加西部大开发，组织医学院校优秀毕业生参与西部开发，并建立相关制度。组织、协调卫生科技人才西部行，为西部输送技术同时，带动西部自身人才的培养与开发。创造条件争取企业支援西部人才建设活动，支持东西部地区卫生管理人才交流、培训活动。在西部树立数个医疗卫生机构人事制度改革创新的典型。有计划地组织西部卫生管理人才到东部挂职培训，组织东部卫生管理人才去西部挂职工作。

8. 加强农村卫生人才和社区卫生人才建设

根据我国卫生事业发展的实践并借鉴发达国家的做法，加强全科医师队伍建设，使之成为社区卫生服务骨干。对全科医师进行规范化培训。通过发展全科医学教育，有计划地培养全科医学人才，从现有医师队伍中选拔素质较好，热心社区卫生服务的医师按全科医师要求进行培训，充实社区服务力量。鼓励和吸引城市医疗卫生机构人员到社区卫生服务机构工作。加强农村卫生人才队伍建设。实施“全国县乡村实用人才工程”，制定优惠政策，引导卫生技术人才到农村工作。促成有条件的医学院校定向为农村培养人才；争取有关部门的支持，对来自农村贫困地区的医学院校特困生和定向生给予多种形式的优惠政策；开拓多种学习渠道，提高现有农村卫生人员的技术水平；为加强农村卫生管理，提高县乡两级卫生管理人才的水平，协调有关部门为农村培训县乡卫生管理干部，并编写相应的培训教材；加强对现有乡村医生培养，并鼓励现有乡村医生向执业助理医师转化，加快制定《乡村医生管理办法》，规范现有乡村医生管理；加强政策引导，鼓励和吸引一批已具有执业医师资格或执业助理医师资格的人员为农村卫生服务。

9. 加快卫生人才市场及人才信息网络建设

制定和完善卫生人才中介服务的政策法规，加强卫生人才中介服务机构建设，加强卫生部人才交流服务中心与省、区、市人才中介机构的沟通与协作，建立开放性卫生人才网络，促进卫生人才主体和单位用人主体尽快到位，为个人择业和单位用人提供准确及时的信息，为人才的合理配置开辟多种交流渠道。

10. 改革和发展医学教育

大力加强为农村培养医学人才的工作，根据东、中、西地区的条件，指导当地分别制定农村医学人才培养目标和办法。加强调研，从人才需求和提高卫生人才素质要求的角度促进高等医学教育调整专业设置，改革教学方法，加强素质教育，着重在培养学生的社会适应能力、创新思维、创新能力上下工夫。利用多种教育资源，对卫生专业技术人员全面实施以新理论、新技术、新方法、新技能及新信息为主要内容的继续教育，逐步完善住院医师规范化培训制度，规范专科医师的培训，建立终身学习制度，适应知识经济的挑战。

11. 加强中医药人才队伍建设

遵循全国卫生人力发展的总目标总策略，重视中医药（含中西医结合、民族医）人才队伍建设。采取以中医药院校教育为主渠道，辅以多种形式的其他教育和培养手段为辅的培养模式，努力提高中医药人才队伍的整体素质。采取政策引导和激励措施，调整中医药人才的分布格局，使中医药“简、便、验、廉”的特色在农村和基层医疗市场得到充分发挥；在继承、发扬和创新的过程中，加强中医药人才梯队建设，注重培养中青年学科学术带头人，形成一支国内外知名的中医药专家队伍；发挥传统医学的特色和优势，努力加强对优秀临床人才的培养；特别是在我国加入世贸组织后，要认真培养造就一批能够适应新形势、新环境下中医药市场竞争的新型管理人才。

12. 加强对全国卫生人才建设的监督与指导

建立人才队伍建设评价指标体系及工作程序、方法，对各地进行《中国 2001—2015 年卫生人力发展纲要》实施过程的监督和阶段的总结评价。

本章小结

卫生人力资源是指卫生行业内所有劳动者的总和，是实现卫生服务目标最重要的资源。卫生人力资源的管理是对卫生人力的规模、结构、层次和布局进行管理，使得卫生人力资源得以充分合理的利用，同时卫生人力资源管理是借助于管理学、经济学和社会学方面的知识，使卫生人力的潜力能够更有效地发挥出来，达到效果最好，效益最大，人力投入要素的组合更趋合理。卫生人力资源规划是对未来卫生人力资源的需求量、拥有量、供给量和供需关系，以及卫生人力的数量、知识和技能进行预测，制定卫生人力资源计划的过程。卫生人力资源开发指对卫生人力的潜能经过有目的的培养、发现、挖掘等环节，使其潜能获得充分的发挥，达到人尽其才，才尽其用。卫生人力资源考核是通过一定的方法，科学地收集、整理、分析和评价卫生人力输出信息的过程，它贯穿于卫生人力管理的全过程，成为卫生人力选拔、培养、使用和奖惩等的重要依据。《中国 2001—2015 年卫生人力发展纲要》提出了我国卫生人力资源的发展目标、发展策略和配套的政策措施。

关键术语

卫生人力资源　　卫生人力资源管理　　卫生人力规划　　卫生人力开发　　卫生人力考核　　中国卫生人力发展纲要

复习思考题

1. 简述卫生人力资源在我国卫生改革与发展中的重要作用。
2. 试论国际卫生人力资源发展历程对我国卫生人力资源管理的启示。
3. 试论当前卫生人力资源规划的关键点以及解决途径。
4. 分析各类卫生人力资源培训的优点、不足以及适用性。
5. 简述我国卫生人力资源发展的目标、策略和主要政策措施。

阅读材料

某市卫生人力资源现状

2009 年，某地级市开展了卫生人力资源现状调查。该市卫生人员的总量是 2.2 万，其中卫技人员 1.8 万。卫技人员中医生 0.8 万，护士 0.5 万。全市每千人口卫生人员 4.42 人，卫技人员 3.62 人，医生 1.61 人，护士 1.00 人。70.2％的卫生人员、63.5％的卫技人员、68.2％的医师、72.9％的护士分布在县级和地级城市。全市卫技人员职称的师、士、员比例为 6∶3∶1。全市综合性医院中医师职称的高级、中级、初级比例为 1∶2.3∶2.7，其中城市为 1∶1.9∶2，农村为 1∶2.7∶3.4。全市综合性医院卫技人员中，大专及以上学历占 40％，中专占 52％，无学历占 8％。

请依据上述阅读材料，思考以下问题：(1) 该市卫生人力现状存在哪些不足？(2) 为改善卫生人力状况，该市的卫生人力规划、选拔和培训应重点考虑哪些方面？(3) 为鼓励卫生人员到农村工作，卫生行政管理部门应采取哪些政策和措施？

第8章

卫生经济管理

8.1 卫生经济管理概述

8.1.1 卫生经济管理的目的和意义

卫生经济管理（health economy management）是卫生管理者遵循经济规律，运用卫生经济的理论和原理进行卫生事业管理的实践，力求以尽可能少的资源消耗，取得尽可能大的社会效益和经济效益。其意义在于：

（1）社会经济的基本矛盾是资源的有限性和需求的无限性，卫生服务作为一种劳务产品也同样。卫生资源是有限的，而群众的医疗卫生服务需求却是无限的。2009年陕西省神木县实行全民免费医疗以后，群众的医疗卫生服务需求呈井喷式释放，住院服务供不应求，出现排队现象就是明证之一。卫生经济管理的原则就是以尽可能少的卫生资源消耗，满足尽可能多的医疗卫生服务需求，使卫生投资取得尽可能大的社会效益和经济效益。

（2）健康是公民的基本人权之一，每一个公民都有权公平地享受到卫生服务。2009年中共中央、国务院《关于深化医药卫生体制改革的意见》指出："把基本医疗卫生制度作为公共产品向全民提供……努力实现全体人民病有所医"，"促进基本公共卫生服务逐步均等化"，通过制定并实施相应的卫生经济政策及措施实现上述目标。

（3）在市场经济条件下，资源的配置往往是以市场为导向，市场在资源配置中起着基础性作用。但是医疗卫生服务领域存在着反市场现象，而卫生事业是体现福利性的社会公益事业，必须通过卫生经济管理制度的设计与执行，达到卫生资源的配置符合卫生服务公平性和可及性的要求。

（4）由于卫生资源的有限性和市场对卫生服务领域调节的局限性，因而需通过卫生经济管理，达到优化配置卫生资源的目的，并使卫生资源能有效、合理地得到利用。

（5）在市场经济条件下，卫生事业需要按照经济规律办事，通过卫生事业的内部管理，可以使卫生管理者按经济规律从微观的角度管理好卫生机构，使其更具生机和活力。通过卫生经济管理，加强卫生机构的经营管理，使它们的运行更符合市场经济的要求，在市场经济条件下发展得更好。

8.1.2　卫生经济管理的内容

卫生经济管理是卫生事业管理的重要组成部分，它既涉及卫生事业宏观管理的内容，也涉及卫生事业微观管理的内容。

（1）宏观卫生经济管理的内容主要涉及两个方面：一是从宏观的角度管理卫生事业中的经济问题，包括卫生资源的开发、配置、利用，卫生经费的筹集、管理、利用等；二是利用经济的手段从宏观的角度管理好卫生事业。

（2）微观卫生经济管理是对各级各类医疗卫生机构内部管理和运行的经济管理，包括人事、分配制度改革，利用经济激励机制充分调动广大职工的积极性；加强成本管理，努力降低卫生机构的运行成本；加强卫生机构内部财务管理和资产管理等。

8.1.3　卫生经济管理改革与发展

从新中国成立到改革开放初期，在计划经济条件下，卫生管理沿袭了“供给式”的模式，对卫生事业的经济管理几乎是空白。改革开放以后，卫生事业的经济管理首先在医疗机构得到重视。1978年卫生部、财政部、国家劳动总局发出了《关于加强医院经济管理试点工作的通知》，明确规定了医院经济管理的意义、要求、政策和方法。1979年全国大约1/3的县级以上医院开展了经济管理试点工作。国家开始对医院经费实行“金额管理、定额补助、结余留用”的政策。一些医院开始实行奖金制度，医院经营结余经主管部门批准后，60%可用于医院建设，40%可用于集体福利和奖金。也有医院试行按应编人数计算和发放奖金的办法，把奖金和超额劳务结合起来，调动了职工的积极性，提高了工作效率。1980年卫生部在北京召开“全国计财、医政处处长座谈会”，讨论修改了《医院经济管理暂行办法》、《加强农村卫生院经济管理意见》、《各级防疫站经济管理办法》、《关于建立医院奖金制度的几种设想》和《关于加强医疗成本核算工作的意见》等五个经济管理文件，开始了我国卫生事业的经济管理从无到有的历程。此后，我国卫生事业的经济管理从微观走向宏观，主要改革措施有：

（1）从经济学角度研究卫生事业的性质，为医疗服务收费向医疗服务价格改革奠定了坚实的理论基础。

（2）建立符合国情的基本医疗卫生制度，将基本医疗卫生制度作为公共产品向全民提供，实现人人享有基本医疗卫生服务。

（3）根据卫生事业的性质，改革医疗收费制度，从2000年起改“医疗服务收费标准”为“医疗服务价格”，标志着医疗服务进入了体现价值规律的时代。并规定非营利性医疗机构提供的基本医疗服务，实行政府指导价，其余由医疗机构自主定价；探索建立医疗服务定价由利益相关方参与协商的机制。

（4）改革公费、劳保医疗制度，创建了包括城镇职工基本医疗保险制度、城镇居民基本医疗保险制度、新型农村合作医疗制度和医疗救助制度在内的医疗保障体系。探索建立城乡一体化的基本医疗保障管理制度，探索建立医疗保险经办机构与医疗机构、药品供应商的谈判机制，发挥医疗保障对医疗服务和药品费用的制约作用。强化医疗保障对医疗服务的监控作用，完善支付制度，积极探索实行按人头付费、按病种付费、总额预付等方式，建立激励与惩戒并重的有效约束机制。规范基本医疗保障基金管理，合理控制医保基金年度结余和累计结余。

（5）为使有限的卫生资源能合理配置并提高其利用率，强化区域卫生规划，制定了卫生资源配置标准。严格控制公立医院建设规模。健全基层医疗卫生服务体系，开展社区首诊制试点，建立基层医疗机构与上级医院双向转诊制度。

（6）成立“中国卫生总费用研究”课题组，长期对卫生总费用进行追踪研究，其结果从2002年起由科研成果报告披露的形式改为由国家统计局、卫生部卫生信息统计中心官方发布，用于指导卫生经济政策的制定。

（7）改革医疗卫生机构补偿机制，专业公共卫生机构人员经费、发展建设经费、公用经费和业务经费由政府预算全额安排，服务性收入上缴财政专户或纳入预算管理；基层医疗卫生机构运行成本通过服务收费和政府补助补偿，药品销售实行零差价；探索对基层医疗卫生机构实行收支两条线等管理方式；逐步将公立医院补偿由服务收费、药品加成收入和财政补助三个渠道改为服务收费和财政补助两个渠道。

（8）建立国家基本药物制度，规定所有零售药店和医疗机构均应配备和销售国家基本药物，政府举办的基层医疗卫生机构全部配备和使用基本药物；基本药物全部纳入基本医疗保障药品报销目录，报销比例明显高于非基本药物。

（9）对城镇医疗机构按非营利性与营利性实施分类管理，非营利性医院继续实行税收优惠政策，完善营利性医院税收政策。

（10）促进基本公共卫生服务逐步均等化，使其覆盖城乡居民。

（11）推进公立医院改革。坚持维护公立医院的公益性和社会效益原则，探索公立医院政事分开、管办分开的有效形式；完善医院法人治理结构；探索注册医师多点执业的办法和形式；探索多种有效方式逐步改革以药补医机制。通过实行药品购销差别加价、设立药事服务费等多种方式逐步改革或取消药品加成政策；严格医院预算和收支管理，加强成本核算与控制；规定公立医院提供特需服务的比例不超过全部医疗服务的10%；鼓励和引导社会资本发展医疗卫生事业，鼓励民营资本举办非营利性医院，形成多元办医格局。

8.2 卫生筹资与卫生总费用

8.2.1 卫生筹资与卫生总费用概述

卫生资金是卫生资源的货币化表现，卫生事业的运行与发展离不开资金，卫生资金的筹集是卫生经济管理的前提和主要内容之一。卫生费用核算是对国家或地区卫生资源流动进行系统、全面、连续监控的手段，是从各个方面反映卫生费用的一系列核算框架、指标、方法的统称，是国民经济核算体系的重要组成部分。它反映卫生资金运动的全过程，用于分析与评价卫生资金的筹集、分配和使用效果。

1. 卫生筹资与卫生总费用的概念

狭义的卫生筹资（health financing）是指卫生资金的筹集，包括卫生资金的来源渠道、经各种渠道筹集的具体内容、数量及其比重等。

广义的卫生筹资不仅包括卫生资金的筹集，还包括卫生资金的分配和使用，即不仅要研究卫生资金来源的渠道和各渠道筹集的数量，还要研究资金的去向及其数量，以及资金的使用效率、公平性等。

卫生总费用（total health expenditure，THE）是指卫生保健总支出，是以货币形式作为综合计量手段反映一个国家或地区在一定时期内（通常指一年）全社会在卫生保健服务和产品上所花费的资金总额。

2. 研究卫生筹资与卫生总费用的作用和意义

（1）提高卫生筹资政策的科学性。通过对卫生筹资与卫生总费用的研究，可以明确卫生资金的筹集渠道和筹资水平，掌握在不同的社会经济背景和卫生经济政策环境下，卫生资金筹集的变化规律，了解一个国家或地区卫生资金的分配流向，为调整和制定卫生资金筹集政策提供依据，使决策者能根据社会经济状况制定合理、科学的卫生筹资政策，保证有足够的资金，使卫生事业健康、可持续发展。

（2）评价卫生服务公平与效率。卫生服务的公平性是国家和政府的共同追求。通过对一个国家或地区卫生资金筹集和卫生总费用的研究，可以分析、评价该国家或地区卫生服务的公平性程度以及效率的高低，为政府改善卫生服务的公平与效率提供决策参考。

（3）评价卫生资源利用的合理性。需求是无限的，资源是有限的。这一经济学的定律同样反映在卫生服务的供需矛盾之中。通过对卫生筹资与卫生总费用的研究，可以把握卫生服务的供需矛盾的运动规律，可以分析、评价卫生资源利用的合理程度，以促进卫生资源的合理利用。

8.2.2　卫生资金筹集分类和比例

1. 卫生筹资类别

（1）政府卫生筹资。政府卫生筹资是指各级政府用于卫生保健事业的财政预算支出。根据其用途分为医疗卫生服务支出、医疗保障与保险补助支出、行政管理事务支出、人口和计划生育对相关卫生支出。医疗卫生服务支出指各级政府为防病、治病，保障人民身体健康，由政府财政预算向社会全体成员提供的医疗卫生服务经费，包括医疗服务、社区卫生服务、疾病预防控制、卫生监督、妇幼保健、农村卫生、中医药、食品和药品监督管理事务、其他部门卫生支出、其他医疗卫生等十个方面的政府预算支出。医疗保障与保险补助支出指各级政府在基本医疗保险方面的支出，包括：医疗保障、财政对基本医疗保险基金补助、残疾人康复三个方面。其中医疗保障包括行政单位医疗、事业单位医疗、公务员医疗补助、优抚对象医疗补助、城市医疗救助、新型农村合作医疗、农村医疗救助、城镇居民基本医疗保险、其他医疗保障支出等九项内容。行政管理事务支出指各级政府财政用于医疗卫生和医疗保险管理的支出，包括医疗卫生管理事务、医疗保险管理事务和食品与药品监督的行政管理事务的财政预算支出。人口和计划生育对相关卫生支出指各级政府在计划生育支出中与卫生有关的支出，包括计划生育、生殖健康促进工程、计划生育免费基本技术服务、人口和计划生育服务网络建设、计划生育避孕药具经费、人口和计划生育宣传教育经费、流动人口计划生育管理和服务等六项内容。

（2）社会卫生筹资。社会卫生筹资是指政府和个人以外社会各界对卫生事业的资金投入，包括社会医疗保障支出、商业健康保险费、社会办医支出、社会捐赠援助、行政事业性收费收入。

（3）个人卫生筹资。个人卫生筹资是指城乡居民用自己可支配的经济收入，在接受各类医疗卫生服务时的现金支付。包括城镇居民个人现金卫生支出和农村居民个人现金卫生支出。

2. 卫生筹资类别构成

健康是人的基本权利之一，社会所有成员应该公平地享有健康。我国的卫生事业是政府实行一定福利政策的社会公益事业，每一个公民都有公平地获得卫生筹资资源的权利。《2000 年世界卫生报告》提出了卫生系统的三个主要目标：一是获得良好的健康；二是提高卫生系统的反应能力；三是确保筹资的公平性。该报告用这三个指标量化比较了各国的卫生系统绩效。在 191 个成员国中，我国筹资公平性仅排第 188 名。国内研究资料也显示，我国城乡居民在卫生筹资上存在很大的差别（表 8—1）。

表 8—1　　中国城乡居民卫生筹资比较　　单位：元

项目	1998 年			2006 年		
	城市	农村	城市/农村	城市	农村	城市/农村
人均卫生总费用	625.94	194.63	3.22	1248.30	361.89	3.45
人均医疗保健支出	205.16	62.45	3.29	620.54	191.51	3.24
人均卫生事业费	52.71	9.07	5.81	90.16	46.32	1.95

资料来源：卫生部卫生经济研究所：《2008 年中国卫生总费用研究报告》。

8.2.3　卫生总费用核算方法

卫生资金在实际运作中，经历了筹集、分配和使用的连续过程。因此，卫生总费用核算方法有筹资来源法、机构流向法、功能使用法等三种。

1. 筹资来源法

筹资来源法是根据卫生资金来源渠道与筹集方式，收集和整理卫生总费用数据，测算全社会卫生资金投入总量及其构成。用以反映政府、社会和居民个人对健康的重视程度和费用负担情况，分析筹资模式的主要特征能反映卫生筹资公平性。该核算方法的指标体系包括：

（1）政府卫生支出。政府卫生支出是指各级政府用于卫生保健事业的财政预算支出。包括医疗卫生服务支出、医疗保障与保险补助支出、行政管理事务支出、人口和计划生育相关卫生支出。

（2）社会卫生支出。社会卫生支出是指政府和个人以外社会各界对卫生事业的资金投入，包括社会医疗保障支出、商业健康保险费、社会办医支出、社会捐赠援助、行政事业性收费收入。

（3）居民个人卫生支出。城乡居民用自己可支配的经济收入支付的各项医疗卫生费用和多种形式的医疗保险费用，包括城镇居民医疗卫生支出、农村居民医疗卫生支出、城乡居民个人交纳医疗保险基金和城乡居民商业健康保险给付金。

2. 机构流向法

机构流向法是按照卫生服务机构的类别划分，通过对各级各类卫生机构各项收入的收集、整理，测算卫生总费用的分配及其内部构成。反映了卫生资金在不同部门、不同领域、不同层次的分配和使用方向，可以评价卫生资源配置的合理程度及其使用效率。该核算方法的指标体系包括：

（1）医院费用。各级各类医院提供医疗服务的费用，包括城市医院、县医院、社区卫生服务中心（含街道卫生院）、乡镇卫生院、疗养院费用。

（2）门诊费用。各级各类门诊机构提供医疗服务的费用，包括门诊部、诊所、卫生所、医务室、护理站、社区卫生服务站、村卫生室费用。

（3）药品及其他医用零售机构费用。包括零售药店费用和其他商业机构提供的医用品费用。

（4）公共卫生机构费用。各级各类公共卫生服务机构提供公共卫生服务的费用，包括：疾病预防控制机构、卫生监督机构、妇幼保健机构、食品与药品监督机构、计划生育机构、采供血机构、其他公共卫生机构费用。

（5）卫生行政和医疗保险管理机构费用。包括卫生行政管理费用和医疗或健康保障（或保险）管理费用。

（6）其他卫生费用。包括医学科研机构费用、干部培训费用、社会对卫生固定资产投资、其他部门的卫生费用。

3. 功能使用法

功能使用法是根据卫生服务实际使用进行划分，通过调查消费者对各种形式的卫生服务的实际利用，收集、整理消费者利用各种卫生服务的数量和费用，测算卫生总费用。其结果能够反映卫生费用在不同功能服务中的分布。用于评价全社会对各类卫生服务的利用程度，该核算方法的指标体系包括：

（1）治疗服务。包括门诊治疗和住院治疗。

（2）康复服务。指改善病人功能的服务。

（3）长期护理服务。指由于慢性损伤和日常独立生活能力下降，需要持续帮助的住院病人提供的护理服务。

（4）辅助性卫生保健服务。指由医疗辅助人员或医疗技术人员操作的服务，如实验室检查、影像诊断和病人的运送。

（5）门诊医疗用品。包括门诊药品及其他用品。

（6）公共卫生服务。包括妇幼卫生（含计划生育的健康服务）、学校卫生服务、传染病预防、慢性病预防、职业卫生服务、其他公共卫生服务。

8.2.4 卫生总费用变动趋势

我国卫生总费用研究始于20世纪80年代。1981年世界银行派专家对我国卫生事业进行考察，并与我国政府合作用筹资来源法对卫生总费用进行估算。据卫生部计划财务司估计，1980年我国卫生总费用约122亿元，而世界银行专家估计为141.84亿元。1987年世界银行对我国卫生总费用再次进行估计和测算。1991年中国卫生经济培训与研究网络成立，制定了《卫生总费用研究指导手册》，并由卫生部卫生经济研究所完成了1990—1995年全国卫生总费用测算工作。由卫生部卫生经济研究所牵头，设立了中国卫生总费用研究协作组。1997年成立了中国卫生总费用工作网络，自2002年起，国家卫生总费用由国家统计局、卫生部卫生信息统计中心做官方发布。

根据官方发布的数据，我国卫生总费用（表8—2）有以下特点：卫生总费用逐年稳步上升，但其占GDP的比重总在5%以内徘徊；2003年“非典”疫情爆发前，卫生总费用中政府和社会支出所占比重逐年下降，个人现金卫生支出的比重逐年增加，说明个人疾病经济负担在逐年加重。2003年后上述情况有所缓解，但还不尽如人意，尤其在国际比较中显得更加突出。

表8—2　　中国卫生总费用及筹资构成（当年价格）

年份	卫生总费用（亿元）	卫生总费用占GDP（%）	政府卫生支出		社会卫生支出		个人现金卫生支出		人均卫生总费用（元）
			金额（亿元）	构成（%）	金额（亿元）	构成（%）	金额（亿元）	构成（%）	
1978	110.21	3.02	35.44	32.16	52.25	47.41	22.52	20.43	11.45
1990	747.39	4.00	187.28	25.06	293.10	39.22	267.01	35.73	65.37
1996	2 709.42	3.99	461.61	17.04	875.66	32.32	1 372.15	50.64	221.38
1997	3 196.71	4.29	523.56	16.38	984.06	30.78	1 689.09	52.84	258.58
1998	3 678.72	4.70	590.06	16.04	1 071.03	29.11	2 017.63	54.85	294.86
1999	4 047.50	4.93	640.96	15.84	1 145.99	28.31	2 260.56	55.85	321.78
2000	4 586.63	4.62	709.52	15.47	1 171.94	25.55	2 705.17	58.98	361.88
2001	5 025.93	4.58	800.61	15.93	1 211.43	24.10	3 013.88	59.97	393.80
2002	5 684.63	4.81	908.51	15.69	1 539.38	26.59	3 342.14	57.72	450.75
2003	6 584.10	4.85	1 116.94	16.96	1 788.50	27.16	3 678.67	55.87	509.50
2004	7 590.29	4.75	1 293.58	17.04	2 225.35	29.32	4 071.35	53.64	583.92
2005	8 659.91	4.73	1 552.53	17.93	2 586.41	29.87	4 520.98	52.21	662.30
2006	9 843.34	4.64	1 778.86	18.07	3 210.92	32.62	4 853.56	49.31	748.84
2007	11 289.48	4.52	2 297.10	20.35	3 893.72	34.49	5 098.66	45.16	854.43

资料来源：卫生部卫生经济研究所：《2008年卫生总费用报告》。

8.3 卫生投资管理

8.3.1 卫生投资概述

1. 卫生投资的概念

卫生投资（health investment）是指卫生及健康领域内，为了提高人们的健康水平而投入大量资本，以增加和提高卫生服务能力的经济活动。它主要包括房屋建筑、设备购置及其改造、更新的硬件投资和对卫生人力的培训、医学科学的研究费用和软件投资等。

2. 卫生投资的作用和意义

（1）提高卫生服务能力，增进人们的健康水平。随着社会经济的发展，人民生活水平不断提高，人们对医疗卫生服务的需求也不断提高，需要更高的诊疗技术和服务手段。人口的增加和老龄化进程的加快，疾病谱随之发生转变，需要更多的卫生保健服务。科学技术的进步，新的医疗仪器设备不断涌现，需要更大的卫生经费投入。这些都需要不断地进行卫生投资，以提高卫生机构的服务能力，增进人们的健康水平。

（2）投资卫生，促进社会经济的发展。根据世界贸易组织的界定，医疗卫生服务行业是第三产业，它与医药行业、医疗保险业、卫生材料制造业等密切相关。有了卫生投资，医疗卫生服务业才有发展的可能，医疗卫生服务业发展了，就能带动相关行业的发展，促进社会经济的发展。此外，医疗保健属于消费领域，投资医疗卫生保健，有利于培育和发展新的消费热点，扩大内需，拉动社会经济发展。

（3）摆脱贫困，促进社会稳定。为评价卫生在全球经济发展中的地位，世界卫生组织前总干事布伦特兰于2000年组织成立了宏观经济与卫生委员会（Commission on Macroeconomics and Health，CMH）。该委员会研究发现：向全世界贫困者扩大重要的卫生服务的覆盖面，包括相对较少的特殊干预措施，每年可拯救数百万人的生命，减少贫困，刺激经济发展，促进全球安全。要脱贫很重要的一环就是要治病，延长贫困者的寿命，提高他们的生产能力。为此，世界卫生组织提出，在世界上最为贫困的国家通过投资卫生领域促进经济发展的新战略。此外，宏观经济与卫生委员会还指出，健康是劳动生产力的基础，是在校学习能力的基础，也是智力、体力和情感发育能力的基础。从经济角度讲，健康和教育是人力资本的两大基石，也是个人经济生产力的基础。健康是对整个社会经济增长和长远发展的关键性投资。

3. 卫生投资的分类

（1）固定资产投资。固定资产是指在卫生服务过程中可供较长时间使用，并在使用过程中保持其原有实物形态的各种资产，如房屋、医疗仪器、交通工具等。固定资产中有直接用于临床的诊断、治疗仪器，也有用于后勤保障的辅助设备，如锅炉、制冷机等。对固定资产投资是形成卫生机构服务能力的物质基础和必要保证。

（2）流动资产投资。流动资产是指卫生服务过程中的变现或耗用的资产，包括现金、存款、库存药品、卫生材料、低值易耗品等。对流动资产的投资是卫生机构正常运行的物质保证。

（3）无形资产投资。无形资产是指不具有实际形体的，能提供未来权益的资产，通常包括信誉、商标、专利权、特许权、租赁权、版权等。对无形资产的投资可以使卫生机构取得更大的社会效益和经济效益。

（4）卫生人力投资。卫生服务是通过掌握医学科学知识和技能的卫生人力来完成的。这就需要对有志于从事卫生服务的人员进行长期的培训，这既包括从业前系统的专业学历教育培训，也包括从业后的职业继续教育，只有不断地进行卫生人力投资，才能提高卫生人力提供卫生服务的能力。

（5）医学科研的投资。医学科学技术是当今生命科学、物理和化学科学最前沿、最实用的领域，只有不断地对医学科研进行投资，才能将最先进的科学技术转化成医疗卫生服务项目，才能不断提高医疗卫生服务水平和质量。

4. 卫生投资的特点

（1）投资额大，回收期长。医疗卫生机构提供服务，必须具有卫生人力、房屋和设备等。对卫生人力的投资是长期的，需要的资金量也很大。卫生行业的设备大部分是高科技产品；卫生机构的房屋现代化，智能化标准很高。而组建新的医疗卫生机构，投入新的医疗卫生服务项目，都需相当长的时间，方能得到市场和消费者的认可。

（2）投资内容复杂。在医疗卫生机构中，其构成要素既各有特点，又相互交叉，是复杂的系统工程。人力、技术、管理、仪器设备等种类复杂，投资的学科门类繁多。

（3）投资风险大。卫生投资的风险是指投资活动不能实现预期目标而导致失败的可能。这其中包括政策风险、技术风险等。政策风险是指国家政策变化对卫生投资造成的影响，如卫生资源配置的调控政策、卫生服务价格政策等。20 世纪 90 年代初，国家对医疗卫生服务实行新项目按成本收费的政策，医疗卫生机构竞相投巨资购入 CT、磁共振等高、精、尖仪器设备；到 20 世纪 90 年代后期，国家为控制增长过快的医疗费用，大幅降低使用大型医疗设备进行诊断、治疗的价格标准，使许多医院的前期巨额投资成为负债。医疗卫生服务业是高风险行业，服务效果具有不确定性，不安全性，服务缺陷带来的后果也较严重，一旦出现不良后果，医疗赔偿额往往很大。

8.3.2 卫生投资决策

投资决策以投资少、见效快，收益大、风险小为原则，应正确地决定资金的投向，选择合理的投资项目，以发挥资金最大的社会效益和经济效益。卫生投资决策以人民健康为宗旨，将社会效益放在首位，也要遵循投资的一般规律进行决策。在投资前，对投资的几种备选方案进行分析论证，从而确定最优的投资方案，是卫生投资决策的基本方式。

1. 卫生投资决策的基本方法

（1）投资回收期法。以各个备选方案原投资额回收期的长短，作为方案排序的依据。回收期短表示投资周转快，风险小，方案比较可取。

投资回收期＝投资总额/每年相同现金流入量

（2）投资报酬率法。根据投资方案的报酬对原投资额比值的大小来判断方案的优劣，比值大的方案为优。

投资报酬率＝年平均净报酬/平均投资额

（3）现值比率法。以单位现值的投资额可获得现金流入量现值多少作为判断方案优劣的标准。

现值比率＝现金流入量现值总和/总投资的现值

（4）内部报酬率法。未来预期收入额的现值总和等于该投资方案最初现金流出额时的利率，内部报酬率大于投资贷款利率的方案为优。即：

$$A_0=\frac{A_1}{(1+r)^1}+\frac{A_2}{(1+r)^2}+\cdots+\frac{A_n}{(1+r)^n}=\sum_{k=1}^{n}\frac{A_k}{(1+r)^k}$$

式中，A_k 为 K 期的现金流量；A_0 为现金流出额；r 为利率。

2. 卫生投资决策的敏感性分析

卫生投资方案定量分析使用的大部分数据来自预测或估算，必然与实际存在着差异。这些差异可能由于主观估计的误差所致，也可能是客观情况发生变化带来的。为了弄清和减少不确定性对投资决策评价的影响，一般可以用敏感性分析，研究单一因素的不确定性影响，如价格、服务供给量、成本和投资各自的变化如何影响投资项目的回收期，报酬率、净现值和内部报酬率等，从而考察卫生投资的可能性和稳定性。

敏感性强弱是根据经济效益指标对其影响因素的反应范围和程度大小来区分的。如果因素在很小范围内的变动就能影响效益指标，说明其敏感性强，反之敏感性弱。敏感性分析的目的是：研究因素变动引起效益指标变动的范围；寻找影响投资项目的决定因素，并分析产生不确定性的根源；分析比较不同方案敏感性的大小，选取风险比较小的投资项目；通过最有利与最不利的经济效益范围分析，确定最现实的方案。

8.4　卫生事业预算管理

8.4.1　卫生事业预算概述

1. 卫生事业预算的概念

预算是指经法定程序批准的政府、机关、团体和事业单位在一定期间（年、季、月）的收支预计，也是以货币或现金流量的形式对组织未来一定时期内的经营活动及其对财务的影响所作的计划。卫生事业预算（health service budget）是指为了保证卫生事业计划的完成，根据其任务、开支标准等编制的经费收支计划，使卫生事业发展纳入国民经济发展轨道，是国家预算的组成部分。卫生事业预算是卫生事业计划的资金反映，是实现卫生计划的财力保证，也是卫生经济管理的重要内容之一。

2. 政府卫生预算的内容

政府卫生预算反映政府在医疗卫生方面的支出。具体包括医疗卫生管理事务支出、医疗服务支出、医疗保障支出、疾病预防控制支出、卫生监督支出、妇幼保健支出、农村卫生支出等。

（1）医疗卫生管理事务支出。指政府对卫生、中医等管理事务方面的支出，包括行政运行、一般行政管理事务、机关服务、其他医疗卫生管理事务支出。

（2）医疗服务支出。指政府对自己举办的各级各类医院的支出，包括综合医院、中医医院、传染病医院、口腔医院、精神病医院、其他专科医院、福利医院、行业医院、处理医疗欠费、其他医疗服务支出。

（3）社区卫生服务支出。指政府用于社区医疗卫生服务方面的支出，包括社区公共卫生服务、社区卫生专项、其他社区卫生服务支出。

（4）医疗保障支出。指政府用于医疗保障方面的支出，包括行政单位医疗、事业单位医疗、公务员医疗补助、优抚对象医疗补助、城市医疗救助、新型农村合作医疗、农村医疗救助、城镇居民基本医疗保险、其他医疗保障支出。

（5）疾病预防控制。指政府在疾病预防控制方面的支出，包括疾病预防控制机构、突发公共卫生事件应急处理、重大疾病预防控制、其他疾病预防控制专项、其他疾病控制支出。

（6）卫生监督支出。指政府在卫生监督方面的支出，包括卫生监督机构、卫生监督专项、其他卫生监督支出。

（7）妇幼保健支出。指政府在妇幼保健方面的支出，包括妇幼保健机构、妇幼保健专项、其他妇幼保健支出。

（8）农村卫生支出。指政府农村卫生方面的支出，包括乡镇卫生院、农村卫生专项、其他农村卫生支出。

（9）中医药支出。指政府在中医药方面的支出，包括中医（民族医）药专项、其他中医药支出。

（10）其他医疗卫生支出。指上述项目以外，政府其他用于医疗卫生方面的支出。

3. 卫生预算管理的职能和作用

预算管理是国家根据客观经济规律，为使预算资金有序、高效运行而进行的计划、组织、指挥、协调、控制活动的总和。预算管理的三大职能是分配、调控和监督。分配职能是以国家为主体参与社会产品的分配，以满足国家建设和人民生活各方面的需要，其实质是调节分配关系，主要通过财政转移支付实现。转移支付是指货币收入主体之间的非交易的货币交换关系，实现预算资金在各级政府间的转换。落实国家对卫生事业实行的福利政策，使每个公民都能得到基本的卫生服务，具体到卫生事业就是通过分配职能来实现。调控职能是国家通过预算调节和控制经济的职能，主要通过调节资源配置、分配关系、经济增长速度来实现。卫生事业发展中的调控职能，重点是保证卫生服务的公平性。监督职能是对公共事业预算资金的分配、调控过程及其相关方面实施国家的监察，督促和制约相关机构履行预算职能。

通过预算使卫生经济活动有序地进行，促进卫生事业健康发展。卫生事业是我国社会经济的重要组成部分，国家通过对卫生事业的预算资金安排，实现卫生事业和社会经济的协调发展，公平地为公民提供基本的卫生服务。国家通过对卫生事业预算资金的拨付，体现政府对卫生事业的责任。同时也可以根据拨付资金的多少，衡量政府在其中的作用程度。通过预算促进各级各类卫生机构加强经济管理，提高政府资金使用的社会效益和经济效益。国家对卫生事业的预算支出，最终都落实到具体的卫生机构，通过对预算的执行与评价可以衡量各级卫生部门和各类卫生机构经济管理能力和资金使用效率。

4. 卫生预算管理的步骤

（1）确立目标。确定卫生事业在某一时期内发展的总体目标和具体目标。

（2）编制预算。根据确立的总体目标和具体目标，编制资金预算计划，报上级主管部门及财政部门审批下达。

（3）执行预算。经批准的预算下达后，各级各类卫生机构就要严格按照预算计划执行。

（4）调整预算。预算在执行过程中，由于预算编制过程中没有预计到的因素，使预算和实际发生较大的差异需要调整；或因为客观环境发生较大变化（如突发性疫情、疾病的爆发流行等），需要对预算进行调整。

（5）评价预算。某一时期预算执行完毕，要及时对预算的执行结果与绩效做出评价，分析计划与结果间的差异及其原因，分析预算执行的效果和效率。通过总结评价，使下一轮预算管理更富成效。

8.4.2 卫生预算的编制、执行与评价

1. 卫生预算的编制原则

（1）贯彻党和国家的方针、政策，特别是对卫生工作的方针、政策。

（2）实事求是，需要和可能相结合，量力而行。

（3）勤俭节约，以尽可能少的资金，办尽可能多的事情。

（4）收支平衡，不能“寅吃卯粮”，不搞“赤字预算”。

2. 卫生预算的设计方法

（1）系数法：利用收支预算同技术经济指标之间的比例关系，乘以计划年度的技术经济指标，得出计划年度的收支预算数。

系数＝收支统计数/同期有关技术经济指标数×100％

（2）定额法：利用各种与定额有关的技术经济指标测算年度收支预算数。定额是指国家现规定的标准，也有在实际工作中形成的，如人员工资、床位补助定额等。

收支预算数＝定额×年度有关技术经济指标数

（3）分析法：在原有基础上，分析各种因素增减变动情况，测算收支预算数。

收支预算数＝基数±各种增减因素

（4）综合法：综合利用系数法和分析法测算预算收支的方法。

收支预算数＝系数×有关指标计划数±各种增减因素

3. 卫生预算的执行

预算经上级机关核定以后，具有一定的法律效力，必须严格执行。预算在执行过程中要进行经常的检查监督。监督的内容包括：

（1）预算是否落实。预算经审批下达后，要采取必要的手段保证预算的落实。监督的重点是各部门是否有擅自改变预算的行为等。

（2）预算执行是否全面。要按照预算目标全面考核、检查责任单位的各项经济活动，判断是否全面完成预算任务，如发现预算执行不够全面，应及时督促有关责任单位纠正。

（3）预算执行是否均衡。各部门应合理安排进度，均衡地完成预算各项要求。监督的重点是分析预算执行实际与平均完成程度的偏离系数，判断各部门执行预算的均衡情况，

及时纠正导致不均衡的原因和存在不均衡的部门。

4. 卫生预算的评价

预算期结束时，应对预算完成情况及其绩效进行全面评价。预算管理部门及各预算执行单位在充分收集有关财务、业务、市场、技术、政策、法律等方面信息的基础上，采用比率分析、比较分析、因素分析、平衡分析等方法，从定量和定性不同层面充分评析预算执行结果及其绩效。针对预算执行的偏差要客观分析其产生的原因，纠正预算编制、执行中存在的问题，并制定相应的奖惩制度，维护预算管理的权威性和严肃性。

8.5 卫生资产管理

8.5.1 卫生资产的概念

资产是指有关单位占有、使用的各种财产、债权及其他权利。卫生资产（health asset）是组成卫生事业的所有单位占有、使用的固定资产、流动资产、无形资产和对外投资。卫生的投资量大、内容多，再加上长年的积累，其资产相当可观，对卫生资产管理的重要性日益突出。与此同时，由于卫生投资主体的多元化，其资产归属亦呈现多元化态势。所以，卫生资产管理不仅仅指对国有卫生资产的管理，而是包括对各种所有制的卫生资产的管理。

8.5.2 卫生资产管理的作用和意义

（1）维护卫生资产的安全和完整。卫生资产是提供卫生服务的物质基础，也是实现卫生服务的有效载体。维护好卫生资产的安全和完整，才能使各级各类卫生机构在提供卫生服务、保护人民健康中更好地发挥作用。

（2）提高卫生资产的使用效率。卫生资产量大、内容复杂、形态多样。管好卫生资产，做到物尽其用，减少乃至杜绝闲置，提高卫生资产的使用效率，可以提高各级各类卫生机构的社会效益和经济效益。

（3）促进卫生事业的可持续发展。卫生资产是卫生事业可持续发展的重要保证，科学地管理好卫生资产，才能促进卫生事业的可持续发展。

8.5.3 卫生资产管理的任务和内容

1. 卫生资产管理的基本任务

（1）维护所有者权益，保障卫生资产的保值、增值，提高卫生资产的运营效益，实现良好的社会效益和经济效益。

（2）提高卫生资产质量，努力使各级各类卫生机构充满生机和活力，更好地发挥其整体效益。

2. 卫生资产管理的主要内容

（1）清产核资。摸清卫生资产的“家底”。

（2）产权界定。界定产权是卫生资产清产核资的必要前提，应按照谁投资谁拥有的原则明晰产权。

（3）产权登记。产权界定清楚以后，经一定的法律程序明确卫生资产的归属。

（4）所有权管理。卫生资产所有权一旦有变动，要及时变更相应的登记手续。

（5）资本金预算。卫生资产所有者将其拥有或支配的货币资金用于资本性投入的收支计划，同时对资本的循环与周转过程进行监督与调控，保障所有者权益不受侵犯。具体包括制定财务管理制度，编制筹资、投资规划和方案，管理和组织收缴产权权益，实现资本扩张和增值等。

（6）资产评估。卫生机构资产产权发生变动或资产交易时，需要进行资产评估，特别要强调不能忽略对卫生机构无形资产的评估。

（7）资产处置。资产处置是指卫生机构对其占有、使用的资产进行产权转移及产权注销的行为，包括固定资产转让、调拨、捐赠、报废；股权转让；呆坏账损失和非正常损失的报损及其他涉及资产处置的方式。资产处置必须按照相关法律、法规和规章制度的规定，规范地进行，要有严格的审批手续。

（8）建立考核、分析报告制度。定期考核卫生资产的经营、管理状况，分析卫生资产的总量、结构、变动、效益、收益、保值、增值等状况，并向所有者报告。

8.6 卫生服务价格管理

8.6.1 卫生服务价格概述

新中国成立以后，卫生作为福利事业，预防保健服务免收任何费用。到20世纪90年代前后，对预防保健服务的部分项目实行有偿服务，国家物价局、财政部也为此发布了《卫生系统行政事业性收费项目及标准》。但这部分准公共产品的收费标准至今不能称之为价格。

2000年以前，我国也一直将医疗服务收费作为社会公益性收费，用以对医院政策性亏损的补偿，实行收费许可证制度，其标准由政府制定，既不反映价值，也不反映医疗服务成本，其标准远低于医疗服务成本。2000年，国家计委、卫生部出台了《医疗服务价格管理的意见》，医疗服务收费标准才被作为价格纳入价格管理的范畴。

1. 价格的概念

价格是商品的货币价值，由商品的需求和供给两个方面的因素共同决定。价格协调着生产者和消费者的决策，在市场机制中起着平衡的作用。我国《价格法》界定价格包括商品价格和服务价格。政府指导价是指依照《价格法》规定，由政府价格主管部门或者其他有关部门，按照定价权限和范围规定基准价及其浮动幅度，指导经营者制定价格。

2. 医疗服务价格的形成

我国的卫生事业是政府实行一定福利政策的社会公益事业。国家不向非营利性医疗卫生机构征收税金，并给予一定的财政补贴。因此，医疗服务价格（medical service price）不是通过医疗服务的需求和供给两方面的因素共同决定的，而是采用不完全生产价格模式，即由政府有关部门通过理论价格，根据价值规律、价格政策、国民经济水平、居民的承受能力等因素确定价格水平。医疗服务价格一般低于其价值。近年来，新建或转制的营利性医疗机构的医疗服务价格不受政府指导价限制，可自主定价，但同时需交纳营业税。

3. 医疗服务价格的管理

医疗服务价格管理是政府宏观调控医疗服务供需平衡的手段，也是国家调控各种社会经济利益关系的一个稳压器。其实质是通过对价格水平的调控，除了稳定或调整医药领域内现有的物质利益分配格局以外，还涉及保护社会弱势群体的基本医疗和生命保障。对医药价格进行政府干预是为了防止技术垄断和信息偏差的医疗服务领域资源配置的无效率，为了保证人民能得到最基本的医疗服务，并控制医药费用。医疗服务价格涉及众多的利益集团，价格制定的原则、范围、形式、水平、成本等因素，除了涉及价格自身的经济要求以外，还必须根据国家宏观政策来确定和调整，涉及卫生管理体制、医疗保险体制、医疗救助体制、药品生产经营体制、公共财政体制等诸多问题，因而在研究医疗服务价格管理政策的同时，还要参考相关的体制和政策。

4. 医疗服务价格管理的作用

（1）规范医疗服务项目。医疗服务价格是医疗服务项目的价格，收费也是按项目收费。从2002年起，实行全国统一的医疗服务项目规范，统一各项目的服务内容。

（2）调整不合理的医疗服务价格，体现医务人员的技术劳务价值。

（3）保证医疗服务的公平性。由省级价格主管部门会同同级卫生行政部门制定的医疗服务指导价格是基本医疗服务的价格，保证同一辖区内的公民享受到同等价格的医疗服务。

（4）满足不同层次的医疗服务需求。政府放宽对非营利性医疗机构提供给患者自愿选择的特需医疗服务的指导价格，以满足患者不同层次的医疗服务需求。

（5）促进卫生资源合理利用。政府对不同等级的医疗机构和医生提供医疗服务分级指导价格，适当拉开差价，以促进对卫生资源的合理利用。

（6）遏制医疗费用不合理增长。医疗服务价格由价格主管部门会同卫生行政部门、人力资源社会保障部门制定，有利于遏制医疗费用的不合理增长。

8.6.2 医疗服务价格政策及其改革

1. 医疗服务收费体制改革

（1）“两种收费制度”是我国医疗服务收费体制改革的序幕。1981年国务院批转了卫生部《关于医院赔本问题的报告》，实施“两种收费制度”试点，即对自费患者仍按原医疗收费标准收费，对享受公费医疗和劳保医疗待遇的职工实行按不含工资的成本收费的政策。各地在试点工作中提出了很多建设性意见：一是要明确医疗成本的构成，包括劳务费用、业务费用、管理费用、折旧费用和其他药品盘亏费用，而不包括医务人员标准工资；二是要制定合理的收费标准，必须以医疗成本为基础，根据实际情况上下浮动，对不同水平的医疗机构、不同规格的病床，可以制定不同的收费标准；三是要严格掌握按成本收费的范围；四是要用好、管好医院增收款，医院实行两种收费标准所增加的收入，要单独反映，主要用于医疗器械的添置和医院房屋的修缮，一般不用于集体福利和发放资金。

(2)“清理整顿、统一标准”是医疗服务收费的实质性改革。在“两种收费制度”实施的六年中，物价指数上涨幅度超过两位数，医疗服务成本也随之增长。但医疗收费标准未做相应调整，医院再次回到赔本经营的老路。1987年据北京市调查，医院不含工资的平均成本高于医疗服务收费标准5～10倍。1988年国家物价局、卫生部下达《关于检查医疗收费的通知》，全国各地先后清理整顿医疗服务收费，并出台了新的收费统一标准，初步理顺了医疗收费体系，医院经济又趋于缓和。

(3)“总量控制、结构调整”将医疗服务收费改革与抑制医疗费过快增长相结合。随着社会主义市场经济体制的建立和医疗服务市场的发展，医疗服务遵循市场经济规律。但由于医疗服务的补偿机制不健全，医疗服务价格改革进入“头痛医头，脚痛医脚”的恶性循环：医疗服务收费低→医院赔本→增加药品销售→医药费增长过快→医疗服务收费更加低→医院更加赔本→增加更多的药品销售→医药费更加增长。为走出恶性循环，1994年上海率先对医疗服务收费实行“总量控制、结构调整”的改革，即提高医疗服务技术劳务收费，抑制药品费用过快增长，在基本上不提高社会医药费总水平情况下，增加医院收入的“含金量”，逐步解决医院的赔本问题。

2. 现行医疗服务价格政策主要依据

2000年7月国家计委、卫生部《关于改革医疗服务价格管理的意见的通知》、2000年10月国家计委、卫生部、国家中医药管理局《关于印发全国医疗服务价格项目规范（试行）的通知》、2001年8月国家计委、卫生部《关于印发〈医疗服务项目成本分摊测算办法（试行)〉的通知》、2009年11月国家发改委、卫生部、人力资源社会保障部《关于改革药品和医疗服务价格形成机制的意见》等是现行医疗服务价格政策的主要依据。主要内容包括：

(1) 医疗服务价格实行统一政策、分级管理。国务院价格主管部门及相关部门制定医疗服务价格政策及项目、定价原则和方法，加强对地方制定医疗服务价格的指导和协调。基本医疗服务的指导价格，由省或市级价格主管部门会同同级卫生、人力资源社会保障部门制定。

(2) 医疗服务价格实行政府指导价和市场调节价相结合的管理方式。非营利性医疗机构提供的基本医疗服务，实行政府指导价；营利性医疗机构提供的各种医疗服务和非营利性医疗机构提供的特需医疗服务实行市场调节价。

(3) 基本医疗服务价格要体现公益性质。基本医疗服务价格要按照“合理补偿成本、兼顾群众和基本医疗保障承受能力”的原则核定。制定基本医疗服务价格所依据的合理成本，按照扣除财政补助、医疗机构销售药品和医疗器械（耗材）差价收益核算。

(4) 在保证基本医疗服务的前提下，允许医疗机构根据自身功能特点、业务能力和社会需求，开展特需医疗服务，为社会提供丰富的医疗服务产品，满足一部分特殊市场的需求。

(5) 合理制定不同级别医疗机构和不同职级医师的服务价格。根据医疗机构等级、医师级别和市场需求等因素，对医疗服务可以制定不同的指导价格。要逐步拉开价格差距，促进患者合理分流。

(6) 对社区卫生和中医事业在价格上继续给予适当政策扶持。

（7）改革医疗服务定价方式。根据医疗技术发展和临床诊疗需要，完善医疗服务价格项目规范，合理设立医疗服务价格项目。从严控制简单以新设备、新试剂、新方法等名义新增医疗检查检验项目，进一步规范医疗服务价格项目名称和服务内容。逐步改革医疗服务以项目为主的定价方式，积极探索有利于控制费用、公开透明、方便操作的医疗服务定价方式。社区、乡镇卫生院等基层医疗机构开展的便民个性化服务，可以按照服务时间、服务次数等方式制定价格。

（8）理顺医疗服务比价关系。在规范医疗服务价格项目的基础上，适当提高临床诊疗、护理、手术以及其他体现医务人员技术劳务价值的医疗服务价格，同时降低大型医用设备检查和治疗价格。加强对植（介）入类等高值医疗器械价格的监管。

（9）提高体现技术和劳务价值的医疗服务价格。按照医疗服务补偿合理成本的要求，结合政府财政投入情况，合理调整非营利性医疗机构基本医疗服务价格，逐步提高中医和体现医务人员技术劳务价值的诊疗、手术、护理等项目价格。

（10）降低大型医用设备检查和治疗价格。加强医用检查和治疗设备价格监测。完善服务成本审核方法，医用检查和治疗设备折旧费用按额定工作量测算。降低偏高的医用设备检查和治疗价格，促进医用检查和治疗设备集约化使用。

（11）加强医疗器械价格管理。合理控制医疗服务价格项目外单独收费的医疗器械范围。对单独收费的品种，要建立目录进行管理。对高值医疗器械特别是植（介）入类医疗器械，可通过限制流通环节差价率、发布市场价格信息等措施，引导价格合理形成。

（12）加强价格评审，健全成本调查和价格监测体系。完善医疗服务价格评审制度，加强价格评审专家队伍建设，健全医疗服务成本核算方法。建立和完善医药市场价格调查、监测和信息采集分析系统。

（13）进一步完善价格决策程序。公开政府定价程序和方法，增强价格决策透明度。建立药品和医疗服务价格动态调整制度。制定和调整价格要广泛听取医疗服务单位、医疗保险经办机构、消费者以及相关部门的意见，充分调动社会各方面参与医疗服务价格管理的积极性。

（14）积极探索建立医药费用供需双方谈判机制。在政府制定药品和医疗服务价格的基础上，改革医疗保险支付方式，逐步实行按病种付费、按服务单元付费和总额预付。积极探索医疗保险经办机构与医疗机构（医院协会）、药品供应商通过协商谈判，合理确定医药费用及付费方式。鼓励有条件的地方开展支付方式和费用谈判机制的试点。

（15）加强价格监督检查。全面推行医疗机构医疗服务、医疗器械价格公示及住院费用“一日清单”等制度。规范医疗卫生机构价格行为。价格主管部门依据有关法律、法规对医疗机构的医疗服务价格进行监督检查，并对违法行为实施行政处罚。医疗机构要加强价格管理，自我约束，并自觉接受社会监督。

医疗服务从社会公益性收费转变为医疗服务价格，一方面说明了我国医疗服务市场逐步走向成熟，另一方面说明了医疗服务价格改革还需一个漫长的过程，实现“用较低廉的价格，提供较优质的服务”才是改革的最终目标。

当前医疗服务价格改革在宏观层面，如管理原则、管理方法等方面已经适用新的价格政策；而在微观层面，如医疗项目和标准等仍停留在社会公益性收费水平，仍只适用旧的价格政策。国家计委、卫生部、国家中医药管理局制定了全国统一的医疗服务价格项目规范，共四大类 3 966 项，对医疗服务价格项目分类、名称、编码、内涵、除外内容及计价单位等方面都做了明确而具体的规定。将此前的医疗收费标准过渡到上述规范并实行编码管理，还有一个艰巨的技术改造过程，特别是我国医疗服务成本核算和管理还缺乏反应灵敏、动态管理的医疗服务价格管理模式。

2009 年中共中央、国务院《关于深化医药卫生体制改革的意见》中明确规定医疗服务价格改革的政策是：（1）人力资源社会保障部门参与医疗服务定价；（2）基本医疗服务价格继续执行按扣除财政补助后的成本定价机制；（3）不同级别的医疗机构和医生提供的服务，实行分级定价；（4）建立医用设备仪器价格监测、检查治疗服务成本监审及其价格定期调整制度；（5）基本药物统一定价。

本章小结

随着经济全球化进程的加快和我国社会主义市场经济的完善，卫生事业的经济属性日益显现，对卫生事业的经济管理也越来越重要。卫生经济管理涉及卫生事业宏观管理和微观管理两方面的内容。宏观卫生经济管理是从宏观的角度管理卫生事业中的经济问题，包括卫生资源的开发、配置、利用，卫生经费的筹集、管理、利用，以及利用经济的手段从宏观的角度管理好卫生事业。微观卫生经济管理是对各级各类医疗卫生机构内部管理和运行的经济管理，包括人事、分配、成本、预算、价格、资产、财务等方面的管理。卫生筹资不仅研究卫生资金来源的渠道和各渠道筹集的数量，还研究资金的去向和数量，以及资金的使用效率、公平性问题。卫生投资是指卫生事业领域内，为了提高人们的健康水平而投入大量资本，以增加卫生服务能力的经济活动。卫生事业预算是指为了保证卫生事业计划的完成，根据其任务、开支标准等编制的经费收支计划，使卫生事业发展纳入国民经济发展轨道，是国家预算的组成部分。卫生资产是组成卫生事业的所有单位占有、使用的固定资产、流动资产、无形资产和对外投资。医疗服务价格并不是通过医疗服务的需求和供给两方面的因素共同决定的，而是采用不完全生产价格模式，即由政府有关部门通过理论价格，根据价值规律、价格政策、国民经济水平、居民的承受能力等因素确定价格水平。

关键术语

卫生经济　卫生经济管理　卫生总费用　卫生筹资　卫生投资　卫生事业预算
卫生资产　医疗服务价格　医疗成本　社会效益　经济效益　效率

复习思考题

1. 简述卫生经济管理的内涵和作用。
2. 简述我国卫生筹资的构成，评价其公平性。
3. 简述卫生投资的特点和作用。

4. 简述政府卫生预算的内容和作用。

5. 简述医疗服务价格的制定依据。

6. 结合我国卫生改革与发展，试论述卫生经济管理的核心问题。

阅读材料

对居民反映“看病贵”问题的分析

1. 社会分配不公，导致健康获得的不公平。改革开放伊始，政府鼓励让一部分人先富起来，这对富国强民起到了很好的作用，但也带来了分配不公问题。2002 年，我国收入分配基尼系数达到 0.458。然而，医疗费用的上涨是客观的，相对于低收入人群的收入，医疗费用就显得很高。因此，就特别容易表现为“看病贵”。这是分配不公导致了健康获得的不公平，扩大了居民之间的健康差距。

2. 参保者医疗费用的自付比例过高。参加城镇职工基本医疗保险的职工接受医疗服务时，不但有很多的药品和医疗项目需自费，而且在基本医疗保险允许范围内的药品和项目还要自付部分费用。据第四次全国卫生服务调查资料（2008 年）显示，三大医疗保险参保者的住院医疗费报销比例是：城镇职工基本医疗保险参保者为 66.2%；城镇居民基本医疗保险参保者为 49.2%；新型农村合作医疗保险参保者仅 34.6%，其余部分均由参保者个人承担。个人承担的门诊医疗费比例要比住院费的比例大得多。

此外，在我国的卫生总费用中，1980 年政府、社会、个人的支出构成分别为：36.4%、40.4%、23.2%，到了 2001 年该构成分别为：15.5%、24.0%、60.5%。20 年来，政府和社会支出分别下降了 20.9 和 16.4 个百分点，而个人支出却增加了 37.3 个百分点。是否可以这样认为：近些年增加的卫生费用大部分是由个人承担的。由于是个人承担，就特别容易反映“看病贵”。

4. 支付制度助长了医疗费用的不合理增长。新中国成立以来，对医疗服务一直实行的是按服务项目付费。改革开放以后，又对新的医疗项目实行按成本收费。这些支付制度刺激医院、医务人员诱导病人进行医疗消费，导致医疗费用不合理增长。医院在市场经济条件下成了经济实体，在收费作为补偿的机制刺激下，再加上支付制度推波助澜的作用，使得医疗费用上涨过快，造成了“看病贵”。

5. 医院和医务人员的医疗行为、收费行为不规范。政府对医院的医疗服务一直采取复合补偿的模式，对医院销售药品的批零差价收入，免交税费，作为政府对医院提供医疗服务政策性亏损的补偿。改革开放以来，政府允许医院将其结余用于分配和医院的发展，在利益机制驱动下，医院和医务人员过度依靠市场化或商业化的服务提供方式，加上缺乏必要的监督制约机制，出现了过度提供服务、大处方、滥检查等问题，使得医疗费用增长过快，导致了“看病贵”。

请依据上述材料，思考以下问题：（1）卫生经济管理的制度尤其是机制的设计中应该注意什么？（2）“看病贵”问题反映了现行卫生经济制度及医院运行机制中存在哪些缺陷？（3）提出治理“看病贵”问题的政策与措施。

第9章

卫生信息管理

9.1 卫生信息概述

信息像空气与水一样，从来都是人类生存和发展不可缺少的基本资源。信息成为一种资源是社会发展到一定阶段的产物，“人类社会正处于信息时代”已成为世界共识。美国的约翰·奈斯比特在《大趋势》一书中将人类社会发展“从工业社会到信息社会”列为十大趋势之首，认为“工业社会的战略资源是资本，而未来新社会的战略资源是信息”。信息作为任何国家、地区、组织机构生存和发展的战略资源以各种形式分布在社会、家庭的各个角落，以及政治、经济、文化、卫生等各个部门，信息化水平的高低已成为衡量一个国家和地区社会、经济、科技发展水平的主要标志之一。

9.1.1 信息

1. 信息的概念

信息（information）是适合于通信、储存或处理的形式来表达的知识或消息，有广义和狭义之分。广义的信息是指发生源发出的各种信号和消息被吸收体所理解和接收，这些信号和信息所解释的内容统称为信息，泛指以声音、语言、文字、图像、动画、气味等形式表达事物的记录。但只有能够满足接受者某种需要，有一定使用价值的消息、资料等才是信息，往往需要对消息、资料等进行一定的加工处理。因此，狭义的信息是指经过加工处理后对于接受者具有某种使用价值的消息、数据、文件、情报和资料的总称。

2. 信息的特征

（1）客观性。信息是事物变化和状态的反映。由于事物及其状态、特征和变化是不以人的意志为转移的客观存在，因此反映这种客观存在的信息也具有客观性，即信息内容的客观性和信息本身的客观实在性。

（2）普遍性。信息的客观性决定了信息的普遍性，信息普遍存在于自然界、人类社会和人类的思维或精神领域之中。只要有事物的运动，就会有事物的运动状态和方式，因此也就存在着信息。信息无处不在，无时不在。

（3）依附性。信息本身是无形的，信息的传递交流和信息价值的实现要求信息必须依附于一定的物质形式——信息载体。人们通过语言、文字、符号、图像等物质载体存储和传播信息。信息依附于一定的物质载体，但信息的语义性并不因信息记录手段或物质载体的改变而发生变化。信息对于其载体来说，既具有不可分割性，又具有相对独立性。

（4）传递性。信息传递是指信息从时间或空间上的某一点向其他点移动的过程。信息可以通过多种渠道、采用多种方式进行传递。信息的传递是通过信道并借助于一定的物质载体来实现的。信息的传递可以是单向的过程，也可以是双向的过程。

（5）时效性。信息的时效性是指信息从产生、传递、接收直至被利用的时间间隔及其效率。信息本身的内容以及信息是否能够被人们及时获得决定了信息的价值和作用。信息的效用性在很大程度上是通过信息的时效性来实现的。信息的使用价值与信息被利用的时间间隔成反比。

（6）可存储性。信息不但可以通过人的大脑进行隐性存储，也可以通过物质载体加以显性存储，而且还可以利用现代信息技术设备来存储。

（7）可转换性。信息的转换性包括：一是变换，信息可以从一种形态转换成另外一种形态，即信息的符号系统和物质载体之间可以相互转换。信息的这种转换只是形式上的变化，信息的内容并不会随着其形态的变化而发生变化。二是转化，即信息在一定条件下可以转化成物质、能量、时间、资金、效益等其他物质并体现信息的价值。信息的转换性使得信息的传播更加广泛，传播信息的载体更加多样化，从而使信息的价值得到更充分的体现。

（8）可再生性。信息作为事物存在和运动状态的表征，和事物本身及事物的运动一样是永恒的。人类一方面在不断地利用各种信息，另一方面又在不断地创造各种新的信息。因此，信息永远都在产生、更新、演变，是取之不尽、用之不竭的智慧源泉，是人类社会与自然界不可或缺的可再生资源。

（9）知识性。信息具有知识的属性，但信息并不等于知识。信息只有经过人类的智力加工，去粗取精、去伪存真，才得以成为知识。反过来，知识也不等于信息，它只有通过传递才能转化为信息。

（10）共享性。信息的共享性主要表现在同一内容的信息可以在同一时间由两个或两个以上的使用者使用。信息共享表现为信息的提供者并不会因信息的提供而失去对信息的拥有。信息交流更多的是体现多主体对同一信息内容的分享。信息的依附性保证了同一信息内容可以采用多种相同的或不同的物质载体及其推动形式来完成。信息资源利用范围的扩大，不仅表现在信息内容的深化和扩展，而且还表现在固定信息内容共享范围的实现和扩大。

3. 信息的类型

（1）按信息产生的来源分类，可分为自然信息和社会信息。自然信息是自然界一切事物存在方式及其运动变化状态的反映，根据自然界中的物质是否有生命，自然信息还可划分为物理信息和生物信息。社会信息是对人类社会发展变化状态的反映，包括政治信息、经济信息、军事信息、科技信息、思维信息、社会生活信息等诸多方面。

（2）按信息产生或针对的时间分类，可分为历史信息、现时信息和未来信息。历史信息是历史记载、档案材料等信息，包括迄今为止人类所创造出来的全部文化遗产。现时信息是关于当今社会发展变化的信息，涉及当前社会生活中的一切领域。人类对于未来发展的关注以及未来学、预测学等学科的研究内容就是未来信息。

（3）按人对信息的感知方式分类，可分为直接信息与间接信息。直接信息是直接从事物之中获取的信息。间接信息则是由直接信息之中产生并加工出来的信息。

（4）按信息的运动状态分类，可分为动态信息和静态信息。动态信息是指时间性很强的新闻和情报等，反映事物的发展、变化状态。静态信息是指那些已成为比较稳定的历史文献、资料和知识的信息，反映事物相对稳定的状态。

（5）按信息的逻辑层面分类，可分为语法信息、语义信息和语用信息。语法信息是指认识主体单纯从感知事物运动状态及其变化方式的外在形式中获得的信息，告诉你“是什么形式”。语义信息是指认识主体从领悟事物运动状态及其变化方式的逻辑含义中获得的信息，告诉你“是什么意思”。语用信息是指认识主体从判断事物运动状态及其变化方式的效用中获得的信息，告诉你“有什么用处”。

（6）按信息产生的先后及其加工深度分类，可分为一次信息、二次信息、三次信息。一次信息是指未经加工的原始信息。原始信息产生于人类直接从事的政治、经济、文化等活动，是零星的、分散无序的，往往无法进行存储、检索、传递与应用，需要进一步加工处理后才能使用，如会议记录、统计报告等。二次信息是指对原始信息进行加工处理并使之变成有序的、有规则的信息，如文摘、索引、数据卡片等。三次信息是指在一次信息、二次信息的基础上，经过研究、核算产生出新的信息，如研究报告、综述等。

4. 信息工作的内容

（1）信息搜集。信息搜集是从信息源中选取并得到对本系统最有价值的信息的过程。信息搜集是信息工作的基础，没有信息的广泛搜集和系统积累，信息工作的其他环节都无从谈起。信息的来源既有口头的、实物的、也有文献形式的。文献信息源的种类繁多，又可进一步分为科技期刊、会议文献、科技报告、政府出版物、学位论文、科技图书、标准文献、产品、样本、专利文献及其他（电影、报纸、新闻稿、技术档案、图纸、卫星照片等）。面对如此纷繁复杂的信息源，信息搜集工作既要做到不遗漏任何重要信息，又要做到不添加不必要的信息，以避免浪费信息系统的存储和加工资源。为此信息搜集要做到有针对性、计划性、系统性和预见性。

（2）信息整理。信息整理是指对已搜集的文献、资料或其他形式的情报进行登记、著录、分类、保管并编制检索工具，目的是加强信息存储有序结构，便于检索和利用。以文献信息源为例，文献收到后首先要进行登记，然后进行文献的著录、标引和目录组织工作，该项工作统称编目。著录是根据一定条理或标准，将一文献区别于其他文献的外表特征（书名、著译者、文种等）和物质特征（文献类型、装帧形式等），加以描述并记载下来。标引是对文献内容特征进行分析描述并按分类法和主题法给该文献以标识符号（检索标志）。文献标引是文献信息组织与检索工作的主要内容之一，而目录组织则是按照一定的规则和条例将著录和标引的结果组织成各种系统的目录，是用户查找文献的工具。

（3）信息服务。信息服务包括检索、复制、翻译、咨询和声像信息服务。检索是根据既定主题通过检索工具书或在信息数据库中迅速、准确地查找出与用户需要相符的有价值的资料。信息检索服务又分为文献检索、数据检索和事实检索。文献检索是按用户需要提供所需文献清单。数据检索是按用户需要提供有关的数据、参数、公式、图表或化学分子式等。事实检索是按用户需要提供某一事实或事件的具体内容。目前在检索服务中用得较多的是查新、查重，即科研人员在开题之前了解自己准备做的科研题目有没有人做过，如有人做过其水平如何等。复制服务是根据用户需要复制指定文献、资料。翻译服务是根据用户需要翻译指定文献、资料。咨询服务是根据用户提出的问题，以个别解答方式向他们提供解答线索、数据和科技文献。声像信息服务是根据用户需要提供声像信息，声像信息具有形象直观的特点，可以短期大规模复制进而广泛流传。

（4）信息报道。信息报道主要是指科技信息刊物的编辑和出版工作。信息机构将搜集来的大量文献资料经过加工整理后，及时向用户通报。专职信息机构的任务就是向用户传递信息，而报道是最好的传播，所以从这个意义上讲，信息报道工作是整个科技信息工作的中心环节。信息报道要求系统性、及时性和准确性。科技信息出版物从性质上可分为检索类、译报类和研究类。

（5）信息分析研究。信息分析研究通常是指信息调研，是一种较高层次的信息工作，在卫生领域，往往是围绕科研、医疗以及药品、器械生产和管理中的重要课题进行的。目前常用的方法是在充分掌握一二次文献的基础上，经过分析综合，写出三次文献。有时仅对文献调研还不够，还需要对实际情况进行调查研究。信息调研与一般的信息报道不同，不仅要对所掌握的材料进行必要的定性分析和综合，更重要的是对数据材料进行分析对比，并经数理统计处理，做出定量的分析，最后将定性和定量分析结合起来，提出评价性意见或做出科学预测。

9.1.2 卫生信息

1. 卫生信息的概念

广义的卫生信息（health information）是指与卫生工作直接相关的各种社会经济信息、科学技术信息、文化教育信息以及人群健康信息等。狭义的卫生信息是指为了保护和促进人群健康，有效地提高劳动者素质，而收集、传输、处理、存贮、分配和利用开发的各种信息，主要包括卫生服务活动信息、卫生资源的配置和利用信息、健康与疾病信息、影响健康的各种因素、疾病诊断、治疗和处置信息等。简而言之，卫生信息是各种直接或间接与卫生工作相关的指令、情报、数据、信号、消息及知识的总称。卫生信息是卫生事业不可缺少的基本资源，通过卫生信息的收集、整理和分析，揭示人群健康和卫生需求、卫生事业发展和卫生服务活动内在规律性与外部联系及相应的社会卫生问题，用于组织、控制和管理卫生及其相关领域的活动。

2. 卫生信息的基本功能

（1）卫生信息是卫生事业宏观管理和科学决策的依据。对于卫生事业管理者和决策者来讲，三种类型的信息是必需的：一是国家或地区人群健康状况、疾病结构、卫生需求和当前人群中主要的卫生问题及其优先等级；二是卫生服务的决定或影响因素有哪些，确定经济有效的干预措施改善人群健康状况；三是众多的预防、诊断、治疗、保健及干预措施中哪一种是适宜、经济而有效的技术和措施。

（2）卫生信息是监督、评价卫生规划的依据。监督和评价卫生规划是判断预定卫生目标取得的数量、进展和价值的过程，卫生信息则是监督和评价卫生规划的客观依据和手段。

（3）医学科技信息是医学研究与技术开发的基础。医学科学研究是探索人类生命与健康未知领域的活动。随着科技活动及科技成果的不断涌现，医学科技信息也在大量增加。调查表明，有30%～40%的科学研究属重复性工作。因此，医学科学研究者必须要有强烈的信息意识和较高的信息技能。充分掌握医学科技信息，有效节约医学科研投入，在学科前沿发明创新。

（4）卫生信息也是生产力。医学科学研究成果向现实生产力转化，促进科研成果的商品化，以及开展卫生技术咨询、技术服务、技术转让等都必须依靠各方面的信息。各级医疗卫生机构提供基本医疗卫生服务和特需医疗服务都需要根据居民的卫生服务需求和市场信息来配置。不论医药生产企业或医疗服务机构都必须依据大量可靠的信息来组织生产或满足服务。

3. 卫生信息化

卫生信息化是以人群健康和卫生事业的信息资源为基础，以计算机、网络、信息技术为手段的现代化国家卫生信息系统，为国家、卫生管理部门、社会大众提供信息管理和信息服务。

我国卫生信息化起步较晚，经历了计算机应用阶段（20世纪90年代以前）、卫生信息化的起步（20世纪90年代）和卫生信息化的全面发展（2000年以来）三个阶段。“九五”规划以来，根据国民经济和社会信息化建设的总体要求，结合卫生工作的实际，卫生信息化工作由点到面逐步发展，取得了迅速而扎实的进展。

（1）全国卫生信息化基础设施建设取得明显成绩。建立了覆盖中央、省、地（市）、县的四级快速、通畅、安全的卫生信息网络，实现连点成网、资源共享。

（2）电子政务系统建设逐步推进。充分利用网络和信息技术，改变传统办公方式和服务模式，加快了电子政务和办公自动化建设的步伐，提高了工作效率和管理水平。卫生统计调查制度改革已经全面展开，全国统一的数据库结构和软件研发完成，各级卫生部门积极开展安装调试和人员培训。

（3）医院信息化建设取得明显进展。全国近半数的医院进行了网络建设，信息系统的应用水平不断提高，逐步从以财务为重点的管理信息系统，转向临床加管理的信息系统。一些医院积极探索建立医生办公室、护士工作站、临床检验信息系统、医学影像系统、电子病历和远程医疗为特点的数字化医院。许多医疗卫生机构建立了网站，开展网上挂号、预约就诊、信息咨询、健康教育和远程服务等。

（4）行业卫生信息系统建设逐步完善。社区卫生信息系统、卫生监督信息系统、疾病控制信息系统、妇幼保健信息系统、远程医学咨询及教育等信息系统建设有了进一步提高，为全面实现卫生信息化奠定了坚实的基础。许多城市建立了居民个人健康档案，实现了集医疗、预防、保健、康复、健康教育和计划生育六位一体的综合信息系统。

（5）卫生信息建设功能规范和标准的制定。组织制定和颁布了《医院信息化建设基本功能规范》，采用和实施了一些国际分类标准，制定和公布了一批国家和部颁标准，组织翻译了一批国际医疗卫生信息标准，如医院电子信息交换标准、医学影像和通信交换标准、系统医学命名法等。

9.2 卫生信息管理概述

9.2.1 卫生信息管理的概念

卫生信息管理既是信息管理的一个分支，又是卫生事业管理的一个重要组成部分。狭义的卫生信息管理（health information management）是指为卫生行业搜集、整理、存储并提供信息服务的工作。广义的卫生信息管理是指对涉及卫生领域的信息活动和各种要素（包括信息、人、技术、设备等）进行合理地组织与控制，以实现信息及有关资源的合理配置，从而有效地满足卫生事业信息需求的过程。

9.2.2 卫生信息管理的类别

随着现代社会发展和科技进步，卫生事业已形成一个规模庞大、结构复杂、具有多种社会功能的组织体系，主要包括发挥宏观指导调控作用的卫生行政组织，直接履行医疗、预防、科研、教育职责的卫生专业组织，以及具有桥梁纽带与保障作用的群众性卫生组织。由于各类组织机构的性质、职能及管理的重心不完全一致，它们各自在信息的搜集、整理、开发与利用等方面也各有特色。

1. 卫生行政组织的信息管理

卫生行政组织的信息管理是指卫生行政相关的信息保障、信息交流及信息管理活动。由于卫生行政组织是各级政府或部门的卫生管理职能机构，是贯彻实施国家的卫生方针与政策、领导所辖范围的卫生工作、编制规划、制定法规并组织实施、督促检查的中枢系统。因此，卫生行政组织信息管理的重点包括决策信息、组织信息、人事信息、计划信息和法规信息等。

2. 卫生专业组织的信息管理

卫生专业组织的信息管理因其机构的细分可以分为医院信息管理、公共卫生信息管理、妇幼保健信息管理、药事检验信息管理、医学教育信息管理和医学科技信息管理等。医院信息管理是对在医院运作和管理过程中产生和收集到的各种医疗、教学及科研、后勤等方面信息进行收集、加工、存储、传递、检索及开发利用，并以此保障医疗服务的水平与质量，提高医院管理的标准与绩效。公共卫生信息管理是指公共卫生机构在疾病预防、监测、卫生监督、科研、培训等业务工作中的信息收集、分类组织、存储以及传递与有效利用的管理过程。妇幼保健信息管理是指妇幼保健工作中的信息收集、处理与统计分析的过程，主要包括妇幼卫生信息资料的收集和妇幼卫生服务统计两大部分。药事检验信息管理是指药品检验机构在药品质量监督、检验、技术仲裁，以及有关药品质量、标准、制剂、药检新技术等科研工作中有针对性地进行信息收集、整理、分类、开发利用等管理过程，以及药物不良反应的监测、报告、公布等信息管理。医学教育信息管理是指从事医学教育的学校信息管理，主要分为综合信息管理、教务信息管理、学生信息管理等。医学科技信息管理是指为了满足医学科研任务的需要而有计划、有目的地搜集、整理、存储、检索、分析利用并提供信息服务的过程。

3. 卫生社团组织的信息管理

卫生社团组织主要包括由国家机关、人民团体代表组成的群众性机构、由卫生专业人员组成的学术团体、由广大卫生工作者及群众卫生积极分子组成的基层群众卫生组织等。根据组织的性质、作用及工作内容，可将其相应的信息管理分为：国家级卫生社团机构的信息管理，如爱国卫生运动委员会、中国红十字会、中国卫生工作者协会、中国农村卫生协会、卫生部医学信息管理委员会等；群众性学术团体的信息管理，如中华医学会、中华预防医学会、中华全国中医学会、中国药学会、中华护理学会、中国中西医结合研究会、中国防痨协会、中国抗癌协会、中国卫生经济学会、中华卫生信息学会等。

此外，还有国境卫生检疫信息管理、健康教育机构信息管理、生物制品研究机构信息管理等其他卫生组织机构信息管理。

9.2.3 卫生信息管理的性质

1. 社会性

卫生信息管理系统从属于卫生行业，是社会系统的一个重要组成部分，必然具有社会的属性。卫生信息管理的对象是信息，信息的普遍性和共享性决定了卫生信息管理的社会性。另外，卫生事业的社会公益性也决定着卫生信息管理的广泛社会性。卫生信息管理通过其组织机构（如卫生部统计信息中心）将全社会健康状况和卫生资源信息，或将卫生知识向社会广泛传播与交流。随着信息网络的出现，卫生信息管理具有更大范围的社会性。

2. 科学性

无论是医疗卫生还是信息管理，都是一门科学，因此卫生信息管理必然具有科学性。一方面，卫生信息本身就是科学劳动的结晶；另一方面，卫生信息管理汇集丰富的卫生信息资源，通过科学的信息管理技术和共享途径，构成社会的科学新能力，是卫生科学研究事业的重要部分。

3. 学术性

卫生信息管理的学术性与其科学性紧密相连。卫生信息管理的工作就是不断地搜集和整理卫生信息资料，并提供服务，而信息资料是科学研究的物质基础和条件，是卫生科研的重要组成部分。卫生信息管理工作是卫生科学研究的前期劳动，其本身具有学术性。

4. 服务性

卫生事业属于服务型行业。因此，卫生信息管理以搜集和整理卫生信息资料为手段，以提供信息服务为宗旨，并在应用服务中创造效益。卫生信息管理的服务对象与范围可分为三个层次，即卫生管理部门的决策者、卫生服务的医药教研人员（即医务工作者、医学教育工作者和科研人员）以及医药卫生专业的学习人员。卫生信息管理工作主要是向他们提供各种层次的信息服务，以获取自身存在的价值。

9.2.4 卫生信息管理的任务

1. 为卫生决策服务

卫生信息管理的首要任务是收集与整理卫生信息资料，并及时提供给决策者使用。其中原始信息资料的提供固然重要，但更为重要的是卫生信息管理工作者应充分发挥自己的聪明才智，利用自身专业的优势，在原始信息材料加工基础上，形成有价值的信息，供决策者参考。

2. 为医疗卫生服务

为医疗卫生服务、医学教育及科研提供服务是卫生信息管理工作的主体。医疗信息服务主要面向在医疗、疾病预防控制与健康保健等一线的卫生服务提供者，其服务内容包括临床医疗、公共卫生、妇幼保健等信息资料的搜集、整理与提供等。除了直接服务，还有医学教育信息服务，主要面向高等医学院校及各类卫生学校的全体教师与学生，其服务内容包括医学教育的文献信息资料搜集、整理、外借与阅览。医学科研信息服务主要是面向广大的医药卫生科研工作者，为其提供“广、快、精、准”的信息服务。

3. 为社会公众服务

随着社会经济的发展和物质生活水平的提高、社区医疗的兴起以及公众保健意识的增强，人们在自我保健方面的信息需求日渐高涨，包括许多保健信息需求，如疾病防治信息、药品信息、饮食信息、环境污染信息、生殖健康信息、美容信息、心理卫生信息、求医问药信息、医疗保险及相关政策信息等。此类信息服务前景广阔，卫生信息管理工作者有必要为这一特定用户群体提供他们所需的信息服务。

除了提供卫生信息服务，卫生信息管理的任务还包括完善卫生信息管理的服务设施，建立健全卫生信息管理规章制度，构建安全有效、快速灵敏的卫生信息管理系统，从而使卫生信息管理的水平不断提高。

9.2.5 卫生信息管理的发展

1. 卫生信息管理从手工管理向自动化、网络化、数字化方向快速转变

随着信息技术和生物技术的进步，自动化、网络化、数字化是卫生信息管理的主要发展趋势。卫生信息管理的深刻变化改变了卫生信息管理的模式，提高了卫生信息管理水平。加强卫生信息网络基础设施建设，推进卫生电子政务，完善卫生信息系统，大力开发卫生信息资源，努力提高数字信息服务质量，将是卫生信息化建设面临的主要任务。

2. 卫生信息资源建设从无序、垄断、分散向统一、共享、集成方向转变

卫生信息资源的共建、共享是卫生信息管理的必由之路。实现卫生信息资源的共享，促进卫生信息资源的优化配置，才能真正满足人们对卫生信息资源和信息服务的需求。通过全面进行卫生信息资源规划，建立卫生信息资源共享服务标准与规则，使卫生信息资源和服务能够快速、经济地传递给信息消费者。信息标准化是进行信息交换和共享的基本前提，因此需要在研究现有国际、国家以及行业等标准基础上，通过统一制定卫生信息资源管理基础标准，规范应用信息系统的开发行为，整合现有卫生信息资源，构建一个格式统一、数据共享、功能集成的卫生信息系统。

3. 卫生信息管理从以收集、保存为主向以传播、挖掘、创新信息为主方向转变

信息的交流与传递是发挥信息价值的基本前提。现代信息技术为卫生信息的收集、存储提供了良好的条件，卫生信息管理面临的最主要的问题是如何加快卫生信息资源的传播、如何在卫生信息的汪洋大海中挖掘出有价值、有意义的卫生信息，以及如何运用信息进行知识创新、技术创新和管理创新。

4. 卫生信息管理从信息的物质因素向信息的人文、社会和经济因素方向转变

卫生信息管理不仅关注卫生信息的物质因素，还将关注卫生信息的人文因素、社会因素和经济因素。反对信息封闭和垄断，倡导信息自由和公平，大力推进信息资源共享，开展欠发达地区和信息弱势群体信息援助，通过卫生信息政策和法规来调控卫生信息资源的优化配置，将是卫生信息管理研究的重要内容之一。

5. 卫生信息管理从辅助性配角地位向决策性主角地位转变

在卫生事业管理中，卫生信息管理的作用日益显现出来，并将在医药卫生事业的改革与发展中发挥越来越大的作用。建立和完善卫生电子政务系统、国家卫生信息数据库和其他信息资源数据库群，将进一步提高卫生信息管理的服务质量和决策水平。

9.3　卫生信息系统管理

9.3.1　卫生信息系统概述

1. 卫生信息系统的概念

信息系统（information system）是指一个组织（国家、地区、行业、企业部门）为达到组织的目标，对信息进行采集、处理、存储、管理、检索和传输，并向组织中的使用者提供有价值的信息，为管理过程服务的各种功能集成。卫生信息系统（health information system）是信息系统的一种行业性系统，是对卫生部门的信息进行采集、处理、存储、管理、检索和传输，并为有关卫生工作者提供有价值的信息，为卫生事业管理和发展提供服务的信息系统。

2. 卫生信息系统的构架

在我国，卫生信息系统主要由卫生统计信息系统与医学科技信息系统两大部分组成。卫生统计信息系统在中央一级的管理由卫生部卫生统计信息中心负责；医学科技信息系统最高的管理机构是中国医学科学院医学信息研究所；有关疾病监测、疾病控制、卫生监督监测信息与预防医学科技信息由中国疾病预防控制中心公共卫生信息中心主管。因此，在中央一级，形成了一个在卫生部领导下三家单位组成的中国卫生信息系统的管理核心（图 9—1）。中央一级三个卫生信息管理机构在省（自治区、直辖市）级及以下行政区内各有其管辖或联系的单位，形成了三个子系统，即卫生统计信息系统，医学科技信息系统，疾病控制、卫生监督信息与预防医学科技信息子系统（图 9—2）。

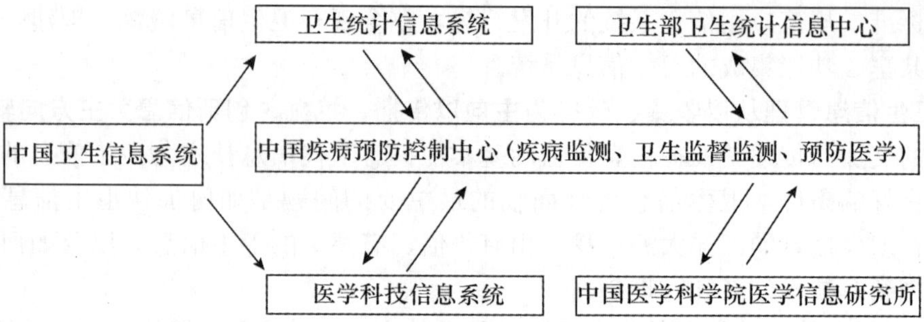

图 9—1　中国卫生信息系统的构成

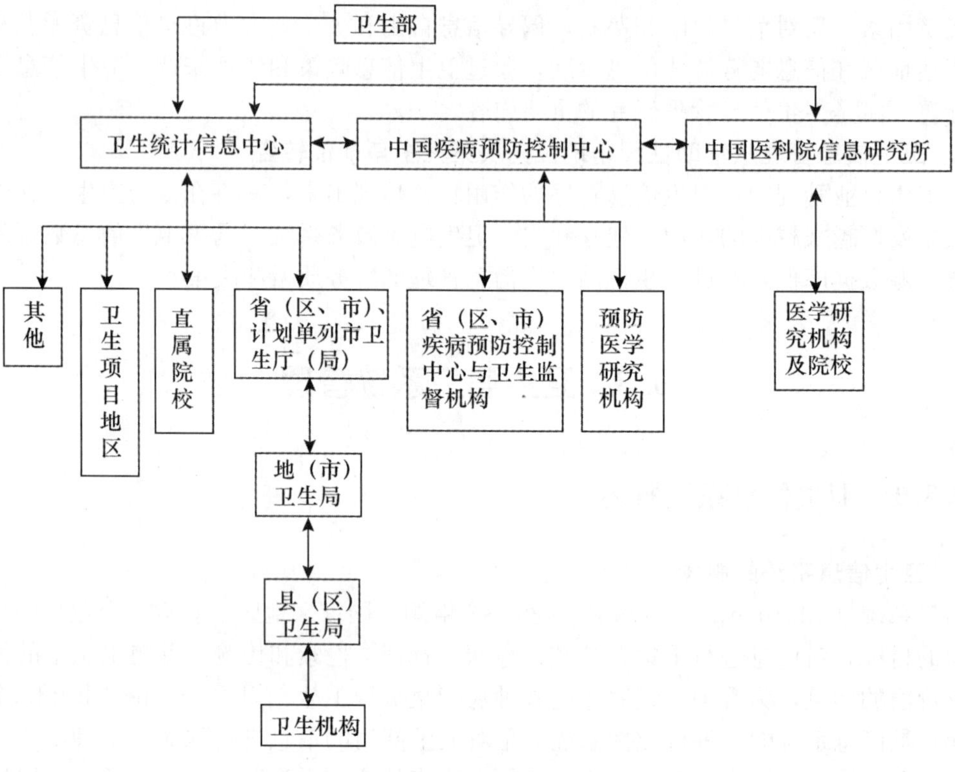

图 9—2　中国卫生信息系统的架构

9.3.2　卫生统计信息系统管理

1. 卫生统计信息的概念

卫生统计信息反映卫生领域的各种活动产生、发展、变化及其影响因素的量化和抽象。通过卫生统计信息的收集、整理和分析，揭示卫生事业发展和卫生服务活动的内在规律性和外部联系，以及相应的社会卫生问题。卫生统计信息是制定卫生事业发展规划和疾病防治对策的依据，是监督和评价卫生事业发展战略目标和卫生计划实施以及卫生服务的重要手段，是卫生事业宏观调控和微观管理的基础。

2. 卫生统计信息系统的要素

（1）组织机构与人员。组织机构是信息系统中最基本、最重要的要素。没有一定形式的组织，信息活动便难以开展。而人员是信息工作中最积极和最活跃的因素，开展登记、收集、整理、分析、传输数据和信息的工作，同时也承担着卫生统计信息分析和利用的重要责任。

（2）相应的法规制度。卫生统计信息系统的组织结构不是各级各类机构的简单组合，而是一个相互联系、相互配合的有机整体。应在一定法规制度的规范下，使组织机构显示出层次性，不同层次的机构承担不同的工作职责。法规制度和工作守则规定卫生统计信息系统内各层次工作人员的责任、权利和义务，规范工作人员的工作秩序和沟通方式。

（3）数据、统计指标。数据、统计指标和信息是卫生统计信息人员的产品。数据是指原始记录和日常登记，是计算统计指标、汇总报表和制作统计图的基础。统计指标是一个综合的概念，通常是由两个或两个以上的数据经一定的计算方式组合而成，可用于反映事物的变化程度、规模和状态等。

（4）计算机与互联网。计算机具有运算速度快、计算准确、存储量大等特点，是实现卫生统计工作现代化和建立卫生统计信息系统不可缺少的要素之一。采用计算机的优点主要表现在：通过建立数据库增加信息来源，提高数据的利用率；减少统计汇总工作中统计人员的计算工作量。互联网实现数据的双向利用，使信息资源的利用和交流更充分；通过网络加快数据和信息的传输与通信的速度，使数据和信息利用更及时。

3. 卫生统计信息系统的构架

为了准确、及时、全面地搜集卫生统计信息，由卫生部、省（自治区、直辖市）卫生厅（局）、地（市）卫生局、县（区）卫生局乃至各基层卫生机构（医院、门诊部所、乡镇卫生院，以及疾病预防控制、卫生监督、妇幼保健、专科防治等机构）均设立了卫生统计信息机构，明确统计信息工作的主要部门，配备了专（兼）职统计信息工作人员，形成了一个自上而下的完整的卫生统计信息收集的组织系统（图 9—3），负责卫生统计信息的搜集、汇总、处理和分析，并向各级卫生行政部门和社会公众提供与发布有关卫生统计信息。

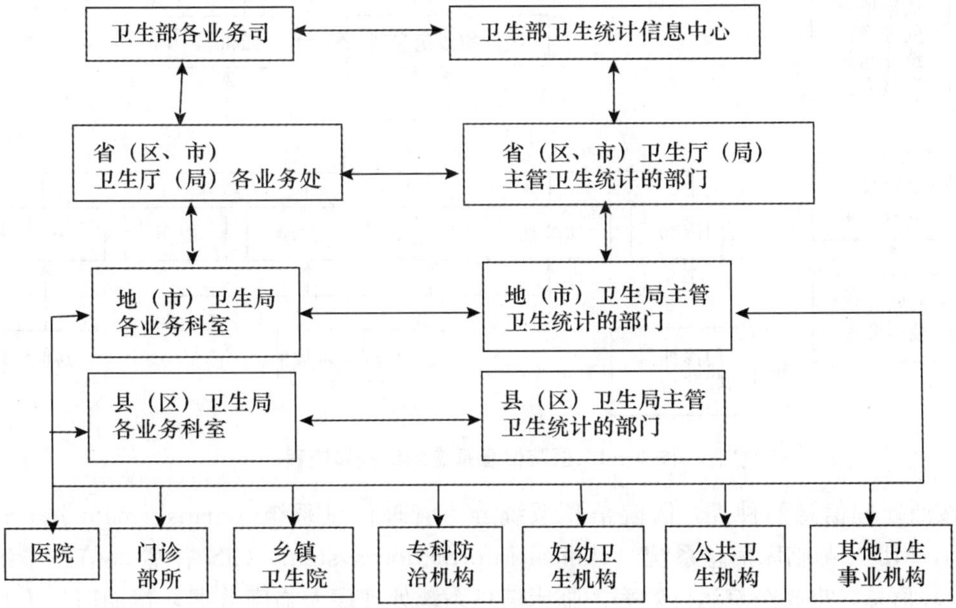

图 9—3 中国卫生统计信息系统的构架

根据《统计法》和《全国卫生统计工作管理办法》的规定，卫生部设卫生统计信息中心，是被赋予行政职能的全国卫生信息统计、咨询、监督等多项功能的机构，负责全国卫生统计信息工作与卫生信息化工作（计算机、网络等信息技术的推广应用）的组织和协调。在统计工作方面，直接负责全国卫生资源、医疗卫生服务、居民病伤死亡原因等健康状况的常规调查，定期的国家卫生服务调查和综合卫生管理信息抽样调查。针对全国卫生政策与发展中出现的问题，开展有关专题调查。并负责管理和协调有关司（局）的业务统计工作，公布全国卫生事业发展情况统计公报，提供全国卫生统计资料。

4. 卫生统计信息系统中子系统的构成

（1）医院信息系统。医院信息系统（hospital information system，HIS）是指为医院及其所属各部门提供病人医疗信息、财务核算分析信息、行政管理信息和决策分析统计信息的收集、存储、处理、提取和数据通信，并能满足所有授权用户对信息的各种功能需求的计算机应用软件系统。医院信息系统（图 9—4）是现代化医院必不可少的基础设施与技术支撑环境，该系统不仅要追踪、管理伴随人流、财流、物流所产生的管理信息，从而提高整个系统的运行效率，而且还要支持以病人医疗信息记录为中心的整个医疗、教学、科研活动。

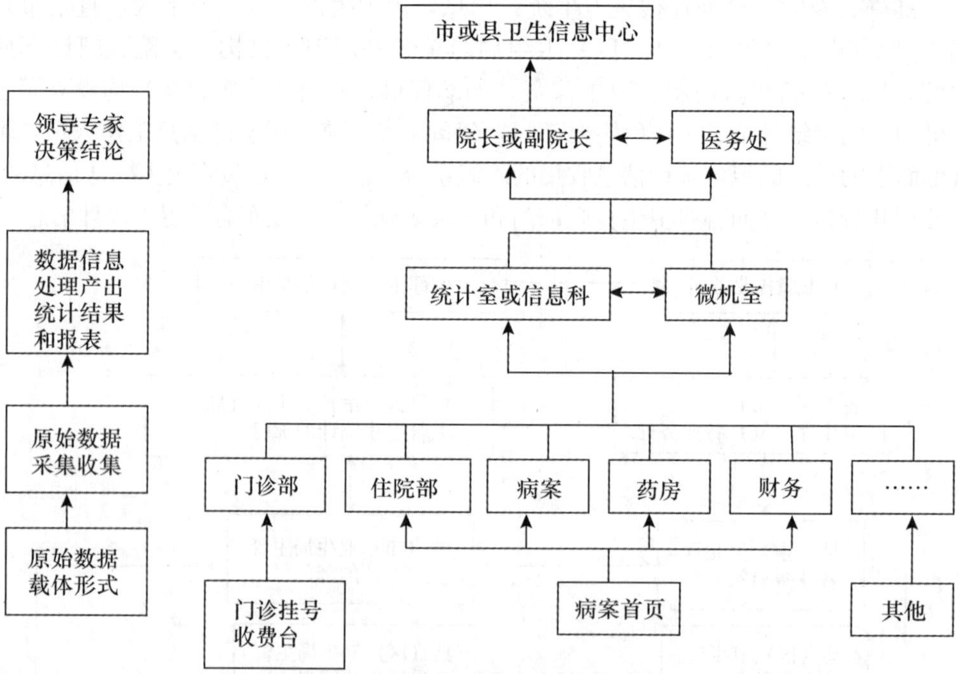

图 9—4　医院信息系统的结构和流程

按照处理信息的种类，医院信息系统分为管理信息系统（management information system，MIS）与临床信息系统（clinical information system，CIS）。管理信息系统处理内部管理信息，提高医院运行效率。临床信息系统处理病人临床数据，帮助医护人员进行诊治工作。卫生部在全国范围内推行的医院住院病人病案首页（图 9—5），减少了医院信息的重复统计和采集。

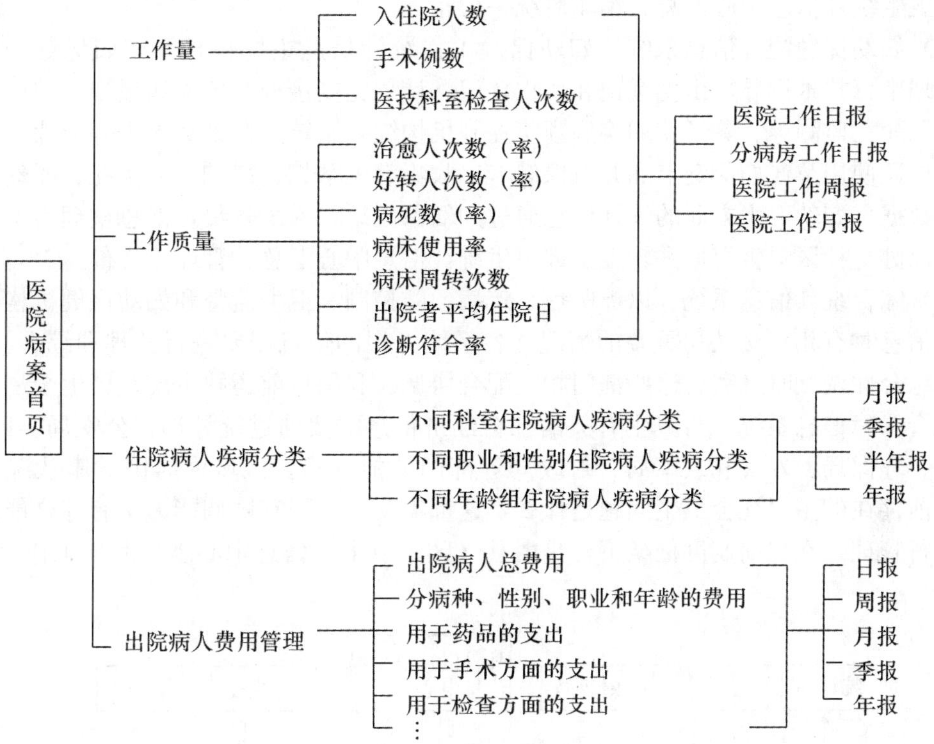

图 9—5　医院病案首页的信息

根据我国医院现行管理模式和管理程序，医院信息系统已形成或可开发的子系统应用软件有：医院门急诊病人的挂号软件、医院门诊划价收费管理软件、医院急诊病人管理软件、医院住院处病人登记管理软件、医院病房床位管理软件、医院住院病人收费管理软件、医院住院病人医嘱管理软件、医院病案管理软件、医院药品管理软件、医院财务会计核算处理软件、医院医疗统计分析软件、医院经济核算和科室核算分配软件、社会医疗保险事业管理软件、医院门诊病人咨询服务软件、医院事务管理软件、医院领导决策分析软件等。20 世纪 90 年代以来，我国的医院信息系统已开始进行一体化的医院信息系统研发，开发出若干适合大型与中小型医院的医院信息系统，并在一些医院正式运行，为医院管理发挥了重要作用。

（2）疾病预防控制与卫生监督信息系统。疾病预防控制与卫生监督信息主要包括传染病报告、食品卫生监督检查报告、工业卫生和职业病监督检查报告、计划免疫接种、居民病伤死亡统计、地方病监测报告、疾病监测点监测情况和专项的流行病学调查等。疾病预防控制与卫生监督部门信息来源依赖于医院、妇幼保健院、乡镇卫生院、乡村卫生所（室），以及社会其他部门等。有关疾病统计与卫生监督的原始数据主要依靠传染病报告卡、计划免疫接种卡、医学死亡证明书、医学出生证明书等专用报告卡获得。在卫生部疾病预防控制局和食品安全综合协调与卫生监督局的领导与指导下，疾病预防控制与卫生监督信息由中国疾病预防控制中心负责自下而上收集、汇总整理，烈性传染病和重特大灾害信息建立信息直报制度。常规信息上报主管业务司（局）和卫生部卫生统计信息中心，由卫生部卫生统计信息中心汇总、编印后统一公布。

（3）妇幼保健统计信息系统。妇幼保健工作统计信息主要包括孕产妇保健、儿童保健、计划生育技术指导、出生登记和死亡登记、计划免疫接种、传染病报告、孕产妇死亡和婴幼儿死亡监测等。除了使用疾病预防控制机构统一制定的传染病报告等卡片外，妇幼保健机构还使用孕产妇保健卡和儿童保健卡，收集有关孕妇、产妇、新生儿、婴幼儿保健方面的数据。妇幼卫生方面的统计信息通过妇幼保健组织系统收集，汇总整理后上报卫生部妇幼保健与社区卫生司，并转卫生部卫生统计信息中心汇总、管理与公布。

（4）综合统计信息系统。以上医疗、疾病预防控制、卫生监督和妇幼保健机构和系统在收集信息时有相互交叉和重叠的情况，各系统上报的信息需要进行整理和综合。同时，在进行综合性调查时又需要这些部门相互配合协调。我国目前还缺少统领民生全局的国家层级社会保障信息系统，与卫生有关的社会经济信息需要通过统计局、公安局、民政局、教育局、环保局、发展和改革局、财政局等部门才能获得。区域内居民健康状况改善如何，当前存在的主要社会卫生问题是什么，这都需要一个既有协调能力又有综合能力的部门来进行管理，在目前制度框架下，是由县（区）卫生局信息中心承担此项工作（图9—6）。

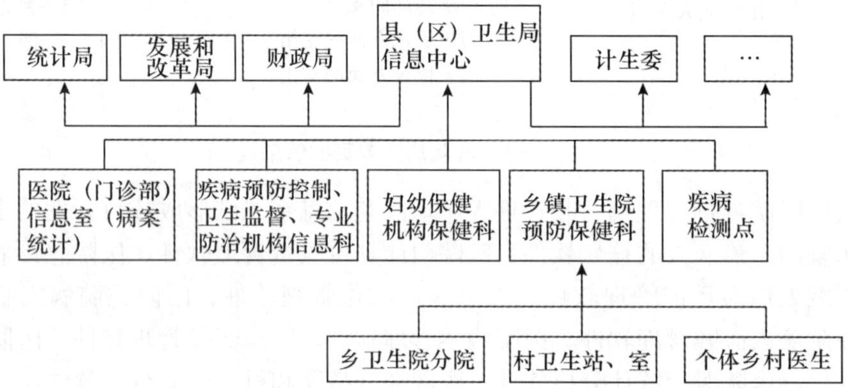

图9—6　县（区）卫生局信息中心与各卫生业务机构及其他政府部门的关系

9.3.3　医学科技信息系统管理

1. 医学科技信息管理的概念

医学科技信息工作是医药卫生事业发展到一定阶段的产物，在信息学及相关学科理论指导下，运用科学的方法和特定的技术手段对国内外医药卫生科技信息进行搜集、整理、报道、服务和分析研究，以促进医药科学及医药卫生事业发展的一项科技管理工作。医学科技信息工作既是医药卫生事业的重要组成部分，也是国家科技信息事业的重要组成部分。

2. 医学科技信息管理的组成

医学科技信息管理分为职能管理和业务管理两个子系统。

（1）医学科技信息职能管理。医学科技信息职能管理是在国家医药卫生及科技信息方针的指引下，不断完善医学信息业务系统，使信息服务能及时覆盖所有的用户，让需要信息的人及时得到服务；同时协调系统内各业务机构各尽其责，完成系统的总目标。要做好医学科技信息职能管理，需要解决好以下问题：一是目前我国医学科技信息系统处于条块分割、自成体系的状态，需要协调好隶属不同部门的医学科技信息机构之间的工作；二是处理好医学图书馆工作与医学科技信息工作的关系；三是明确各层次医学科技信息机构的任务与职责，充分发挥系统的整体效能。

（2）医学科技信息业务管理。医学科技信息业务管理的任务是充分发挥信息系统的整体效能，为用户提供高质量的医学科技信息服务。要做好医学科技信息业务管理，需要解决好的问题：一是加强医学科技的文献和调研工作；二是加强医学科技信息学理论方法的研究，不断提高业务水平；三是推广医学科技信息标准化工作。

3. 医学科技信息系统的构架

中国医学科学院医学信息研究所是我国医学科技信息系统的核心机构，负责医学科技信息的管理，从事国内外医学科技信息的搜集、整理、报道、分析以及贮存，建立医学科技文献数据库，提供信息服务。近十年来，建立和完善了“中国生物医学文献数据库”，并制成光盘，通过医学科技信息组织网与计算机网络向有关医学科研机构及医学院校提供医学科技信息服务，还为医学科研、教学和医疗预防保健机构提供医学科技进展信息和专题文献检索等服务。医学科技信息系统是自上而下地向各地各级医学科研、教学、服务等机构提供医学科技信息服务。国内一些较大的医学科研机构、医学院校以及中国医学科学院医学信息研究所之间建立了横向的信息交流。

有关预防医学科技信息，除了中国医学科学院医学信息研究所提供外，中国疾病预防控制中心将其搜集、存储的预防医学科技文献库中有关科技信息，也自上而下地向有关疾病预防控制的科研、教学和专业卫生防治机构提供。经过多年努力，也建立了相当丰富的预防医学科技文献资料库，成为医学科技信息系统不可缺少的组成部分。

9.3.4　公共卫生信息系统管理

1. 公共卫生信息系统概述

公共卫生信息系统（public health information system）是国家公共卫生建设的重要组成部分，主要包括疫情、疾病监测和卫生监督等公共卫生信息子系统，并形成从县到中央四级公共卫生信息网络。目前，我国开展的公共卫生信息收集主要包括：疫情报告、疾病监测、居民死亡原因统计；食品卫生、环境卫生、学校卫生、妇幼卫生、职业卫生状况监测；公共卫生资源利用统计。

2003年突如其来的“非典”重大疫情，暴露出我国突发公共卫生事件应急机制不健全，公共卫生发展严重滞后，其中也暴露出公共卫生信息系统存在的缺陷，主要表现为：疫情报告和疾病监测的时效性差、覆盖面小；医疗救治系统信息不灵；卫生执法监督信息系统建设滞后；国家缺乏统一的公共卫生信息平台，信息整合能力差等。为了加强我国的公共卫生体系建设，政府提出用三年左右的时间建立健全突发公共卫生事件应急机制、疾病预防控制体系、医疗救治体系和卫生执法监督体系。公共卫生信息系统建设是以上机制和体系建设的重要环节和基础纽带。

公共卫生信息系统建设的总体目标是：综合运用计算机技术、网络技术和通信技术，构建覆盖各级卫生行政部门、疾病预防控制中心、卫生监督所、各级各类医疗卫生机构的高效、快速、通畅的信息，网络系统，网络触角延伸到城市社区和农村卫生室；加强法制建设，规范和完善公共卫生信息的收集、整理、分析，提高信息质量；建立中央、省、市三级突发公共卫生事件预警和应急指挥系统平台，提高医疗救治、公共卫生管理、科学决策以及突发公共卫生事件的应急指挥能力。

2. 公共卫生信息系统的构架

公共卫生信息系统建设包括纵向网络建设和横向网络建设。纵向网络建设是形成“五级网络、三级平台”。五级网络是指依托国家公用数据网，建立连接乡镇、县（区）、地（市）、省、国家五级卫生行政部门和医疗卫生机构的双向信息传输网络，形成国家公共卫生信息虚拟专网；三级平台就是在地（市）、省、国家建立三级公共卫生信息网络平台。横向网络建设是形成“区域卫生信息网”。区域卫生信息网是指按照区域卫生规划要求和属地管理原则，在地（市）建立区域公共卫生信息网络平台的基础上，形成区域内各级卫生行政部门和医疗卫生机构有效的网络连接。公共卫生信息系统是一个分阶段长期的建设过程，现阶段的主要任务是：

（1）公共卫生信息系统基础网络建设。公共卫生信息系统基础网络建设是一个十分巨大的工程，纵向连接国家、省、地（市）、县（区）、乡镇五级，触角延伸到村，横向连接各级卫生行政部门、各级医疗卫生机构，形成整个国家和区域公共卫生信息系统的互联互通、资源共享的基础信息服务平台。

1）县及县以上卫生行政部门，医疗、预防、卫生监督机构建立局域网或 PC 工作站，乡镇卫生院、社区卫生服务中心和基层医疗机构建立 PC 工作站或购买专用上网电话，依托国家公用数据网接入三级公共卫生信息网络平台。

2）建立国家、省、地（市）三级公共卫生信息网络平台。根据公共卫生发展的实际需要，建立三级信息平台作为公共卫生信息系统的骨干网络，不仅具有通信功能，更重要的是具备数据中心、预警预报、视频会议、指挥调度、信息发布功能。

3）保障网络连接和三级网络平台安全性。国家、省、地市网络平台可租用 DDN 专线组建虚拟专用网（VPN），采用分层网络结构进行连接。各级各类医疗卫生机构可利用光纤城域网方式组建 VPN，也可利用 ISDN、ADSL 或电话拨号等方式接入互联网，然后在互联网基础上建立 VPN。

（2）疫情和突发公共卫生事件监测系统建设。在总结“非典”防治工作基础上，将传统疫情定期报告的逐级统计转为在线报告，满足预警和快速反应的要求。疫情和突发公共卫生事件监测系统建设是对传统疫情报告制度的一场革命。

1）完善“非典”疫情专报和分析预警系统。在试点基础上，进一步完善网络功能，开展医疗卫生机构直报工作。

2）规范和修订疫情、突发公共卫生事件报告卡。明确法定报告单位、报告人和各级疾病预防控制中心的职责，完善传染病和突发公共卫生事件报告及其管理的法律法规。

3）开发和建立全国及各省统一的“疫情和突发公共卫生事件报告平台和数据中心”。法定报告单位和报告人直接上网，实行在线报告，各级卫生行政部门和疾病预防控制中心可随时接收或下载本辖区疫情和突发公共卫生事件的报告。

4）国家卫生信息网项目在国家、省、部分地（市）的疾病预防控制中心建立了局域网，各地都配备了系统软件和疫情、突发公共卫生事件报告分析软件，通过国家公用数据网接入国家、省、地（市）公共卫生网络平台，充分发挥现有资源的作用，不断完善网络功能。

5）按照管理权限，建立各级疫情与突发公共卫生事件、相关危险因素数据库。地（市）、县（区）疾病预防控制中心对辖区内疫情和突发公共卫生事件报告进行核实、流行病学调查、订正，完善本地数据库建设；各省疾病预防控制中心对辖区内疫情和突发公共卫生事件数据库进行管理；各级卫生行政和监督部门对辖区内疫情和突发公共卫生事件报告进行执法监督。

6）加强各级各类医疗卫生机构疫情和突发公共卫生事件报告人员的技术培训，提高各级疾病预防控制机构疫情监测数据的分析和预警能力。

7）逐步建立对未知危险、危害因素的信息收集和处理能力，在紧急救援中心（120）增加接受非正规渠道信息收集能力，探讨与其他突发事件应急系统（公安、消防、急救等）的协作关系。

8）对疾病预防控制机构、卫生执法监督部门和其他卫生系统提供现场咨询、技术指导、在线培训与在职教育等服务。

（3）医疗救治信息系统建设。医疗救治信息系统采用“平战结合”的运行管理模式，在一般情况下，服务于卫生管理、医疗服务、日常救治、远程医学等业务工作，同时在医疗机构、紧急救援机构和疾病预防控制机构之间建立畅通的信息沟通机制，尤其是发挥基层医疗卫生机构哨点监测作用，做到“关口”前移，实现早发现、早报告、早隔离、早治疗；在疫情和突发公共卫生事件等重大危机发生时期，担负区域医疗资源统一调度、院前急救、医疗救治、远程医疗、远程培训等医疗救治信息服务和管理职能。

1）各级各类医疗卫生机构根据自身实际建立和完善局域网或计算机工作站，没有条件的乡镇卫生院和基层卫生组织使用专用电话，通过国家公用数据网接入地（市）公共卫生信息网络平台。

2）建立全国统一的医疗救治信息系统建设的基本功能规范和信息交换标准。根据平时医疗工作管理和战时调度指挥的需要，完成医疗救治信息系统软件的开发。研究解决现有医院信息系统、院前急救信息系统、血站和血液管理信息系统、医学情报检索、远程医疗系统与医疗救治管理信息系统的数据交换问题。

3）按照全国统一的标准和分级管理的要求，建立国家、省、地（市）三级医疗救治资源数据库，包括医疗卫生机构、卫生技术人员、大型医疗设备、医疗救治机构、救治专家和救治队伍、救治物资和药品等数据库。建立医疗卫生机构病人收治、床位占有、救治队伍流动、医疗工作动态等情况的报告制度，保证战时在线调度指挥的实施。

4）选择重点地区和医疗机构建立疾病症状监测和病情监控预警信息系统。

（4）卫生监督执法信息系统建设。卫生监督执法信息系统的特殊性表现在不仅对医疗卫生机构自身行为的监督执法，而且对全社会与健康相关的环境、产品、服务的监督执法，具体包括经常性卫生监督、预防性卫生监督、突发事件报告等。目前各种卫生监督执法报告卡有25种，统计产出报表200余份，日常工作繁重、信息量大，信息收集的难度更大。

1）在国家、省级卫生监督中心建立局域网，地（市）、县（区）卫生监督所建立计算机工作站，通过国家公用数据网接入国家、省、地市公共卫生网络平台。

2）规范卫生监督执法信息报告的时间和程序，建立卫生监督执法信息数据库。开发和建立全国及各省统一的卫生监督执法报告和数据中心，在国家和省两级建立动态的卫生监督执法数据库，包括监督对象、监督执法工作、监督执法结果、卫生监督资源数据库。

3）建立卫生监督执法过程中科学的现场数据采集方式，利用IC卡、POS机等技术简化数据录入过程。并根据卫生监督执法工作的需要，完成卫生监督执法管理系统软件的开发和运用。

4）研究和建立卫生监督机构与监督对象、疾病预防控制中心、医院和其他医疗卫生机构的数据接口问题，保证信息交流和监督实施。

（5）突发公共卫生事件应急指挥中心与决策系统建设。按照《突发公共卫生事件应急条例》的要求，建立突发公共卫生事件应急指挥系统，全国形成统一的指挥体系。按照属地化管理原则，各级政府负责本辖区突发公共卫生事件应急指挥中心与决策系统建设。在国家、省、地（市）三级公共卫生信息网络平台上进行功能扩充，将疾病与突发公共卫生事件监测信息、医疗救治信息、卫生监督执法信息和相关信息统一在一个网络平台，采用科学的危机处理方法，先进的信息处理技术和现代的管理手段，实现对突发事件的辨别、处理和反应，对事件处理全过程进行跟踪和处理。实现突发事件相关数据采集、危机判定、决策分析、命令部署、实时沟通、联动指挥、现场支持等功能，在最短的时间内对危机事件做出最快的反应，采取合适的措施预案，有效地动员和调度各种资源，进行指挥决策。

1）建立国家公共卫生信息系统网络平台。包括指挥场所、计算机网络系统和管理、通信系统以及管理、视频音频（电视电话会议）等系统建设。

2）建立国家公共卫生及其相关信息数据库。包括疫情与突发公共卫生事件发生、发展和历史数据库、医疗卫生资源（卫生机构、卫生人力、大型设备等）数据库、医疗救治机构和专家数据库、物质和药品储备数据库等。

3）完成指挥中心与决策系统软件开发。软件开发包括三个应用平台和七个系统的开发，三个平台指基础信息平台（数据采集、传输和数据库建立与管理）、专业服务平台（专业模型库、方法库和知识库建立与应用）、综合决策平台（资源管理与调度、信息发布、综合业务管理等）；七个子系统指基础数据库系统、地理信息系统、遥感监测系统、分析预测系统、虚拟现实系统、决策支持系统、综合查询系统。

4）建立与相关部门的信息交换机制和协调机制。疾病发生发展与自然生态环境、经济社会发展、人口迁移和流动等密切相关，与国家气象、水文、地理部门，国家统计、公安、人口部门建立信息交换机制，同时与国家地震、抗洪救灾等指挥中心建立协调机制，互通信息，资源共享。

5）按照“平战结合”原则，建立和规范指挥中心业务流程，数据库、知识库、模型库更新的频率和方式，以及与信息来源系统的关系。

本章小结

卫生信息是指为了保护和促进人群健康而收集、传输、处理、存储、分配和利用开发的各种信息。卫生信息管理是对涉及卫生领域的信息活动和包括信息、人、技术、设备等的各种要素进行合理地组织与控制，以实现信息及有关资源的合理配置，从而有效地满足卫生事业信息需求的过程。我国卫生信息系统主要由卫生统计信息系统与医学科技信息系统两大部分组成。卫生统计信息反映卫生领域的各种活动产生、发展、变化及其影响因素的量化和抽象。医学科技信息工作是对国内外医药卫生科技信息进行搜集、整理、报道、服务和分析研究，促进医药科学和医药卫生事业的发展。公共卫生信息系统是国家公共卫生建设的重要组成部分，应建立和完善国家公共卫生信息系统基础网络、疫情和突发公共卫生事件监测系统、医疗救治信息系统、卫生监督执法信息系统、突发公共卫生事件应急指挥中心与决策系统。

关键术语

信息　　卫生信息　　卫生信息化　　卫生信息管理　　卫生信息系统　　卫生统计信息系统　　医学科技信息系统　　公共卫生信息系统

复习思考题

1. 简述卫生信息在卫生事业管理中的重要作用。
2. 简述我国卫生统计信息系统的组成部分及各自的作用。
3. 联系公共卫生实际，试论公共卫生信息系统建设的关键点和难点。

阅读材料

卫生信息化

“非典”、甲型H1N1均以“非典型”的方式展现了信息化对于卫生行业的价值，但卫生信息化的使命和责任绝不止于此。人们更愿意憧憬的是，借助信息手段，看病无须在长龙般的队伍中等待、报销医药费时不再为整理无数的诊疗单和药费单而苦恼、每次转院也不必抱着一大沓的病历……如果这些与普通百姓生活质量息息相关的问题都能得到改善和解决，那将是信息社会图景中最美丽的一幕。但长期以来，受限于体制、人才和观念等樊篱，卫生信息化始终面临着孤岛成片、烟囱林立、医疗资源极度不平衡等尴尬局面。打破尴尬，并非没有可能。新医改正挟着前所未有的强大势能介入卫生信息化，国家首次将卫生信息化写入改革方案，信息化成为了“四梁八柱”中不可或缺的八柱之一，新医改给卫生信息化提供了一次难得的机遇。

长长的走廊，大厅里黑压压的一片，有人带着被褥在座椅上沉睡正酣，有人拿着备好的午餐席地而坐，有人拽着挂号单横冲直撞……这是北京某大医院的一幅日常场景。在城市许多顶尖医院都是门庭若市，凌晨排队挂号的场景比比皆是。而社区卫生服务中心往往是门前冷落车马稀。这种医疗资源的失衡制约了卫生医疗服务的可及性、均等化，也导致了“看病难，看病贵”。是不是只要将钱投入到社区，就能够让老百姓不上大医院，而去社区看病？事实并非如此，老百姓所要的是触手可及的优质医疗资源以及信息资源。要解决这种失衡，首先要做的是合理规划医疗资源，让资源不仅仅局限在三甲医院，而是要有纵向、横向的融通，实现共享。共享，正是新医改给卫生行业信息化提出的最重要的命题。

在北京的东城区和西城区，上海的长宁区、闵行区和闸北区，广东的江门、佛山和珠海等市，南京的江宁区，重庆的南岸区，沿海的厦门和大连，以及科技部在2007年启动的包括解放军总医院在内的4家区域医疗信息协同试点科研项目中，以“区域医疗协同”和“医联共同体”为特征的区域卫生信息化已经悄然兴起，与新医改的重大政策趋向形成鲜活的互动。

区域医疗协同在很大意义上是在探索“建设公共服务信息平台”。这一平台将所辖医院的信息系统链接，以就诊患者个体为蓝本，建立电子诊疗信息档案，跨医院对患者临床信息进行共享。区域医疗卫生协同惠及了三方：医院间可实现医疗资源与信息资源的共享，患者可以在不同医院间进行流动，政府可采集数据成为行政管理依据。区域医疗卫生协同其实承担着更为重要的任务——以区域为突破点，进而实现国家层面的卫生信息资源集中规划和管理——这是信息化支撑医改目标全面达成的基本途径。

区域医疗卫生信息网络的关键部件是居民电子健康档案，如果说医疗卫生信息协同给予了互联的纽带，那么居民健康档案就是纽带上的每一个结。利用居民电子健康档案，实现对居民健康管理过程的科学与规范的记录，是一项覆盖个体从出生到临终关怀全生命周期的工程，将对人群的关注从事后救治转移到了事前防控上，从对疾病的诊治转移到对健康的关注之上，实实在在地落实到“以人为本”的核心。

2009年，北京市朝阳、西城和顺义三个区率先试点为居民建立电子健康档案。电子健康档案用以记录居民的基本信息、就诊和用药情况、检查记录等，并与大医院实现联网，去大医院看病，只要提供一个ID编号，家庭成员情况、病史、社区诊断情况、在其他医院接受过什么治疗等就能一目了然。在上海，通过实施医联工程，第一批23家三甲医院已经可以共享病人的电子病历。

第10章

卫生服务质量管理

10.1 卫生服务质量管理概述

10.1.1 质量与质量管理

1. 质量

提供能满足用户要求的产品是任何组织的基本任务，产品包括货物和服务。“满足用户要求”成为质量的基准定义。朱兰认为“质量（quality）就是适用性（fitness for use)”，其内涵超越了传统的“质量就是符合性”的概念。适用性和符合性是含义和范畴完全不同的两个概念。符合性是从生产者的角度出发，判断产品是否符合规格。适用性是从顾客的角度出发，评价产品在使用期间能否满足顾客的需求。

实际上，产品供方的质量目标是实现产品的适用性，但其质量职责是符合产品的规格要求。因为供方在运作过程中，只能假设只要产品符合规格，产品就满足了适用性要求。关键在于如何将顾客识别的适用性，科学、准确、可行地转化为在生产过程中可以验证的规格要求。这是一个复杂的系统工程，从产品的生命周期起点开始，要强化顾客导向，采用先进的技术手段将顾客对适用性的需求转化为符合性质量特性标准，只有通过这种工程上的代用质量特性标准才能真正实现产品的适用性。

国际标准化组织（International Standard Organization，ISO）认为质量是一组固有特性满足要求的程度。“固有特性”是指产品本来就有的，而不是后来人为赋予的内容（如产品的价格、产品的所有者）。“要求”是指明示的、通常隐含的或必须履行的需求或期望。“明示”的需求是指在标准、规范、技术要求和其他文件中已经做出规定的需要。而“通常隐含”是指组织、顾客和其他相关方的惯例和一般做法，所考虑的需求或期望是不言而喻的。“满足要求的程度”是指将产品的固有特性和要求相比较，根据产品“满足要求的程度”对其质量的优劣作出评价。

卫生服务质量是指卫生事业满足人们明确或隐含健康需要能力的特征及特性的总和。从狭义角度讲，是指卫生服务的及时性、有效性和安全性；从广义角度讲，还强调患者的满意度、工作效率、卫生服务技术经济效果（投入—产出关系）以及卫生服务的连续性和系统性。卫生服务质量因不同的卫生服务分类方法，包含不同的内容：从服务对象角度分类，包括以个体为对象的医疗质量、以人群为基础的妇幼、老年、职业等群体卫生服务质量和以社区为载体的社区卫生服务质量；从卫生服务专业的角度分类，包括医疗工作质量以及预防保健、康复、健康教育和计划生育服务工作质量；从卫生服务机构层次的角度分类，包括初级卫生保健机构服务质量、二三级医疗机构的服务质量以及各层次服务机构之间协调和整体功能的发挥。

唐纳伯迪安最早提出测量卫生服务的质量包含三个内容：组织结构、服务过程和结果。卫生服务的组织结构包括卫生系统的网络和机构布局。病床的分布和质量、卫技人员的资历和职称以及医疗技术和设备等“硬件构成”都能反映卫生服务的质量。组织结构特征的作用在于能增强或减弱得到好的医疗行为的可能性，但结构与行为之间并非必然的因果关系。因此，组织结构是反映质量的较为粗略的工具。卫生服务过程被定义为医患间与健康有关的活动和相互作用的复杂的结合体。卫生服务的特征和其所带来的结果，部分是由当时的医疗科技状况所决定的，部分是由指导管理医患关系的规范所决定的。在特定时期，服务过程的质量首先被界定为规范的行为，这种行为被认为与结果变化相联系，如临床诊断、治疗过程可以明显影响诊断准确性、治愈率和病死率，以及生命质量的变化。卫生服务结果被定义为卫生保健对象（正常人或患者）健康状况的改变。结果测量指标除了通常的躯体生理方面的健康之外，还包括社会心理功能的改善和患者满意度等。

2. 质量管理

简而言之，实现产品的适用性就是质量管理的基本任务。质量管理是在质量方面指挥和控制组织的协调的活动，通常包括：

（1）质量方针。由组织的最高管理者正式发布的该组织总的质量宗旨和方向。

（2）质量目标。在质量方面所追求的目的。

（3）质量策划。制定质量目标并规定必要的运行过程和相关资源以实现质量目标。

（4）质量控制。满足质量要求。

（5）质量保证。提供质量要求会得到满足的信任。

（6）质量改进。增强满足质量要求的能力。

（7）持续改进。增强满足质量要求的能力的循环活动。

质量管理的职责是为使产品质量能满足不断更新的质量要求而开展的策划、组织、计划、实施、检查、监督审核、改进等所有管理活动。质量管理是每个组织全部管理工作的一个重要组成部分。各级管理者应该承担各自的质量管理职责，组织全体员工参与质量管理。

10.1.2 质量管理的发展史

人类历史上自有商品生产以来，就开始了以商品的成品检验为主的质量管理方法。按照质量管理在工业国家的实践和总结，质量管理的发展大体经历了以下三个阶段：

1. 质量检验阶段

质量检验阶段也称为传统质量管理阶段，大约从 20 世纪初到 30 年代，是质量管理的初级阶段。在此之前，质量管理还没有摆脱小生产经营方式或手工业作坊式生产经营的影响，产品质量主要依靠操作者的实际操作经验，操作者既是加工者，又是检验者，没有准确的量具，经验就是标准，这个时期的质量管理被称为“操作者的质量管理”。质量检验作为一项专门职能或工种从生产操作中分离出来，是社会生产发展中专业分工的必然结果。工业革命后，机器生产代替了手工作坊生产，劳动者集中在一起同时作业，产品的生产过程分为不同的阶段，出现了工序。各个工序的操作者不同，需要在时间、空间、数量和质量上相互衔接和配合。于是，就出现了专职的企业管理人员，其中包括质量管理人员。随着科技和生产的发展以及市场的激烈竞争，用户对质量的要求越来越高，产品的结构越来越复杂，生产线的加工速度和专业化程度不断提高，生产规模不断扩大，质量检验职能逐渐从直接的生产工序中分离出来成为专门的工序，并形成独立的工种。专门的质量检验部门负责使用质量标准对产品或服务的质量进行检验。20 世纪初，泰勒提出了“科学管理”理论，主张将计划与执行分开，在执行中要有检查和监督。专职检查在理论和实践中进一步得到了发展。

质量检验阶段的特点是强调事后把关和信息反馈。检验人员的职责是把已经生产出来的产品对照检验标准进行筛选，合乎标准的判为合格品，予以通过；不合乎标准的为不合格品，予以报废或返修处理，因此被称之为“检验员的质量管理”。这种质量管理方式一方面控制不合格产品出厂，另一方面通过产品检验中的信息反馈，及时发现涉及产品和生产的技术问题和管理问题。企业通过解决这些问题，不断提高产品质量。

从科学管理的角度看，质量检验阶段的检验职能有很大的局限性，主要表现在两个方面。一是预防作用薄弱。事后把关的检验方式不能控制和预防不合格品发生，一旦产生，损失无法挽回。从某种意义上说，是一种消极的质量管理方式。二是适宜性差。事后把关的检验方式是对照检验标准一个一个的检查，即“全数检查”，但是在大量实际生产过程中，不适宜全数检查，而只能做到抽样检查。采用怎样的抽样检查方案才能保证样本对总体的代表性，同时在产品交付时能够保证供求双方承担合理的风险，这些都是质量检验阶段难以解决的问题。

2. 统计质量控制阶段

统计质量控制阶段的代表性时期是 20 世纪四五十年代。统计质量控制的思想萌芽可以追溯到 20 世纪 20 年代。1924 年，休哈特提出了控制和预防缺陷的概念，把控制图及预防缺陷法应用于工厂，出版了《工业产品质量的经济控制》一书。与此同时，贝尔研究所成立一个检验工程小组，其成员有休哈特、罗米格和戴明等。这些人成为最早把数理统计方法引入质量管理的先驱。但是由于 20 世纪 30 年代，资本主义国家发生严重的经济危机，影响了统计质量控制方法的普遍应用。第二次世界大战期间，由于国防工业迫切需要保证军火质量，统计质量控制方法才获得广泛应用。后来，又推广到民用产品生产中。20 世纪 50 年代，数理统计方法在质量管理中的应用达到高峰。

统计质量控制阶段主要有两个特点。一是利用数理统计原理在生产流程的工序之间进行质量控制，从而预防不合格品的大量产生。这一基本统计控制理论和方法成为工序过程统计控制理论发展的基础。二是在生产和经营活动中，对产品检验和验收检查采用了科学的抽样统计方案。数理统计方法应用于质量管理，使质量管理进入了科学管理的重要阶段。

3. 全面质量管理阶段

全面质量管理阶段从20世纪60年代开始一直延续到今。这个阶段的质量管理不再以质量技术为主线，而是以质量经营为主线。全面质量管理的产生与人们不断增长的产品质量要求有关。产品质量是在市场研究、设计、生产、检验、销售和服务的全过程中形成并在这个周而复始的全过程中不断改进和提高的。所以，仅仅依靠数理统计方法控制生产过程中的产品质量是远远不够的，还需要一系列的组织管理工作。

全面质量管理的概念和理论起源于美国。20世纪50年代，美国著名质量管理专家费根堡姆和朱兰首先提出了全面质量管理的思想概念。费根堡姆所著《全面质量控制》一书，在质量管理科学发展史上第一次系统阐述了全面质量管理的理论和方法。朱兰主编《质量控制手册》，提出“总体质量控制”的观点，描绘了全面质量管理质量螺旋的深刻含义。全面质量管理虽起源于美国，但在日本首先得到推广应用，并在实践中有不少创新，创造了日本式的全面质量控制，取得了惊人业绩。20世纪70年代以来，发达国家把推行全面质量管理当做一场管理的革命，使它进一步向纵深发展。20世纪80年代以后，人们开始将全面质量控制称为全面质量管理。现在，全面质量管理的理论和方法已经被世界各国普遍认识和广泛应用。我国于1978年引进全面质量管理，现在已成为我国质量管理的主要方法。

10.2 卫生服务质量管理基本模式

10.2.1 服务生产模式

服务生产模式将卫生服务作为一种特殊的服务，具有无形性、无法储存、生产消费同时性等特点。因此，卫生服务质量管理的关键在于确定服务属性的质量标准、选择服务过程中使用的资源和技术，以最低的成本生产符合质量标准的无形服务。

该模式的优点在于可使管理人员较容易地确定服务质量标准，并据此控制服务质量。缺点在于认为卫生服务是完全可以观察、可以测量的，不能充分体现服务过程与消费过程的特点等。

10.2.2 消费者满意模式

消费者满意模式强调顾客对服务质量的主观看法，消费者是否与服务人员合作，是否会再购买服务，是否会向他人介绍服务，都是由消费者的主观评估确定的。研究表明，服务属性与顾客感知的服务质量并不是简单、机械的对应关系。美国著名的营销学家奥利弗提出的“期望与实际比较模式”是应用最为广泛的消费者满意模式。根据这个模式，在购买服务之前，消费者会根据自身需要、以往经验、其他消费者的口碑和提供者发布的各种广告信息，对服务质量形成一定的预期想法。在接受服务之后，消费者会产生有关服务质量的感知。如果消费者感知的服务质量超过他们对服务的期望，就会感到满意；如果他们感知的服务质量不如期望，就会感到不满意；如果他们感知的服务质量与期望相符，他们既不会满意，也不会不满意。

该模式认为卫生服务质量管理的关键在于影响消费者感知的服务质量，提高消费者的满意程度。因此，管理人员不仅要重视服务过程和服务结果，而且要了解分析消费者的看法以及各种影响因素。消费者满意模式极大地丰富了对服务质量的理解。但它仍然有不足之处，如片面强调消费者的满意程度，不能同时兼顾消费者、服务者、机构和社会的利益；没有将服务过程和消费过程联系起来；不容易测量消费者的主观感受等。

10.2.3　相互交往模式

卫生服务是一种面对面的服务，其核心是卫生服务提供者与利用者之间的相互交往。有学者认为，面对面服务质量是由协调、完成任务和满意三个层次组成的。协调是指服务人员和消费者之间的感情交流，建立起良好关系。完成任务是指服务人员和消费者都能够完成各自的任务，实现服务目的。满意是指服务人员和消费者根据自己的期望，评估服务的满意度。该模式认为，卫生服务质量受预先规定的服务程序、服务内容、消费者和服务人员的特点、机构特点和社会特点以及环境和情绪因素等多因素的影响。要提高服务质量，必须同时考虑消费者和服务人员的感觉、反应和交往质量。

10.2.4　卫生服务整体质量管理模式

从顾客的角度来看，服务质量不仅与服务结果有关，而且与服务的过程有关。因此，服务质量具有两种属性，是服务的客观现实与消费者的主观感受融为一体的产物。服务质量包括技术性质量和功能性质量，前者是指服务结果的质量，通常能为消费者客观评估；后者是指服务过程的质量，不仅与服务时间、地点、人员仪表、服务态度、服务方式、程序等有关，而且与消费者的个性特征、态度知识等有关，是一种主观的判断。

该模式认为，卫生服务机构是感情密集型机构，服务环境如服务设施、人员仪表对功能性质量的影响很大。服务人员必须为消费者提供正确的信息，使消费者对服务质量形成正确的期望。消费者必须参与服务过程，提供必要的信息，配合服务人员，才能获得优质的服务。服务机构要加强质量教育，使全体服务人员参与到质量管理工作中来。增加消费者的信任感和忠诚感，与消费者建立、保持并发展长期的合作关系。建立针对可控和不可控影响因素的措施，控制可控因素对服务质量的影响；采取补救措施，使不可控因素业已带来的质量损害降到最低限度，争取消费者的谅解。

10.3　卫生服务质量管理方法

10.3.1　全面质量管理

1. 基本概念

到目前为止，对于全面质量管理（total quality management，TQM）并没有权威性的定义。但是，这并不影响全球范围内对于全面质量管理的理解和达成共识。全面质量管理就是对全面质量的管理，全面质量是指在卓越领导的参与下，发挥全体员工的潜能，以富有竞争力的成本不断满足顾客的需求和期望。

2. 指导思想

（1）卓越领导。卓越领导是指成功组织的领导者，也是组织创新全面质量管理的梦想家与驱动者。他们具有足够的影响力，不但能使一个组织脱胎换骨，并能说服全体员工，使他们都能理解和认同组织全面质量管理的理想目标。卓越领导的核心价值观是顾客导向，将组织的社会责任放在利润之前。

（2）顾客导向。组织依附于其顾客。因此，组织应理解顾客当前的和未来的需求，满足顾客要求并争取超越顾客期望。根据顾客满意管理理论，顾客的概念是广义的、发散的，组织外部市场环境或内部从业人员中任何接受或可能接受产品和服务的对象都是顾客。例如：直接消费产品或服务的消费者是顾客，准顾客和潜在顾客也是顾客；政府代表国家和公众利益通过向组织提供基础资源，要求组织对社会做出贡献，是公众顾客；在组织内部生产和服务流程的各个环节之间存在着互为顾客的关系，是工序顾客。所谓顾客导向，就是要求组织从识别顾客需求到满足顾客需求的全过程中应该始终追求无缺陷。“全过程”是指产品或服务的整个生命周期，不是局限于售后服务阶段，而是贯穿市场调查、设计、制造、销售、服务的产品质量形成的全过程。顾客导向的要点包括满足顾客的需求并使顾客完全满意，以顾客的角度进行思考，以顾客的眼光评价提供的产品和服务，每一位顾客都是组织长久的合作伙伴等。

（3）不断改进。不断改进是增强满足要求的能力的循环活动。制定改进目标和寻求改进机会的过程是一个持续过程。该过程使用审核发现和审核结论、数据分析、管理评审或其他方法，制定和实施纠正措施或预防措施以达到持续改进的目的。

（4）全员参与。生产经营活动在顾客导向的原则下，需要全员参与不断改进。全员参与应该遵循以下基本原则：

1）识别顾客的要求。不能假设他们需要什么，必须站在自己的位置上明确“谁是你的顾客”，并咨询顾客，了解他们的要求是什么。

2）了解并改善与顾客和供应商的关系链。全员参与的基本原则要求每一个人、工序和活动都不要成为关系链中脆弱的一环。

3）只做正确的事情。组织中的每个人“只做正确的事情”，其目的是以最低的成本带给顾客满意的产品和服务。

4）一开始就把事情做对。从顾客的角度出发，一开始没有把事情做对会给顾客带来额外烦恼。

5）评估所取得的成绩。只有准确地评估所取得的成绩，才能真正了解质量是否在改进。

6）以不断改进为目标。顾客会提出更高的要求，竞争对手也在不断改进，追求卓越是永无止境的。

7）高级管理者的领袖作用。

8）培训。不断地学习和提高是适应变化的外界环境的有效途径。

9）采用有效的沟通方法。

10）表扬为成功所做出的努力。

3. 特点

全面质量管理综合应用了各种管理技术与科学方法，吸收相关学科的知识，形成既有自己特定内容、又具有多样化的质量管理方法体系。

（1）全面性。全面性是全面质量管理的主要特点，即全面的质量管理、全过程的质量管理、全员参加的质量管理，以及采用的质量管理方法多样化。

1）全面的质量管理：质量的含义不仅包括产品或服务质量，而且还包括工作质量。不仅仅是产品在使用价值方面的适用性，而且还包括产品或服务的技术功能、价格、时间性等方面特征。

2）全过程的质量管理：服务质量有一个产生、形成和实现的过程。全面质量管理的范围从市场调查开始，一直到服务发生后的全过程，包括设计过程、形成过程和使用过程。

3）全员参加的质量管理：质量是由全体员工创造出来的，不仅是质量管理部门的事，而且是全体工作人员的事。因此，要增强全员教育与培训，人人参与质量管理活动。

4）管理方法的多样化：接受各种先进的质量管理方法和行之有效的传统管理方法，最终达到全面质量提高。

（2）服务性。服务性就是顾客至上，树立以顾客为中心，为顾客服务的思想（在医疗卫生服务中“以病人为中心”），把顾客的要求看做是产品或服务质量的最高标准。

（3）预防性。全面质量管理认真贯彻预防为主的原则，重视产品（服务）设计，在设计上加以改进，消除隐患。对生产过程进行控制，尽量把不合格品（医疗差错、事故隐患）消灭在它的形成过程中。事后检验也很重要，可以起到把关作用，同时检验信息反馈到有关部门可以起到预防作用。

（4）科学性。全面质量管理运用各种统计方法和工具进行分析，提供基于数据分析的事实依据。要求一切用数据说话，用事实和数据反映质量问题。在强调数据化原则时，也不忽视质量中的非定量因素，综合运用定性和定量手段，准确判定质量水平。

4. 工作程序

全面质量管理采用经典的PDCA循环法，由戴明最早提出，所以又称其为“戴明环”。PDCA循环是能使任何一项活动有效进行的一种合乎逻辑的工作程序，不但在质量管理中得到了广泛的应用，而且也为现代管理理论和方法开拓了新思路。

（1）PDCA循环的四个阶段：P（plan）是指计划阶段，包括方针和目标的确定以及活动计划的制定。D（do）是指执行阶段，就是具体运作，实现计划中的内容。C（check）是指检查阶段，就是检查执行的情况和效果，找出问题。A（action）是指处理阶段，就是要根据检查结果采取相应措施，肯定成功经验，并予以标准化，便于以后工作时遵循；总结失败教训，以免错误重现。

（2）PDCA循环的特点：

1）周而复始：PDCA循环的四个过程并不是运行一次就完结，而是周而复始地进行。一个循环结束了，可能还有部分问题没有解决，或者出现了新的问题，再进入到下一个

PDCA 循环，循环往复。

2）大环带小环：整个大系统按 PDCA 循环开展工作，各子系统、各环节也按照 PDCA 循环开展工作。大循环通过各子系统、各环节的小循环具体落实，各子系统、各环节的小循环保证整体系统大循环的实现。大小循环把各部门的工作有机联系在一起，彼此协调，相互促进。

3）阶梯式上升：PDCA 循环并不是停留在一个水平上的循环，不断解决问题的过程就是水平螺旋式上升的过程。

（3）PDCA 循环的八个步骤：

1）分析现状，发现问题。

2）分析产生质量问题的各种原因。

3）分析影响质量问题的主要原因。

4）针对主要原因，制定解决的措施。

5）按措施要求执行。

6）根据计划要求，检查实际执行效果。

7）巩固已取得的成果，制定相应的标准或采取相应措施，防止类似问题的发生。

8）把没有解决或新出现的问题转入下一个 PDCA 循环中去解决。

10.3.2 ISO 9000 族标准

1. ISO 9000 族标准概述

ISO 9000 族标准是国际标准化组织质量管理和质量保证技术委员会于 1987 年首次发布的关于质量管理和质量保证的系列标准，并定期修订再版。ISO 9000 的发布使质量管理和质量保证的概念、原则和方法统一在国际标准的基础上。随着全球经济一体化的进程，ISO 9000 族标准已经成为企业（包括医院在内的许多服务性行业）加强科学管理，增强自身竞争能力的主要战略性措施，更是评估产品质量和合格质量管理体系的重要基础，也是许多国家的第三方质量体系认证注册计划的根本性措施。迄今为止，全球已有 162 个国家和地区成为国际标准化组织的成员，采用 ISO 9000 族标准为国家标准。

2. ISO 9000 族标准的基础理论

（1）质量管理原则。ISO 9000 族标准的八项质量管理原则是其理论基础，也是组织的领导者进行质量管理活动的基本准则。

1）以顾客为关注焦点。组织依存于顾客，因此，组织应当理解顾客当前和未来的需求，满足顾客要求并争取超越顾客期望。

2）领导作用。领导者确立组织统一的宗旨和方向，对组织的各项与质量有关的活动进行管理，创造并保持使员工能充分参与实现组织目标的内部环境。

3）全员参与。各级人员都是组织之本，只有他们的充分参与，才能使他们的才干为组织带来收益，其核心是调动员工的积极性。

4）过程方法。过程方法是指系统地识别和管理组织所应用的过程，特别是这些过程之间的相互作用。将组织的活动和相关的资源作为过程进行管理，可以更高效地得到期望的结果。为使组织有效运行，必须识别和管理众多相互关联的过程。

5）管理的系统方法。将相互关联的过程作为系统加以识别、理解和管理，有助于组织提高实现目标的有效性和效率。

6）持续改进。持续改进即持续性质量提高，是在全面质量管理基础上发展的更注重过程管理、环节质量控制的一种新的质量管理理论。持续改进总体业绩是组织的一个永恒目标。

7）基于事实的决策方法。有效决策是建立在数据和信息分析的基础上。

8）与供方互利的关系。任何一个组织都有其供方或合作伙伴，组织与供方是相互依存的，互利的关系可增强双方创造价值的能力。

（2）质量管理体系方法。质量管理体系方法鼓励组织分析顾客要求，规定相关的过程，并使其持续受控，以实现顾客能接受的产品。质量管理体系能提供持续改进的框架，以增加顾客和其他相关方满意的机会。质量管理体系还就组织能够提供持续满足要求的产品，向组织及其顾客提供信任。建立和实施质量管理体系的方法包括以下步骤：

1）确定顾客和其他相关方的需求和期望。

2）建立组织的质量方针和质量目标。

3）确定实现质量目标必需的过程和职责。

4）确定和提供实现质量目标必需的资源。

5）规定测量每个过程的有效性和效率的方法。

6）规定持续改进质量管理体系的过程。

7）规定质量管理体系的文件。

（3）质量体系的试运行和完善。质量管理体系是否合适、文件是否有效、规定的过程网络运行是否协调，都需要在试运行中进行检验，以便进一步修订和完善质量体系。要抓好质量体系文件的宣传贯彻和培训工作，使质量管理体系中参与影响质量工作的人员明确：应该做什么？如何做？发现异常如何纠正和改进？要重视信息的管理，组织应规定相应的程序，明确负责人员，做好信息的收集、分析、传递、处理和反馈。内部审核员要及时进行质量管理体系的内部审核，最高管理者在此基础上适时组织管理评审。

（4）质量管理体系评价。质量管理体系评价主要针对体系的过程，通常提出以下四个基本问题：过程是否已被识别并适当规定？职责是否已被分配？程序是否得到实施和保持？在实现所要求的结果方面，过程是否有效？质量管理体系评价的方式可以有多种，常用的有：

1）质量管理体系审核。审核用于确定符合质量管理体系要求的程度。审核结果用于评定质量管理体系的有效性和识别改进的机会。根据审核的实施者和目的的不同，质量管理体系审核可分为第一方审核、第二方审核和第三方审核。第一方审核也称为内部审核，由组织自己或以组织的名义进行，可作为组织自我合格声明的基础；第二方审核由组织的相关方（如顾客）或由其他人以相关方的名义进行；第三方审核由外部独立的中介组织进行。这类组织通常是经认可的，提供符合要求的认证或注册。第二方审核与第三方审核又称为外部审核。

2）质量管理体系评审。评审是组织的最高管理者对质量管理体系关于质量方针和质量目标的适宜性、充分性、有效性和效率进行的有计划的、有规则的、系统的评价，也称为管理评审。质量管理体系评审的内容可包括考虑修改质量方针和质量目标的需求，以响应相关方需求和期望的变化，还包括确定采取措施的需求。管理评审的输入信息为反映方针和目标的所有方面及其内容，输出为质量方针和质量目标实现的效果，同时为进一步改进提供支持。

3）自我评定。自我评定是一种参照质量管理体系或优秀模式对组织的活动和结果所进行的全面和系统的评审。自我评定可提供一种对组织业绩和质量管理体系成熟程度的总的看法，还有助于识别组织中需要改进的领域，并确定优先开展的事项。

3. 2000 年版 ISO 9000 族标准的核心标准及其发展

根据国际标准化组织的有关规则，ISO 标准每隔五年修订一次，及时更新标准的内容，充分反映质量管理科学的新观念和新方法，提高 ISO 标准的使用价值和实际效果。

2000 年版 ISO 9000 族标准包括以下四个核心标准：

（1）ISO 9000《质量管理体系——基础和术语》，表述了 ISO 9000 族标准中质量管理体系的基础知识，并确定了相关的术语。ISO 9000：2005 版质量管理体系的基本原理如 ISO 9000：2000 版标准所述，未做任何改变，只是增加了一些定义，对解释的条款的内容做了进一步扩充。例如：技术专家、要求、能力、合同、审核员、审核组，审核计划和审核范围等。`

（2）ISO 9001《质量管理体系——要求》，本标准鼓励组织在建立、实施质量管理体系以及改进其有效性时采用过程方法，通过满足顾客要求，增强顾客满意度。ISO 9001：2008 的新标准已正式发布，ISO 9001：2008 标准没有引入新的要求，而是根据世界上 170 个国家大约 100 万个通过 ISO 9001 认证的组织的 8 年实践，更清晰、明确地表达 ISO 9001：2000 的要求。

（3）ISO 9004《质量管理体系——业绩改进指南》，提供考虑质量管理体系的有效性和效率两方面的指南，目的是促进组织业绩改进和使顾客和其他相关方满意。

（4）ISO 19011《质量和（或）环境管理体系审核指南》，提供审核质量和环境管理体系的指南。

通过分析和研究 ISO 9000 族标准的内容，其主要特征可以概括为以下六个方面：

（1）八项质量管理原则充分表述了实施 ISO 9000 族标准的目的。

（2）鲜明地引导组织依赖顾客。

（3）指导组织的最高管理者发挥领导作用。

（4）指导组织进行自我评价。

（5）引导组织持续改进和追求卓越。

（6）通用性、适用性、灵活性、一致性以及兼容性。

4. ISO 9000 族标准在卫生服务质量管理中的应用

（1）卫生机构实施 ISO 9000 族标准的目的和意义。国际标准化组织主席汉茨曾说，质量是今日全球市场竞争的必需。顾客对质量提出更严格的期望是一种世界范围的趋势。伴随着这种趋势，必须不断提高认识，不断改进质量才能达到和保持良好的业绩。

ISO 9000族标准和所有其他标准一样是一种工具，用以达到一个或一组目标，其主要目标是全面质量改进，这是当今社会所有组织都积极追求的目标。ISO 9000 族标准的国际化已成为现实。

与一般的商品和服务比较，卫生服务具有垄断性、不确定性、公益性、卫生服务提供者主导性和技术性等特点，但在其定义上仍具有一般产品或服务供给的属性。随着医药卫生体制改革的深入，特别是城乡居民医疗保障制度的改革，卫生服务提供者的多元化，促进了卫生服务市场的竞争，使得质量成为卫生服务的生命线。以 ISO 9000 族标准作为实施卫生服务质量建设的科学方法、重要保证和基本途径，学习发达国家先进的管理成果和科学的管理理念，试行 ISO 9000 族标准质量管理体系是非常有意义的一项工作。

ISO 9000 族标准的一个基本要求，就是必须对产品和服务质量形成过程的全部影响因素进行控制。对照 ISO 9000 族标准，目前国内卫生服务管理水平存在着很大的差距。例如：质量教育的广度和深度不够，全员参与意识不强；质量职责和权限不够明确；质量控制措施不完善，预先控制力度不够；质量评审制度不健全；不重视全过程的质量改进等。实施 ISO 9000 族标准，通过建立健全符合实际情况的质量管理体系，将有助于持续改进卫生服务质量，增强卫生服务的效果和效益。

ISO 9000 族标准对各部门和各级人员如何履行职责职权、思想素质、专业素质以及资源配置、利用状况等都提出了要求。通过实施该标准，有利于增强广大卫生服务人员的责任感，有利于培养良好的质量行为习惯，有利于促进规章制度、技术规范和标准的落实，有利于管理层客观评价卫生服务人员工作业绩，从而提高卫生服务机构的管理水平和工作人员素质。此外，ISO 9000 族标准促使卫生服务机构管理从终末的统计质量管理向实时的过程管理发展，对卫生服务机构的标准、计量等提出新的要求；促使卫生服务机构的管理手段及方法更理性化、常规化和透明化。

ISO 9000 族标准完善的质量管理体系，是在考虑了利益、成本和风险基础上使质量最佳化，并对质量加以控制的非常有价值的管理资源。卫生服务机构通过质量管理体系认证，取得认证标志，取得向社会提供卫生服务质量保证的客观证据，取得社会对卫生服务质量的充分信任，进而提高卫生服务机构的社会效益和经济效益。

（2）卫生服务机构实施 ISO 9000 族标准的特点。要建立起有效运行的卫生服务质量管理体系，需要将 ISO 9000 族标准的特点和要求与卫生服务机构实际和卫生服务特点有机地结合起来。

1）组织结构及服务过程的特点。不同级别卫生服务机构的组织结构不同，卫生服务的供给不是简单的串联工序过程，而是双向的相互保障、相互衔接、相互制约的工作过程。这一特点要求质量管理接口严密和一体化管理，并根据不同的卫生服务过程分别策划、分解和编制控制程序。

2）顾客的特点。顾客是患者，质量管理体系应考虑患者的特殊性，包括医疗需求的特殊性、医患关系的特殊性和满意度监测的特殊性等。

3）服务及服务实现的特点。主要表现在策划的多层次以及实现过程的个体化、多样性和过程控制的复杂性。这些特点对卫生机构将 ISO 9001:2000 标准条款转化为实施标准提出了很高的专业化要求。

4）“合同评审”的特殊性。ISO 9001:2000 标准将“合同评审”标准改为“与产品有关的要求的评审”，进一步扩大了“合同评审”的内涵，卫生服务机构“合同评审”的特点是多元化、多次性，以及法律证据获取的严肃性，如病历、诊断证明书、知情同意协议书等。

5）预防措施的特点。质量管理体系的预防措施标准除了一般过程中的预防措施要求外，还必须分别建立感染预防措施标准和风险防范预案。

6）安全控制的特殊重要性。不安全的卫生服务危及人的健康和生命，是医疗服务的客观存在，也是质量管理首先要控制的问题。

10.3.3 循证医学

1. 循证医学概述

（1）循证医学的起源与发展。1972 年，英国著名的流行病学家、内科医生柯克瑞恩在《疗效与效益：健康服务中的随机对照试验》中指出：“由于资源终将有限，因此应该使用已被证明的、有明显效果的医疗保健措施”，“应用随机对照试验证据之所以重要，是因为它比其他任何证据更可靠”。他呼吁医学界系统地总结和传播随机对照试验的证据，并将这些证据用于指导医学实践，提高卫生服务的质量和效率。1987 年，柯克瑞恩根据妊娠和分娩领域长达 20 年发表的随机对照试验，以及卫生评价方面的随机对照试验结果撰写了系统评价，为该领域中的相关临床治疗实践提供了可靠依据，从而对临床医学产生了广泛而深远的影响，并成为随机对照试验和卫生评价方面一个里程碑。1992 年，加拿大赛科特教授及同事正式提出了循证医学（evidence-based medicine，EBM）的概念。同年，在英国牛津大学成立了由已故柯克瑞恩姓氏命名的英国柯克瑞恩中心，次年国际柯克瑞恩协作网正式成立。柯克瑞恩协作网是一个非营利性国际学术组织，旨在通过制作、保存和更新系统评价，以便依据最好的研究结果服务于临床医疗、卫生管理和决策。目前已经在英国、德国、美国、加拿大、中国等国家建立了 13 个柯克瑞恩中心。每个柯克瑞恩中心对应数个国家，有些中心会在这些国家中成立分支机构。

近十多年来，循证医学的发展十分迅速，产生了循证医疗、循证诊断，循证决策，应用于临床各科则产生了循证外科学、循证内科学等。循证医学已成为国外许多医学院校医学生的必修课程。我国的循证医学发展也较快。1983 年在上海医科大学、华西医科大学和广州中医药大学建成了三个国家级临床流行病学培训中心。1997 年华西医科大学成立中国循证医学中心，1999 年经国际柯克瑞恩协作网验收注册成为亚洲地区的第一个柯克瑞恩中心。2001 年出版了《中国循证医学杂志》。

（2）循证医学的概念。循证医学意为遵循证据的医学。加拿大赛科特教授在 2000 年再次将循证医学定义为慎重、准确和明智地应用当前所能获得的最好的研究证据、同时结合临床医生的个人专业技能和多年临床经验，考虑病人的价值和愿望，将三者完美结合起来，制定出病人的治疗措施。

证据是循证医学的基石。就治疗研究而论，各种临床研究和经验都可以从某种程度上提供关于疗效的证据，但是不同种类的研究所提供的证据的质量差别很大，由高到低可分为五级。

1）一级：随机对照试验的系统综述。

2）二级：随机对照试验。

3）三级：非随机对照研究。

4）四级：无对照病例研究。

5）五级：个人经验和观点。

（3）循证医学实践的基本步骤：

1）提出问题，问题的提出通常来自于医疗卫生实践。

2）收集证据，检索和收集最好的相关证据。

3）评价证据，评估研究文献的方法学质量、效果大小和结论的外推性。

4）综合证据，综合证据和其他相关因素，制定决策或方案。

5）使用证据，应用最佳证据，指导临床决策，如推广有效的治疗方法，放弃无效或有害的诊疗措施等。

6）证据积累，具体分析和评价实践结果，提高循证医学认识和实践能力，促进学术水平和医疗质量的提高。

2. 循证医学的方法

（1）系统评价。与一般叙述性文献综述不同，系统评价是一种全新的文献评价方法（表 10—1），其基本过程是以某一具体卫生问题为基础，系统全面地收集全球所有已发表和未发表的研究结果，采用临床流行病学文献评价的原则和方法，筛选出符合质量标准的文献，进行定性或定量合成，得出综合可靠的结论。同时，随着新的研究结果的出现及时更新。

表 10—1　　叙述性文献综述与系统评价的区别

特征	叙述性文献综述	系统评价
研究的问题	涉及的范畴常较广泛	常集中于某一临床问题
原始文献来源	常未说明、不全面	明确，常为多渠道
检索方法	常未说明	有明确的检索策略
原始文献的选择	常未说明、有潜在偏倚	有明确的选择标准
原始文献的评价	评价方法不统一	有严格的评价方法
结果的合成	多采用定性方法	多采用定量方法
结论的推断	有时遵循研究证据	多遵循研究证据
结果的更新	未定期更新	定期根据新试验结果更新

资料来源：朱士俊主编：《医院管理学》，北京，人民卫生出版社，2003。

（2）Meta 分析。Meta 分析由比彻在 1955 年最先提出，并由格拉斯在 1977 年首次命名。Meta 分析是一种统计方法，用来比较和综合针对同一科学问题所取得的研究结果。比较和综合的结论是否有意义，取决于这些研究是否满足特定的条件。Meta 分析实质上就是汇总相同研究目的的多个研究结果，并分析评价其合并效应量的一系列过程。

大多数系统评价使用 Meta 分析对资料进行定量总和。它最大的优点是增大样本量来增加结论的把握度，解决研究结果的不一致性。但 Meta 分析并不是万能的，大样本、多中心合作的临床试验已得到明确结论的，不必做 Meta 分析；而对那些设计或实施质量很差的研究，有偏倚的资料和无意义的资料，也不能通过 Meta 分析得到可信的结论。

3. 循证医学在卫生服务质量管理中的应用

循证医学在医疗卫生领域的广泛应用，有力地促进了卫生服务质量和效率。在过去的医疗卫生管理决策和管理模式里，在卫生服务应该提供哪些服务内容和怎样提供服务等关键问题上，往往是由决策者的主观意志或市场利益所决定的。循证医学给卫生服务管理带来了新的契机：任何资源用于无效的措施都是一种浪费，只有有效的措施才能带来真正的质量和效益。实施循证医学，卫生管理者或决策者有必要也必须综合考虑最好的研究证据、实际卫生条件下实现的可能性，以及患者和社会的价值取向。循证医学的实施将不断淘汰现行无效的措施，防止新的无效措施进入医学实践，从而节省资源、提高医疗卫生服务的质量和效率。

循证医学在卫生服务质量管理中的应用包括对影响卫生服务质量要素的管理和质量评价标准的循证制定，目前主要集中在质量要素的管理中，如循证诊断、循证治疗、循证护理、药品和技术设备的循证管理、循证预防、循证预后估计等。

（1）循证诊断。诊断试验的结果常常作为临床诊治决策的一部分。根据现有最好的研究证据，再结合实际医疗条件和病人情况做出是否要用该项试验的决定。例如，国外有学者用随机对照试验的方法，来评价采用谷胱甘肽转硫酶（GST）血浓度测定作为监测指标考察肝移植对病人病残率和病死率的影响。结果发现，GST 比常规肝功能试验（ALT、AST、ALP）的测定能更敏感、更特异地反映肝细胞损伤，从而较早提示患者可能发生了排异，有助临床早期进行肝活检并及时治疗。GST 监测组比非监测组发现排异早，程度轻，住院时间缩短，需要再次移植的病人数量较少，平均肝穿刺次数下降，严重排异反应较少，感染发生率下降，3 个月的生存率明显上升。因而得出结论，肝移植患者术后监测 GST 可以降低患者的病残率和病死率，改善医疗质量，是值得推广的疗效监视指标。

（2）循证治疗。循证医学在治疗性药物和技术的评价中应用最为广泛。例如，先兆子痫是孕后期出现的一类毒血症，如不能有效控制，孕妇将出现子痫发作，可导致高血压和急性肾衰竭，孕妇和胎儿都有生命危险。常规的治疗措施是采用冬眠合剂对有先兆子痫的孕妇进行预防性治疗。最近，英国的一项系统评价报告发现，使用硫酸镁在预防子痫发作、减轻呼吸系统症状以及避免或减少孕产期死亡方面，其效果比传统的冬眠合剂更好，而且硫酸镁价格便宜、临床应用更加简便。

（3）循证护理。循证医学在护理领域的应用也十分活跃。例如，早产儿由于器官发育不成熟、机体免疫力和适应外界环境的能力较差，容易出现一系列感染、发育和适应不良的问题。新生儿护理干预涉及一系列减轻新生儿在监护室中压力的策略和措施，包括减少声、光刺激，最低限度的触摸，减少非必需的医护操作和给予长时间的睡眠等。2001 年柯克瑞恩图书馆的一项系统评价表明，这些措施有助于婴儿适应监护室环境，减少喂养次数、促进发育，减少早产儿致残率和死亡率。

（4）药品和技术设备的循证管理。药品、相关技术及新设备的使用除了应符合相应的质量标准外，还需要考虑是否符合患者的需要，这些都需要足够的相关证据。例如，乳腺癌是澳大利亚 45～64 岁女性癌症患者死亡的最主要原因。推销商建议引进一种美国食品药品监督管理局推荐的乳腺活检首选设备，澳大利亚医疗咨询服务委员会收集了几乎所有关于该设备的文献资料并结合临床实践，完成评估报告。报告表明，尽管该设备安全、并发症低且未发现严重并发症，但尚无足够证据说明其检出率比传统活检方法更有效。因此，建议政府当前不应提供额外资助来扩大设备应用范围。该建议被澳大利亚卫生部采纳。

10.3.4　其他质量管理方法和工具

1. 卫生服务质量差异分析法

服务质量的差异分析可以帮助管理人员发现服务质量产生问题的原因，以便采取相应措施，缩小或消除这些差异，使得服务的质量符合顾客的期望，提高服务满意度。服务质量主要有以下五类差异：

(1) 管理人员对顾客期望的理解存在差异。主要原因有：管理人员未进行市场需求调查；收集的信息不准确；对收集信息未做正确解释；服务人员与管理人员沟通不良，未向管理人员反映顾客的期望；管理层次过多，信息传递不完整等。

(2) 管理人员确定的质量标准与管理人员对顾客期望的理解之间存在差异。主要原因有：领导对服务质量的设计工作重视不够；无明确的质量管理的目标；服务质量设计失误或设计程序不完善；服务质量设计工作管理不善等。

(3) 管理人员确定的服务质量标准与服务人员实际提供的服务质量之间存在差异。主要原因有：服务人员没有按照标准提供服务；服务工作管理不善等。

(4) 服务人员实际提供的服务与机构宣传的服务质量之间存在差异。主要原因有：管理人员对本机构服务能力了解不够；有意夸大宣传以吸引顾客等。

(5) 顾客感知的服务质量或实际经历的质量与期望质量不同。这种差异是由上述四类差异所致的。

卫生服务的质量差异模式如图 10—1 所示。

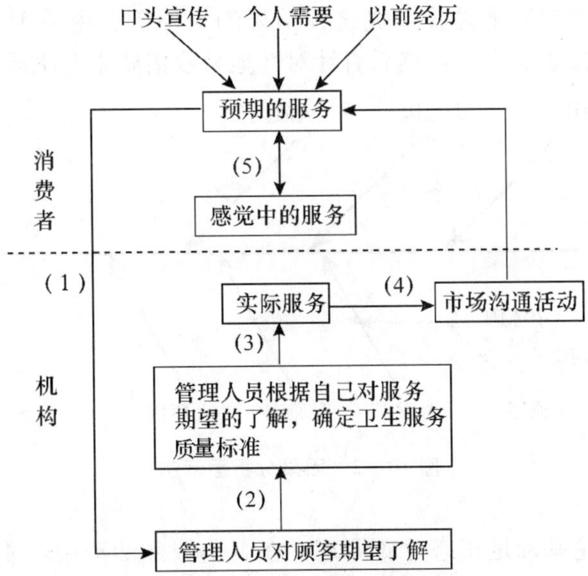

图 10—1　卫生服务的质量差异模式

资料来源：梁万年主编：《卫生事业管理学》，北京，人民卫生出版社，2007。

2. 分类法（分层法）

通过卫生服务过程记录的数据或是卫生服务调查收集的定性和定量数据，由于产生数据的条件不同，导致数据性质有差异。若把不同性质的数据混在一起，就不能用统计方法找到其中的内在规律，如同一种治疗方法用于老年患者和青年患者可能会收到不同的治疗效果。因此，应把性质相同、在同一条件下搜集到的卫生服务数据归纳在一起，便于归纳分析，揭示事物内在的规律性。

3. 排列图法

排列图又称主次因素分析图或帕累托图（Pareto chart），是从影响卫生服务质量的许多因素中，找出主要因素的一种有效方法。该法是对影响质量的因素进行合理的分类，排列作图，以直观的方法来表明卫生服务质量的关键所在。绘制排列图的步骤是：

（1）针对某一卫生服务质量问题收集一定时期的资料，并按因素进行分类，按分类项目从大到小统计频数，计算频率和累计频率，并列表示之。

（2）在方格坐标纸上取两个纵轴，一个横轴。左边纵轴表示质量缺陷的频数（次数或件数），右边纵轴表示累计百分比。横轴表示各种质量问题，按质量问题频数大小绘出直方图。在每个直方块横线中点的上方标出累计值的点，连接各点即成由左向右上升的折线，称帕累托曲线。

通常在累计百分比 80%和 90%处画两条横线，把图分成三个区域。累计百分比在 80%以内的因素是主要因素，在 80%～90%间的因素是次要因素，在 90%～100%间的因素是一般因素。一般找出的主要因素最好是 1～2 个，至多不超过 3 个，否则就失去了找主要因素的意义。如果找出的主要因素太多，就要考虑重新进行因素的分类。

4. 因果分析图法

因果分析图又叫树枝图或鱼刺图（图 10—2），是一种由结果找原因的方法，即根据反映出来的质量问题（结果）来寻找造成这种结果的大原因、中原因和小原因，分别用主干、大枝、中枝和小枝表示出来，然后有针对性地采取措施来解决质量问题的方法。

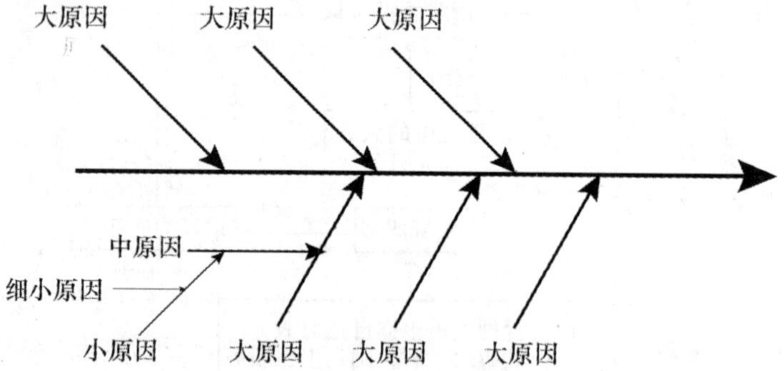

图 10—2　因果分析图示例

5. 直方图法

直方图依据的理论基础是正态分布原理。在卫生服务活动中，质量特性总是波动的。引起波动的因素有两种：一种是系统性因素，一种是偶然性因素。前者对质量影响大，有方向性，易识别，可检测，并有办法调整、消除和避免。后者对质量影响小，方向不固定，且不易识别，实际上难以完全避免，在技术上难以消除，从经济学角度考虑也不值得消除。偶然性因素对质量的影响，一般视为正常现象，其变动规律接近正态分布。根据数据绘制直方图，判断直方图是否近似正态分布，分析质量问题是否有系统性因素影响，就是直方图的意义。

6. 相关图法（散点图法）

相关图（散点图）是用来表示两个变量之间变化关系的图。在质量管理中利用相关图分析两数据的关系有三种情况：一是质量特征（结果）和质量因素之间的关系；二是质量特征（结果）和质量特征之间的关系；三是质量因素和质量因素之间的关系。

相关图有一个横轴、一个纵轴和散点组成。从散点的分布状况可以观察分析两个变量之间是否有相关关系以及关系的密切程度。根据不同资料类型，选择不同的相关性度量，分析两事物间的相关性，再经过显著性检验得出结论。相关关系有正相关、负相关、近似正相关、近似负相关、不相关等。相关并不一定是因果关系，但相关分析可为理论研究提供线索。

7. 控制图法

控制图是画有控制界限的一种图表。控制图的实质是区分偶然因素与系统因素所产生的质量波动，区分两类波动的界限就是控制线。使用控制图对控制对象进行监控，对系统因素的出现及时告警，设法找出存在的系统因素，采取措施加以排除，最终达到只有偶然因素的稳定状态。

控制图通常分为计量指标控制图和计数指标控制图两大类。以计量指标控制图中的平均值与标准差控制图为例，绘制控制图的方法步骤如下：

（1）收集某项指标的动态资料。

（2）统计量确定，使用均数（$\bar{x}$）和标准差（s）来确定控制线。

（3）计算出中心线（均数线）、上警戒线（$\bar{x}+s$）、上控制线（$\bar{x}+2s$）、下警戒线（$\bar{x}-s$）、下控制线（$\bar{x}-2s$）等五条线。在坐标纸上，以纵轴表示质量特性，以横轴表示质量采样序号或时间顺序，根据计算结果画出五条线的位置。

（4）将控制对象的数据绘入控制图内，判断质量是否合格。

选择质量特性时，应选择对质量有重要影响的特性作为控制项目。有些虽不是最终产品质量的特性，但为了达到最终质量目标而需要在生产过程中加以控制的质量特性，也应列为控制项目。在同样能够满足对产品质量控制的情况下，应选择易于测定、易采取措施的项目。

8. 六西格玛管理

六西格玛管理是通过对过程持续的突破性改进，不断提高顾客的满意程度，并通过持续地降低成本来提升组织的盈利能力和竞争力水平。其核心理念是以“最高的质量、最快的速度、最低的价格”向顾客或市场提供产品和服务。六西格玛管理以顾客为中心，以数据为基础，以追求几乎“零缺陷”为目标。在卫生领域，六西格玛管理以卫生服务质量的超严格要求为目标，追求零缺陷，把卫生服务缺陷降到最低，保证卫生服务质量。“零缺陷”管理即无缺点运动的管理方法，其目标是“提供的卫生服务必须是百分之百的优质服务”，“要保证质量问题投诉率为零”。

9. PDPC法

PDPC法又叫决策程序图法（process decision program chart）。为达到目标而制定的实施计划，由于技术原因或内外环境的变化，有时不一定按预想的那样发展。PDPC法就是针对上述情况，尽可能考虑多种结果，提出相应的预防措施和处置方案，在事态发展中随时进行修正，引导事态向所希望的方向发展。

PDPC法是动态的手法，用于质量管理时，可分两个阶段进行。一是解决问题的计划程序阶段：根据以往的经验、固有技术和分析等，找出各种存在的问题以及解决措施。二是解决问题过程中修订计划程序阶段：根据计划执行过程中不断出现的新问题迅速做出处理，使事态朝预期目标发展。

10. JCI标准

JCI标准（the joint commission，international）系美国医疗机构评审联合委员会国际部制定的不同文化背景国家地区可行的医疗机构质量与安全评审标准。JCI标准分为两大部分：其一以患者为中心标准，包括可及与连续性病人服务、病人与家属权利、病人评估、病人服务、麻醉和手术病人服务、药品管理和使用、病人与家属教育、病人安全国际目标等；其二医院管理标准，包括质量改进和病人安全、感染预防和控制、主管、领导和指导、设施管理和安全、员工资格和教育、信息和信息交流管理等。共329条标准，1 159项测量要素。JCI标准在医疗质量管理领域得到国际认可并被积极推广。

10.4 卫生服务质量管理活动设计与实施

10.4.1 卫生服务质量管理活动计划的基本构架

1. 目标

质量管理现在处于何种位置？要朝哪里发展？

（1）具体目标。

（2）拟采取的活动。

2. 资源

在质量管理的过程中需要什么？

（1）时间。

（2）资料。

（3）标准。

（4）资金。

（5）组织机构。

（6）人员。

3. 推动因素与制约因素

目前的有利因素是什么？制约因素是什么？今后可能会遇上什么有利因素和不利因素？

（1）推动因素。

（2）制约因素。

4. 质量监督

是否能达到目标？何时达到目标？

（1）设定标准。

（2）质量审核。

10.4.2　卫生服务质量管理活动的实施

1. 制定实施日程表

质量管理计划的实施是一项复杂的工作。实施前，应该制定一个实施日程表，以便按照实施日程表来完成各项具体的工作。日程表也是项目过程评估的一个重要依据，评估人员可以依据日程表检查每项工作是否按期进行。

实施日程表的项目包括各项活动的起止时间、活动内容、活动地点、具体实施人员、经费预算和特别需求等，重点是时间安排和经费预算。在保证整个计划完成的条件下，每一活动的时间安排根据研究者的经验确定，实际执行根据具体情况会有变动和调整。经费预算是对拟开展活动所需经费的预期估计，它与实际开支情况会有所差别，但应在容许范围之内，否则无法保证活动的质量和效果。

2. 组建实施的组织机构

组建实施的组织机构是质量管理计划实施前的首要任务之一。组织机构包括领导机构和执行机构。领导机构的职责是负责组织协调，提供支持。执行机构按照计划开展活动，实现预期目标。

3. 培训现场实施人员

对现场实施人员进行统一培训是保证质量的关键。培训内容包括卫生服务所涉及的专业知识和技能，以及相关知识和技能。要特别注意培训对各种指标含义的统一界定，以及各种指标测量的方法和技术。此外，还应注意培训方法对培训效果的影响。

4. 配备实施所需资源

本着节约和资源共享的原则，立足现有卫生资源，对实施质量管理计划所需人、财、物、技术和信息等资源进行配备。

5. 控制实施质量

（1）对活动进程进行监督

对活动进程进行监督主要是检查计划内的各项活动是否按照日程表进行，各项活动时间安排是否合理，进展是否顺利，为保证整个项目的完成哪些活动的时间应进行调整等。

（2）对活动内容进行监督

对活动内容进行监督主要是检查实际所开展的活动内容是否按照计划进行，活动内容在实施过程中是否有变动，如果有变动，是如何改变的，为什么会改变，内容变化对整个项目的完成有什么影响等。

（3）对经费进行监督

对经费进行监督主要是看预算和实际支出之间的差距，产生这种差距的原因是什么，各个活动之间经费的调整和平衡等。

本章小结

卫生服务质量是指卫生事业满足人们明确或隐含健康需要能力的特征和特性的总和。卫生服务质量是卫生事业的生命线，是卫生事业管理的永恒主题。质量管理是在质量方面指挥和控制组织的协调的活动，通常包括制定质量方针和质量目标以及质量策划、质量控制、质量保证和质量改进。卓越领导、顾客导向、不断改进和全员参与是全面质量管理的四大支柱。质量管理体系方法鼓励组织分析顾客要求，规定相关的过程，并使其持续受控，以实现顾客能接受的产品。以 ISO 9000 族标准作为实施卫生服务质量建设的科学方法、重要保证和基本途径，学习发达国家先进的管理成果和科学的管理理念。循证医学给卫生服务管理带来了新的契机，任何资源用于无效的措施都是一种浪费，只有有效的措施才能带来真正的质量和效益。服务质量的差异分析可以帮助管理人员发现服务质量产生问题的原因，以便采取相应措施，缩小或消除这些差异，使得服务的质量符合顾客的期望，提高服务满意度。常规的质量管理计划的基本构架包括目标、资源、推动因素、制约因素和质量监督。卫生服务管理计划的实施包括制定实施日程表，组建实施的组织机构，培训现场实施工作人员，配备实施所需资源以及控制实施质量等五个重要环节。

关键术语

质量　　卫生服务质量　　卫生服务质量管理　　质量管理模式　　全面质量管理
ISO 9000 族标准　　循证医学　　PDCA 循环　　质量差异分析

复习思考题

1. 简述质量和质量管理的基本内涵。
2. 简述卫生服务质量管理的基本模式。
3. 简述全面质量管理的基本概念、指导思想、特点和工作程序。
4. 如何建立和完善卫生服务质量管理体系？

阅读材料

汉密尔顿医院

罗伯特・伍德・约翰逊大学附属汉密尔顿医院荣获 2004 年美国鲍德里奇国家质量奖（医疗保健类）。该医院是一所非营利性的私人急性病社区医院，拥有 1 734 名员工以及 650 多名签约医师，为周围 35 万居民提供医疗服务。

汉密尔顿医院 2003 年的营业额达到 1.6 亿美元。在过去的 5 年中，该医院已成为新泽西州成长最快的一所医院，市场占有率持续稳定增长。急诊室的门诊量在1999年到2003年之间增长了100%。汉密尔顿医院推广了一个称为“15/30”的项目，承诺患者进入急诊室后在15分钟内能够得到护士的服务，在30分钟内得到医生的服务，从而极大地提高了急诊室患者的满意率：从2001年的85%增长到2004年的90%，超过了全美的标杆学习值。

医院的高层领导和员工通过一系列活动，来兑现其“改善社区居民的健康”的承诺。这些活动包括财务支持、慈善事业、教育培训项目、健康宣传和展览、身体检查服务等内容。汉密尔顿医院赢得了多项嘉奖，如2003年获得了新泽西州护理协会颁发的“卓越护理组织奖”、新泽西州默赛尔郡员工委员会颁发的“年度员工奖”、新泽西州人力资源管理协会颁发的“最佳雇主奖”等。

请依据上述材料，思考以下问题：（1）如何理解卫生服务质量的内涵？（2）分析提高医院患者满意度的途径？（3）汉密尔顿医院通过一系列项目和活动提高了患者的满意度，超过全美的标杆学习值，这是否意味着该医院在质量改进方面已经难有突破？为什么？

第11章

医政管理

11.1 医政管理概述

11.1.1 医政管理的概念

医政管理（medical administration）是指政府运用依法获得的国家公共行政权力，在法律原则规定的范围内运用行政裁量权，以行政效率和社会效益为标准，处理公共卫生行政事务的过程和活动。即政府卫生行政部门及其公务员按照国家法律、法令及政策对医疗卫生机构和医疗服务实施规划、协调、审查和监督的行政管理。医政管理的行政主体是政府各级卫生行政部门，目前我国各级卫生行政机关中均设有医政管理职能部门。

医政管理主要包括医疗机构管理、医务人员执业准入和临床应用技术准入管理、医疗服务（诊疗、护理、康复等）管理、采供血管理、医疗事故处理以及对医疗事故技术鉴定工作的监督、红十字会管理和灾害事故救助管理等内容。

与医院管理不同，医政管理是政府卫生行政机关对医疗卫生机构和医疗服务的管理，体现国家政策、法律和公共政策的强制性，属公共行政管理。而医院管理是运用现代管理手段，使医院的人力、物力、财力等资源得到有效配置，达到医疗服务的最佳社会效益与经济效益，属经营管理和公共事业管理。

11.1.2 医政管理的基本职能

1. 规划职能

按照国家法律和政府指令，研究并拟订辖区内卫生工作的方针和策略，制定卫生事业发展目标和区域卫生规划。

2. 组织职能

作为投资方，建立政府所属医疗机构，配备合格的执业人员。作为全行业监管机构，审核及确定各类政府所属医疗机构和社会公益性或经营性医疗机构，规范管理体制与模式，创造基本的工作条件，明确责、权、利之间的关系等。对城镇、乡村医疗机构的数量、规模、专业结构和布局，以及医疗执业技术人员的结构、设施配备标准、业务能力和技术水平进行管理和控制。

3. 规范职能

制定国家和地方卫生法律法规、医疗规范、技术标准以及有关的规章制度和规定，准入和规范各项医疗服务项目、标准和医疗活动的允许范围，加强法制化建设。

4. 协调职能

根据区域卫生规划和医院分级管理的原则，对辖区内各级各类医疗机构的医疗活动行为实施协调，充分发挥整体综合效能和医疗服务效率。

5. 指挥职能

根据国家和地方的法律法令、卫生方针和政策等，按照层级管理体制和领导关系，对辖区内的各级各类医疗机构发出行政指令，影响和控制其行为，实现卫生总体目标。

6. 控制职能

检查和监督辖区内的各级各类医疗机构，实施医院分级管理和等级医院的评审工作，使各医疗机构的设置和行为符合卫生规划的目标、规范及要求，保证医疗卫生工作的有序开展，提高医疗服务的工作质量和医疗机构的社会效益。

11.1.3 医政管理的特点

1. 依法行政

按照依法治国以及行政许可的法治理念，各级政府及卫生行政部门依法开展医政管理工作，所作出的任何文件、决议、规定和制定出的任何计划、目标以及采取的行动都必须符合国家的法律法规。如“非典”爆发流行期间，政府在决定采取患者隔离治疗和接触人员医学观察行动前，需要先将“非典”列入法定传染病，才能依法实施上述防治措施。任何有违背国家宪法和法律、法规的医政管理行为都将被视为无效和违法。

2. 以人为本

医政管理直接关系人民生命健康与安全，直接关系到维护人的生存与健康权益。“以人为本”是党和政府“立党为公、执政为民”宗旨在医疗卫生服务与管理中的体现。“以人为本”的核心是关心最广大人民群众的根本利益，是具有人性化的现代管理理念。医政管理工作的目的是保障人民群众的健康，而人民群众健康水平的高低是反映政府政绩的重要标准。医政管理工作必须树立“以人为本”的理念，全心全意地为人民服务。

3. 专业突出

医政管理是国家行政管理的分支，属于公共行政管理中医疗卫生事业管理范畴，医政管理的公务人员需要具有丰富的医疗专业技术知识，又要熟悉行政管理、法律、社会科学等多方面的知识。只有熟悉和掌握这些专业知识，才能正确理解医政管理的法律与政策，提高医政管理的能力和水平，更好地维护人民健康和医患双方权益。

4. 实践性强

医政管理属于政府行政管理，直接涉及个人和社会团体的利益，具有很强的社会实践性。要求各级医政管理公务人员在掌握相关法律政策的同时，还必须深入基层，接近群众，开展深入细致的调查研究工作，掌握第一手资料，确保做出符合客观实际的医政行政决策和切实有效的医政管理措施，达到为人民群众健康服务的目的。

5. 自由裁量

在医政管理的具体工作中，公务人员经相关法律授权或法律委托掌握了非常大的执法权力，行使这些权力有一定的自由裁量空间。医政管理执法行为中的自由裁量，可以从两个方面理解：一种是类似工商行政执法，如医疗卫生监督工作，对违法或违规的单位和个人处以罚款时，有一定的额度限制，裁量属于有区间限制的自由；另一种是属于准入方式的裁量，如批复、鉴定、审核等，虽然有一定的法律或政策标准，但需要医政管理人员准确地执行法律法规，公平地把握政策，做出公正的裁决。

11.1.4 医政管理的手段

1. 行政手段

行政手段是政府体现公共权力的一种传统方式，也是医政管理的基本方法。其优点是强大有力、集中统一、灵活应变和善于保密；缺点是民主性与稳定性较差，容易产生官僚主义和长官意志。

2. 法律手段

法律手段能够体现最广大人民的意志，是现代社会最为重要的管理手段，主要特点是概括性、规范性、强制性和稳定性。法律手段在医政管理中的地位和作用越来越重要，应实现医政管理的依法行政，全行业监督管理以及政府职能转变。

3. 经济手段

经济手段是政府运用经济规律和经济杠杆对社会实施管理的一种方法，主要适用于各类经济活动的管理。医政管理主要利用医疗服务项目定价、政府财政补助、税收减免政策等经济手段对不同类型的医疗机构实行全行业管理。

4. 专业手段

专业手段是指运用专业学会和同行专家的专业优势和影响力来实施管理。医疗卫生行业具有专业性强、技术含量高的特征，充分发挥专业学会和同行专家在业务管理中的作用，作为行政手段的辅助。

11.2 医疗机构管理

11.2.1 医疗机构的概念

医疗机构是指以救死扶伤、防病治病、保护和促进健康为宗旨，从事疾病诊断、治疗活动的医院、卫生院、疗养院、门诊部、诊所、卫生所（室）以及急救站等组织。凡从事医疗卫生服务，符合国务院《医疗机构管理条例》及卫生部《医疗机构管理条例实施细则》有关规定，经登记取得《医疗机构执业许可证》的机构，均通称为医疗机构。

按照开展业务分类，医疗机构可分为12个类别：（1）综合医院、中医医院、中西医结合医院、民族医院、专科医院、康复医院；（2）妇幼保健院（所、站）；（3）中心卫生院、乡（镇）卫生院、街道卫生院；（4）疗养院；（5）综合门诊部、专科门诊部、中医门诊部、中西医结合门诊部、民族医门诊部；（6）诊所、中医诊所、民族医诊所、卫生所、医务室、卫生保健所、卫生站；（7）村卫生室（所）；（8）急救中心、急救站；（9）临床检验中心；（10）专科疾病防治院、专科疾病防治所、专科疾病防治站；（11）护理院、护理站；（12）其他诊疗机构。

为了加强对医疗机构的管理，促进医疗卫生事业的发展，保障人民健康，1994年国务院发布了《医疗机构管理条例》，此后卫生部等陆续出台了《医疗机构管理条例实施细则》等配套的法规和文件。《医疗机构管理条例》以及相关配套的法规和文件的颁布实施，是我国对医疗机构实行法制化管理的重要里程碑。《医疗机构管理条例》是规划、设置和管理医疗机构及其执业的法律依据，明确了医疗机构的各种行为规范，使政府对医疗机构的管理纳入了依法行政的轨道，使医疗机构的准入、运行和管理有了法律依据。

11.2.2　医疗机构的准入管理

1. 医疗机构的规划布局

县级以上地方人民政府卫生行政部门根据辖区内的人口、医疗资源、医疗需求和现有医疗机构的分布状况，制定区域医疗机构设置规划，并纳入当地的区域卫生发展规划和城乡建设发展总体规划。机关、企业和事业单位可以根据需要设置医疗机构，并纳入当地医疗机构的设置规划。

2. 医疗机构的设置审批

单位或者个人设置医疗机构，必须经县级以上地方人民政府卫生行政部门审查批准，并取得设置医疗机构批准书。申请设置医疗机构，应提交设置申请书、设置可行性研究报告、选址报告和建筑设计平面图等文件资料。不设床位或者床位不满100张的医疗机构，向所在地的县级人民政府卫生行政部门申请；床位在100张以上的医疗机构和专科医院按照省级人民政府卫生行政部门的规定申请。县级以上地方人民政府卫生行政部门应自受理设置申请之日起30日内，做出批准或者不批准的书面答复；批准设置的，发给设置医疗机构批准书。

3. 医疗机构的登记

医疗机构执业必须进行登记，领取《医疗机构执业许可证》。申请医疗机构执业登记，应具备下列条件：（1）有设置医疗机构批准书；（2）符合医疗机构的基本标准；（3）有适合的名称、组织机构和场所；（4）有与其开展的业务相适应的经费、设施、设备和专业卫生技术人员；（5）有相应的规章制度；（6）能够独立承担民事责任。县级以上地方人民政府卫生行政部门自受理执业登记申请之日起45日内，根据《医疗机构管理条例》和医疗机构基本标准进行审核，审核合格的，予以登记，发给《医疗机构执业许可证》。床位不满100张的医疗机构，其《医疗机构执业许可证》每年校验1次；床位在100张以上的医疗机构，其《医疗机构执业许可证》每 3 年校验 1 次。

医疗机构执业登记的主要事项包括：（1）名称、地址、主要负责人；（2）所有制形式；（3）诊疗科目、床位；（4）注册资金。医疗机构改变名称、场所、主要负责人、诊疗科目、床位等，必须向原登记机关办理变更登记。医疗机构歇业，必须向原登记机关办理注销登记。

11.2.3 医疗机构的执业管理

医疗机构执业必须遵守有关法律、法规和医疗技术规范。任何单位或者个人未取得《医疗机构执业许可证》，不得开展诊疗活动。医疗机构必须按照核准登记的诊疗科目开展诊疗活动，加强对医务人员的医德教育，不得使用非卫生技术人员从事医疗卫生技术工作。医疗机构按照政府及物价部门的有关规定收取医疗费用，并出具收据。

医疗机构对危重病人应立即抢救。对限于设备或者技术条件不能诊治的病人，应及时转诊。未经医师（士）亲自诊查病人，医疗机构不得出具疾病诊断书、健康证明书或者死亡证明书等证明文件；未经医师（士）、助产人员亲自接产，医疗机构不得出具出生证明书或者死产报告书。医疗机构对传染病、精神病、职业病等患者的特殊诊治和处理，以及药品管理、医疗事故管理等应按照国家有关法律、法规处理。

医疗机构施行手术、特殊检查或者特殊治疗时，必须征得患者及家属或者关系人同意并签字；无法取得患者意见又无家属或者关系人在场，或者遇到其他特殊情况时，经治医师应提出医疗处置方案，在取得医疗机构负责人或被授权负责人员的批准后实施。

医疗机构必须承担相应的预防保健工作，承担卫生行政部门委托的支援农村、指导基层医疗卫生工作等任务。发生重大灾害、事故、疾病流行或者其他意外情况时，医疗机构及其卫生技术人员必须服从卫生行政部门的调遣。

11.2.4 医疗机构的分级管理

为了改善与加强医疗卫生工作的宏观管理，调整与健全三级医疗预防体系，充分合理地利用卫生资源，提高医院科学管理水平和医疗卫生服务质量，更好地为保障人民健康服务，卫生部在 1989 年发布了《医院分级管理办法（试行草案）》。建立医院评审制度，根据医院的功能、任务、设施条件、技术建设、医疗服务质量和科学管理的综合水平，对医院实行分级管理。

1. 医院分级与分等

医院按功能、任务不同划分为一、二、三级。一级医院是直接向一定人口的社区提供预防、医疗、保健、康复服务的基层医院、卫生院。二级医院是向多个社区提供综合医疗卫生服务和承担一定医学教学、科研任务的地区性医院。三级医院是向几个地区提供高水平专科性医疗卫生服务和执行高等医学教学、科研任务的区域性以上的医院。各级医院按照《医院分级管理标准》确定为甲、乙、丙三等，三级医院增设特等，共三级十等。在卫生行政部门的规划与指导下，一、二、三级医院之间应建立与完善双向转诊制度和逐级技术指导关系。

2. 评审机构

医院评审委员会是在同级卫生行政部门领导下，独立从事医院评审的专业性组织，分为部级、省（自治区、直辖市）级和地（市）级等三级。评审委员会由同级卫生行政部门聘请有经验的医院管理、医学教育、临床、医技、护理和财务等有关方面专家组成。

3. 评审程序

各级医院应根据医院分级管理标准先行自查，认为符合标准后，向相应的评审委员会提出申请。医院评审委员会根据申请书对医院的申请及时进行初审，确认其参加评审的资格。通过对医院平时有重点的抽查和周期评审相结合的考核检查，医院评审委员会采取评分或数学模型办法对医院做出综合评价，得出级别和等次的结论，并提出正式报告呈报同级卫生行政部门。依据评审委员会的报告及评审结论，由卫生行政部门审定批准，发给全国统一格式的证书。医院对评审结论有不同意见，可在接到评审结论的正式通知1个月内向评审委员会请求复审。

各级医院评审委员会与卫生行政部门对存在较多问题的医院应提出限期改正的意见或对其重新评审，对连续3年不申报评审或不符合基本标准的医院，一律列为等外医院，由同级卫生行政部门加强管理并根据情况，予以整顿直至停业。

11.2.5 医疗机构的分类管理

2002年国务院办公厅转发八部委《关于城镇医药卫生体制改革的指导意见》，提出建立新的医疗机构分类管理制度，将医疗机构分为非营利性和营利性两类。

1. 医疗机构性质划分的依据

非营利性和营利性医疗机构划分的主要依据是医疗机构的经营目的、服务任务，以及执行不同的财政、税收、价格政策和财务会计制度。

非营利性医疗机构是指为社会公众利益服务而设立和运营的医疗机构，不以营利为目的，其收入用于弥补医疗服务成本，实际运营中的收支节余只能用于自身发展，如改善医疗条件、引进技术、开展新的医疗服务项目等。其中，政府所属医疗机构由政府投资建立，承担政府赋予的任务，主要是向群众提供基本医疗服务，承担突发性事件的医疗应急处置，贫困人口医疗救治和社区卫生服务，以及传染病、精神病、职业病的防治，妇幼保健，医疗支边、支农、援外，医学教育，医学科研，发展传统中医药等任务。政府所属医疗机构严格执行政府定价，不得追求经济收益，确保为群众提供安全、可靠、低廉的医疗服务，政府财政给予补助，并享受免税政策。由企事业单位、社会团体和其他社会力量以及公民个人单独投资或参与投资举办，不以营利为目的的医疗机构，称为社会非营利性医疗机构，其功能是向群众提供基本医疗服务或承担其他公益性任务。社会非营利性医疗机构也按政府定价收费，享受免税政策，其收支结余主要用于改善医疗服务条件和提高技术水平，对其执行政府特定的公益性任务，国家给予相应的经费补偿。

营利性医疗机构是指医疗服务所得收益可用于投资者经济回报的医疗机构。营利性医疗机构根据市场需求自主确定医疗服务项目，医疗服务价格放开，依法自主经营，照章纳税，参照执行企业的财务、会计制度和有关政策。

2. 医疗机构性质划分的原则

医疗机构性质划分应遵循以下原则：自愿选择和政府核定相结合的原则；非营利性医疗机构在医疗服务体系中占主导和主体地位的原则；符合区域卫生规划，优化卫生资源配置的原则。

现有政府举办的承担基本医疗任务、代表区域性水平的医疗机构，经同级政府根据经济发展和医疗需求予以核定，继续列为政府所属医疗机构。社会捐资兴办的医疗机构，一般定为非营利性医疗机构。企事业单位设立的为本单位职工服务的医疗机构，一般定为非营利性医疗机构。社会团体和其他社会组织举办的医疗机构，可自愿选择并经卫生行政部门核定为非营利性医疗机构或转为营利性医疗机构。城镇个体诊所、股份制、股份合作制和中外合作医疗机构一般定为营利性医疗机构。国有或集体资产与医疗机构职工集资合办的医疗机构（包括联合诊所），可自愿选择并经卫生行政部门核准改造为股份制、股份合作制等营利性医疗机构，也可转为非营利性医疗机构。

3. 医疗机构分类的核定程序

医疗机构按《医疗机构管理条例》进行设置审批、登记注册和校验时，需要书面向卫生行政部门申明其性质，由接受其登记注册的卫生行政部门会同有关部门根据医疗机构的投资来源、经营性质等有关分类界定的规定予以核定，在执业登记中注明“非营利性”或“营利性”。取得《医疗机构执业许可证》的营利性医疗机构，按有关法律法规还需到工商行政管理、税务等有关部门办理相关登记手续。医疗机构改变其性质，须经核定其《医疗机构执业许可证》的卫生行政部门和有关部门批准并办理相关变更手续。

11.2.6 公立医院改革试点

为了贯彻2009年中共中央、国务院《关于深化医药卫生体制改革的意见》和国务院《医药卫生体制改革近期重点实施方案（2009—2011年）》，指导各地切实做好公立医院改革试点工作，卫生部、中央编办、国家发展改革委、财政部和人力资源社会保障部制定并施行了《关于公立医院改革试点的指导意见》。

1. 指导思想

坚持公立医院的公益性质，把维护人民健康权益放在第一位，实行政事分开、管办分开、医药分开、营利性和非营利性分开，推进体制机制创新，调动医务人员积极性，提高公立医院运行效率，努力让群众看好病。按照“适度规模、优化结构、合理布局、提高质量、持续发展”的要求，坚持中西医并重方针，统筹配置城乡之间和区域之间医疗资源，促进公立医院健康发展，满足人民群众基本医疗服务需求，切实缓解群众看病贵、看病难问题。

2. 基本原则

坚持公平与效率统一，政府主导与发挥市场机制相结合；坚持公立医院的主导地位，鼓励多元化办医，推动不同所有制和经营性质医院协调发展；坚持发展、改革和管理相结合，完善服务体系，创新体制机制，加强内部管理；坚持总体设计，有序推进，重点突破，系统总结；坚持中央确定改革方向和原则，立足我国国情，鼓励地方解放思想，因地制宜，大胆探索创新。

3. 总体目标

构建公益目标明确、布局合理、规模适当、结构优化、层次分明、功能完善、富有效率的公立医院服务体系，探索建立与基层医疗卫生服务体系的分工协作机制，加快形成多元化办医格局，形成比较科学规范的公立医院管理体制、补偿机制、运行机制和监管机制，加强公立医院内部管理，促使公立医院切实履行公共服务职能，为群众提供安全、有效、方便、价廉的医疗卫生服务。形成公立医院改革的总体思路和主要政策措施，为全面推动公立医院改革奠定基础。

4. 主要任务

强化区域卫生规划。合理确定公立医院功能、数量和规模，优化结构和布局，完善服务体系。

改革公立医院管理体制。探索政事分开、管办分开的有效形式，建立协调、统一、高效的公立医院管理体制，科学界定公立医院所有者和管理者的责权，探索建立医院法人治理结构，推进医院院长职业化、专业化建设。

改革公立医院补偿机制。探索实现医药分开的具体途径，改变医疗机构过度依赖药品销售收入维持运转的局面，逐步取消药品加成政策，合理调整医疗服务价格，完善基本医疗保障支付方式，落实财政补助政策。落实中医药扶持政策。

改革公立医院运行机制。深化公立医院人事制度和收入分配制度改革，改进公立医院经济运行和财务管理制度；加强公立医院内部管理，落实各项医院管理制度，制定疾病诊疗规程并推广实施，加快推进信息化建设，保障医疗质量，提高服务效率，控制医疗费用，方便群众就医。

健全公立医院监管机制。实施医院信息公开，完善公立医院绩效考核制度，加强医疗安全质量和经济运行监管。

形成多元化办医格局。鼓励、支持和引导社会资本进入医疗服务领域，完善政策体系，为非公立医疗卫生机构经营创造公平竞争的环境，引导、鼓励和支持非公立医疗卫生机构发展，促进不同所有制医疗卫生机构的相互合作和有序竞争，满足群众不同层次医疗服务需求。

5. 试点实施

2009年各省、自治区、直辖市根据国务院办公厅《医药卫生体制五项重点改革2009年工作安排》的要求，已经分别选择1～2个城市（城区）作为公立医院改革试点城市。2010年国家在各地试点城市范围内，选出16个有代表性的城市，作为国家联系指导的公立医院改革试点城市，积极稳妥推进公立医院改革试点工作。通过加强对试点城市的调研督导，及时研究解决存在的问题，加强信息交流和指导培训，不断总结公立医院改革试点工作经验，完善公立医院改革总体思路和主要政策措施，在全国逐步推进公立医院改革。

11.3　执业医师管理

11.3.1　医师的概念

医师是指依法取得执业医师资格或者执业助理医师资格，经注册在医疗、预防、保健机构中执业的专业医务人员，包括执业医师和执业助理医师。医师应具备良好的职业道德和医疗业务水平，履行防病治病、救死扶伤、保护人民健康的神圣职责。

为了加强医师队伍的建设，提高医师的执业道德和业务素质，保障医师的合法权益，保护人民群众的健康，1998 年 6 月 26 日全国人大常委会通过了《执业医师法》，并于 1999 年 5 月 1 日起实施。《执业医师法》确立了医师执业管理机构，以及医师资格考试、执业注册、执业规范、考核培训等制度，使我国医师管理走上了法制化轨道。

11.3.2 医师的管理机构

国务院卫生行政部门主管全国的医师执业工作，县级以上地方人民政府医政部门负责管理辖区内的医师执业工作。卫生行政部门对医师的管理主要包括：（1）统一组织实施医师资格考试；（2）受理审查医师执业注册申请；（3）审核发放、变更和注销《医师执业证书》；（4）负责指导、检查和监督医师的考核工作；（5）制定医师培训计划并组织实施；（6）对在医疗、预防、保健工作中做出贡献的医务人员给予奖励；（7）对医师执业活动中的行政违法行为进行调查，予以行政处罚。

中国医师协会是由执业医师、执业助理医师及单位会员自愿组成的全国性行业自律组织，在我国加入世界贸易组织和医疗卫生事业深化改革的新形势下应运而生，标志着我国医师队伍的管理，由传统单一的卫生行政管理模式，逐步过渡到卫生行政管理和行业自律协同管理的模式。

11.3.3 医师的准入管理

1. 医师资格考试

我国实行医师资格考试制度，医师资格考试分为执业医师资格考试和执业助理医师资格考试。实行国家统一考试，省级以上人民政府卫生行政部门组织实施，每年举行一次。考试类别分为临床、中医（包括中医、民族医、中西医结合）、口腔和公共卫生等四类。考试方式分为实践技能考试和医学综合考试，实践技能考试合格者方能参加医学综合考试。

具有高等学校医学专业本科以上学历，已在执业医师指导下，在医疗、预防、保健机构中试用期满一年的；或取得执业助理医师执业证书后，具有高等学校医学专科学历，已在医疗、预防、保健机构中工作满两年的；或具有中等专业学校医学专业学历，已在医疗、预防、保健机构中工作满五年的；可以参加执业医师资格考试。具有高等学校医学专科学历或者中等专业学校医学专业学历，在执业医师指导下，已在医疗、预防、保健机构中试用期满一年的，可以参加执业助理医师资格考试。以师承方式学习传统医学满三年或者经多年实践医术确有专长的，经县级以上人民政府卫生行政部门确定的传统医学专业组织或者医疗、预防、保健机构考核合格并推荐，可以参加执业医师资格或者执业助理医师资格考试。医师资格考试成绩合格，取得相应的执业医师资格或者执业助理医师资格。

2. 医师执业注册

我国实行医师执业注册制度。取得医师资格的，可以向所在地县级以上人民政府卫生行政部门申请注册。卫生行政部门审核后准予注册，并发给国务院卫生行政部门统一印制的医师执业证书。

医师经注册可以在医疗、预防、保健机构中按照注册的执业地点、执业类别、执业范围执业，从事相应的医疗、预防、保健业务。医师变更执业地点、执业类别、执业范围等注册事项的，应办理变更注册手续。申请个体行医的执业医师，须经注册后在医疗、预防、保健机构中执业满五年，并按照国家有关规定办理审批手续。未经医师注册取得执业证书，不得从事医师执业活动。

医师注册后，出现死亡或者被宣告失踪、受刑事处罚、受吊销医师执业证书行政处罚以及中止医师执业活动满两年的，卫生行政部门应注销注册，收回医师执业证书。

3. 医师考核与培训

县级以上人民政府卫生行政部门负责指导、检查和监督医师考核工作。按照医师执业标准，对医师的业务水平、工作成绩和职业道德状况进行定期考核。对考核不合格的医师，可以责令其暂停执业活动3～6个月，并接受培训和继续医学教育。暂停执业活动期满，再次进行考核，对考核合格的，允许其继续执业；对考核仍不合格的，注销注册，收回医师执业证书。对在医疗、预防、保健工作中做出贡献的医务人员，卫生行政部门应给予表彰或者奖励。

县级以上人民政府卫生行政部门应制定医师培训计划，对医师进行多种形式的培训，为医师接受继续医学教育提供条件。医疗、预防、保健机构应按照规定和计划，保证本机构医师的培训和继续医学教育。

11.3.4 医师的执业管理

医师在执业活动中享有下列权利：(1) 在注册的执业范围内，进行医学诊查、疾病调查、医学处置、出具相应的医学证明文件，选择合理的医疗、预防、保健方案；(2) 按照国务院卫生行政部门规定的标准，获得与本人执业活动相当的医疗设备基本条件；(3) 从事医学研究、学术交流，参加专业学术团体；(4) 参加专业培训，接受继续医学教育；(5) 在执业活动中，人格尊严、人身安全不受侵犯；(6) 获取工资报酬和津贴，享受国家规定的福利待遇；(7) 对所在机构的医疗、预防、保健工作和卫生行政部门的工作提出意见和建议，依法参与所在机构的民主管理。

医师在执业活动中履行下列义务：(1) 遵守法律、法规，遵守技术操作规范；(2) 树立敬业精神，遵守职业道德，履行医师职责，尽职尽责为患者服务；(3) 关心、爱护、尊重患者，保护患者的隐私；(4) 努力钻研业务，更新知识，提高专业技术水平；(5) 宣传卫生保健知识，对患者进行健康教育。

医师在执业活动中应遵守的行为规范：(1) 实施医疗、预防、保健措施，签署有关医学证明文件，必须亲自诊查、调查，并按照规定及时填写医学文书，不得隐匿、伪造或者销毁医学文书及有关资料。不得出具与自己执业范围无关或者与执业类别不相符的医学证明文件。(2) 对急危患者，医师应采取紧急措施进行诊治；不得拒绝急救处置。(3) 应使用经国家有关部门批准使用的药品、消毒药剂和医疗器械。除正当诊断治疗外，不得使用麻醉药品、医疗用毒性药品、精神药品和放射性药品。(4) 应如实向患者或者其家属介绍病情，但应注意避免对患者产生不利后果。进行实验性临床医疗，应经医院批准并征得患者本人或者其家属同意。（5）不得利用职务之便，索取、非法收受患者财物或者谋取其他不正当利益。（6）遇有自然灾害、传染病流行、突发重大伤亡事故及其他严重威胁人民生命健康的紧急情况时，应服从县级以上人民政府卫生行政部门的调遣。（7）发生医疗事故或者发现传染病疫情时，应按照有关规定及时向所在机构或者卫生行政部门报告。发现患者涉嫌伤害事件或者非正常死亡时，应按照有关规定向有关部门报告。

11.4 医疗技术管理

11.4.1 医疗技术

医疗技术是指医疗机构及其医务人员以诊断和治疗疾病为目的，对疾病作出判断和消除疾病、缓解病情、减轻痛苦、改善功能、延长生命、帮助患者恢复健康而采取的诊断、治疗措施。

随着现代科技的发展及其在生物医学领域的应用，新的医疗技术不断涌现，许多新技术的临床应用日趋成熟，在诊疗疾病和促进健康方面发挥重要作用，但同时，在安全性、规范性、伦理问题、市场化等方面也带来了不少负面影响和不良后果。为加强医疗技术临床应用管理，建立医疗技术准入和管理制度，促进医学科学发展和医疗技术进步，提高医疗质量，保障医疗安全，2009 年卫生部制定并施行了《医疗技术临床应用管理办法》。

11.4.2 医疗技术分类分级管理

第一类医疗技术是指安全性、有效性确切，医疗机构通过常规管理在临床应用中能确保其安全性、有效性的技术。第一类医疗技术临床应用由医疗机构根据功能、任务、技术能力实施严格管理，医疗机构应依法准予医务人员实施与其专业能力相适应的医疗技术。医疗机构开展的临床检验项目必须是卫生部公布的准予开展的临床检验项目，医疗机构不得在临床应用卫生部废除或者禁止使用的医疗技术。

第二类医疗技术是指安全性、有效性确切，涉及一定伦理问题或者风险较高，卫生行政部门应加以控制管理的医疗技术。第二类医疗技术临床应用管理工作由省级卫生行政部门负责，第二类医疗技术目录由省级卫生行政部门根据本辖区情况制定并公布，报卫生部备案。省级卫生行政部门不得将卫生部废除或者禁止使用的医疗技术列入本行政区医疗技术目录。

第三类医疗技术是指具有下列情形之一，需要卫生行政部门加以严格控制管理的医疗技术：（1）涉及重大伦理问题；（2）高风险；（3）安全性、有效性尚需经规范的临床试验研究进一步验证；（4）需要使用稀缺资源；（5）卫生部规定的其他需要特殊管理的医疗技术。第三类医疗技术的临床应用管理工作由卫生部负责，第三类医疗技术目录由卫生部制定公布，并根据临床应用实际情况，予以调整。

11.4.3 医疗技术临床应用能力审核

医疗技术临床应用应遵循科学、安全、规范、有效、经济、符合伦理的原则。第二类医疗技术和第三类医疗技术临床应用前实行第三方技术审核制度。卫生部指定或者组建技术审核机构负责第三类医疗技术临床应用能力技术审核工作，2009 年卫生部已指定中华医学会等 5 家单位作为卫生部第三类医疗技术审核机构。省级卫生行政部门指定或者组建的技术审核机构负责第二类医疗技术临床应用能力技术审核工作。此外，第三类的医疗技术首次应用于临床前，必须经过卫生部组织的安全性、有效性临床试验研究、论证及伦理审查。

技术审核机构应建立审核工作制度，制定并公布医疗技术临床应用能力技术审核程序，并根据工作需要建立专家库。专家库成员应由医学、法学、伦理学、管理学等方面的人员组成，专家库成员参加技术审核工作实行回避制度和责任追究制度。技术审核机构按照审核程序和医疗技术管理规范，对医疗机构进行医疗技术临床应用能力技术审核，并出具技术审核报告。医疗技术临床应用能力技术审核结论实行合议制，每位审核人员独立出具书面审核意见并署名，技术审核机构根据半数以上审核人员的意见形成技术审核结论。技术审核机构应确保技术审核工作的科学、客观、公正，并对审核结论负责。

医疗机构开展第二类医疗技术或者第三类医疗技术前，应向相应的技术审核机构申请医疗技术临床应用能力技术审核。应符合下列条件：（1）该项医疗技术符合相应卫生行政部门的规划；（2）有卫生行政部门批准的相应诊疗科目；（3）有在本机构注册的、能够胜任该项医疗技术临床应用的主要专业技术人员；（4）有与开展该项医疗技术相适应的设备、设施和其他辅助条件；（5）该项医疗技术通过本机构医学伦理审查；（6）完成相应的临床试验研究，有安全、有效的结果；（7）近 3 年相关业务无不良记录；（8）有与该项医疗技术相关的管理制度和质量保障措施；（9）省级以上卫生行政部门规定的其他条件。对医务人员开展第一类医疗技术临床应用的能力技术审核，由医疗机构自行组织实施，也可以由省级卫生行政部门规定。

11.4.4 医疗技术临床应用管理

卫生部负责审定第三类医疗技术的临床应用，省级卫生行政部门负责审定第二类医疗技术的临床应用。医疗机构同时具备下列条件时，省级以上卫生行政部门方可审定其开展通过临床应用能力技术审核的医疗技术：（1）技术审核机构审核同意意见；（2）有卫生行政部门核准登记的相应诊疗科目；（3）该项医疗技术与医疗机构功能、任务相适应；（4）符合相应卫生行政部门的规划；（5）省级以上卫生行政部门规定的其他条件。

医疗机构开展通过临床应用能力技术审核的医疗技术，应到核发其《医疗机构执业许可证》的卫生行政部门办理诊疗科目项下的医疗技术登记。经登记后医疗机构方可在临床应用相应的医疗技术。卫生行政部门应在医疗机构的《医疗机构执业许可证》副本备注栏注明相应专业诊疗科目及其项下准予登记的医疗技术，并及时向社会公告。

医疗机构开展医疗技术临床应用时应做到：（1）设立专门的部门负责医疗技术临床应用管理和第一类医疗技术临床应用能力技术审核工作；（2）建立医疗技术分级管理制度和

保障医疗技术临床应用质量、安全的规章制度，建立医疗技术档案，对医疗技术定期进行安全性、有效性和合理应用情况的评估；（3）建立手术分级管理制度，根据风险性和难易程度不同，手术分为四级；（4）对具有不同专业技术职务任职资格的医师开展不同级别的手术进行限定，并对其专业能力进行审核后授予相应的手术权限；（5）自准予开展第二类医疗技术和第三类医疗技术之日起 2 年内，每年向批准该项医疗技术临床应用的卫生行政部门报告临床应用情况，包括诊疗病例数、适应证掌握情况、临床应用效果、并发症、不良反应、随访情况等。

11.5 大型医用设备管理

11.5.1 大型医用设备

大型医用设备一般是指在医疗卫生服务中所应用的具有高科技水平、大型、精密、贵重的仪器设备。在 2004 年卫生部、国家发展和改革委员会和财政部联合颁布的《大型医用设备配置与使用管理办法》中，将大型医用设备界定为列入国务院卫生行政部门管理品目的医用设备，以及尚未列入管理品目、省级区域内首次配置的整套单价在 500 万元人民币以上的医用设备。大型医用设备管理品目由国务院卫生行政部门商有关部门确定、调整和公布。

11.5.2 大型医用设备分类分级管理

大型医用设备管理品目分为甲、乙两类。

资金投入量大、运行成本高、使用技术复杂、对卫生费用增长影响大的为甲类大型医用设备，由国务院卫生行政部门管理。甲类大型医用设备包括：X 线—正电子发射计算机断层扫描仪（PET-CT，包括正电子发射型断层仪即 PET）、伽马射线立体定位治疗系统（γ 刀）、医用电子回旋加速治疗系统（MM50）、质子治疗系统、X 线立体定向放射治疗系统、断层放射治疗系统、306 道脑磁图、内窥镜手术器械控制系统，以及其他未列入管理品目、区域内首次配置的单价在 500 万元以上的医用设备等。

管理品目中的其他大型医用设备为乙类大型医用设备，由省级卫生行政部门管理。乙类大型医用设备包括：X 线电子计算机断层扫描装置（CT）、医用磁共振成像设备（MRI）、800 毫安以上数字减影血管造影 X 线机（DSA）、单光子发射型电子计算机断层扫描仪（SPECT）、医用电子直线加速器（LA）等。

11.5.3 大型医用设备配置

配置大型医用设备必须适合我国国情、符合区域卫生规划原则，充分兼顾技术的先进性、适宜性和可及性，实现区域卫生资源共享，不断提高设备使用率。

1. 配置规划

大型医用设备的管理实行配置规划制度。国务院卫生行政部门会同国家发展和改革委员会，依据我国国民经济的发展、医学科学技术的进步，以及社会多层次医疗服务需求，编制甲类大型医用设备的配置规划和提出乙类大型医用设备配置规划指导意见。省级卫生行政部门会同省级有关部门根据国务院卫生行政部门下发的乙类大型医用设备配置规划指导意见，结合本地区卫生资源配置标准制定乙类大型医用设备配置规划，报国务院卫生行政部门核准后实施。

国务院卫生行政部门委托中介组织对大型医用设备的先进性、经济性和适宜性进行专业技术论证，定期发布阶梯配置入选机型，指导配置工作。国务院卫生行政部门根据大型医用设备临床使用情况，结合技术发展和我国国情适时公布淘汰机型。

2. 配置审批

大型医用设备的管理实行配置证制度。甲类大型医用设备的配置许可证由国务院卫生行政部门颁发；乙类大型医用设备的配置许可证由省级卫生行政部门颁发。医疗机构获得《大型医用设备配置许可证》后，方可购置大型医用设备。

大型医用设备的配置审批必须遵循科学、合理、公正、透明的原则，严格依据配置规划，经过专家论证，按管理权限分级审批。甲类大型医用设备的配置，由医疗机构按属地化原则向所在地卫生行政部门提出申请，逐级上报，经省级卫生行政部门审核后报国务院卫生行政部门审批。乙类大型医用设备的配置，由医疗机构按属地化原则向所在地卫生行政部门提出申请，逐级上报至省级卫生行政部门审批。

医疗机构申请配置甲类大型医用设备，应对设备适用性、先进性和可行性等进行论证，提交下列申请材料：(1) 甲类大型医用设备配置申请表；(2) 甲类大型医用设备配置可行性研究报告；(3) 医疗机构执业许可证复印件；(4) 申请配置大型医用设备相应的技术人员资格证；(5) 医疗机构上年度财务报表；(6) 资金来源证明。区域内首次配置单价在500万元以上的医用设备，医疗机构应提供该设备有效性、安全性、经济性详细情况；若设备为国外引进，医疗机构还应提供该设备国外应用、发展的具体情况。

11.5.4 大型医用设备使用管理

医疗机构要加强大型医用设备使用管理，严格操作规范，保证设备使用安全、有效。大型医用设备上岗人员（包括医生、操作人员、工程技术人员等）要接受岗位培训，取得相应的上岗资质。

大型医用设备必须达到计（剂）量准确，安全防护、性能指标合格后方可使用。严禁购置进口二手大型医用设备，严禁使用国家已公布的淘汰机型。

甲、乙类大型医用设备检查治疗收费项目，由国务院价格主管部门会同卫生行政部门制定，并列入《全国医疗服务价格项目规范》。

11.5.5 大型医用设备监督管理

按照分级管理的原则，甲类大型医用设备配置和使用由国务院卫生行政部门及同级相关部门监管；乙类大型医用设备由省级卫生行政部门及同级相关部门监管。

卫生行政部门按管理权限，对大型医用设备配置和使用情况进行监督检查；对大型医用设备使用和操作规范情况以及应用质量的安全、有效、防护进行监督和评审；对大型医用设备上岗人员取得资质情况进行监督检查。

医疗机构要及时向国家有关管理部门和大型医用设备的批准部门报告大型医用设备使用过程中发生的不良应用事件。

11.6 医疗安全管理

11.6.1 医疗安全

医疗安全是指在医疗服务过程中，通过医院管理手段，规范各项规章制度，提高医务人员的责任感，保证病人的人身安全不因医疗失误或过失而受到伤害，即不发生医务人员因医疗失误或过失造成病人死亡、残疾以及身体组织、生理和心理健康等方面受损的不安全事件，同时避免因发生事故和医源性医疗纠纷所造成医疗机构及当事人承受风险，包括经济风险、法律责任风险以及人身伤害风险等。

医疗安全具有相对性，不同时期、不同的主客观条件下有不同的标准，在评价医疗安全时不能超越当时所允许的范围和限度，在制定医疗安全标准时，应以时空条件所允许的范围与限度为依据。如限于当时的医疗技术水平和客观条件，发生难以预料的意外或难以避免的后遗症，不能教条地归入医疗不安全。

医疗安全的重要性在于：（1）保障病人的生命健康不受到医源性损害；（2）实现优质医疗服务的基础；（3）直接影响医院的信誉和健康发展；（4）关系到社会的安定。

11.6.2 医疗纠纷

1. 医疗纠纷的概念

医疗纠纷是指医患双方对诊疗结果及其原因产生分歧的纠纷。纠纷的主体是医患双方，分歧的焦点是对医疗后果（主要是不良后果）产生的原因、性质和危害性的认识差距。

2. 医疗纠纷的分类

医患纠纷可分为医疗纠纷和非医疗纠纷两大类。非医疗纠纷可以是院方确实存在侵害病人权利的问题，也可以是由于病人及其家属的行为不当所引起的问题，非医疗纠纷的典型情况如医院侵犯病人健康权以外的权利，如名誉权、肖像权、隐私权、处分权等。医疗纠纷又可分为医疗过失纠纷和非医疗过失纠纷，前者包括医疗差错、医疗事故，后者包括医疗意外、并发症和疾病自然转归等。

3. 医疗纠纷的原因

医院方面的原因主要有：（1）医疗事故引起的纠纷，医院为了回避矛盾，对医疗事故不做实事求是的处理而引起的；（2）医疗差错引起的纠纷，常因为病人和医生对是否是医疗事故的意见不同引起的；（3）服务态度引起的纠纷，多是因为医生的服务态度不好等原因造成的，特别是当病人出现严重不良后果时，即使不是医务人员的过失，但病人及家属与服务态度联系起来而引发纠纷；（4）不良行为引起的纠纷，医务人员索要红包、开人情方等不良行为造成的纠纷。

病人方面的原因主要有：（1）缺乏基本的医学知识；（2）对医院规章制度不理解；（3）不良动机，极少数病人及家属企图通过闹事来达到谋利目的。

4. 医疗纠纷的处理

医疗纠纷可以通过一定的程序进行处理。首先是医疗机构和病人及家属进行协商解决。自行协商解决不成，可以通过调解来解决，调解的方式主要有：（1）行政调解，由卫生行政部门出面召集纠纷双方，在自愿基础上协调双方的立场和要求，最终解决纠纷；（2）律师调解，聘请律师，由律师进行调解；（3）仲裁调解，由地位居中的民间组织依照一定规则对纠纷进行处理并做出裁断；（4）诉讼调解，向人民法院起诉，解决纠纷。

11.6.3　医疗事故

1. 医疗事故的概念

2002年国务院颁布的《医疗事故处理条例》规定，医疗事故是指医疗机构及其医务人员在医疗活动中，违反医疗卫生管理法律、行政法规、部门规章和治疗护理规范、常规，过失造成人身损害的事故。

2. 医疗事故的要件

构成医疗事故必须具备以下五个要件：（1）行为主体是医疗机构及其医务人员；（2）发生在诊疗护理工作中；（3）行为人必须有诊疗护理的过失；（4）造成病人的人身损害；（5）过失行为和损害危害结果之间有因果关系。只有这五个条件同时具备，才构成医疗事故。

3. 医疗事故的分级

2002年卫生部发布《医疗事故分级标准（试行）》，依据对患者人身损害的程度，将医疗事故分为四级。一级医疗事故：造成患者死亡、重度残疾的；二级医疗事故：造成患者中度残疾、器官组织损失导致严重功能障碍的；三级医疗事故：造成患者轻度残疾、器官组织损伤导致一般功能障碍的；四级医疗事故：造成患者明显人身损害的其他后果的。

4. 医疗事故的处置

在医疗活动中发生或者发现医疗事故、可能引起医疗事故的医疗过失行为或者发生医疗事故争议时，医务人员应立即向科室负责人和医疗服务质量监控部门报告，医疗服务质量监控部门接到报告后，应立即进行调查、核实，将有关情况如实向医疗机构的负责人报告，并向患者通报、解释。发生医疗事故的，医疗机构应向所在地卫生行政部门报告，发生重大医疗过失行为的，应在12小时内报告。

发生或者发现医疗过失行为，医疗机构及其医务人员应立即采取有效措施，避免或者减轻对患者身体健康的损害，防止损害扩大。发生医疗事故争议时，相关资料（死亡病例讨论记录、疑难病例讨论记录、上级医师查房记录、会诊意见、病程记录等）和物品（输液、输血、注射、药物等）应在医患双方在场的情况下封存和启封，由医疗机构保管。需要检验的，应由双方共同指定的、依法具有检验资格的检验机构进行检验；双方无法共同指定时，由卫生行政部门指定。患者死亡，医患双方当事人不能确定死因或者对死因有异议的，应在患者死亡后48小时内进行尸检，尸检应经死者近亲属同意并签字。医患双方当事人可以请法医参加尸检，也可以委派代表观察尸检过程。

5. 医疗事故的技术鉴定

医疗事故的技术鉴定由医学会组织。地（市）级医学会负责组织首次医疗事故技术鉴定工作，省（自治区、直辖市）级医学会负责组织再次鉴定工作。必要时，由中华医学会组织在全国有重大影响、疑难、复杂、有争议的医疗事故技术鉴定工作。

医学会建立专家库，聘请医疗卫生专业技术人员和法医进入专家库，不受行政区域的限制。参加医疗事故技术鉴定的相关专业的专家，由医患双方在医学会主持下从专家库中随机抽取。医疗事故争议双方当事人按规定提交进行医疗事故技术鉴定所需的材料，并积极配合调查。专家鉴定组实行合议制，依照卫生法律、行政法规、部门规章和诊疗护理规范、常规，运用医学科学原理和专业知识，独立进行医疗事故技术鉴定，对医疗事故进行鉴别和判定，为处理医疗事故争议提供医学依据，涉及死因、伤残等级鉴定的，应有法医参加。

6. 医疗事故的处理

发生医疗事故的赔偿等民事责任争议，医患双方可以协商解决；不愿意协商或者协商不成功的，当事人可以向卫生行政部门提出调解申请，也可以直接向人民法院提起民事诉讼。医疗事故赔偿数额应综合考虑医疗事故等级、医疗过失行为在医疗事故损害后果中的责任程度、医疗事故损害后果与患者原有疾病状况之间的关系等因素。赔偿项目包括医疗费、误工费、住院伙食补助费、陪护费、残疾生活补助费、残疾用具费、丧葬费、被抚养人生活费、交通费、住宿费、精神损害抚慰金等 11 项。医疗事故赔偿费用实行一次性结算，由承担医疗事故责任的医疗机构支付。

医疗机构发生医疗事故，由卫生行政部门根据医疗事故等级和情节，给予警告；情节严重的，责令限期停业整顿，直至由原发证部门吊销执业许可证。对负有责任的医务人员依照刑法关于医疗事故罪的规定，依法追究刑事责任；尚不够刑事处罚的，依法给予行政处分或者纪律处分。对发生医疗事故的有关医务人员，除依照前款处罚外，卫生行政部门可以责令暂停 6 个月以上 1 年以下执业活动；情节严重的，吊销其执业证书。

7. 医疗事故的防范

医疗事故的发生，不仅严重影响病人的健康和生命安全，而且影响医疗机构的医疗秩序及社会声誉，甚至会危及社会的稳定。因此，采取有效的措施防范医疗事故的发生，是医院工作的中心任务之一。

医疗机构及其医务人员在医疗活动中，必须严格遵守卫生法律、行政法规、部门规章和诊疗护理规范、常规，恪守医疗服务职业道德，医疗机构要加强对医务人员这方面的教育与培训。医疗机构应设置医疗服务质量监控部门或者配备专（兼）职人员，具体负责监督本医疗机构的医务人员的医疗服务工作，检查医务人员执业情况，接受患者对医疗服务的投诉，向其提供咨询服务。制定防范、处理医疗事故的预案，预防医疗事故的发生，减轻医疗事故的损害。在医疗活动中，医疗机构及其医务人员应将患者的病情、医疗措施、医疗风险等如实告知患者，及时解答其咨询。按照卫生行政部门规定的要求，书写并妥善保管病历资料，严禁涂改、伪造、隐匿、销毁病历资料。

11.6.4 医疗损害责任

1. 医疗损害责任的概念

医疗损害责任是指医疗机构及其从业人员在医疗活动中，未尽相关法律、法规、规章和诊疗技术规范所规定的注意义务，在医疗过程中发生过错，并因这种过错导致患者人身损害所形成的民事法律责任。

2009 年 12 月，第十一届全国人民代表大会常务委员会第十二次会议通过了《侵权责任法》。该法第七章用 11 个条文明确规定了医疗损害责任，改变了过去司法实践中割裂医疗损害赔偿责任的做法，将医患间的复杂关系置于法律条文的框架下，对医疗损害责任作了新的规定，为依法行医、依法维权、依法解决医患纠纷提供了法律依据。

2. 医疗损害责任的基本内容

(1) 患者在诊疗活动中受到损害，医疗机构及其医务人员有过错的，由医疗机构承担赔偿责任。这个对医疗损害责任的新规定，使我国民事赔偿责任原则重新得到了统一。医疗行为与损害结果之间的因果关系不再成为医疗诉讼中法律考量的核心和重点，也不再是医方承担责任的前提条件。同时，医疗事故鉴定也不再成为医疗诉讼的要件。

(2) 医务人员未尽到告知义务，造成患者损害的，医疗机构承担赔偿责任。医务人员在诊疗活动中应当向患者说明病情和医疗措施。需要实施手术、特殊检查、特殊治疗的，医务人员应当及时向患者说明医疗风险、替代医疗方案等情况，并取得其书面同意；不宜向患者说明的，应当向患者的近亲属说明，并取得其书面同意。知情同意书、告知书、其他经患方签字认可的病历记载等书面证据，成为证明医务人员是否尽到告知义务的必要证据，不再需要通过鉴定来认定。只要医疗机构拿不出经过患方签字的上述书面证据，就能认定医疗机构未尽到告知义务。

(3) 因抢救生命垂危的患者等紧急情况，不能取得患者或者其近亲属意见的，经医疗机构负责人或者授权的负责人批准，可以立即实施相应的医疗措施。这赋予医疗机构在紧急情况下的紧急救治权，同时也明确了在紧急情况下及时抢救生命垂危的患者是医疗机构的法定义务。

(4) 医务人员在诊疗活动中未尽到与当时的医疗水平相应的诊疗义务，造成患者损害的，医疗机构应当承担赔偿责任。当时的医疗水平并不仅仅指某个医生个人的医疗水平或某个医疗机构的医疗水平。如果医生不能判断，就应及时请求会诊；如果医疗机构不能解决，就应在对患者负责的前提下，积极地联系其他力量或转院治疗。

(5) 医疗机构违反法律、行政法规、规章以及其他有关诊疗规范的规定，隐匿或者拒绝提供与纠纷有关的病历资料，伪造、篡改或者销毁病历资料，患者因此受到损害的，推定医疗机构有过错。医疗机构违法、违规，本身就是严重的过错，不需要再作任何鉴定。以往个别医疗机构借自身掌控病历资料的优势，采取隐匿或者拒绝提供与纠纷有关的病历资料，以及伪造、篡改或者销毁病历资料的方式来影响法院的判决。这不仅加剧了医患对立，也损害了法律的公平正义。

(6) 因药品、消毒药剂、医疗器械的缺陷，或者输入不合格的血液造成患者损害的，患者可以向生产者或者血液提供机构请求赔偿，也可以向医疗机构请求赔偿。患者向医疗机构请求赔偿的，医疗机构赔偿后，有权向负有责任的生产者或者血液提供机构追偿。这规定使医用产品质量损害赔偿与《合同法》和《产品质量法》的规定相统一，扩大了患者追偿的责任对象，明确了医疗机构对其向患者提供的药品、消毒药剂、医疗器械的缺陷及输入患者体内血液的合格性负有先行赔偿的担保义务，避免了医疗机构以供应商为理由来搪塞，对患者行使权利提供了便利。

（7）由于患者或者其近亲属不配合医疗机构进行符合诊疗规范的诊疗、医务人员在抢救生命垂危的患者等紧急情况下已经尽到合理诊疗义务、限于当时的医疗水平难以诊疗，造成患者有损害，医疗机构不承担赔偿责任。这提醒了患者及其亲属应配合医疗机构的规范诊疗，也充分考虑了医疗行为在特定条件下的高风险性和效果的难以预测性，保护了医疗机构及其医务人员的依法行医和合法权益。

（8）医疗机构及其医务人员应当按照规定填写并妥善保管住院志、医嘱单、检验报告、手术及麻醉记录、病理资料、护理记录、医疗费用等病历资料。医疗机构应按照患者要求提供病历资料的查阅、复制。对于病历资料，医疗机构首先必须要有，不能隐匿；其次必须要按照规定填写；再次必须妥善保管；最后在患者提出要求的时候，必须向患者提供查阅、复制。医疗机构不履行这些义务，就是过错。

（9）医疗机构及其医务人员应当对患者的隐私保密。泄露患者隐私或者未经患者同意公开其病历资料，造成患者损害的，应当承担侵权责任。患者的病情及健康资料属于个人隐私。患者就医时，往往还可能要将除疾病以外的其他隐私暴露给医生，如患者的家庭住址、身份证号、配偶、疾病状况等。

（10）医疗机构及其医务人员不得违反诊疗规范实施不必要的检查。这扩大了对就诊患者的保护力度及范围，加强了对医疗机构的规范和约束。特别是对于一些医疗机构出于经济目的对患者进行不必要的大检查和大处方有制约作用，对于控制医疗费用过快增长有积极意义。

（11）医疗机构及其医务人员的合法权益受法律保护。干扰医疗秩序，妨害医务人员工作、生活的，应当依法承担法律责任。这有效保护了医疗机构及其医务人员的依法行医和合法权益。

11.7 医疗服务质量管理

11.7.1 医疗服务质量管理概述

1. 医疗服务

医疗服务包括医院内部的医疗服务和医院外的医疗活动，前者主要有门诊、住院、急救、康复、护理等，后者通常指社会医疗服务，包括出院病人的随访、健康体检、疾病普查普治、家庭病房等。医疗服务质量直接关系到病人的生命健康，是医疗机构生存与发展的生命线，是医政管理工作的重中之重。

2. 医疗服务质量

狭义的医疗服务质量是指某一疾病的诊断或治疗质量，是指医疗服务效果或医疗终末质量。广义的医疗服务质量是指医院的整体工作质量，包括三级结构，即反映人员、医疗技术、药品物资供应、仪器设备和信息质量的医疗基础质量；反映与诊断和治疗过程有关的医疗环节质量；反映整个医疗过程结束时的医疗终末质量。

医疗服务质量又可分为个案医疗服务质量和群体医疗质量。个案医疗服务质量是指单个具体病例的医疗质量，一般包括：诊断是否全面、正确、及时；治疗是否及时、有效、彻底；疗程的长短；是否存在院内感染或医疗失误等原因给病人带来不应有的损失、危害和痛苦。由此形成了分解性的质量评价指标体系，即诊断符合率、治愈率、好转率、病死率、平均住院天数、抢救成功率、无菌手术感染率、院内感染率等。群体医疗服务质量是指医疗机构对社会人群提供医疗服务的总体质量，其内容包括：反映医疗技术质量的医疗统计指标；医疗服务工作效率统计指标；反映医疗费用合理性的医疗经济指标；反映整体服务质量的满意度指标。

3. 医疗服务质量管理

开展医疗服务质量评价，其常规的评价内容包括以下方面：（1）安全性，安全是医疗服务的第一要素；（2）有效性，医疗服务能使患者的病痛得到解决或缓解；（3）可及性，医疗服务应以最方便快捷的方式和尽可能低廉的价格提供给患者；（4）效益性，医疗服务应有良好的社会效益和可持续的经济效益；（5）满意度，患者对医疗服务产生良好的主观体验。

医疗服务质量管理的目的是对医疗服务全程实施组织、计划、协调和控制，使之经常处于理想的应激状态，并对各种客观环境有较强的适应性，达到最高医疗效率和最佳医疗效果。根据全面质量管理的理论，结合医疗机构所面临的卫生改革的新环境、新要求，医疗服务质量管理应遵循以下基本原则：（1）树立病人至上，质量第一，费用合理的原则；（2）预防为主，不断提高质量的原则；（3）系统管理的原则，强调全过程、全部门和全员的质量管理；（4）标准化与数据化的原则；（5）科学性与实用性相统一的原则。

医疗服务质量管理是一个严谨而全面的系统工程，其管理要点有：（1）加强制度建设，完善基本医疗管理制度，制定诊疗规范，保证医疗活动有序运行；（2）实行规范化管理，保障制度落实；（3）推行人事分配制度改革，建立有责任、有激励、有竞争的运行机制；（4）加强重点医学学科、专业建设，重视医学继续教育，提高整体水平。

11.7.2　医疗质量控制体系

为了不断提高医疗质量和医疗服务水平，卫生行政部门逐步建立和完善适合我国国情的医疗质量管理与控制体制和体系。卫生部负责制定医疗质量控制中心管理办法，并负责指导全国医疗质量管理与控制工作，各级卫生行政部门负责对医疗质量控制中心的建设和管理，保障医疗质量和医疗安全。

1. 国家级质控中心

卫生部成立国家医疗质量管理与控制中心，并根据需要指定区域医疗质量控制中心。

国家医疗质量管理与控制中心收集、汇总、统计、分析各省级质控中心的质控信息，组织质控交流，经卫生部同意后发布全国质控信息。

2. 省级质控中心

省级卫生行政部门根据实际情况制定本行政区域医疗质量管理控制中心设置规划，逐步建立质控网络，并根据有关法律、法规、规章、诊疗技术规范、指南，制定本行政区域质控程序和标准。

省级医疗质量控制中心的主要职责包括：（1）拟订相关专业的质控程序、标准和计划；（2）在省级卫生行政部门指导下，负责质控工作的实施；（3）经省级卫生行政部门同意，定期对外发布专业考核方案、质控指标和考核结果；（4）逐步组建本行政区域相关专业质控网络，指导各市（地）、县级质控机构开展工作；（5）建立相关专业的信息资料数据库；（6）拟订相关专业人才队伍的发展规划，组织对行政区域内相关专业人员的培训；（7）对相关专业的设置规划、布局、基本建设标准、相关技术、设备的应用等工作进行调研和论证，为卫生行政部门决策提供依据；（8）省级卫生行政部门交办的其他工作。

省级医疗质量控制中心定期对医疗机构进行专业质量考核，科学、客观、公正地出具质控报告并对报告负责。质控报告应以书面形式告知医疗机构，同时抄报省级卫生行政部门。省级医疗质量控制中心出具的质控结论可以作为本辖区辅助检查结果互认的依据。

目前，全国有 22 个省、自治区、直辖市成立了 283 家省级质控中心，涉及 30 个专业，初步形成以医疗质量管理与控制中心为基础，促进医疗质量管理与控制体制和体系建设的框架，开展医疗质量控制工作。

3. 医院质控组织

医院质量控制组织体系通常分为三个组成部分：（1）医院医疗质量自主管理。鉴于医疗服务工作具有个体性、技术性、专业性和重要性，需要首先强调医疗质量管理的自觉性，这取决于医院内部的群体素质、职业道德意识和质量教育等。在基本的医疗服务单元中，可设立专职或兼职的医师和护士从事质量管理工作，负责有关医疗质量管理的监督和落实工作。（2）科室和部门质量管理小组。由科室和部门主任担任质量管理小组负责人，由专人负责医疗质量管理，主要任务是落实和监督医疗质量方案，质量管理小组的工作要做到有计划、有行动、有检查、有提高。（3）院级质量管理组织。设立医疗质量管理委员会，成员由临床专家和院、科二级领导组成，由医院院长和德高望重的专家担任正副主任委员，下设质量管理办事机构。医院质量管理委员会负责制定医院内部质量管理规划，建立质量保证体系，组织领导、实施以及检查督促医疗质量工作，调查、分析和解决存在的质量问题。

11.7.3 临床路径管理试点

1. 临床路径

临床路径（clinical pathway）是指针对某一疾病建立一套标准化治疗模式与治疗程序，是一个有关临床治疗的综合模式，以循证医学证据和指南为指导来促进治疗组织和疾病管理的方法。其核心是将某种疾病（手术）所涉及的关键性检查、治疗、护理等活动标准化，确保患者在最佳时间、最佳地点，得到最佳诊疗服务，同时控制医疗成本，保证并提高医疗质量。

临床路径具有以下四个要素：(1) 对象是针对一组特定诊断或操作，如针对某个ICD码对应的各种疾病或某种手术等；(2) 路径的制定是综合多学科医学知识的过程，这些学科包括临床、护理、药剂、检验、麻醉、营养、康复、心理以及医院管理，甚至有时包括法律、伦理等；(3) 路径的设计要依据住院的时间流程，结合治疗过程中的效果，规定检查治疗的项目、顺序和时限；(4) 结果是建立一套标准化治疗模式，最终起到规范医疗行为，减少变异，降低成本，提高质量的作用。

临床路径一词产生于工业生产工程中的"关键路径法"，是美国杜邦公司在1957年提出的一种管理技术。1985年美国新英格兰医疗中心率先开始实施临床路径，并证实临床路径在健康卫生系统的应用成功降低了高涨的医疗费用。经过20余年的发展，国外对临床路径的研究与应用已较为成熟。美国等西方发达国家以及我国台湾、香港地区都有大量相关文献报道，美国近60%的医院在不同程度地使用临床路径，并且正在从外科向内科、从急性病向慢性病、从院内向社区医疗服务、从单纯临床管理向医院各方面管理扩展。临床路径包含了质量管理、循证医学以及以患者为中心等现代管理理念，采用简单明了的计划方式，将常见的诊疗与护理工作标准化，既可以保证医疗质量，又能降低医疗成本，病人也可得到"人性化服务"。因此，临床路径已逐渐成为医疗规范化管理中应用最广泛的质量效益型医疗管理模式。

2. 临床路径编制

2001年卫生部委托中华医学会开始组织编写《临床诊疗指南》和《临床技术操作规范》，目前已出版了40余个专业分册，对医疗机构相关诊疗工作起到了规范和指导作用。这些规范和指南为实施临床路径提供了重要的基础和技术保证。

从2009年开始，卫生部启动了临床路径编制工作，组织有关专家开始编写、审核部分病种的临床路径，并面向全国征求意见。2009年8月，卫生部成立了"临床路径技术审核专家委员会"，邀请了10位中国科学院、中国工程院院士作为首席专家，聘请了22个临床学科及相关专业知名专家204名作为专家组成员，负责临床路径的审核工作，并为临床路径的试点提供技术指导。到2009年底，已完成了22个专业112个病种的临床路径编制和发布工作。

3. 临床路径管理试点

1998年以来，国内一些城市的大型医院相继开展了部分病种临床路径的研究和试点工作，进行了有益的尝试，取得了一定的成绩，在一定程度上规范了诊疗行为，提高了服务质量，缩短了住院时间，控制了医疗费用，提高了医疗资源的有效利用率。但是，我国临床路径的发展应用水平尚处于初级阶段，与发达国家相比差距仍然较大。

作为公立医院改革试点工作的任务之一，2009年12月卫生部下发了《临床路径管理试点工作方案》，利用2年左右的时间，通过在12省（市）的50家医院开展临床路径管理试点工作，探索建立适合我国国情的临床路径管理制度、工作模式、运行机制以及质量评估和持续改进体系，为在全国范围内推广临床路径管理积累经验并提供实践依据；对已颁布实施的临床路径的科学性、规范性、先进性和可操作性进行论证和进一步完善，使之能够更好地推广并为临床工作服务。

11.7.4 医院感染管理

1. 医院感染

医院感染是指住院病人在医院内获得的感染，包括在住院期间发生的感染和在医院内获得出院后发生的感染，但不包括入院前已开始或者入院时已处于潜伏期的感染。医院工作人员在医院内获得的感染也属医院感染。

根据感染来源不同，医院感染分为内源性感染和外源性感染。内源性感染是指免疫机能低下病人由自身正常菌群引起的感染，即病人在发生医院感染之前已是病原携带者，当机体抵抗力降低时引起自身感染。外源性感染是指由环境或他人处带来的外袭菌群引起的感染，包括交叉感染和环境感染。交叉感染是指在医院内或他人处（病人、带菌者、工作人员、探视者、陪护者）获得而引起的直接感染；环境感染是由污染的环境（空气、水、医疗用具及其他物品）造成的感染。

医院感染管理是各级卫生行政部门、医疗机构及医务人员针对诊疗活动中存在的医院感染、医源性感染及相关的危险因素进行的预防、诊断和控制活动。为加强医院感染管理，有效预防和控制医院感染，提高医疗质量，保证医疗安全，2006 年卫生部制定并施行了《医院感染管理办法》。

2. 医院感染的组织管理

卫生部负责全国医院感染管理的监督管理工作。县级以上地方人民政府卫生行政部门负责本行政区域内医院感染管理的监督管理工作。

各级各类医疗机构应建立医院感染管理责任制，制定并落实医院感染管理的规章制度和工作规范，严格执行有关技术操作规范和工作标准，有效预防和控制医院感染，防止传染病病原体、耐药菌、条件致病菌及其他病原微生物的传播。住院床位总数在 100 张以上的医院应当设立医院感染管理委员会和独立的医院感染管理部门。住院床位总数在 100 张以下的医院应当指定分管医院感染管理工作的部门。其他医疗机构应当有医院感染管理专（兼）职人员。

3. 医院感染的预防与控制

医疗机构应按照有关医院感染管理的规章制度和技术规范，加强医院感染的预防与控制工作：（1）按照《消毒管理办法》，严格执行医疗器械、器具的消毒工作技术规范；（2）制定具体措施，保证医务人员的手卫生、诊疗环境条件、无菌操作技术和职业卫生防护工作符合规定要求，对医院感染的危险因素进行控制；（3）严格执行隔离技术规范，根据病原体传播途径，采取相应的隔离措施；（4）制定医务人员职业卫生防护工作的具体措施，提供必要的防护物品，保障医务人员的职业健康；（5）严格按照《抗菌药物临床应用指导原则》，加强抗菌药物临床使用和耐药菌监测管理；（6）按照医院感染诊断标准及时诊断医院感染病例，建立有效的医院感染监测制度，分析医院感染的危险因素，并针对导致医院感染的危险因素，实施预防与控制措施；（7）及时发现医院感染病例和医院感染的暴发，分析感染源、感染途径，采取有效的处理和控制措施，积极救治患者。

本章小结

医政管理是指政府运用依法获得的国家公共行政权力，并在法律原则规定的范围内运用行政裁量权，以行政效率和社会效益为标准，处理公共卫生行政事务的过程和活动。国家对医疗机构、医师、医疗技术、大型医用设备等医疗服务要素实行准入管理。医院按功能、任务不同划分为一、二、三级，各级又按标准分为甲、乙、丙三等，三级医院增设特等，共三级十等。依据医疗机构的经营目的和服务任务，医疗机构分为非营利性和营利性，执行不同的财政、税收、价格政策和财务会计制度。坚持公立医院的公益性质和主导地位，公立医院改革试点是深化医药卫生体制改革近期五项重点工程之一。《执业医师法》确立了医师执业管理机构，以及医师资格考试、执业注册、执业规范、考核培训等制度，使我国医师管理走上了法制化轨道。医疗技术和大型医用设备实行分级分类管理，临床应用遵循科学、安全、规范、有效、经济、符合伦理的原则。医疗安全是医疗服务的生命线，要积极防范和依法处置医疗纠纷和医疗事故。《侵权责任法》对医疗损害责任作了新的规定，为依法行医、依法维权、依法解决医患纠纷提供了法律依据。医疗服务质量管理是一个严谨而全面的系统工程，要加快建立和完善适合我国国情的医疗质量管理与控制体制和体系。积极开展临床路径管理试点工作，使其成为一种既能贯彻医院质量管理标准，又能节约资源的治疗标准化模式。医疗机构应按照医院感染管理的规章制度和技术规范，加强医院感染的预防与控制工作。

关键术语

医政管理　　医疗机构管理　　公立医院改革　　执业医师管理　　医学技术管理　　大型医用设备管理　　医疗安全管理　　医疗纠纷　　医疗事故　　医疗损害责任　　医疗服务质量管理　　医疗质控体系　　临床路径　　医院感染管理

复习思考题

1. 试述公立医院试点改革的重要意义。
2. 医师在执业活动中，应如何落实执业规范？
3. 高新医疗技术和大型医用设备应如何在临床实践中合理应用？
4. 试述医疗事故的界定及其预防。
5. 简述医疗损害责任的基本内涵。
6. 如何评价医疗服务质量？
7. 分析医疗机构开展临床路径的难点及解决途径。

阅读材料

新医改“攻坚之旅”启程

作为医疗服务的终端，公立医院几乎成为医疗卫生领域各种矛盾的“集合体”，公立医院改革因此成为深化医药卫生体制改革的最难题。卫生部部长陈竺将其称为医改“最为艰巨”的任务。2010 年 2 月 23 日，卫生部等五部委联合下发《关于公立医院改革试点的指导意见》（以下简称《指导意见》），决定在全国 16 个城市推行公立医院改革试点工作。这意味着我国新医改开始踏上“攻坚之旅”。

公益性为公立医院改革“定音”。“坚持公立医院的公益性质，把维护人民健康权益放在第一位”，《指导意见》在开篇就为公立医院改革试点定下了基调。陈竺指出，公立医院改革的核心就是一条：坚持公立医院的公益性质和主导地位。近年来，我国公立医院按照营利性模式运营，“以药养医”等机制催生出追求自身利益最大化的内在动力，从而导致公立医院的公益性被弱化：公立医院不都姓“公”。北京大学中国经济研究中心教授李玲认为，恢复公立医院的公益性是目前解决老百姓就医难题的正道。“公立医院是替政府行使保障老百姓健康的职责，它应该用最少的投入来保障老百姓的健康，而不是机构利益最大化。”陈竺表示，坚持公立医院的公益性质，要求公立医院在提供医疗卫生服务时，必须坚决把社会效益放在首位。

合理规划缓解“一号难求”。目前我国 80%的医疗资源集中在 20%的大城市，老百姓看病都拥向大医院，导致“一号难求”。对此，《指导意见》强调，要强化区域卫生规划，合理确定公立医院功能、数量和规模，优化结构和布局，完善服务体系。同时要重点加强县级医院能力建设；建立公立医院之间、公立医院和基层医疗卫生机构的分工协作。城市一级、部分二级医院将根据区域卫生规划改造为社区卫生服务机构。《指导意见》指出，要明确二级以上公立医院的功能定位、着力提高基层医疗卫生机构的服务能力和水平的同时，发挥价格、医保支付政策等的引导和调控作用，引导一般诊疗下沉到基层。

“有加有减”改革补偿机制。根据《指导意见》，一直备受诟病的药品加成收入将逐步从公立医院补偿渠道中删除，这将推动“以药养医”机制的转变，对降低患者医疗负担也将起到一定作用。针对取消药品加成收入形成的合理收入“缺口”，《指导意见》明确，首先要加大政府投入力度，负责公立医院基本建设、大型设备购置、政策性亏损补贴等；对公立医院承担的公共卫生任务给予专项补助，保障政府指定的紧急救治等公共服务经费等。将采取增设药事服务费、调整部分技术服务收费标准等途径予以一定补偿；同时规定服务收费和政府补助由各地根据医院功能定位、本地财政能力、城乡居民收入水平和对价格调整的承受能力等因素合理确定。有关专家指出，公立医院的机构利益由政府来保障，其公益性才能真正体现，老百姓也才能真正获得好处。

“勤练内功”让群众得实惠。实现公立医院的公益性回归，仅靠增加政府投入是不够的。一些专家指出，如果不加强医院的管理，再多的投入也都有可能被医院“吞”掉。“如果一个公立医院盲目建造高档病房，引进昂贵医疗设备，哪里还能够老老实实看病，提供廉价的医疗服务？如果公立医院的成本利润是一本‘糊涂账’，医疗机构为腐败所付出的高成本，必然转嫁到患者头上。”一位网友撰文表达了对公立医院的担忧。对此，《指导意见》明确指出，要完善医院内部决策执行机制，完善医院财务会计管理制度等。严格预算管理和收支管理，加强成本核算与控制等。有关专家表示，最重要的是要通过制度设计和激励机制让医院自主控制医疗成本。在降低医疗服务成本的同时，为了方便群众看病就医，《指导意见》还要求，公立医院要改善医院服务，通过采取预约诊疗、急诊绿色通道等措施，优化服务流程，缩短病人等候时间等。“公立医院直接涉及千家万户的切身利益，直接关系人民群众的健康福祉。”陈竺说，要通过加强医院这一平台，让老百姓切实感受改革带来的实惠。

第 12 章

公共卫生管理

12.1 公共卫生管理概述

12.1.1 公共卫生管理的界定

公共卫生（public health）是指通过有组织的社会行为，运用局部的、各级地方的、国家的乃至国际的人、财、物、技术、信息等资源解决影响人群健康的问题，以达到预防疾病、促进健康的目的，为疾病的群防群治服务，提高人群的健康水平和生活质量，具体包括改善环境卫生条件，预防控制传染病和其他疾病的流行，培养良好的卫生习惯和文明生活方式。广义上讲，与人群健康、疾病有关的一切问题、因素都可以纳入公共卫生的研究范畴；狭义上讲，目前我国的公共卫生主要包括疾病控制和卫生监督两大领域。

公共卫生管理（public health management）是指政府及卫生行政部门依据相关法律、法规和部门规章对公共卫生工作实行有效合法的行政监督管理的过程，以改善社会环境、自然环境和人类健康为目的，是为预防控制疾病、提高人民健康水平而建立的一套社会体制，主要包括疾病控制管理和卫生监督管理，在我国分别由疾病预防控制中心和卫生监督所具体负责和实施。

12.1.2 疾病控制管理的定义和内容

我国始终坚持“预防为主”的卫生工作方针，疾病控制管理工作历来是卫生工作的重点。疾病控制的最初含义是指对人群中流行或高发疾病进行限制或调节，以纠正或恢复到正常状态的过程，主要局限于对传染性疾病的控制和消灭工作。疾病控制管理是指一个国家或地区通过法律法规和相关政策组织卫生资源，对影响人群健康的重大疾病采取有效措施，减少或消除影响居民健康的因素，提高人群健康水平的过程。随着社会的进步、医学模式的转变以及健康概念的拓展，疾病控制理念涵盖的范围也越来越大。凡与人群健康和生命质量相关的疾病、伤残、生活方式和环境因素等，均纳入疾病控制管理研究的范畴。因此，疾病控制的职责在于通过对疾病及危害因素的预防控制，创造健康良好的社会环境和自然环境，提高人群的健康水平和生活质量。

我国目前的疾病控制管理主要包括传染病控制管理、慢性病控制管理、地方病控制管理、寄生虫病控制管理和职业病控制管理，以及对妇幼保健、营养与食品安全、环境与健康相关产品、职业卫生与中毒控制、辐射卫生与核安全等问题的监督、控制和管理。

我国的疾病预防控制管理工作取得了很大成就：建立了疾病预防控制机构的工作网络；消灭了天花和有效控制了脊髓灰质炎、血吸虫病、鼠疫、古典型霍乱等曾经严重危害人群健康和生命的传染性疾病，夺取了抗击"非典"的胜利，有效防控甲型 H1N1 流感的流行；将乙型肝炎疫苗纳入儿童规划免疫范围，极大程度上控制了儿童乙型肝炎的传染、传播；肝癌等重大疾病的病原学、病因学研究也取得了很大进步；碘缺乏病、克山病、大骨节病等地方病得到基本控制；许多危害人体健康的生物因素、环境因素、社会因素以及不良的生活方式逐渐被人们所认知。然而，疾病控制管理面临的挑战同样艰巨：社会经济发展带来的交通发展、人口流动、贸易往来，为传染性疾病的爆发创造了传播条件，传染病的死灰复燃以及新型传染病的相继出现严重危及人们的身心健康；工业化、现代化进程的加快，使人类赖以生存的生态环境恶化，空气、水源、土壤等环境介质受化学污染严重，生态平衡持续遭到破坏；社会进步引起的城市人口激增、住房和交通拥挤、生活空间狭小、工作压力加剧以及人与人之间关系淡漠等一系列社会问题的出现；继而出现由生物、环境、行为等因素引发的多种疾病，尤其是慢性非传染性疾病以及心理疾病越来越严重地危害人们的健康和生活质量。随着医学模式和疾病谱的转变，当前我国进入了传染病、慢性非传染病双重挑战的时期，然而现行的卫生体系尤其是疾病预防控制体系尚不完善，还远远不能完成现实赋予它的使命。疾病预防控制的体系建设和制度创新已成为卫生事业管理的焦点问题。

12.1.3 卫生监督管理的定义和内容

卫生监督是指国家授权卫生部门对所辖地区内的企业、事业单位贯彻执行国家的卫生法令、条例和标准的情况进行监督和管理，其主要职责是承担卫生行政许可工作的具体核准以及卫生标准的具体督察工作，负责健康相关产品和健康相关职业领域的卫生监督管理，同时承担卫生监督信息的监测、收集和整理，对违反卫生法规并造成危害人体健康的案件，进行严肃处理。根据《关于卫生监督体系建设的若干规定》，卫生监督的内容包括：（1）卫生行政许可：承办食品生产经营单位、餐饮业及集体食堂卫生条件的卫生行政许可，承办公共场所卫生条件的卫生行政许可，承办供水单位卫生条件的卫生行政许可，卫生行政部门交办的其他行政许可事项。（2）新建、改建、扩建的工矿企业，城乡规划，公用设施，民用建筑，学校建筑，医疗卫生设施和大型水利工程等的卫生监督。（3）产生粉尘、毒物、噪声、振动、辐射和排放有毒有害废水、废气、废渣的工矿、企事业单位。（4）工业产品中的生活用品以及有可能给人体健康带来不良影响的一切产品。（5）生活用水和饮用水的水质。（6）城乡环境卫生以及垃圾、粪便、污水、污物的无害化处理。（7）生产、使用放射性物质单位的卫生防护和废物处理。（8）危害女工、青少年身体健康的物质和环境因素。（9）职业病、公害病的防治措施。（10）医疗、学校以及科研机构、游泳池、影剧院、公共场所及服务行业等单位的卫生状况监督管理。（11）一切食品、食品添加剂、食品容器、食品包装材料和食品加工、运输、出售设备等。

卫生监督属国家行政执法。我国的法律体系包括法律、法规、工作条例以及政府部门的行政规章，法律效力逐级降低。在卫生监督范畴，其相关的执法依据有《传染病防治法》、《食品卫生法》、《职业病防治法》、《执业医师法》、《母婴保健法》及其实施办法、《药品管理法》、《国境卫生检疫法》等卫生法律，它们是依法开展卫生监督管理工作的依据；还有《传染病防治法实施办法》、《突发公共卫生事件应急条例》、《公共场所卫生管理条例》、《学校卫生工作条例》、《化妆品卫生监督条例》、《医疗机构管理条例》、《尘肺病防治条例》等卫生法规，其法律效力低于卫生法律，但是执行卫生法律的具体补充；还有《生活饮用水管理办法》、《消毒管理办法》、《转基因食品卫生管理办法》、《食物中毒事故处理办法》、《医疗机构管理条例实施细则》等部门规章，明确了卫生执法的具体内容与程序。卫生监督机构依据相关法律，对相关机构进行现场检查、检测和采样，并根据结果实施强制性措施和给予行政处罚等处理。

12.2 疾病控制管理

疾病控制管理是卫生工作的重要组成部分，创造良好的自然环境和社会环境，保障和促进人民身心健康，关乎国计民生和社会稳定。随着社会经济和科学技术的发展，人类迎来了一个信息网络化、知识飞速更新的时代，人们的思想观念和思维方式随之发生了根本转变，同时人类的生存环境、生活方式、行为习惯和心理因素等方面也都发生了巨大的变化，疾病控制管理工作面临新的挑战。现行的疾病控制管理工作包括传染病控制管理、慢性病控制管理、地方病控制管理、寄生虫病控制管理和职业病控制管理。

12.2.1 传染病的控制和管理

医学发展史是人类与疾病作斗争的历史。在这过程中，首先是传染病（infectious disease）的防治取得了巨大的成就，继20世纪70年代消灭了天花之后，白喉、百日咳、破伤风、麻疹、脊髓灰质炎等曾经严重危害人类健康的传染性疾病也得到了基本控制。但随着社会经济的发展和人民生活水平的提高，传染病发生和流行的因素发生了巨大变化，特别是市场经济发展和交通便捷，引起人口和商品的大量流动，使得传染病流行的速度更快、范围更广、危害更大。在我国，一些曾经得到基本控制的传染性疾病（如性传播疾病、血吸虫病等）卷土重来；耐药的细菌、病毒和寄生虫等所致的传染性疾病日益增多，如结核病、病毒性肝炎等患病率一直居高不下，我国自1985年在云南发现第一例艾滋病患者至今，患病人数迅速攀升，已遍及全国31个省、市、自治区，形势不容乐观；鼠疫、霍乱、肾综合征出血热等急性传染病的发病与流行状况依然严峻；2003年“非典”的爆发流行，随后的禽流感和甲型H1N1流感病毒的肆虐，反映出新型传染病的不断出现，为传染病的防治敲响了警钟。

1. 传染病管理的法规

我国政府十分重视传染病的控制管理，始终把控制传染病作为党和政府卫生工作的重点。1989年颁布的《传染病防治法》是我国第一部关于传染病管理的卫生法律，2004年8月第十届全国人民代表大会常务委员会第十一次会议通过了对《传染病防治法》的修订，并于2004年12月1日起实施。与之相配套的法律法规有《传染病防治法实施办法》、《国境卫生检疫法》、《艾滋病管理若干规定》等。

2. 传染病管理的策略和方法

（1）传染病的预防与控制策略。

1）预防为主。《传染病防治法》规定：实行预防为主的方针，防治结合、分类管理、依靠科学、依靠群众。传染病是指由各种致病性微生物或病原体引起的具有传染性的疾病，由于传染病具有传染性、流行性和反复性的特点，传染病的发生与流行受社会环境和自然环境的影响，是危害人民身体健康、威胁人民生命安全的重要疾病。因此，在传染病的防治工作中，应针对“三个环节（传染源、传播途径和易感人群），两个因素（自然因素和社会因素）”采取综合、有效的措施。虽然上个世纪我国在传染病防治工作中取得了很大的成就，但是由于新发传染病的出现和一些传统传染病的死灰复燃等，仍然严重威胁着人民的生命安全，因此，传染病的预防和控制在未来相当长的时间内，仍然是我国疾病控制管理的重要任务。各级卫生行政部门要统一监督和管理、加强协作，临床医疗机构和公共卫生部门要组织和落实防治的具体任务和管理工作。

2）监测预警。“预则立，不预则废”是传染病预防控制的理念，实现这一理念的主要方法是传染病的监测预警。疾病监测是长期、连续、系统地收集疾病及其影响因素的资料，经过分析将信息及时反馈，以便采取有效的干预措施并评价其效果的过程。在人类社会的发展过程中，曾经出现过许多传染病的爆发流行，由于当时的科技水平和生产生活条件的限制，缺少传染病的监测预警，人类的生命健康遭受到了严重的威胁。建立传染病的监测系统和早期预警系统的作用：一是从宏观的角度对疾病的整体情况进行监测，为分析影响疾病发展的重大因素及其严重程度提供科学依据；二是对重点人群的易感性进行监测，分析动态变化情况，及时采取防范措施防止疾病的大流行；三是将监测预警与应急预案联动，做好应急准备，减少疾病流行造成的损失。总之，传染病的监测预警可以在一定程度上掌控全局，提高各相关部门分工协作能力和工作效率，将损失降到最低。因此加强疾病监测，可使一些对人类健康危害严重的传染病早期得到有效防治并控制蔓延。

3）国际合作。传染病一旦发生，其流行是没有国界的。历史上霍乱、天花、鼠疫等传染病都发生过世界性大流行。当今全球化背景下，国与国、洲与洲之间的交流更为频繁，现代化交通工具实现了以时、分为单位的人际交往密度，人口在全球范围内流动，传染病也随之周游列国，传染病流行的速度和强度远远超过以往。2003年初始于广东的

“非典”，在短短的半年时间里蔓延到包括香港和台湾在内的全国 26 个省市区，并波及北美、亚太和欧洲等 32 个国家。2009 年 3 月底至 4 月中旬，墨西哥、美国等多国接连爆发甲型 H1N1 流感疫情，至 2009 年 8 月，该疫情波及全球 115 个国家。因此，加强国际间的卫生合作、交流，执行世界卫生组织的统一规划、部署，及时应对国际上的传染病事件，是在世界范围内控制、消灭传染病的必经之路。

（2）传染病的预防方法。传染病的预防是在尚未出现疫情之前，针对传染源即病原体、传播途径介质、易感对象等三个环节采取干预措施以防止传染病的发生。

1）改善卫生条件。各级政府应当有计划地建设和改造公共卫生设施，消灭蚊蝇鼠蚤等传染媒介，改善居民的居住条件，对污水、污物、粪便进行无害化处理，加强食品卫生监督和管理，改善饮用水卫生条件。对环境中可能存在病原体的实体进行监督和采取预防性消毒措施，消灭与传染病有关的生物致病因子、传播媒介和动物宿主，从根本上切断传染病的传播途径。

2）健康教育。通过电视、广播、报纸、杂志、网络、宣传手册、专业讲座、手机短信等方式向不同教育背景的人群提供有关传染病的预防保健知识，进行全方位多角度的健康教育，使人们养成良好的生活习惯和行为方式，提高人们的自我保健意识和能力，达到预防疾病和增进健康的目的，这是一种低投资高效率的人群干预措施。

3）免疫预防。免疫预防是控制具有有效疫苗免疫的传染病发生的重要策略。按照《疫苗流通和预防接种管理条例》的定义，国家免疫规划是指按照国家或者省、自治区、直辖市确定的疫苗品种、免疫程序或者接种方案，在人群中有计划地进行预防接种，以预防和控制特定传染病的发生和流行。传染病的免疫预防包括主动免疫和被动免疫，其中主动免疫是预防的重要措施。全球消灭天花、脊髓灰质炎的活动基础便是开展全面、有效的人群主动免疫。我国实行国家免疫规划制度，特别是针对儿童实行基础免疫。目前我国实施的免疫规划疫苗有 5 种，包括乙肝疫苗、卡介苗、百白破三联混合制剂、脊髓灰质炎减毒活疫苗、麻疹疫苗，预防乙型肝炎、结核病、百日咳、白喉、破伤风、脊髓灰质炎、麻疹等 7 种传染病，儿童接种免疫规划疫苗全部免费。2007 年，温家宝总理在政府工作报告里明确提出扩大国家免疫规划范围。免疫规划是提高人群免疫水平，增强对传染病的免疫力，最终消灭传染病的重要手段之一。

4）国境检疫。国境卫生检疫是指为了防止检疫传染病和监测传染病（包括鼠疫、霍乱、黄热病、天花、斑疹伤寒和回归热等）由国外传入或由国内传出，在我国的国际通航港口和机场所在地，以及国际边境和国境进出口岸，设立国境卫生检疫机关对进出国境的人员和交通工具、行李、货物实施医学检查、卫生检查和必要的卫生处理。《国境卫生检疫法》规定：传染病分为检疫传染病和监测传染病。检疫传染病是指鼠疫、霍乱、黄热病以及国务院确定和公布的其他传染病；监测传染病由国务院卫生行政部门确定和公布。当发现检疫传染病或者疑似检疫传染病时，除采取必要措施外，必须立即通知当地卫生行政部门，同时用最快的方法报告国务院卫生行政部门，最迟不得超过 24 小时。邮电部门对疫情报告应当优先传送。国境卫生检疫机关依法实施传染病检疫、监测和监督，防止传染病在国与国之间的传播。

（3）传染病的控制与管理。疫情报告即传染病法定报告，是传染病基础管理的一项重要工作。《传染病防治法》规定：法定报告病种分为甲、乙、丙三类。

甲类传染病：鼠疫、霍乱。

乙类传染病：传染性非典型肺炎、艾滋病、病毒性肝炎、脊髓灰质炎、人感染高致病性禽流感、麻疹、流行性出血热、狂犬病、流行性乙型脑炎、登革热、炭疽、细菌性和阿米巴性痢疾、肺结核、伤寒和副伤寒、流行性脑脊髓膜炎、百日咳、白喉、新生儿破伤风、猩红热、布鲁氏菌病、淋病、梅毒、钩端螺旋体病、血吸虫病、疟疾。

丙类传染病：流行性感冒、流行性腮腺炎、风疹、急性出血性结膜炎、麻风病、流行性和地方性斑疹伤寒、黑热病、包虫病、丝虫病，除霍乱、细菌性和阿米巴性痢疾、伤寒和副伤寒以外的感染性腹泻病、手足口病。

上述规定以外的其他传染病，根据其爆发、流行情况和危害程度，需要列入甲类传染病病种的，由国务院决定并予以公布；需要列入乙类、丙类传染病的，由国务院卫生行政部门决定并予以公布。

按照《传染病信息报告管理规范》规定：各级各类医疗机构、疾病预防控制机构、采供血机构均为责任报告单位；执行职务的人员和乡村医生、个体开业医生均为责任疫情报告人。责任报告单位和责任疫情报告人发现甲类传染病和乙类传染病中的肺炭疽、传染性非典型肺炎、脊髓灰质炎、人感染高致病性禽流感的病人或疑似病人时，或发现其他传染病和不明原因疾病爆发时，应于 2 小时内将传染病报告卡通过网络报告；未实行网络直报的责任报告单位应于 2 小时内以最快的通信方式（电话、传真）向当地县级疾病预防控制机构报告，并于 2 小时内寄送出传染病报告卡。

对其他乙、丙类传染病病人、疑似病人和规定报告的传染病病原携带者在诊断后，实行网络直报的责任报告单位应于 24 小时内进行网络报告；未实行网络直报的责任报告单位应于 24 小时内寄送出传染病报告卡。

县级疾病预防控制机构收到无网络直报条件责任报告单位报送的传染病报告卡后，应于 2 小时内通过网络直报。

其他符合突发公共卫生事件报告标准的传染病爆发疫情，按《突发公共卫生事件信息报告管理规范》要求报告。

（4）传染病的监督和监测管理。《传染病防治法》规定：各级政府卫生行政部门对传染病的预防、治疗、监测、控制和疫情管理措施进行监督、检查。各级各类医疗保健机构设立传染病管理检查员，负责责任范围内的传染病防治管理工作，并接受有关疾病预防控制机构的业务指导。各级政府和卫生部门还应加强对传染病人，病原携带者、疑似病人、疫源地的管理，防止疾病扩散。医疗保健机构、疾病控制机构和从事致病性微生物实验的单位，必须严格执行卫生行政部门的管理制度、操作规程，防止医源性感染、医院内感染、实验室感染和致病性微生物的扩散；同时医院卫生部门认真做好疫情上报和处理工作。

为了强化传染病的监督管理，我国的传染病监测系统设有法定传染病报告系统，流行性感冒、流行性脑脊髓膜炎等单病种监测系统，HIV 感染哨点监测系统等。经过几十年的发展，形成了以传染病为主并增加非传染病内容的监测系统，即四种监测系统：以人群为基础的监测系统、以医院为基础的监测系统、以实验室为基础的监测系统以及国家法定报告的传染病监测系统。2004 年后，利用网络技术建成“中国传染病预防控制信息管理系统”，使监测信息的传递、反馈、传播和处理更加便捷。

疾病监测系统为预防控制传染病政策决策、信息收集、优化资源、预测、预警以及疾病控制评估等提供科学依据，是公共卫生体系的重要组成部分，是使今后传染病的防治工作更加快速有效的重要手段。目前计算机网络技术、多媒体技术、数据库技术等 IT 技术被广泛地应用到全球疾病控制中，尤其在传染病监测系统应用，使其监测范围更大、资料传递更有效快捷、应急反应及时性提高，确保重要传染病的相关信息都能有效地被监测到，避免重复配置，保证监测敏感性，促进监测资料交换和共享，进一步提高及时处理各类重大事件的能力。

12.2.2 慢性病的控制和管理

慢性非传染性疾病（chronic non-communicable disease）简称慢性病，不是特指某种疾病，而是对一类起病隐匿，反复发作，病程长且病情迁延不愈甚至几乎不能完全治愈，病因复杂难以确定，是由生物、环境、社会、心理、行为等多种致病因素长期作用的结果的疾病的概括性总称，也被称为现代文明病或生活方式疾病。当前有关慢性病的概念尚不一致，较受关注的慢性病主要有：心脑血管疾病、恶性肿瘤、代谢性异常、精神异常和精神病、遗传性疾病、慢性职业病、慢性阻塞性肺疾病等。

随着社会进步和经济发展，人民生活水平的提高、人口老龄化、城市化和人群生存环境污染、不良生活方式和行为习惯及社会压力等问题累积叠加，我国疾病谱和死因谱发生了很大的变化。我国慢性病的患病率、死亡率正逐年上升，导致巨额的医疗负担，对国家和个人造成巨大的经济损失。根据世界卫生组织 2007 年公布的数据，2005 年全球总死亡 5 826 万人，其中 3 540 万死于慢性病，慢性病死亡率 0.55%，死亡人数构成比是 60.76%。在我国，慢性病的死亡人数 747.1 万，总死亡人数 942.7 万，慢性病的死亡人数构成比为 79.25%。卫生部公布第四次国家卫生服务调查结果显示：2008 年，我国居民慢性病患病率为 20%，以此推算，全国经医生明确诊断为慢性病病例数达到了 2.6 亿，即过去十年，我国平均每年有 1 000 万的新增慢性病例，其中，高血压病和糖尿病的病例数增加了 2 倍，心脏病和恶性肿瘤的病例数增加了近 1 倍。目前我国经明确诊断的循环系统疾病病例数由 1993 年的 0.37 亿增加到 1.14 亿，其中高血压患者由 1 400 万增加到 7 300 万，脑血管病由 500 万增加到 1 300 万，糖尿病病例数从 200 万增加到 1 400 万，但呼吸系统和消化系统的慢性病明显下降；慢性病患病率的迅速上升，不仅增加了失能和残障的可能性，也增加了疾病诊断和治疗的费用，加大了社会和家庭的经济负担，不利于社会长期稳定的发展和人民健康水平及生活质量的提高。世界卫生组织认为，慢性病已成为全球死亡与致残的主要原因，成为人类健康的头号杀手，严重影响了人们的健康水平和生活质量。

1. 慢性病的危险因素

慢性病的发生是多个危险因素综合作用的结果，在进行病因研究时，不仅要研究生物因素，同时还必须注意致病的环境、社会和心理等因素，特别是各因素间的交互作用。

（1）环境因素。环境的变化在一定程度上影响慢性病的发生、发展，特别是工业化、城市化、人口老龄化。工业化进程使环境污染逐年加重，一些与环境相关的慢性病亦有逐年增高的趋势。如城市煤烟与汽车尾气的排放，使空气质量明显下降，相关的呼吸系统疾病，尤其是肺癌发病率明显升高；城市化进程使得人口主要集中在大中城市。一些城市出现贫民聚集地，那里人口拥挤，生活和工作卫生条件恶劣，人民的健康无法得得到保障。各类污染物也使水源、空气、土壤等环境介质持续恶化，生态环境遭到破坏，是慢性病高发病率的重要原因。众多流行病学调查也已证实，大气污染物浓度的增加导致心血管疾病、呼吸系统疾病等慢性病发病的增加。随着社会发展步伐不断加快，人们的工作和生活节奏也在不断加快，造成了巨大的社会和心理压力。精神紧张、情绪波动等也是导致慢性病发生率、死亡率增加的重要影响因素。

（2）不良生活方式和行为。不良生活方式和行为是慢性病最重要的致病因素。1993年世界卫生组织专家指出，20年以后发展中国家和发达国家的死亡方式将大致相同，生活方式疾病将成为世界头号杀手。不良的生活方式主要包括吸烟、饮酒、膳食不合理和体力活动不足等。吸烟是许多疾病的罪魁祸首，至少可引起20余种疾病。我国每年死于吸烟的人数约75万人，2025年将增至300万。过度饮酒也被证实与许多癌症、肝病和心血管疾病有关。心脑血管疾病、恶性肿瘤、糖尿病、胃肠功能障碍、骨关节疾病等慢性病与膳食中动物性食品过多、复合碳水化合物少、膳食纤维少等营养不均衡有关。能量摄入的增加，加之体力活动时间和强度的减少，使得超重与肥胖人口显著增加，青少年尤为显著。有研究表明，合理的控制膳食摄入量，适当身体活动，维持健康体重，戒烟限酒，并进行血压和血脂的控制管理等在预防心脑血管疾病过程中有重要作用。而我国在烟酒控制、饮食卫生、健身保健等方面的管理和教育明显落后于发达国家，也滞后于本国社会经济发展水平。

（3）遗传因素。慢性病与遗传及基因的关系已由许多研究证实，高血压、糖尿病、血脂异常、肥胖、冠心病、脑卒中和肿瘤均为多基因遗传病。因此如乳腺癌、糖尿病、高血压等都有一定的家族背景。有研究表明，一些慢性病患者中出现DNA碱基序列缺失或编码错误。然而一个人是否易于患某种慢性病是由遗传因素与环境等其他因素作用的总和所决定。随着分子流行病学、遗传流行病学及基因组流行病学的发展，对慢性病发病的遗传背景，以及与环境因素的交互作用机制将会有更为全面的认识，为实现以高危人群为目标的慢性病管理提供科学依据。

（4）医疗卫生服务。新中国成立以来，特别是改革开放以来，我国医药卫生事业取得了显著成就，覆盖城乡的医药卫生服务体系基本形成，疾病防治能力不断增强，医疗保障覆盖人口逐步扩大，卫生科技水平迅速提高，人民群众健康水平明显改善。但同时也应该看到，当前我国医药卫生事业发展水平与人民群众健康需求及经济社会协调发展要求不适应的矛盾还比较突出。城乡和区域医疗卫生事业发展不平衡，资源配置不合理，公共卫生和农村、社区医疗卫生工作比较薄弱，医疗保障制度不健全，药品生产流通秩序不规范，医院管理体制和运行机制不完善，政府卫生投入不足，医药费用上涨过快，个人负担过重，影响了人民健康水平的进一步提高。

2. 慢性病的预防策略

实践证明，慢性病的发生和流行可以通过三级预防加以控制。世界卫生组织确定慢性病预防的战略目标是：建立全球性的预防和控制慢性病的公共卫生方法，发展多种国际预防活动，促进多数成员国采取行动，将慢性病的预防和控制作为卫生工作的重点领域，发展综合防治措施和多部门参与的活动与计划，共同进行慢性病的预防与控制，改变全人类的健康状况。世界卫生组织提出慢性病预防的全球策略：针对主要慢性病和主要危险因素，预防为主，主要是一级预防为主，以社区为基础的全面综合干预。我国主要实行全人群和高危人群的双向预防策略，并开展慢性病的监测。预防策略必须遵循三项原则：一是有效，对某个或某类疾病采取有效综合防治，控制危险因素，早期发现病人，同时改善病人的身心状态；二是可行，既能达到显著的低成本高效益，又能得到政府支持和人民的欢迎；三是可用，在社区中广泛应用而不与其他措施冲突又能相互促进。

（1）全人群预防策略。政府制定相应的卫生政策，通过健康促进、健康教育和社区干预等方法，在人群中控制主要的危险因素，预防和减少疾病的发生和流行。健康教育属于低投资、高效益的策略，提高人们的健康知识水平和自我保健能力，并激励人们采取有益于健康的行为和生活方式，避免危险因素，从而达到增进健康的目的。社区干预的策略主要在于减少社区人群普遍存在的危险因素。研究表明，慢性病与其主要的危险因素往往呈现网络交织，即一个危险因素与多种疾病相关，而一种疾病往往又是多个因素共同作用的结果。因此，在社区预防各种慢性病的过程中需要统一规划。世界卫生组织与欧洲合作开展心血管疾病的综合社区防治计划以及慢性病的综合干预计划。我国已制定全国社区慢性病综合防治方案，2004 年全国已建立 32 个示范点，针对主要危险因素开展了控烟、合理膳食、运动、心理卫生、预防环境污染等 10 个项目。

（2）高危人群预防策略。针对慢性病的高危人群采取三级预防策略。政府不仅要合理配置三级预防的资源和结构，而且要从制度设计、政策导向上科学引导人们合理利用三级预防。初级预防（primary prevention）主要是针对致病因子（或危险因素）采取措施，也是预防疾病的发生和消灭疾病的根本措施，包括自我保健和健康教育。倡导人们采取健康的生活方式是一级预防的核心，如不吸烟，少吃盐，合理膳食，适当锻炼等。经过多年的实践，在控制或减缓慢性病发病率上升起到一定程度的作用。此外，还应包括保护和改善环境，保证人们生产和生活区的空气、水、土壤不受工业三废（废气、废水、废渣）和生活三废（粪便、污水、垃圾），以及农药、化肥等的污染。二级预防（secondary prevention）又称“三早”预防，即早发现、早诊断和早治疗，它是在发病早期所进行的防止或减缓疾病发展的主要措施。为了保证“三早”的落实，可采用普查、筛检、定期健康检查、高危人群重点项目检查以及设立专科门诊等措施。三级预防（tertiary prevention）主要是对症治疗，防止病情恶化，减少疾病的不良后果，防止复发转移，预防并发症和伤残；对已丧失劳动力或残废者，通过身体和心理的康复治疗，减少并发症与致残，促进其身心早日康复，延长患者的生命和提高生活质量。

3. 慢性病的监测

慢性病的监测属于疾病监测的一部分，目的是通过监测，系统地收集有关资料，有序地汇总和管理，最后分析和上报，找出威胁人群生命健康的主要慢性病的病因、致病机制，影响健康和生活质量的因素，为制定和评价干预策略与综合防治措施提供科学依据。监测病种选择时，应充分考虑到该疾病是否有较高的发病率或患病率，是否是当地的主要死亡原因，是否对经济和社会发展具有破坏性，其医疗和护理费用是否已经成为社会负担，是否已有可行而有效的公共卫生防治技术等因素。同时，还应考虑监测内容：监测支持人们改变行为的政策，媒体导向和社会支持的因素；监测人群中与慢性病的主要致病因素相关知识态度和行为的变化；监测慢性病的发病和死亡水平的变化。监测是为干预服务的，而干预的实施和效果是慢性病防治的最终目的。

2009年中共中央、国务院《关于深化医药卫生体制改革的意见》提出，通过实施基本公共卫生服务项目和重大公共卫生服务项目，有效预防慢性非传染性疾病。新医改为慢性病防治策略的落实提供了难得的历史机遇和政策支持。

医疗卫生机构及机关、学校、社区、企业等要大力开展健康教育，充分利用各种媒体，加强健康、医药卫生知识的传播，倡导健康文明的生活方式，促进公众合理营养，提高群众的健康意识和自我保健能力。这对控制一般人群的慢性病危险因素具有重要意义。在国家基本公共卫生服务项目中，关于建立健康档案和定期为65岁以上老年人做健康检查等服务内容将为高危人群的早期发现和健康管理提供条件。通过健康档案定期收集居民的相关信息，对个人的患病风险进行评估和人群分类，对超重、正常高值血压、糖调节受损、血脂异常的高危人群进行有针对性的指导和动态管理，将有助于这些人群恢复到正常状态、延缓发病或早期发现。尽管全国平均水平的资金投入还难以完全满足慢性病防治的需要，但国家鼓励地方政府根据当地经济水平和突出的公共卫生问题，适当增加基本公共卫生服务内容。

12.2.3 地方病的控制和管理

地方病（endemic disease）是指相对局限于某些特定地区、在特定的自然条件和社会因素作用下，因长期暴露于有致病因素的环境而经常发生或造成地方性流行的疾病。地方病根据病因可分为自然疫源性地方病、地球化学元素性地方病、与生产生活有关的地方病和原因不明的地方病。

自然疫源性地方病是指某些地区自然界存在某疾病病原体与储存宿主，该病在自然条件下在野生动物或禽畜间流行，人因与动物传染源接触而感染发病，呈地方性流行，病因多为微生物和寄生虫。如鼠疫、乙型脑炎、血吸虫病等。

地球化学元素性地方病是由于地壳化学结构、水文地质、火山爆发等原因使地表或地下水某种（些）元素或化合物比例失常，通过食物、饮水、呼吸导致人体发病。比如碘缺乏病、饮水型地方性氟中毒、砷中毒等。

与生产生活有关的地方病包括燃煤污染型氟中毒、饮茶型氟中毒等。前者是病区居民在室内敞烧高氟煤，煤中的氟污染空气、粮食和蔬菜，居民长期摄入所致。后者主要是我国西部地区少数民族长期大量饮用含氟高至数百毫克甚至上千毫克的砖茶而致病。此外还有库鲁病等与生产、生活方式密切相关的疾病。

原因不明的地方病主要包括大骨节病、乌脚病、克山病、趴子病等。

我国地方病主要发生于广大农村、山区、牧区等偏僻地带，有70余种，列入国家重点防治的地方病有碘缺乏病、克山病、大骨节病、地方性氟中毒、地方性砷中毒、鼠疫、布鲁氏菌病和血吸虫病等8种。前5种是地球化学元素性地方病，后3种是自然疫源性地方病。新中国成立后，在党和政府的领导与关怀下，地方病的预防和控制取得了显著的成就。但是，由于病种多、分布广、病情重、受威胁人口多，以及各地社会经济发展不平衡等原因，地方病防治进展出现了较大差异，在一些地区，地方病仍然是严重威胁人们健康，影响社会经济发展，导致病区群众因病致贫、因病返贫的重大公共卫生问题。

1. 地方病的流行特点

(1) 病情重，分布范围广。地方性氟中毒和地方性砷中毒是我国流行最为严重的地方病。除上海市以外，全国各省（自治区、直辖市）均有地方性氟中毒病区。据统计，2007年饮水型地方性氟中毒病区县为1 119个，氟骨症人数达136万人，氟斑牙人数达2 102.4万人；燃煤污染型地方性氟中毒病区县178个，病区人口数为3 437.6万，氟骨症人数达186.29万人，氟斑牙人数162.03万人。近10年来，在西藏、甘肃、青海、内蒙古、四川、云南等地还出现了饮茶型氟中毒病区。地方性砷中毒是我国20世纪80年代开始陆续在某些地区发现的一种地方病，主要是由于长期从饮用水、室内煤烟、食物等环境介质中摄取过量的砷而引起发病，主要分布在新疆、内蒙古、山西、宁夏、吉林、贵州等西部省区。据统计，2007年我国饮水型、燃煤污染型地方性砷中毒病区县达到51个，病区人口数为1 769.2万人，病人达20 399人。

(2) 重病区呈现集中趋势。地方病的重灾区主要集中在老、少、边、山、穷地区，大多在我国的西部。这些地区经济落后、卫生条件差，使得地方病预防和控制措施难以落实开展，严重阻碍了地方病防治工作。鼠疫、血吸虫病、地方性氟中毒等地方病，可以导致大批病人残疾甚至死亡，反过来制约了当地经济的发展，危害人民的工作和生活。

(3) 危害严重。血吸虫病、鼠疫、地方性氟中毒等地方病，可以导致大批病人致残甚至致死，而我国地方病主要集中在经济欠发达的地区，这些地区贫病互为因果，影响当地人民日常的生产生活，成为制约经济发展和健康水平提高的重要因素。

(4) 病因单一，疾病流行具有明显的地方性。由于地方病病因单一，发病范围相对局限，只要找到并消除致病的危险因素，即可终结该病在该地区的流行。

(5) 地区贫困偏远，病种繁多，防治困难。我国地方病病种多样，病情复杂且大多都在偏远的山区、牧区和农村，经济欠发达，营养卫生等生活条件落后，文化程度不高，生活习惯不易改变，加之当地特有的自然环境，给地方病防治工作的开展带来诸多不便，防治效果不佳。

(6) 易受季节的影响而反复。因地方病常因该地区自然环境、生产生活条件的改变而出现年度性、季节性波动。

2. 地方病的控制管理

地方病是严重危害病区人民健康的常见病、多发病，全国半数以上农村人口受其影响，制约了老、少、边、山、穷地区的健康水平的提高和社会经济的发展。为此，党中央、国务院提出了地方病防治工作的奋斗目标：到2010年，在经济较发达的地区，应完全消除地方病的中重病区及大部分轻病区；在欠发达的地区，应完全消除地方病的重病区及大部分中病区。

(1) 地方病控制管理任务。

1) 各级卫生行政部门的地方病控制管理任务。按照“政府领导、齐抓共管，预防为主、科学防治，突出重点、因地制宜，统筹规划、分步实施”的地方病防治原则，充分调动地方各级人民政府、有关部门和单位的积极性，动员群众广泛参与，多渠道筹措资金，切实落实综合防治措施，加快地方病防治进程。同时深化地方病防治工作改革；抓好重点疾病的防治；建立和完善地方病防治管理法规和技术标准；加速人才培养，扩大国际合作交流；加强宣传教育，争取领导重视，提高群众自我保健能力；加强调查研究，提高管理水平；加强地方病防治行政管理部门的自身建设。各有关部门和单位要密切合作，加强协调，立足本部门和单位的职责，充分发挥各自优势，推动防治工作扎实有效、深入持久地开展。

2）专业防治机构的地方病控制管理任务。坚持“综合治理，科学防治”的方针，依靠科技进步，提高防治水平。根据地方病流行特点，分布情况，病区自然、社会条件和经济发展水平等，将对群众危害比较大、防治效果比较好的地方病作为防治重点，采用流行病学方法搜集、归纳、总结、分析各种地方病的分布、患病和死亡的动态变化，建立健全地方病病情报告制度；及时掌握病情，组织力量因地制宜地采取行之有效的综合防治措施，并为进一步制定和执行防治规划提供科学的依据；根据经济发展水平，推行有效的防治对策，采取“先重病区后轻病区、先人群密度大病区后人群密度小病区”的做法，统筹考虑，在防治过程中及时发现和总结在不同地区、不同时间、不同环节的经验和做法，以便随时交流推广；通过改造病区群众的生产生活社会环境和自然环境，努力减少或消除各种致病因素；对防治工作中存在的主要问题予以及时解决，努力提高防治工作的质量和效果；拟订切合实际的、科学的防治工作质量考评指标体系，定期进行交叉检查，明确执行情况，在一定时期组织对防治措施的效果进行鉴定评价；通过广泛深入地开展健康教育活动，普及地方病防治知识，让群众了解地方病的危害和防治知识，形成健康的生产生活方式，积极主动地参与防治工作，提高人民群众自我保健能力和水平，培训技术骨干；结合防治开展一定的科研工作，以科研成果为依据，不断提高防治措施的质量和水平。

（2）地方病控制管理措施。

1）加强组织领导，强化责任。地方各级人民政府要加强对地方病防治工作的领导，建立健全防治工作领导和协调机制，实行目标责任制和责任追究制。地方病的防治工作是一项政府行为，各级政府应把地方病防治纳入本地区经济和社会发展规划，将地方病工作纳入政府的议事日程，贯彻防病治病与治穷致富相结合的方针，制定促进地方病防治工作的政策和措施，广泛筹集资金，统筹安排资源，切实解决防治工作中的实际问题。

2）加强部门之间的分工协作。各有关部门和单位认真贯彻执行国务院、卫生部等颁发的相关法律法规、工作规范等，要切实履行各自职责，密切配合，认真做好地方病防治工作。

3）建立健全地方病防治法律法规，加大依法管理力度，依法开展地方病的防治工作。认真贯彻执行《食盐加碘消除碘缺乏危害管理条例》、《食盐专营办法》、《盐业管理条例》以及有关防治地方病的地方性条例和部门规章，加强法制宣传，加大执法力度，做到有法必依，执法必严，使防治工作步入法制化管理的轨道。各级政府应明确其在地方病防治中的职责和义务以及各部门、社会团体、个人在地方病防治中的关系，保障地方病防治经费的投入、防治措施的实施、设施的保护和管理等。

4）广泛开展宣传和健康教育。开展地方病防治知识的宣传和健康教育，让人们了解地方病的危害，改变不利于健康的传统生产生活方式，自觉采取有效措施，预防和减少地方病的危害，提高自我保健意识，自觉地接受并参与地方病的防治。应充分利用电视、电台、报纸、展览、广播、墙报等多种形式进行宣传，既要有广度，也要有深度。坚持长期与突击、城镇与农村、社会与学校相结合的健康教育方式。

5）切实加强队伍建设。各级地方政府在进行疾病预防控制机构建设时，坚持因地制宜，改革和调整地方病防治机构。关心和爱护专业人员，为他们创造良好的工作、学习和生活条件。要加强地方病防治专业人员在职继续教育和培训，采用多层次、多渠道、多形式的教学培训模式，提高人员素质，建设一支精干的地方病防治专业队伍。现阶段地方病疫情仍比较严重，防治地方病的工作是一项艰巨的任务。因此，地方病防治队伍不能削减，只能加强，按公务员标准优化队伍，落实责任。

6）以地方为特色，开展地方病防治科研工作。坚持科研为地方病防治服务，大力推进高新技术在地方病防治工作中的应用。地方病防治科研工作应以解决防治工作中的主要问题为重点，兼顾理论，面向疫区、面向基层、跨学科、跨行业，加强国际合作与交流，借鉴外国先进经验和技术方法，不断提高地方病的防治水平。

7）广泛筹集防治资金。按照“国家、集体、个人合理负担”的原则，争取社会各界支持，广开资金渠道，利用一切可以利用的资源，加大地方病防治经费的筹集工作，并做到专款专用。

12.2.4 职业病的控制和管理

职业病（occupational disease）是指企业、事业单位和个体经济组织的劳动者在职业活动过程中，因接触粉尘、放射性物质和其他有毒、有害物质等因素而引起的疾病。我国现有劳动力人口近8亿，有50多万个厂矿企业存在不同程度的职业危害，接触粉尘、毒物和噪声等职业危害的职工超过2 500万人，接触职业危害人数、职业病患者累积数量、死亡数量以及新发现病人数量都居世界首位，并呈上升趋势。职业病已经成为影响劳动者健康、造成劳动力过早丧失劳动能力的最主要因素。

2002年卫生部、劳动保障部颁布《职业病名单》，职业病从9类99种增至10类115种，包括尘肺13种、职业放射性疾病11种、职业中毒56种、物理因素所致职业病5种、生物因素所致职业病3种、职业性皮肤病8种、职业性眼病3种、职业性耳鼻喉口腔疾病3种、职业性肿瘤8种和其他职业病5种。根据2007年我国职业病报告发病情况统计公报，共诊断各类职业病14 296例。其中，尘肺病10 963例，占职业病病例总数的76.69%，慢性职业中毒1 638例，急性职业中毒600例，各占职业病病例总数的11.46%和4.20%。其中急性职业中毒死亡76人，急性职业中毒病死率为12.67%；导致慢性职业中毒人数排在前三位的化学物质分别是铅及其化合物、苯和三硝基甲苯，分别为849例、225例和181例；职业病报告病例数名列前三位的行业依次为煤炭、有色金属和建材行业，分别占总病例数的45.84%、10.12%和6.38%。职业性肿瘤48例，耳鼻喉口腔疾病等6类职业病共计1 047例，其中，职业性耳鼻喉口腔疾病290例，以噪声聋为主（269例）；职业性眼病349例，以职业性白内障为主（197例）；职业性皮肤病280例，以化学性皮肤灼伤为主（176例）；物理因素所致职业病54例，以中暑为主（27例）；生物因素所致职业病48例。

随着我国经济全球化进程加快，我国逐渐成为世界性的制造加工基地，职业危害涉及煤炭、冶金、医药等30多个行业，职业危险因素接触者越来越多，我国的职业卫生问题形势严峻。为了预防、控制和消除职业病危害，防治职业病，保护劳动者健康及其相关权益，促进社会经济发展，我国制定了许多职业病防治的法律法规，主要有《职业病防治法》、《尘肺病防治条例》、《使用有毒物品作业场所劳动保护条例》及一系列作业规范和卫生标准等。根据《职业病防治法》，职业病控制管理主要包括：

1. 前期预防

（1）产生职业病危害的用人单位的设立除应当符合法律、行政法规规定的设立条件外，其工作场所还应当符合职业卫生要求。

（2）在卫生行政部门中建立职业病危害项目的申报制度。

（3）新建、扩建、改建建设项目和技术改造、技术引进项目可能产生职业病危害的，建设单位在可行性论证阶段应当向卫生行政部门提交职业病危害预评价报告，经审核同意的，有关部门才能批准该建设项目。

（4）应将职业病防护设施所需费用纳入建设项目工程预算，并与主体工程同时设计，同时施工，同时投入生产和使用。

（5）职业病危害预评价、职业病危害控制效果评价由取得省级以上政府卫生行政部门资质认证的职业卫生技术服务机构进行。

（6）国家对从事放射、高毒等作业实行特殊管理。

2. 劳动过程中的防护和管理

（1）用人单位应采取的职业病防治管理措施。设置或者指定职业卫生管理机构，配备专职或者兼职的职业卫生专业人员，负责本单位的职业病防治工作；制定职业病防治计划和实施方案；建立、健全职业卫生管理制度和操作规程；建立、健全职业卫生档案和劳动者健康监护档案；建立、健全工作场所职业病危害因素监测及评价制度；建立、健全职业病危害事故应急救援预案。用人单位必须采用有效的职业病防护设施，并给劳动者提供符合防护要求的防护用品；加强劳动者上岗前和期间的培训工作；优先采用先进的职业病防治技术、工艺和材料；制定严格的规章制度、操作规程并认真执行；准备行之有效的职业病危害事故应急救援措施。

（2）劳动者享有职业卫生保护权利和应尽的职责。获得职业卫生教育、培训；获得职业健康检查、职业病诊疗、康复等职业病防治服务；了解工作场所产生或者可能产生的职业病危害因素、危害后果和应当采取的职业病防护措施；要求用人单位提供符合防治职业病要求的职业病防护设施和个人使用的职业病防护用品，改善工作条件；对违反职业病防治法律、法规以及危及生命健康的行为提出批评、检举和控告；拒绝违章指挥和强令进行没有职业病防护措施的作业；参与用人单位职业卫生工作的民主管理，对职业病防治工作提出意见和建议。劳动者应当学习和掌握相关的职业卫生知识，遵守职业病防治法律、法规、规章和操作规程，正确使用、维护职业病防护设备和个人使用的职业病防护用品。

3. 职业病诊断与职业病病人保障

职业病诊断应由省级以上人民政府卫生行政部门批准的医疗卫生机构承担，诊断时应当组织三名以上取得职业病诊断资格的执业医师集体诊断。职业病诊断标准和职业病诊断、鉴定办法由国务院卫生行政部门制定。用人单位应当及时安排对疑似职业病病人进行诊断；在疑似职业病病人诊断或者医学观察期间，不得解除或者终止与其订立的劳动合同。疑似职业病病人在诊断、医学观察期间的费用，由用人单位承担。

职业病病人依法享受国家规定的职业病待遇。职业病病人变动工作单位，其依法享有的待遇不变。职业病病人依法享有工伤社会保险，并有权向用人单位提出赔偿要求。

医疗卫生服务部门要把职业卫生服务与公共卫生服务有机整合起来，充分利用现有卫生服务资源，提高职业卫生服务的普及性，扩大职业卫生服务的覆盖面，使最需要职业卫生服务的中小型企业、私人企业、家庭式生产以及众多流动劳动者群体得到最基本的、社会负担得起的、可持续发展的职业卫生服务。同时还要加强职业卫生知识和法律法规的宣传，提高劳动者的自我保护意识。

4. 监督检查与法律责任

县级以上人民政府卫生行政部门依照职业病防治法律、法规、国家职业卫生标准和卫生要求，对职业病防治工作及职业病危害进行监督、检查和评价；对发生的职业病危害事故或者有证据证明危害状态可能导致职业病危害事故发生，卫生行政部门有权采取相应控制措施。对于违反《职业病防治法》的建设单位、用人单位依法处以警告、限期整改、罚款、停止产生职业病危害的作业或者提请有关人民政府按照国务院规定的权限责令停建、关闭。

职业卫生监督执法人员应当依法经过资格认定，执法过程应符合相关法律、法规的规定。对于违反《职业病防治法》从事职业卫生技术服务的机构和承担职业健康检查、职业病诊断的医疗卫生机构依法处以警告、罚款，并责令其立即停止违法行为，情节严重的，由原认证或者批准机关取消其相应的资格；对直接负责的主管人员和其他直接责任人员，依法给予降级、撤职或者开除的处分；构成犯罪的，依法追究刑事责任。

政府有关部门应进一步建立职业病防治工作协调机制，加强部门间沟通协调，形成监管合力，切实建立并落实政府和相关部门的职业病防治监管责任制；进一步建立完善职业病防治法律、法规、规范和标准体系，实现职业卫生工作的法制化、规范化管理；进一步完善职业病诊断鉴定法规政策，维护劳动者和职业病患者权益。

12.3 卫生监督管理

卫生监督是国家管理卫生事务的重要形式，是社会主义法制建设的重要组成部分。1953 年，我国学习前苏联模式在全国各地开始建立卫生防疫站，下设卫生监督科。同时卫生部下设卫生监督司，构成上下一致的卫生监督管理体系。卫生监督管理在保障人民健康、维护社会稳定和促进国民经济发展方面发挥了重要作用，同时也在打击卫生违法活动，增强人们卫生法律意识和保障公众健康等方面发挥了重要作用。

2000 年卫生部下发《关于卫生监督体制改革的意见》，根据依法行政、政事分开、综合管理的原则，组建统一的卫生监督管理机构——卫生监督所。卫生监督机构是卫生体系中一类特殊的组织，不直接向人群提供卫生服务，主要职能是协助政府履行卫生行业的监督管理，主要承担卫生行政许可工作的具体核准以及卫生标准的具体督察工作，负责健康相关产品和健康相关职业领域的卫生监督管理，本节内容主要涉及公共卫生监督管理。

12.3.1　食品卫生监督管理

食品是人们日常生活的必需品。食品安全事件容易造成群体性发病，引起较大的社会和心理影响；食源性疾病是使人遭受痛苦的一个主要原因，它会带来不必要的死亡和经济负担。食品安全是关系人民健康的重大公共卫生问题，不仅直接影响国民的健康水平与生活质量，而且影响社会稳定和国家的整体经济实力的提高。加强食品生产经营过程的监督和管理，提高食品卫生质量，是保障公众健康的重要手段。目前，食品安全问题已受到各国政府部门的高度重视，在 2001 年初世界卫生组织召开的第 53 届世界卫生大会上，全球 100 余个会员国针对食品安全问题达成了一项《食品安全》决议。将食品安全列为公共卫生的优先领域，并要求成员国制定相应的行动计划，最大限度地减少食源性疾病对公众健康的威胁。许多国家都将食品卫生纳入了公共卫生事务管理的职能范围，运用科学技术、道德规范和法律法规等手段来保证食品卫生安全。我国第十一届全国人民代表大会常务委员会第七次会通过了《食品安全法》，并于 2009 年 6 月 1 日执行。

1. 食品卫生监督管理的概念

食品卫生监督是指各级政府卫生行政部门为保护消费者的健康，根据食品卫生法律法规的授权，在其管辖范围内按照法定的程序，对食品生产经营活动实行强制性卫生监督管理，督促检查食品生产经营者执行食品卫生法律、法规和规章的情况，并对违法行为追究法律责任的卫生行政执法过程。食品卫生管理是指食品生产经营管理部门和食品生产经营者遵照食品卫生法律法规，接受卫生监督机构监督管理，对本系统、本企业的食品卫生进行自我管理。其目的是切实保证食品卫生质量，保障消费者的食用安全。食品卫生监督和食品卫生管理依据的法律相同、目标一致，但实践的主体不同。食品卫生监督管理的原则是：（1）正确，是对监督管理行为质量的要求；（2）合法，是对监督行为规范的要求；（3）及时，是对监督管理行为效率的要求。

2. 食品卫生监督管理的内容

（1）食品卫生监督的内容。县级及以上地方人民政府卫生行政部门行使的食品卫生监督职责有：进行食品卫生监测、检验和技术指导；协助培训食品生产经营人员，监督食品生产经营人员的健康检查；宣传食品卫生、营养知识，进行食品卫生评价，公布食品卫生情况；对食品生产经营企业的新建、扩建、改建工程的选址和设计进行卫生审查，并参加工程验收；对食物中毒和食品污染事故进行调查，并采取控制措施；对违反《食品卫生法》的行为进行巡回监督检查，并依法进行行政处罚；负责国务院卫生行政部门和上级卫生行政部门为保证食品卫生安全和保障消费者健康进行的食品卫生监督其他事项。

（2）食品卫生管理的内容。各类食品市场的举办者应当负责市场内的食品卫生管理工作，并在市场内设置必要的公共卫生设施，保持良好的环境卫生状况；食品生产经营企业应健全本单位的食品卫生管理制度，配备专职或者兼职食品卫生管理人员，加强对所生产经营食品的检验工作；食品生产经营企业的新建、扩建、改建工程的选址和设计应符合卫生要求，其设计审查和工程验收必须有卫生行政部门参与；利用新资源生产的食品、食品添加剂的新品种，生产经营企业在投入生产前，必须提出该产品卫生评价和营养评价所需的资料；利用新的原材料生产的食品容器、包装材料和食品用工具、设备的新品种，生产经营企业在投入生产前，必须提出该产品卫生评价所需的资料。上述新品种在投入生产前还需提供样品，并按照规定的食品卫生标准审批程序报请审批；食品生产经营人员每年必须进行健康检查，新参加工作和临时参加工作的食品生产经营人员必须进行健康检查，取得健康证明后方可参加工作；定型包装食品和食品添加剂，必须在包装标识或者产品说明书上根据不同产品分别按照规定标出品名、产地、厂名、生产日期、批号或者代号、规格、配方或者主要成分、保质期限、食用或者使用方法等。食品、食品添加剂的产品说明书，不得有夸大或者虚假的宣传内容；食品、食品原料、食品添加剂和专用于食品的容器、包装材料及其他用具，以及具有特定保健功能的食品、进口的食品等方面必须严格执行《食品卫生法》及相关卫生标准的规定。

12.3.2 公共场所卫生监督管理

公共场所是指供公众从事各种社会生活（学习、社交、娱乐、休息、旅游和医疗等）的公用建筑物、场所或设施的总称，是人们生活中不可缺少的组成部分，是反映一个国家、民族物质条件和精神文明的窗口。根据 1987 年颁布的《公共场所卫生管理条例》，公共场所分为以下七类：宾馆、饭店、旅店、招待所、车马店、咖啡馆、酒吧、茶座；公共浴室、理发店、美容店；影剧院、录像厅（室）、游艺厅（室）、舞厅、音乐厅；体育场（馆）、游泳场（馆）、公园；展览馆、博物馆、美术馆、图书馆；商场（店）、书店；候诊室、候车室（机、船）、公共交通工具。它们有共同的卫生学特点：人口相对集中，相互接触频繁，流动性大；设备物品供公众重复使用，易污染；健康与非健康个体混杂，易造成疾病特别是传染病的传播。其环境的卫生质量与整体人群的健康水平关系极其密切。

1. 公共场所卫生监督

（1）公共场所卫生监督的概念。公共场所卫生监督是指卫生监督机构通过强制性形式，要求各类公共场所的空气、微小气候、水质、采光照明和噪音等环境、设施、经营行为应符合国家卫生标准和卫生法律，创造良好的公共场所卫生环境。各级地方政府卫生行政部门负责管辖范围内的公共场所卫生监督工作。民航、铁路、交通、厂（场）矿卫生监督部门对管辖范围内的公共场所实施卫生监督，并接受当地卫生监督机构的业务指导。通过设立公共场所卫生监督员的方式，执行卫生监督工作。

（2）公共场所卫生监督的内容。对公共场所进行卫生监测和卫生技术指导；监督公共卫生场所从业人员健康检查，指导有关部门对从业人员进行卫生知识的教育和培训；对新建、扩建、改建的公共场所的选址和设计进行卫生审查，并参加竣工验收；根据有关规定对违反《公共场所卫生管理条例》有关条款的单位和个人提出处罚意见；卫生行政机构可根据每容纳 30～60 人的公共场所配 1 名监督员或助理监督员，执行现场检查，索取有关资料，包括取证照相、录音、录像等，调查处理公共场所发生危害健康事故等公共场所卫生监督任务；执行卫生监督机构交付的其他任务。

（3）公共场所卫生监督的方式。公共场所卫生监督可分为预防性卫生监督和经常性卫生监督。前者是指通过对新建、改建、扩建的公共建设项目的选址、设计、竣工验收等环节进行卫生监督，从而把那些影响周围人群健康的因素或可能存在的职业危害和不良影响排除在规划设计、项目施工之前，做到防患于未然，这是最有效和积极的监督方式；后者主要是指各级卫生监督部门依据国家有关法律、法规和卫生标准等对公共场所进行定期或不定期的检查、监测、指导和监督，主要内容有环境卫生的监督和监测、对于各项制度执行情况的检查和对各类从业人员的卫生监督。卫生行政部门可通过现场调查、巡回督察、抽样调查、审查经营单位的报告和听取顾客反映意见等方式进行经常性卫生监督，及时发现问题，了解公共场所卫生的动态变化情况，对于不符合卫生要求的公共场所经营单位提出改进意见并监督其整改。

2. 公共场所卫生管理

公共场所卫生管理是指公共场所卫生主管部门和经营单位对本系统、本单位所进行的自身卫生事务管理。主管部门应建立卫生管理制度，配备专职或者兼职卫生管理人员，对所属经营单位的卫生状况进行经常性检查，并提供必要的条件；经营单位应负责所经营的公共场所的卫生管理，建立卫生责任制度，对本单位的从业人员进行卫生知识的培训和考核工作；公共场所因不符合卫生标准和要求造成危害健康事故的，经营单位应妥善处理，确保不扩大危害范围和不继续恶化环境，并及时报告卫生监督机构。

12.3.3　学校卫生监督管理

学校是学生学习、生活的重要场所，不仅是学生求知识、长本领的殿堂，也是学生身心成长的地方，尤其是中小学校的学生正处于生长发育的关键时期，他们的健康成长不仅关系到各个家庭的幸福生活，更关系到祖国的未来。1990 年国务院批准的《学校卫生工作条例》规定，学校卫生工作的主要任务是：监测学生健康状况；对学生进行健康教育，培养学生良好的卫生习惯；改善学校卫生环境和教学卫生条件，以及加强对传染病、学生常见病的预防和治疗。开展学校内影响学生健康的学习、生活、劳动、环境、食品卫生和传染病防治等工作的卫生监督，对培养学生身心全面发展起着重要的作用，对保护儿童青少年身心健康有着重要而深远的意义。

1. 学校卫生监督

（1）学校卫生监督概念。学校卫生监督是指卫生行政部门根据《学校卫生工作条例》和有关卫生法律、标准，对学校建筑、设备和学校卫生工作进行监察督导的一系列卫生执法活动。学校卫生监督是一项政策性、法律规范性、科学性和技术性都很强的卫生监督工作，是卫生执法的重要组成部分，是国家卫生监督的一个重要组成部分，在保障学生健康和防治学生常见病方面发挥着重要的作用。

（2）学校卫生监督体系。教育行政部门负责学校卫生工作的行政管理。卫生行政部门负责对学校卫生工作的监督指导，其职责包括：对新建、改建、扩建校舍的选址、设计实行卫生监督；对学校内影响学生健康的学习、生活、劳动、环境、食品等方面的卫生和传染病防治工作实行卫生监督；对学生使用的文具、娱乐器具、保健用品实行卫生监督。学校建立卫生管理制度，使学生的学习、生活、劳动、环境、饮食、医疗等方面符合国家有关法律和规定。

（3）学校卫生监督的内容。学校卫生监督包括预防性卫生监督和经常性卫生监督。前者是指卫生行政部门根据有关法律、法规和卫生标准，对新建、改建、扩建的校舍选址和建筑设计进行卫生审查和竣工验收，具体包括：校址的选择、学校用地设计、学校平面布局设计、教室组成与布置设计是否符合有关法律、法规和卫生标准的规定；学校的教学用具（如黑板、课桌椅等的设置，体育场地和器材设备的设置），行政办公用房和生活服务用房的设计是否符合安全和卫生的要求；学校的建筑设备（如各类用房面积指数、层数、净高等，房间的采光、照明、取暖、通风等）以及学校的供、配电设计和广播设计等是否符合有关规定。后者是指卫生行政部门根据卫生法律、法规和卫生标准，对学校卫生进行定期或不定期的检查、监测、指导和监督等常规性监督检查，具体包括：学校的建筑设施与室内外环境是否符合国家《中小学建筑设计规范》的规定；学习和教学相关卫生监督；学校体育运动场所和器材的卫生安全状况；学生劳动卫生和安全防护；学生的体育锻炼和劳动卫生监督；学校卫生设备、饮用水卫生和食品卫生监督；学生的健康教育、常见病防治和传染病控制监督；学校公共场所和宿舍卫生监督；学校卫生保健机构设置和人员配备情况的监督。

2. 学校卫生管理

各级教育行政部门已经将学校卫生工作纳入学校工作计划，许多地区的学校设立卫生监督部门，对学校的日常卫生进行监督。各级各类学校接受卫生行政部门组织的专业防治机构对学生进行健康检查、传染病防治和常见病矫治；开展中小学卫生技术人员的技术培训和业务指导。申报建立区域性学生保健机构；负责学校卫生统计报告，监测学生生长发育和健康状况，掌握学生常见病、传染病、地方病动态情况；进行学校卫生知识的健康教育；做好学校卫生应急事件处理。

（1）学生健康状况监测。各级卫生行政部门通过学校对学生健康状况进行系统、长期地监测，以掌握本地区学生生长发育和健康状况；制定学生常见病、传染病、地方病的防治计划；对本地区学校卫生工作进行技术指导；开展学校卫生服务。监测主要通过登记报告、统计报表、卫生监测和专题调查四个渠道实现。报表种类分为：学校预防性卫生监督报告；学校经常性卫生监督报告书；学校常见病预防控制调查卡；学校公共卫生突发事件报告卡。通过以上监测报告，可以了解学生健康状况的动态变化，评价学校卫生工作，同时为各级卫生行政部门确立当地学校卫生监督重点，调整卫生资源布局与服务利用，制定相关卫生政策、卫生标准提供科学依据。

（2）学校卫生应急事件处理。学校卫生应急事件是指学校内突然发生的危害学生健康的事件，内容包括重大传染病疫情、中毒事件（食物中毒及急性化学物品中毒）、污染事故、免疫接种事故及严重异常反应，以及其他重大疑难及不明原因的健康危害事件。具有短时间内累及面广，病人症状相似或相同等特点。学校卫生应急事件发生后应立即向有关职能科室或上级领导报告，争取在最短的时间内，采取有效的控制措施，阻止事态的进一步发展。应当尽量准确掌握事件发生的时间、地点、人数、症状、危害范围，初步判断事件发生的可能原因，根据有关处理原则，及时采取控制措施。以减轻或消除突发事件的危害，保障全体师生员工的身体健康与生命安全，维护学校正常的教学秩序和校园稳定。学校和当地卫生行政部门应严格遵守有关规定，不经授权，不得随意公开事件的性质、原因、危害程度等。

12.4 突发公共卫生事件管理

12.4.1 公共卫生安全

人类社会遭受过很多次来自自然和人类自身因素的各种公共卫生事件，例如2003年的“非典”，2008年的汶川大地震等，其所造成的危害和破坏是多层次、多方面的。它不仅危害公众的身体健康和生命财产安全、造成公众心理恐慌，还直接影响社会安定、影响国家或地区经济发展、威胁国家安全。因此，各个国家都在加大公共卫生安全的投入，利用先进科学技术认识和掌握突发公共卫生事件的规律，并采取有效的应对措施。

公共卫生安全是国家安全的重要组成部分，由国家卫生资源与卫生体制提供公共卫生服务与管理，保障本国公共卫生水平和卫生状况不受自然或人为因素的影响和威胁。随着社会经济发展、经济全球化的推进、航空交通的进一步发展，全球范围的商务、旅游等交易往来越发频繁，影响公共卫生安全的因素不仅发生着改变，而且还被人为地增加。因此，公共卫生安全问题已成为全世界共同面临的挑战。20世纪70年代以来，全球约有30多种新的病原微生物出现，都引起了局部或全球的爆发流行，如“非典”、艾滋病、军团病等；一些原已被控制的传染病，如鼠疫、麻疹、结核、性病等又死灰复燃；工业化带来化学品的大量生产和广泛使用，使环境污染日趋严重，核电的利用及核废料的处理存在诸多安全隐患等；自然灾害、战争及恐怖活动的频繁发生，使人们生活在物质文明享用与公共安全威胁并存的矛盾世界。

12.4.2 突发公共卫生事件

根据《突发公共卫生事件应急条例》规定，突发公共卫生事件，一般指意料之外突然发生的、造成或者可能造成社会公众健康严重损害的重大传染病、群体性不明原因疾病、重大食物中毒和职业中毒以及其他严重危害公众健康的事件。突发公共卫生事件应具备的特征：一是突发性，即突然发生，具有不确定性，如各种人员疏忽、恐怖事件、自然灾害引起的重大疫情和食物中毒等；二是具有公共性，公共卫生事件针对的不是特定个人，而是特定的群体，甚至是全社会人群；三是严重性，对公众身体和心理健康的损害和影响要达到相当的程度，波及范围广；四是时间分布各异，人为因素引起的突发公共卫生事件多无规律可循，自然因素引起的如气象灾害有一定的季节性；五是地域分布各异，如地质灾害多发生在地壳板块交界处，水灾多在临近江河湖海或地势低洼地；六是复杂性，突发公共卫生事件种类多，原因复杂多变，有直接原因，有间接原因，有潜在威胁，也有长期作用因素；七是综合性，突发事件的发生和处理往往涉及社会各个方面，是一个社会问题。

突发公共卫生事件包括：甲类传染病的首次出现；乙、丙类传染病发病率的显著增高；新发传染病的出现；不明原因疾病的爆发；各类自然灾害过程中和发生后的疾病爆发流行；医院的感染事件；免疫接种引起的群体癔症；群体性药物反应；疫苗接种的集体反应；生物恐怖活动；重大的食物中毒；营养缺乏性疾病的流行；职业中毒；化学性恐怖事件；鼠药中毒；自然灾害；有毒物质的泄露；核事故；放射性恐怖事件；其他非常规性的公共卫生事件等。

突发性公共卫生事件可以分为以下五类：

1. 生物病原体所致疾病

生物病原体所致疾病主要指传染病、寄生虫病、自然疫源性地方病的区域性流行、爆发流行甚至出现死亡；预防接种或预防服药后出现群体性的异常反应；群体性医院感染等。

传染病爆发是指传染病在集中的时间、地点发生，导致大量的传染病病人的出现，其发病率远远超过平常发病水平。目前全国的传染病的发病率总体呈下降趋势，但局部地区、某一时段仍出现反弹，主要原因是旧传染病的死灰复燃，新发传染病的不断发生流行。特别是近 30 年来，新发现的传染性疾病的病原体 30 余种，并引起了一定的流行和危害。如嗜肺军团菌引起了军团病全球的蔓延，O157∶H7 大肠埃希氏菌引起了出血性肠炎、溶血性尿毒综合征疫情的流行，冠状病毒变异体引起的“非典”、手足口病和甲型 H1N1 流感病毒的流行、爆发等，甚至出现利用致病性微生物或毒素为袭击手段的生物恐怖活动。

2. 中毒事件

中毒事件包括食物中毒、职业中毒、环境污染中毒和农药中毒等。

（1）食物中毒是指摄入正常数量、可食状态的、被致病菌及其毒素、化学毒物污染或含有毒素的动植物食物后所引起的以急性感染或中毒为主要临床特征的非传染性疾病。食物中毒包括细菌性食物中毒、细胞性食物中毒、化学性食物中毒等。凡食入非可食状态（未成熟水果等）食物，或暴饮暴食所引起的急性胃肠炎，或因摄入食物而感染的传染病、寄生虫病、人畜共患传染病等食源性疾病，或摄食者本身有胃肠道疾病、过敏体质者食入某食物后发生的疾病，均不属于此范畴。也不包括因一次大量或者长期少量摄入某些有毒有害物质而引起的以慢性毒性为主要特征（如致畸、致癌、致突变）的疾病。据卫生部办公厅关于 2008 年全国食物中毒报告情况，我国重大食物中毒事件报告 431 起，中毒 13 095 人，死亡 154 人。主要原因是食品的加工和保存不当、消费者缺乏自我保护意识（食物污染变质）、投毒或误食化学性有毒物质、公共餐饮供应单位食品卫生监督管理不力等。

（2）职业中毒是指劳动者在生产作业过程中由于接触或吸收工业毒物引起的中毒。可分为三类：第一类是急性中毒，毒物一次或短时间内大量进入人体后所引起的中毒。在正常生产情况下，这种中毒少见，往往发生在生产过程出现意外时。第二类是慢性中毒，小量毒物长期进入人体后所引起的中毒。这是由于毒物在体内蓄积所致。第三类是亚急性中毒，介于急性和慢性中毒之间，在较短时间内有较大剂量毒物进入人体所致。我国《职业病目录》规定职业中毒包括铅、汞、锰、铊、砷及其化合物中毒等 56 种。2003 年卫生部公布重大职业中毒事故 46 起，中毒 639 人，死亡 61 人。其职业中毒的两个主要特点：一是中毒物质主要是硫化氢和一氧化碳等窒息性气体；二是氯气中毒事故一旦发生，波及的范围更广，影响的人数更多。例如 2002 年发生的 4 起氯气中毒事故，涉及人数达 260 人。

（3）环境污染中毒主要是指人类直接或间接地向环境排放超过其自净能力的物质或能量，从而使环境的质量降低，对生态系统造成严重破坏，具体包括；水体污染、大气污染、放射污染等所致的中毒事件。据报道，目前全国七大水系中，40%的河段不适合作饮用水源，50%的城市地下水受到污染。2009 年，113 个环保重点城市空气质量达到一级标准的占 0.9%，达到二级标准的占 66.4%，达到三级标准的占 32.7%。

（4）由于长期滥用农药，农药或其有害代谢物、降解物在环境中蓄积，使环境中的有害物质大大增加，通过大气、水体、土壤、食品危害到生态和人类，形成农药污染。农药中毒是指大量接触或误食农药，农药进入人体的量超过了正常人的最大耐受量，使人的正常生理功能受到影响，出现生理失调、病理改变等一系列中毒临床表现，甚至死亡。农药污染和农药中毒是农村中毒事件的主要原因，以急性生活性中毒为多，主要是由于误服或自杀。生产作业环境污染所致农药中毒，主要发生于农药厂生产的包装工和农村施用农药人员。在田间喷洒农药或配药及检修施药工具时，皮肤易被农药污染，均容易经皮肤和呼吸道吸收发生急性中毒。据世界卫生组织报道，发展中国家的农民由于缺乏科学知识和安全措施，每年有 200 万人农药中毒，其中有 4 万人死亡，平均每 10 分钟有 28 人中毒，每 17 分钟有 1 人死亡。我国遭受农药污染的农田面积达到 1.4 亿亩，2003 年报告农村急性生产性农药中毒 2 044 例。

3. 自然灾害

自然灾害是指当人和动植物所依赖的自然环境在特定条件下发生巨大的变化，远远超过人和动植物所能承受的范围，包括地形地貌的改变、生物物种的灭绝等，对人和其他生物生存造成巨大威胁。世界范围内重大的突发性自然灾害包括：旱灾、洪涝、台风、风暴潮、冻害、雹灾、海啸、地震、火山、滑坡、泥石流、森林火灾、农林病虫害等，自然灾害的过程中和发生后往往伴随着大量人员伤亡和传染性疾病的爆发流行。

4. 意外事故

煤矿瓦斯爆炸、飞机失事、道路交通事故等重大安全事故给社会造成巨大的经济损失和惨重的人员伤亡。2009 年 6 月 5 日上午 8 时，成都市北三环川陕立交桥下发生公交车燃烧事故造成 28 人死亡，74 人受伤，其中包括 5 名危重伤员。

5. 不明原因引起的群体发病或死亡

不明原因引起的群体发病或死亡是指一定时间，一定区域范围内，同时或者相继出现多个临床表现相同的患者，且病例不断增加、范围不断扩大，但又暂时不能明确诊断的疾病。这种疾病可能是传染病，或群体性癔症，或某种物质中毒。这类事件发生的早期，由于对其发病机制、诊断标准、传播途径等原因不明，往往难以做出诊断，也无法采取有效的防治措施，控制难度很大，容易造成严重的后果。

突发公共卫生事件除上述分类外，还可按事件性质、危害程度、涉及范围和应急处理的需要分为一般、较重、重大和特大四类。但不管损害程度如何，都会直接危害公众的健康，影响经济的发展和社会的稳定。因此，突发公共卫生事件是社会普遍关注的热点问题，也是公共卫生管理的难点问题。

12.4.3 应急管理

突发公共卫生事件是难以避免的，古今中外概莫能外，但通过构筑公共卫生防御屏障，建立快速应急反应体系，能够达到减少危机发生和祸害流行的目的。针对突发公共卫生事件，发达国家建立了比较完备的应急防御体系。随着经济全球化、生态自然环境恶化、人类生活方式和行为习惯的改变，全球突发公共卫生事件日益增多，其形式、内容和危害程度对社会的影响已大大超出了传统意义上的公共卫生事件，加上突发事件的多样性和不可预测性，原有的应急反应体制、设备设施和人才队伍已满足不了当前形势的需要。我国在“非典”爆发以前，也有许多相关卫生法律和规定，但没有一部统一的卫生紧急状态的法规和条例。“非典”的爆发使全社会对突发公共卫生事件有了更深刻地认识。为了有效预防、及时控制和消除突发公共卫生事件，减少人员伤害和经济损失，保障公众健康与生命安全，维护正常的社会秩序，2003年5月9日，我国紧急出台了《突发公共卫生事件应急条例》，标志着我国的突发性危机处理工作纳入了法制轨道。

突发公共卫生事件应急处理，应遵循预防为主、常备不懈的方针，贯彻统一领导、分级负责、反应及时、措施果断、依靠科学、加强合作的原则和“PPRR”管理模式（prevention，preparation，response，recovery），即事件发生前预防、发生前准备、发生时应对和结束后恢复。

1. 预防

坚持预防为主，既是卫生工作的基本方针，也是突发公共卫生事件应急处理的原则。既可减少各类突发公共卫生事件，也能有效应对突发公共卫生事件。

（1）认真贯彻执行相关法律和法规，加强防范。食品生产经营企业应严格执行《食品卫生法》的规定，注重食品的卫生和安全。医疗卫生部门应严格执行《传染病防治法》和相关法规，加强法定传染病的监督管理，及时发现新发传染病。卫生监督部门应加强对人群集中的单位食堂、餐饮行业的监测和监督。保护自然环境，防治环境污染，依法加强饮用水管理及“三废”治理。加强《职业病防治法》的宣传教育，严格实行预防性监督和经常性监督，定期进行医学监护和工作场所的监测。

（2）提高人群对突发公共卫生事件的应对能力。积极开展健康教育，普及各种常见危害的预防常识，加强居民的健康保护意识，培养良好的行为习惯与生活方式。严格执行计划免疫程序，开展预防性接种，提高易感人群的免疫水平。

（3）建立和完善监测与预警系统。加大公共卫生事业的投入，培养各类公共卫生人才，完善医疗卫生体制。建立科学有效监测系统，其作用在于及时发现突发性公共卫生事件，目前我国已实行的公共卫生监测包括传染病、非传染病、不明原因疾病和中毒等的监测。预警系统由信息系统、预警评价指标体系、预警评价与推断系统、报警系统和预警防范措施等五部分组成，其作用在于及时报告和通报有关信息。监测和预警工作的具体要求包括：根据重大的传染病疫情、群体性不明原因疾病、重大食物和职业中毒等突发公共卫生事件的类别开展监测与预警；监测计划的制定要根据突发公共卫生事件的特点，有的放矢；运用监测数据，进行科学分析，综合评估；及时发现潜在隐患；按规定的程序和时限进行报告。

2. 应急准备

突发公共卫生事件的应急准备使得国家和地区的抵抗力、接受力、恢复能力提高，并能有效预防、处理各类突发公共卫生事件，从而有序顺利地度过突发公共卫生事件时期并恢复持续发展。应急准备是一项经常性、涉及多部门的工作，是制定管理计划开展应对措施（预防、缓解、准备、紧急处理、恢复和重建）的组成部分。

（1）制定突发公共卫生事件应急预案。制定应急预案对及时有序处理突发公共卫生事件至关重要。其有利于建立组织协调、科学决策、集中社会各界力量共同应对突发事件的指挥体系；有利于建立全方位的多层次的信息监测平台，及时预报、预测、预警；有利于建立一支反应迅速、机动灵活、装备精良、业务过硬的应急队伍。突发公共卫生事件应急预案分为全国突发公共卫生事件应急预案和省（自治区、直辖市）突发公共卫生事件应急预案。全国突发公共卫生事件应急预案的制定要求分类指导、快速反应；省（自治区、直辖市）突发公共卫生事件应急预案的制定要求根据全国的应急预案，结合本地实际情况。通过完善应急反应的技术支撑体系，可以全面提升国家对突发公共卫生事件的快速反应和应急处理能力。

（2）加强急救医疗服务网络的建设。做好传染病预防和其他公共卫生工作，防范突发事件的发生。要增强疾病防治意识，建立和完善城乡公共卫生和医疗体系，尤其是给排水、交通、环保、公共卫生配套要强化管理和协调，避免和杜绝疏漏，是应对突发非常事件的前提和基础。县级以上人民政府应配备相应的医疗救治药物、技术、设备和人员，提高医疗卫生机构应对各类突发公共卫生事件的救治能力。设区的市级以上地方人民政府应当设置与传染病防治工作需要相适应的传染病专科医院，或者指定具备传染病防治条件和能力的医疗机构承担传染病防治任务。在医疗卫生机构中挑选医术高、经验丰富的医护人员和具有现场处置经验的疾病预防控制人员，组成应急救治队伍。

（3）加强突发公共卫生事件应急处理专业队伍的建设和培训，开展突发事件应急演练。县级以上人民政府卫生行政主管部门应当统筹规划，制定卫生应急培训计划，定期对医疗卫生人员开展突发公共卫生事件应急处理相关知识、技能的培训，定期组织医疗卫生机构进行突发公共卫生事件应急演练，推广最新知识和先进技术，包括各类中毒等突发事件应对和预案制定，重点传染病的防治和《国际卫生条例》等内容的学习；开展重点传染病、化学中毒、医学救援等模拟演练。

（4）有关政府部门应保证应急设施、设备、救治药品和医疗器械等物资储备。根据规定，按照统一规划、确保急需、突出重点、动态储备的原则，建立社会性的应急物资（应急药品、医疗设备）储备基地和调运机制，完善应急物资管理办法。

3. 应急处理

（1）对病人进行救治。严重的突发公共卫生事件会造成大量伤员或患者，因此当前最重要的任务就是进行及时的诊断救治。就传染病爆发而言，组织专门的救护力量和定点医院，救治对象一般分为确诊病人和疑似病人，分别采用不同的救治和管理措施，同时要注意对医护人员的安全防护。应采取就地隔离、就地观察、就地治疗的措施。必要时采取对与患者密切接触的医护人员进行隔离，对定点医院进行封锁。

（2）保护现场，控制和消除致病及中毒因素。在救治病员时，要做好公共卫生管理，切断传播途径，防止传染源的扩大蔓延和保护高危人群。根据突发公共卫生事件的性质、特点，采取相应的保护控制措施，包括疏散人群、封锁疫区、隔离传染源、卫生消毒、通风换气、防泄露扩散等。根据突发公共卫生事件应急处理的需要，还可以对食物和水源采取控制措施，设立临时垃圾处理场，清理废品、垃圾和各种散落在环境中的有毒物，焚烧或掩埋动物尸体。

（3）调查确诊。专业技术机构应深入现场进行调查、采样、技术分析和检验以明确诊断。对传染病做到早发现、早报告、早隔离、早治疗，切断传播途径，防止扩散。

（4）保护健康人群。医疗卫生机构做好疫情信息的收集和报告、人员的分散隔离、公共卫生措施的落实工作，向居民、村民宣传传染病防治的相关知识。及时对易受感染的人群和其他易受损害的人群采取应急接种、预防性投药、群体防护等措施。

4. 报告和信息发布

（1）突发公共卫生事件的报告。报告的内容包括发生或者可能发生传染病爆发、流行，发生或者发现不明原因的群体性疾病，发生传染病菌种、毒种丢失，发生或者可能发生重大食物和职业中毒事件。突发公共卫生事件监测报告机构、医疗卫生机构和有关单位发现突发公共卫生事件，应当在 2 小时内向所在地县级人民政府卫生行政主管部门报告，卫生行政主管部门应当在 2 小时内向本级人民政府报告，同时向上级政府卫生行政主管部门报告，并应立即组织进行现场调查确认，采取必要的控制措施，随时报告势态进展情况。各级地方政府应当在接到报告后 2 小时内向上一级政府卫生行政主管部门和国务院卫生行政主管部门报告。对可能造成重大社会影响的突发公共卫生事件，省以下地方人民政府卫生行政主管部门可直接上报国务院卫生行政主管部门；省级人民政府在接到报告的 1 小时内，向国务院卫生行政主管部门报告；国务院卫生主管部门接到报告后应当立即向国务院报告。

（2）信息的发布。国务院卫生行政主管部门负责向社会发布突发公共卫生事件的信息。必要时，可以授权省（自治区、直辖市）人民政府卫生行政主管部门向社会发布本行政区域内突发公共卫生事件的信息。信息发布应当及时、准确、全面。

本章小结

公共卫生管理是指政府及卫生行政部门依据相关法律、法规和部门规章对公共卫生工作实行有效合法的行政监督管理的过程，主要包括疾病控制管理和卫生监督管理。疾病控制管理的职责在于通过对疾病及危害因素的预防控制，创造健康良好的社会环境和自然环境，提高人民的健康水平和生活质量。疾病控制管理主要包括传染病控制管理、慢性病控制管理、地方病控制管理和职业病控制管理等。卫生监督的职责是承担卫生行政许可工作的具体核准以及卫生标准的具体督察工作，负责健康相关产品和健康相关职业领域的卫生监督管理。卫生监督管理主要包括食品卫生监督管理、公共场所卫生监督管理、学校卫生监督管理等。突发公共卫生事件是指意料之外突然发生的、造成或者可能造成社会公众健康严重损害的重大传染病、群体性不明原因疾病、重大食物中毒和职业中毒等严重事件。突发公共卫生事件应急处理，应遵循预防为主、常备不懈的方针，贯彻统一领导、分级负责、反应及时、措施果断、依靠科学、加强合作的原则，以及发生前预防、发生前准备、发生时应对和结束后恢复的管理模式。

关键术语

公共卫生　　公共卫生管理　　疾病控制管理　　传染病控制管理　　慢性病控制管理　　地方病控制管理　　职业病控制管理　　卫生监督管理　　食品卫生监督管理　　公共场所卫生监督管理　　学校卫生监督管理　　公共卫生安全　　突发公共卫生事件应急管理

复习思考题

1. 简述公共卫生的内涵及其重要性。
2. 简述疾病控制管理和卫生监督管理的主要内容。
3. 简述突发公共卫生事件的特征及应对措施。
4. 结合 21 世纪生物技术的发展，试谈公共卫生管理面临的机遇和挑战。

阅读材料

2001 年秋季，一系列含有炭疽病毒的信件通过美国邮政系统从佛罗里达和纽约向全美各地传播，这一恐怖行动在美国社会造成了极大恐慌，并引起公共卫生部门和安全部门的高度重视。

2001 年 10 月 15 日上午 9:45，美国国会大厦六层一名工作人员打开了一封含有炭疽病毒的信件。此前，该大厦的工作人员已经同许多人一样，在美国遭受前期的炭疽袭击之后，接受了如何应对可疑信件的培训。可疑粉末的出现引起了工作人员的警觉，她立即通知警察。

09:55，第一现场应对者到达现场，包括警察、突发事件应对人员等。

10:00，危险品检测部门到达现场，并开始炭疽病毒的初始检测。

10:15，第一次快速检测呈炭疽阳性。

10:30，国会大厦通风系统关闭，第二次检测也呈炭疽阳性；现场医师小组开始对可能暴露在炭疽粉末中的人员进行鼻腔试纸的检测和化学预防药品的分发。

10:40，国会大厦六层的工作人员转移至九层；鼻腔试纸检测仍继续；此后工作人员又被转移至五层，并与其他人员隔离。

15:00，全部办公人员离开国会大厦。

10月16日早晨，国会大厦西南区关闭，晚上整个国会大厦关闭。在接下来的三天，现场医师小组对所有在现场的人员和国会里自愿要求检查的人员进行炭疽病毒的检测。

10月16日上午，美国疾病控制和预防中心派出的快速反应小组到达现场，并开始流行病学的调查。为了识别需延长预防的曾暴露于炭疽病菌的人群，快速反应小组界定了受污染的高威胁区域。同时，为了识别可能受污染的设施，开始追踪国会邮件分配系统，并获取五层和六层的平面图和通风系统的信息，以及多种环境样本。为了找到每一个可能处于危险区域的人，快速反应小组获取了国会大厦雇员和到访者名单及联系方式。快速反应小组与现场医师小组密切合作，收集了国会大厦办公人员和第一现场反应者的全部鼻腔试纸样本，并在随后4天，送往位于马里兰州的国家海军医疗中心检测；在随后的7天内跟踪首次检测呈炭疽阳性的样本……

从此次事件的前期处理来看，反应迅速、通力合作的公共卫生部门的应对措施有效避免了炭疽病毒的扩散；良好的公共卫生基础设施、有效的抗菌预防战略和基于先前经验的有效管理也扮演了重要角色。疾病控制和预防中心建立了由各领域专家（如数据管理专家、流行病学专家、微生物学专家、沟通专家）组成的快速反应小组，这些受过专门培训的行动小组能迅速奔赴突发事件现场，为各州和地方提供应急支持。

在整个炭疽袭击的应对过程中，联邦、地区、州和地方努力保持高度协作和沟通，多个系统在同时协同运转。美国卫生部通过疾病控制和预防中心为各州和地方卫生部门提供9.18亿美元的资助，以提高整个纵向应对系统预防公共卫生领域的恐怖袭击，提高应对公共卫生突发事件的整体能力。

第 13 章

基层卫生与社区卫生服务管理

13.1 初级卫生保健

健康是人类最基本的权利，是生存最重要的前提。保护和促进健康，不仅是卫生事业的根本任务，也是全人类发展的重要目标。发展医疗卫生事业，满足居民的基本卫生服务需求，提高健康水平，是摆在各国政府和世界卫生组织面前的严峻任务。1977 年第三十届世界卫生大会确立了“2000 年人人享有卫生保健”的全球卫生战略目标，对全球社会经济发展和人类健康产生了积极的影响。为推动这一全球目标的实现，1978 年世界卫生组织和联合国儿童基金会在阿拉木图召开了国际初级卫生保健会议，发表了《阿拉木图宣言》。1998 年世界卫生组织提出了“21 世纪人人享有卫生保健”的新战略，并继续把“初级卫生保健”作为该目标的策略。基于全面建设小康社会的考虑，2009 年卫生部提出了“健康中国 2020 战略”，将全民的健康问题放到了重要的战略地位，初级卫生保健将在全社会范围内得到更大的发展。

13.1.1 初级卫生保健概述

1. 初级卫生保健的概念

初级卫生保健（primary health care，PHC）是指最基本的、人人都能得到的、体现社会平等权利的、人民群众和政府都能负担得起的卫生保健服务。它是由国家主动提供，要求个人及其家庭积极参与，所采用的方法和技术切实可行、方便可靠。在地理上，它离群众最近、最方便、最容易得到，反应也最迅速。在内容上，它是综合性的、连续性的，包括所有年龄、性别和所有类型的健康问题。在方式上，它是主动的、协调性的、全社会负责和参与的。在心理上，它是最亲切的，也是最容易接受的。“合理分配卫生资源、鼓励全社会（全社区）参与、以预防为主、采用适宜技术、综合利用各种社会资源”成为国际公认的初级卫生保健的基本原则。

2. 初级卫生保健的内容

根据《阿拉木图宣言》，初级卫生保健工作分为四个方面和八项基本内容。

（1）四个方面：增进健康；预防疾病；治疗伤病；心身康复。

（2）八项基本内容：增进必要的营养和供应充足的安全饮用水；提供清洁的卫生环境；开展妇幼保健和计划生育工作；主要传染病的预防接种；地方病的防治；普及健康教育；常见病及创伤的有效处理；提供基本的药物。

初级卫生保健的内容并非是固定不变的，在1981年第三十四届世界卫生大会上，又增加了一项基本内容：使用一切可能的方法，通过影响生活方式、控制自然和社会心理环境，来预防和控制非传染性疾病，促进精神卫生。显然，工业发展可能带来的职业性病伤、生活方式改变所致的慢性病、外伤和肿瘤的预防、精神卫生等都应包括在初级卫生保健之内。初级卫生保健的基本内容是世界各国实施初级卫生保健时必须完成的最基本任务，也是初级卫生保健发展的基础。当然，不同的国家和地区、不同的人群所面临的健康问题是不一样的，各国可根据自己的国情对基本内容有所侧重和发展。例如，在发展中国家，初级卫生保健的主要内容是营养、安全饮用水、环境卫生、防治传染病和地方病、提供基本的妇幼保健和药物等。而在发达国家，第一次卫生革命的任务已基本完成，初级卫生保健的重心逐渐转向为社区中的个人及其家庭提供高质量的、连续性、综合性的医疗保健服务，以老年病、慢性病、癌症的防治、意外事故和自杀的预防以及残疾人的康复为主要内容，致力于不良行为和生活方式的纠正和精神健康的维护。从初级卫生保健内容的演变来看，其重心逐渐从公共卫生、政府责任、社会性运动转向慢性病防治、与传统的医疗实践整合、社区规划。认清初级卫生保健的发展趋势，对制定远期卫生规划和策略具有重要意义。而加强基层医疗与初级卫生保健的整合和发展，建立能有效提供初级卫生保健服务的基本医疗保健体系是初级卫生保健发展的重要基础。

3. 初级卫生保健的目标及指标体系

20世纪70年代初，对全球卫生状况进行的全面分析和对9个代表性国民卫生服务模式的系统调查研究，不仅为“人人享有卫生保健”目标的形成提供了理论依据和大量数据，也为初级卫生保健理论的提出奠定了重要的基础。1977年第三十届世界卫生大会上确立了“2000年人人享有卫生保健”的全球性卫生发展总目标。但到20世纪末，由于政府投入不足、自然和人为灾害，以及全球存在的健康不公平性、疾病谱转变和健康问题的复杂性等，初级卫生保健的全球目标未能完全实现。于是在1998年召开的第五十一届世界卫生大会上，世界卫生组织提出了“21世纪人人享有卫生保健”的新战略，并继续把“初级卫生保健”作为该目标的策略。

（1）“21世纪人人享有卫生保健”的主要内容。

1）重申健康是每个公民的一项基本人权，每个公民都有相同的权利、义务和责任，来获得最大可能的健康。

2）人类的健康水平提高和幸福，是社会经济发展的终极目标。

（2）“21 世纪人人享有卫生保健”的社会基础。

1）承认享有最大可能的健康是一项基本人权。

2）重视政策、研究和服务提供过程的伦理方面。

3）消除个人之间和群体之间的不公平、不合理现象。

4）消除性别歧视，强调性别平等。

（3）“21 世纪人人享有卫生保健”的政策基础。

1）健康是人类发展的中心。个人健康是家庭、社会和国家实现社会和经济目标的前提，以健康为中心，更多地重视躯体、精神和社会健康，才能够保证个人、家庭、社区和国家实现其社会和经济目标。不仅要重视生命数量，更要重视生活质量。弱势人群的健康状况是衡量健康公平性和卫生政策正确性的重要指标，一个社会的健康状况能够对社会问题起到预警作用。

2）卫生系统的可持续发展。可持续发展的概念在于加强基础建设，包括基础的新建和改制，目标是使当代和后代受益。基础建设的概念不仅仅是结构，更重要的是宗旨和功能，例如，原有设施的改建，原有人力资源的重组，新领域人力的吸收，某些功能的增加或减少，筹资体制的改革，服务提供方式的改变，人们为维护自己健康而观念变革等。要求卫生系统对人的一生健康和社会需求做出反应。卫生系统的改革，必须与整个国家的改革有机地结合，既不能超前，也不能滞后。

（4）“21 世纪人人享有卫生保健”的总体目标。

1）提高平均期望寿命的同时提高生活质量。

2）在国家内部和国家之间改善健康的公平程度。

3）卫生系统可持续发展，保证人民利用这一系统所提供的服务。

（5）“21 世纪人人享有卫生保健”的具体目标。

1）到 2005 年，在各国和国家间确定并实施健康公平性评估；各成员国制定具体的行动计划，并开始实施和评估。

2）到 2010 年，消灭麻风病；全体居民获得终生的综合、基本、优质的卫生服务；建立适宜的卫生信息系统；实施政策研究和体制研究的机制。

3）到 2020 年，确定孕产妇死亡率、婴儿死亡率、5 岁以下儿童死亡率和平均期望寿命的具体目标；全球负担大大减轻，与结核病、艾滋病、烟草、暴力相关的发病和残疾上升趋势得到控制；消灭麻疹、丝虫病和沙眼；部门间行动的协调加强，重点在安全饮用水、环境卫生、营养和食品卫生以及住房环境方面；社区建立综合健康行为促进计划并予以实施。

（6）“21 世纪人人享有卫生保健”的实施策略。世界卫生组织建议的四项重大行动是：

1）与贫困做斗争，不仅仅是为贫困人口提供他们赖以生存所必需的物质，更重要的是寻找一种机制让他们能够通过自救改变生存的环境。采取卫生干预措施，打破贫困和不健康的恶性循环。

2）在所有的环境中促进健康，包括生活、工作、娱乐和学习所需的环境。通过社会行动促进健康，通过媒体形象倡导健康。

3）部门间的协调、协商和互利。卫生部门要敏感地意识到各个部门的动机，以便与之协调，实现在促进人类健康目标上的一致性。

4）将卫生列入可持续发展规划。

4. 初级卫生保健与全科医疗服务

（1）初级卫生保健与全科医疗的关系。初级卫生保健与全科医疗既有联系又有区别。从发展的历史和背景来看，全科医疗主要起源于欧美等发达西方国家，是第一次卫生革命向第二次卫生革命转变、医学发展高度专科化以及医学模式转变、医疗服务和医学教育改革的综合产物，是医疗系统本身努力的结果；而初级卫生保健主要起源于发展中国家，是在总结发展中国家在第一次卫生革命中取得的成功经验的基础上产生的，是对世界各国的卫生政策和策略进行比较和评价后提出的一项全球性的策略和目标。从性质来看，全科医疗是一种基层医疗体系，是临床医学中的一个独特的医学专科；而初级卫生保健是由世界卫生组织提出的一项全球性的任务和策略，是为了提高全体人民的健康水平而必须提供的最基本的卫生保健服务。从特征来看，全科医疗通常具有全科医生为个人及其家庭提供服务时所秉持的专业性特征；而初级卫生保健以社会性的卫生运动为特征。从内容来看，全科医疗提供以个人为中心、家庭为单位、社区为范围的连续性、综合性、协调性和个体化的医疗保健服务，是健康教育、预防、医疗、保健、康复、计划生育技术指导“六位一体”的卫生保健服务；而初级卫生保健大多由各自独立的卫生保健项目组成，受不同系统的控制与指导，公共卫生服务所占的比重很大，而且，其内容也会因时间、地点、条件的不同而有很大的变化。从服务对象来看，全科医疗兼顾个人、家庭和社区；而初级卫生保健项目一般针对人群。从范围来看，初级卫生保健是一级医疗中的重要内容；全科医疗虽然也是一级医疗，但它也涉及二、三级医疗，是一级医疗与二、三级医疗连接的桥梁。从提供者来看，全科医疗主要由全科医生提供；而初级卫生保健由政府提供，实施人员可由政府官员、社会团体，公共卫生人员及其他医务工作者组成。从发展来看，初级卫生保健有一个从初级到高级的发展过程，经常要借助于高度组织化的管理体系和国家政策、行政命令的推动；而全科医疗则强调提供高质量、高水平的医疗保健服务，是一种高素质的基层医疗，其发展是以社区的需要和需求为动力。全科医疗与初级卫生保健也有许多共同之处：都是立足于社区的基层医疗保健服务，是医疗保健系统的基础和门户；都是以门诊为主体的服务，强调服务的连续性、综合性、协调性、可得性和可用性；都是一种社区规范化的医疗保健服务，需要个人、家庭和社区积极参与；都是以提高人民的健康水平为目标；都在内容上有很大的可塑性，适用于任何国家和地区；都依赖基本相同的历史背景。

许多国家和地区的经验证明，实施全科医疗是为社区居民提供初级卫生保健服务的最佳途径，全科医生是高质量初级卫生保健服务的最佳提供者。此外，世界卫生组织也委托世界全科医师协会制定有关初级卫生保健问题的分类目录，反映了全科医疗与初级卫生保健之间的密切联系。世界全科医师协会（World Organization of National Colleges，Academies，and Academic Associations of General Practitioners/Family Physicians，WONCA）创建于1972年，是全科医师/家庭医生（general practitioner/family physician）行业性学术组织。世界全科医师协会在其声明中明确指出，高质量的初级卫生保健依赖于在社区医疗保健队伍中受过良好训练的全科医生。

（2）全科医疗对我国初级卫生保健的影响。在初级卫生保健体系中引入全科医疗模式，使初级卫生保健立足于理想的基层医疗体系之上，从而促进初级卫生保健的发展与完善，满足第二次卫生革命的需要，这已成为许多国家和地区初级卫生保健发展的一大趋势。全科医疗的实施也将对我国的初级卫生保健事业产生许多积极的影响。

1）全科医疗是一种高素质的基层医疗体系，全科医疗的实施将改善我国基层医疗单位的组织结构，从不明确和不成熟的专科化结构转向整体性的全科化结构；并促进基层医疗单位转变服务模式，扩大服务范围和服务内容，从单纯的生物医学服务转向综合性、连续性服务，从被动等候转向主动上门，从为个人服务扩大到为家庭服务和为社区服务。只有这样才能充分发挥基层医疗的优势和门户作用，避免与二、三级医疗单位的资源性竞争，提高基层医疗服务的社会效益和经济效益，促进基层医疗单位的发展。这也为初级卫生保健的实施打下了牢固的基础，充分发挥基层医疗单位在实施初级卫生保健中的枢纽作用。

2）全科医疗的实施加强了各级医疗单位之间的合理分工和有序合作，在二、三级医疗保健与初级卫生保健之间架起了一座桥梁，有利于协调和利用各种卫生资源，从而提高初级卫生保健的质量。

3）全科医生是初级卫生保健的最佳提供者，实施全科医疗需要大力培养全科医生，从而提高基层医生的基本素质和服务水平，加强基层医疗队伍建设，解决我国初级卫生保健队伍人员少、素质偏低的问题。

4）全科医疗的实施使我国的基层医疗单位有能力整合不同的初级卫生保健项目，提供健康教育、预防、医疗、保健、康复、计划生育技术指导“六位一体”的连续性、综合性、协调性的初级卫生保健服务，不仅节省了卫生人力、物力、财力，也提高了初级卫生保健项目的效果和效益。

5）全科医生与社区居民及其家庭有着十分密切的关系，是个人及其家庭的亲密朋友，这可以提高健康教育的效果，有效地推动个人及其家庭主动参与初级卫生保健项目，从而促进初级卫生保健的实施。

6）全科医疗的实施有利于合理利用卫生资源，提高卫生经费的使用效益，以预防为导向的服务模式与健康保险相结合，可以解决我国初级卫生保健项目经费不足的问题。

13.1.2　初级卫生保健的组织实施

不论是从当今世界亟待解决的卫生问题来看，还是从我国卫生状况分析来看，初级卫生保健的任务仍然很艰巨。我国的经济、文化、教育水平较低，卫生事业发展与社会经济发展不够协调，初级卫生保健经费不足，所需要的适宜人才及适宜技术缺乏，卫生事业还不能有效满足人民对医疗保健日益增长的需求。从初级卫生保健所达到的水平与城乡实现的规划目标相比，仍然有不少差距和问题。要解决这些问题，缩小差距，需要从卫生目标和医疗制度上进行改革创新。

1. 政府领导

初级卫生保健是实现“人人享有卫生保健”的全球卫生战略目标的关键，是国家的基本任务，也是社会经济发展的组成部分。1991 年《中国卫生发展与改革纲要》提出了卫生战略目标：贯彻预防为主的方针，以提高人民健康水平及卫生服务水平为主导，以加强预防保健、农村卫生和振兴中医药为战略重点，努力建立具有中国特色的适合经济发展和人民保健需要的卫生工作基础，保障人民群众的基本医疗保健需求，达到与小康水平相适应的健康水平，实现人人享有卫生保健。并明确提出，卫生事业发展与社会经济同步协调发展，要把卫生工作纳入社会大系统，加强各级政府对卫生工作的领导，促进有关部门的协调配合，动员全体社会成员共同参与。因此，初级卫生保健必须由政府领导与组织实施，这是推行初级卫生保健、实现人人享有卫生保健战略目标的关键。

推行初级卫生保健，保障和促进人民健康是各级政府的职责。党和政府一向重视卫生事业，关心广大人民健康。我国《宪法》明确规定了人民的健康权利。在中共中央《关于制定国民经济和社会发展“九五”计划和 2010 年远景目标的建议》中，将“发展各类卫生保健事业，实现人人享有初级卫生保健的目标，加强重大疾病的防治，重点改善农村医疗卫生条件”列入改革开放的主要任务和部署。1997 年中共中央、国务院《关于卫生改革与发展的决定》强调“加强农村卫生工作，实现初级卫生保健规划目标”，“落实初级卫生保健规划是做好农村卫生工作的关键，各级政府要把这项工作纳入国民经济和社会发展规划，实行目标管理，为小康县、乡、村建设创造必要的条件”。2009 年中共中央、国务院《关于深化医药卫生体制改革的意见》明确指出医疗体制改革的目标是：“建立健全覆盖城乡居民的基本医疗卫生制度，为群众提供安全、有效、方便、价廉的医疗卫生服务，实现人人享有基本医疗卫生服务。”

加强各级政府对初级卫生保健的领导，真正把卫生工作作为社会经济建设的重要组成部分，与经济工作一样抓紧抓好，使卫生事业与社会经济建设协调发展。成立由政府及有关部门负责人组成的各级初级卫生保健领导机构，并拨专款促进初级卫生保健工作的开展。按照卫生事业分级管理及地方化、区域化发展的原则，各级政府要在调查研究的基础上，制定当地初级卫生保健规划及计划，确定初级卫生保健的具体目标、重点及措施，并组织落实。按照统一筹划、多方集资、合理配置及有效使用的原则，解决好初级卫生保健的资源问题，从经费、人员及物质上给予必要的支持。同时，建立健全县（市、区）、乡镇（街道）、村（居委会）三级初级卫生保健管理机构。

2. 部门协调

相关社会经济部门应根据初级卫生保健规划目标，结合本部门工作情况与特点协调活动，并将初级卫生保健规划目标与内容列入本部门工作规划与计划。

3. 卫生负责

（1）按公平原则，为全体人民提供基本卫生保健服务。2009 年中共中央、国务院《关于深化医药卫生体制改革的意见》指出，“促进城乡居民逐步享有均等化的基本公共卫生服务。”均等化是指人们享有公共卫生服务的权利是均等的；不同的人根据其健康需要获得相应的公共卫生服务，目的是保障城乡居民获得最基本、最有效的基本公共卫生服务，缩小城乡居民基本公共卫生服务的差距。因此，各级卫生部门应为全体居民提供及时、系统的医疗和康复服务；有计划地防治当地危害人民健康的主要疾病；与教育部门配合，开展健康教育及卫生指导，让广大群众了解健康危害因素，增强健康意识，养成健康的生活方式，提高自我保健及家庭保健能力，合理利用医疗服务。

（2）各级医院及专科医疗机构要积极主动地支持基层卫生机构。通过转诊系统，提供专科医疗服务。为基层卫生人员创造进修机会与条件，提供技术指导与支持性服务。

（3）通过初级卫生保健领导协调委员会，与有关部门协调行动，动员组织群众参加各项有关个人、家庭及社区的卫生活动，开展自我、家庭及社区保健。

（4）改革医学教育，加强在职人员的继续教育。为解决基层医疗卫生机构人才短缺的问题，中共中央、国务院《关于深化医药卫生体制改革的意见》指出，要加强医药卫生人才队伍建设，尽快实现基层医疗卫生机构都有合格的全科医生。制定和实施卫生人才队伍建设规划，重点加强公共卫生、农村卫生、城市社区卫生专业技术人员和护理人员的培养培训。制定优惠政策，鼓励优秀卫生人才到农村、城市社区和中西部地区服务，对长期在城乡基层工作的卫生技术人员在职称晋升、业务培训、待遇政策等方面给予适当倾斜。从而保障基层医疗卫生人才的培养。

（5）调整医学科研方向，加强初级卫生保健、预防保健及卫生服务研究，推广适用于基层的适宜技术，提高卫生技术的社会效益。要努力攻克医药科技难关，为人民群众健康提供技术保障。加大医学科研投入，深化医药卫生科技体制和机构改革，整合优势医学科研资源，加快实施医药科技重大专项，鼓励自主创新，加强对重大疾病防治技术和新药研制关键技术等的研究，在医学基础和应用研究、高技术研究、中医和中西医结合研究等方面力求新的突破。开发生产适合我国国情的医疗器械。广泛开展国际卫生科技合作交流。

（6）提高各级卫生管理部门的科学管理水平，合理配置卫生资源，提高卫生资源的利用效率，提高卫生服务的社会效益与经济效益。

（7）加强医学科技及初级卫生保健方面的交流与合作。充分吸收国际卫生先进技术和经验，为我国初级卫生保健事业服务。

4. 社区参与

社区是社会基层组织，如农村的乡村，城镇的街道及居委会，企业、学校等。社区参与卫生保健是指社区组织及社区成员参与卫生保健的调研、决策、实施、评价，以及卫生资源筹措等。国内外初级卫生保健的实践表明，离开了社区和群众的积极参与，初级卫生保健就不可能实现。开发社区资源，每个单位、每个家庭及每个人都对其自身健康承担责任，积极参与社区卫生活动，是实现“人人享有卫生保健”的一个重要条件。

13.1.3　初级卫生保健的评价

评价是管理的基本职能，也是初级卫生保健工作的一项重要管理程序。论证并制定的各项规划目标需要评价，实施规划目标也需要不断地进行系统评价，以便调整和落实规划。

1. 目的和意义

开展初级卫生保健的评价工作，是为了了解初级卫生保健工作的进度和效果，及时总结经验，找出差距，加强实施过程的质量控制，完善实施计划，提高各项初级卫生保健工作的效率。同时，探索影响城乡居民健康的因素，寻找如何提高居民健康水平的必要措施，指导初级卫生保健所需卫生资源的分配和利用。

2. 基本原则

（1）总体评价与项目评价相结合。总体评价可以概括各分项指标达到相对集中的程度，分项指标代表各具体工作的深入程度，包含在总体评价内容之中。评价工作中，既要注意总体指标的达标程度、水平，又要具体分析各分项指标的达标程度、水平，从而找出弱点、重点和难点，以便集中优势，兴利除弊。

（2）目标评价与过程评价相结合。目标评价反映初级卫生保健工作管理水平的综合发挥程度，从质量到数量诸方面能否达到要求，同时为过程评价提供方向。过程评价反映实施工作中的有效程度，在认真而又努力的前提下，是否有效地组织了规划的实施。

（3）定性评价与定量评价相结合。定量评价是对被评价对象进行数量的评测和度量。准确的判断来源于全面深入调查研究的定量分析，然而定量分析并非适合所有工作，它局限于可以量化的工作指标。因此，在评价体系中还应包含定性评价。定性描述与定量分析相统一，使评价工作更能准确地反映现状。

（4）定期评价与经常评价相结合。定期评价应由上一级领导部门或当地初级卫生保健领导机构确定并组织进行，在评价工作指标基础上，还要评价社会经济、文化教育等相关内容，从而全面评价社会卫生工作的状况。一般来讲，应在经常评价基础上进行定期评价，经常评价是各部门自我监测、自我控制的有效方法。通过自行组织的经常性评价，检查初级卫生保健工作的进度和质量，进行调查研究，以保证目标如期实现，并为进一步开展工作提供依据。

3. 评价内容

（1）制定和执行的各项卫生规划与措施是否符合国家的卫生工作方针、政策和任务，是否符合国家或本地区的经济状况及发展趋势。各项规划、措施和卫生保健服务是否适应当地居民的基本卫生服务需求，由此判断这些规划、活动、服务和机构是否合理。

（2）制定的卫生措施和卫生规划中的各种问题是否明确肯定，是否得到足够的重视。

（3）规划实施的进展程度，即根据实际执行的活动与计划安排进行比较，将实际活动的结果与预期结果进行比较，评价进展状况，总结成功和不足的原因，并提出改进措施，促进各项措施的实际执行。

（4）通过现有的资源（人力、物力、财力）、技术和时间的花费与常规服务的规范目标相比，是否能够用较小的投资获得较大的收益，改进具体的实施工作。

（5）规划实现的程度，用实际效果检验规划制定是否符合实际，规划的实施是否协调有力。

（6）规划、服务和机构对卫生和社会经济发展的影响，目的是确定是否需要调整初级卫生保健规划的方向，以提高对卫生和社会经济发展的贡献。

4. 评价方法

根据规划目标实施的进程，进行定期与不定期的考核评价，如项目评价与综合评价，阶段评价与终末评价等。

在阶段评价的基础上，对不适应社会经济发展并明显低于居民健康需求的，或因客观条件发生不可预测的变化不能按计划进行下去的，以及经过实践确实难以达到的原定指标应加以调整。但对规划的任何调整和变更，必须提交当地初级卫生保健领导协调组织审定，并将调整的内容纳入调整后的规划，付诸实施。

政府或相关组织考核评价和拟订考核评价计划。评价工作可采取自我评价，地区间互评和上级评价等形式，以抽样调查、典型解剖、查阅资料、实地考察和座谈讨论等方法进行。我国曾先后出台了城市实现“人人享有卫生保健”评价指标体系和农村实现“人人享有卫生保健”评价指标体系。

13.2　城市社区卫生服务与管理

随着社会、经济、科技的发展，卫生事业已进入综合保健时代。综合保健是指从全民多维健康着眼，对人的生命周期采取从促进健康、预防、合理治疗到康复的全面保健措施，组织发动全社会支持和参与，以达到延长健康寿命、提高生活质量的目标。要实现综合保健的目标，最好的途径是发展社区卫生服务。1997 年中共中央、国务院《关于卫生改革与发展的决定》提出“发展社区卫生服务，动员全社会和全体人群积极参加，提高全体人群的素质和健康水平”、“改革城市卫生服务体系，积极发展社区卫生服务，逐步形成功能合理、方便群众的卫生服务网络”。社区卫生服务与临床医疗体系、公共预防体系共同构成国民卫生服务的三大体系。1999 年卫生部等十个部委联合下发了《关于发展城市社区卫生服务的若干意见》，确立了我国城市社区卫生服务的奋斗目标。2002 年卫生部等十一个部委又联合下发了《关于加快发展城市社区卫生服务的意见》。2006 年国务院颁布了《关于发展城市社区卫生服务的指导意见》，进一步明确了发展城市社区卫生服务的指导思想、基本原则和工作目标，提出了促进社区卫生服务发展的政策措施。2009 年中共中央、国务院《关于深化医药卫生体制改革的意见》提出：“完善以社区卫生服务为基础的新型城市医疗卫生服务体系。加快建设以社区卫生服务中心为主体的城市社区卫生服务网络，完善服务功能，以维护社区居民健康为中心，提供疾病预防控制等公共卫生服务、一般常见病及多发病的初级诊疗服务、慢性病管理和康复服务。转变社区卫生服务模式，不断提高服务水平，坚持主动服务、上门服务，逐步承担起居民健康守门人的职责。”

13.2.1　社区卫生服务的基本概念

1. 社区

社区在结构上是一个地理和政治划分的局部区域，从功能上是由区域内具有认同感与归属感，以及有共同传统文化和习俗的居民组成。一般来说，社区应包括五个要素：聚居的一群人；一定的地域；一定的生活服务设施；特定的文化背景和生活方式；一定的规章制度和社会机构。

2. 社区发展

社区发展是由联合国倡导的一项世界性运动，其宗旨是加强政府与社区的联系，充分发挥社区成员的积极性，利用社区自身的力量，提高社区社会经济发展水平，改善社区居民生活，解决社区存在的社会问题。

3. 社区卫生服务

社区卫生服务（community health services，CHS）是社区建设发展的重要组成部分，是在政府领导、社区参与、上级卫生机构指导下，以基层卫生机构为主体、以全科医师为骨干，合理使用社区资源和适宜技术，以人的健康为中心、以家庭为单位、以社区为范围、以需求为导向，以妇女、儿童、老年人、慢性病人、残疾人等为重点，以解决社区主要卫生问题、满足基本医疗卫生服务需求为目的，融健康教育、预防、医疗、保健、康复、计划生育技术服务为一体的，有效的、经济的、方便的、综合的、连续的基层卫生服务。

13.2.2 社区卫生服务的内容与方式

1. 服务内容

社区卫生服务是融健康教育、预防、医疗、保健、康复和计划生育技术服务“六位为一体”的基层卫生服务。概括起来，我国当前社区卫生服务的主要内容有：

（1）社区诊断。

（2）全人群死因监测和疾病监测。

（3）建立居民家庭健康档案，并进行计算机管理。

（4）慢性病人社区系统管理和保健。

（5）老年人社区系统管理和保健。

（6）残疾人健康管理与社区康复服务。

（7）精神病人的社区保健、康复和就业指导。

（8）针对不同人群开展系列健康教育，针对不同个体进行健康咨询，开设健康处方。

（9）社区、家庭和个人不良行为干预。

（10）社区康复。

（11）优生优育、计划生育，孕产妇、儿童、妇女社区系统保健。

（12）就医指导和医疗服务，主要有：常见病、多发病、慢性病门诊服务、家庭出诊、建立家庭病床等；院外急救；社区护理；会诊、双向转诊和陪同就医；慢性病的筛查、行为干预和管理；社区和家庭临终关怀；开展多种形式的社区住院服务（白昼医院、老人院、疗养院、夜间医院、周末医院、精神病人服务中心等）。

（13）配合公共卫生监督机构、爱国卫生运动委员会等机构，做好食品卫生监督检查、环境保护和公共场所卫生管理。

2. 服务方式

社区卫生服务方式可根据社区具体情况、人群需求、卫生资源等采取多种形式，具体包括：

（1）在社区卫生服务中心和服务站开展各项工作。

（2）上门服务，通过卫生服务小分队、医生联系卡、医生传呼机、24 小时电话预约等送医送药入户。

（3）居民选择医生签订社区卫生服务合同书，根据合同内容提供定期与不定期医疗卫生服务。

（4）社区医生责任制，1 名全科医生负责 3～4 个居民区的公共卫生、预防保健、健康教育和医疗等全面服务。

（5）医疗咨询热线服务，开通热线电话，提供各类服务，包括就医指南、健康心理和医疗咨询、联系住院、出诊、会诊和建立家庭病床等服务等。

（6）双向转诊服务，社区卫生服务中心和服务站与大型综合医院、专科医院建立双向转诊服务机制，保证病人得到连续医疗服务、双向转诊和会诊。一级机构向二级机构转诊的指征有：诊断不明确病人；治疗效果不佳病人；疑难重症病人；缺乏基本诊断和治疗设备的病人。二级机构向一级机构转诊的指征有：诊断明确后可在社区治疗病人；出院后需要在社区继续治疗和康复病人；出院后需继续随访的病人；提供检查结果；提供特殊治疗结果。医院和社区卫生服务机构都应确定负责双向转诊和会诊的管理者和医生，制定转诊运行制度和质量保证制度。

通过社区卫生服务，保证社区居民得到公平的、经济的、综合的、方便的、有效的基本卫生服务，使医疗服务和公共卫生服务在社区得到融合，人民健康水平不断提高。

13.2.3　社区卫生服务的网络结构

1. 基本含义

改革卫生服务体系，积极发展社区卫生服务，逐步形成功能合理、方便群众的卫生服务网络，是党和政府做出的一项重要决策，是实施基本医疗卫生服务的组织基础，是落实“人人享有卫生保健”的基本途径。

城市社区卫生服务网络是以一级医院为主体，二、三级医院和预防保健机构为指导，以城市街道、居委会为基础建立起来的服务网络。充分发挥现有基层卫生机构作用，引进竞争机制，统一规划社区卫生服务机构，逐步建立健全结构适宜、功能完善、规模适度、布局合理、有效经济的社区卫生服务体系。社区卫生服务网络建设以社区居民卫生服务需求为导向，重点是调整一级医院的结构，在服务半径大、人口居住较为分散的居民区，设置若干派出的社区卫生服务站。选派有经验的医务人员，深入社区、家庭，巡回上门服务，为形成功能合理、方便群众的卫生服务网络奠定基础。经济发达地区的农村和郊区，在城乡一体化社会进程中，也应逐步建立起与之相适应的社区卫生服务网络。

社区卫生服务网络建设是我国城市卫生服务体系的重大改革与结构调整，它不仅仅是为了解决城市基层医疗机构的生存问题，它的最终目的是在城市形成一个各级各类医疗卫生机构布局合理、功能定位准确、更加经济有效并能最大限度地满足人民群众健康需求的卫生服务体系。建立健全社区卫生服务网络，积极开展社区卫生服务，有利于我国卫生工作奋斗目标的实现；有利于体现党和政府对人民健康的关怀，密切党群关系、干群关系；有利于卫生资源的合理配置与利用，提高卫生资源的使用效益；有利于医药卫生体制的改革和医疗保障体系的建立；有利于医疗机构的分类管理；有利于控制医药费用的过快增长。

2. 建设内容

社区卫生服务网络建设是一项涉及面很广的社会系统工程，各级政府必须充分认识积极发展社区卫生服务和网络建设的必要性、紧迫性和重要意义，把这项工程作为关系到人民群众切身利益的大事，作为政府义不容辞的责任，列入政府重要议事日程。因此，各级政府要协调计划、财政、物价、民政、体改、人事、教育、建设、计生委、宣传等有关部门，共同建设社区卫生服务网络。

（1）社区卫生服务的政府支持与部门协作。各级政府要切实加强对社区卫生服务网络建设工程的领导，协调有关职能部门，完善相关配套政策，支持社区卫生服务的发展。

1）发展计划部门要将社区卫生服务纳入区域卫生规划和社会发展总体规划，合理布局社区卫生服务机构。

2）财政部门和卫生行政部门要调整卫生经费的支出结构，按社区卫生服务人口安排社区预防保健、公共卫生服务所需工作经费；各地可根据实际情况，在充分利用现有资源的基础上，适当安排社区卫生服务管理信息系统和公立社区卫生服务机构设备更新等方面的启动经费和人才培养、健康教育经费。按国家规定安排公立社区卫生服务机构的离退休人员费用和卫生人员的医疗保险费。研究制定有利于社区卫生服务发展的财政经济政策。

3）劳动和社会保障部门应加快建设医疗保障体系。加快建立和完善以基本医疗保障为主体，其他多种形式补充医疗保险和商业健康保险为补充，覆盖城乡居民的多层次医疗保障体系。城镇职工基本医疗保险应覆盖城镇所有用人单位，包括企业（国有企业、集体企业、外商投资企业、私营企业等）、机关、事业单位、社会团体、民办非企业单位及其职工。新型农村合作医疗应覆盖全体农村居民。城镇居民基本医疗保险应覆盖不属于城镇职工基本医疗保险制度覆盖范围的中小学阶段的学生（包括职业高中、中专、技校学生）、少年儿童和其他非从业城镇居民。医疗救助制度应在公民患病救治、无力支付个人自付部分医疗费用的时候，由国家和社会给予医疗救助。同时，大力发展补充医疗保险和商业健康保险。

4）物价部门要建立和完善社区卫生服务的价格体系，规范社区卫生服务项目的名称、服务内容，合理制定社区卫生服务收费标准。对社区卫生服务中的常用药实施药品“零差价”制度，保障居民获得基本的社区医疗服务。

5）民政部门要将社区卫生服务作为指导各地进行社区建设和开展社区服务工作的重要内容，把支持开展社区卫生服务作为考核和表彰模范街道、居委会和社区服务中心（站）的条件。帮助城市优抚对象解决在参与和享受社区卫生服务中遇到的各种困难，给予其政策和经济上的扶持。

6）人事行政部门要支持和指导卫生行政部门加强社区卫生服务专业技术人员和管理人员队伍建设。深化人事分配制度改革。全面推行聘用制，实行定编定岗、公开招聘、合同聘用、岗位管理、绩效考核的办法，吸引优秀卫生技术人才在社区工作。同时，大力推行社区责任医生制度。按照服务区域划分和人均服务 1 000～2 000 人口的要求，建立以社区责任医生为骨干，社区护理等人员共同组成的社区责任医生团队。有效保障社区卫生服务人才队伍建设。

7）教育行政部门要支持和指导卫生行政部门建立以毕业后医学教育为核心的全科医学教育体系。对在职社区卫生服务人员加强岗位培训，开展规范化培训，提高人员素质和专业技术能力。在医学高等院校成立全科医学/家庭医学系、社区护理学系；加强医学院校全科医学、社区护理学科教育；加强全科医学研究生教育；鼓励毕业生到社区卫生服务机构服务。

8）建设行政部门在新建或改建城市居民居住区时，要把社区卫生服务设施纳入建设规划。

9）计划生育行政部门在制定与落实人口计划、推行优质服务时，要积极支持城市社区卫生服务的发展。社区卫生服务机构应当根据计划生育工作的需要、居民的需求和自身条件，开展计划生育与生殖保健宣传教育和适宜的技术服务。

（2）社区卫生服务团队合作。

1）社区卫生服务机构内部的团队合作。社区卫生服务的一个重要特点就是以全科医生为核心，以基层医疗单位为枢纽，以健康保险为基础，建立首诊、转诊和各级医疗单位分工合作的机制。社区卫生服务团队应以全科医生为核心，还包括其他医生、护士、公共卫生人员、社区团体（学校、工厂等）、社区机构（居委会、妇联、爱委会、计生委等）、社区行政管理部门（区政府、街道办事处、卫生局等）、社区居民代表及志愿者等。

社区卫生服务是团队合作的结果。社区卫生服务人员主要由全科医生、护士等有关专业技术人员和管理人员组成。全科医生向居民提供医疗保健服务，临床护士除承担一般的护理工作外，还负责一些需要特殊技术的工作，如注射、换药、尿检、通便、量血压等，并协助全科医生开展预防保健工作。健康教育人员及社会工作者主要从事健康教育和咨询工作，评估影响疾病发生、发展及恢复的社会、文化、经济与家庭等因素，提供心理、社会性诊断，并提供个人婚姻和家庭的咨询，协调病人及其家属对社区各种卫生保健资源的利用，参与医学生、全科医生的教学及相关研究。康复保健人员协助临床保健、康复工作。公共卫生监督员从事食品卫生、环境卫生的监督管理。技术人员从事实验室和其他卫生技术工作。社区卫生管理人员负责组织协调和质量控制。

我国社区卫生服务机构的团队主要由团队长、全科医生、全科护士、助理医生、公共卫生助理员组成。团队长全面负责社区卫生站的基本医疗与公共卫生任务，及时处理医疗纠纷、解决社区站出现的各种问题，负责每月一次科室质量控制讨论会与科室工作会议。全科医生完成基本医疗任务，负责做好所管辖地区的公共卫生工作，督促指导本团队的各项任务完成情况。全科护士在全科医生指导下负责本辖区居民二级以下的高血压等慢性病管理，及时完成每月、每季的公共卫生工作，做好社区站各项护理与上门诊疗任务。助理医生除配合完成全科医生所分配的地区的公共卫生任务之外，督促指导全科人员履行药房管理的要求，严格按照药房管理进行调配、审核、统计、核对等工作。公共卫生助理员要当好社区全科医生的参谋。通过团队的分工合作，不仅提高了整体的工作效率，也大大缓解了社区卫生服务中人才紧缺的问题。

2）社区卫生服务机构外部的团队合作。社区卫生服务机构一般能够解决社区居民80%以上的健康问题。为对社区居民的健康负责，全科医生必须与各级各类医疗卫生机构及医生联合，实施双向转诊制度，充分发挥医疗预防保健网的作用，合理使用有限的卫生资源。在一定区域内，病人首先得到的是全科医疗的基层卫生服务，当病情处于特定阶段时转向专科治疗中心诊治，待病情处于慢性阶段或趋于恢复时，又回到社区及家庭接受全科医疗服务。有效实施双向转诊可以最大程度的整合社会各级的医疗资源，从而真正实现“小病进社区，大病进医院”的设想。

13.3　农村卫生服务与管理

我国近60%的人口在农村，但农村医疗卫生基础薄弱。落实党和政府“以农村为重点”的卫生工作方针，做好农村卫生工作，保护和增进农民健康，是我国卫生事业最具战略意义的课题。农村卫生工作对于深化农村改革，推进农村经济和社会全面协调，构建和谐社会和建设小康社会具有重要意义。

基层卫生管理是对农村基层卫生组织机构及其所提供的医疗、预防、保健、健康教育与健康促进、康复服务的管理。农村基层卫生组织是指县（包括县级市）、乡（镇）、村三级卫生组织机构。经过六十多年的努力，我国已形成了县、乡、村三级医疗预防保健网，以及中国特色的农村合作医疗制度，乡村医生，中医中药等。在部分经济发达的农村还开展了社区卫生服务试点工作。

13.3.1　县级卫生机构

1. 县医院

县医院是全县医疗服务中心和医疗技术教育指导中心，是农村三级医疗预防保健网的顶层。主要任务包括：（1）开展农村常见病、多发病和一般疑难危重病人的诊疗与抢救；（2）指导乡镇卫生院和村卫生室医务人员开展医疗服务和进行业务培训；（3）引进、推广各种医疗服务新技术，开展以基层医疗保健为主的科研活动；（4）协助区域内公共卫生、妇幼保健、计划生育等部门开展相关技术指导。

2. 县公共卫生机构

县公共卫生机构主要包括：（1）疾病预防控制中心，主要承担区域范围内传染病、地方病、慢性病监控和计划免疫预防管理；（2）卫生监督所，依法开展卫生行政执法，承担卫生行政许可工作的具体核准；（3）妇幼保健机构，依据《母婴保健法》实施妇女保健和儿童保健；（4）部分县还设有特定传染病、地方病防治机构。

13.3.2　乡镇卫生院

乡镇卫生院处于农村三级医疗预防保健网的中间层次，是连接县医院和村卫生室的枢纽，提供公共卫生服务和常见病、多发病的诊疗等综合服务，以及业务管理和技术指导。

1. 分类

按照乡镇卫生院建设标准规定，乡镇卫生院按床位规模分为无床、1～20床和21～99床三种类型。乡镇卫生院床位规模宜控制在100床以内。

20床位以下的卫生院，编制至少5人，其中卫技人员不低于80%，从事预防保健工作的人员不低于卫技人员的20%。如不设床位，建筑面积至少300平方米；每设1张床位，建筑面积至少增加 20 平方米。主要任务是常见病防治和预防保健。

21～99 张床位的卫生院，至少应有 3 名医师、5 名护士和相应的药剂、检验、放射技术人员，其中至少有 1 名具有主治医师以上技术职称。每床建筑面积不少于 45 平方米，病房每床单元设备与一级综合医院相同。主要任务是医疗、预防和康复服务，同时做好保健工作。

2. 基本任务

（1）预防保健。辖区内疾病控制工作，包括计划免疫及传染病、寄生虫病与地方病防治，在县疾病预防控制中心的指导下，实施公共卫生管理工作；在县妇幼保健所指导下，开展妇幼、婴幼儿多发病的普查普治，开展孕产妇和儿童系统保健，推广科学接生等工作；计划生育手术和技术指导工作；采取多种形式开展健康教育，针对危害辖区内人群健康的因素，普及卫生知识，提高人群的自我保健能力和整体健康水平。

（2）医疗服务。承担辖区内居民常见病、多发病的门诊、住院（含家庭病床）诊治任务，进行急、重、危病人的救护，并组织转诊；向群众普及急救知识与技术，院内医务人员必须掌握有效的徒手心肺复苏术；根据条件开展辖区内的康复医疗、精神卫生服务、慢性非传染性疾病的人群防治工作。

（3）卫生行政管理。在当地政府和上级卫生行政部门领导下，依据当地社会经济发展规划，协助制定和实施初级卫生保健规划；配合有关部门动员组织群众开展爱国卫生运动，逐步改善卫生状况；贯彻执行国家各种卫生法规，对辖区有关行业实行卫生监督管理；负责村级卫生组织和个体开业医生的管理和技术指导，培训乡村医生、卫生员和接生员。

3. 管理体制

（1）行政管理体制。目前存在县卫生局管理、乡（镇）政府管理、县卫生局和乡（镇）政府分级管理三种体制。

（2）业务管理体制。业务上接受县卫生局及县级卫生机构的领导与指导；院内业务分为医疗、防保和后勤三部分管理。

（3）经济管理体制。主要实行“独立核算、按劳分配、自负盈亏、民主管理”的原则，但从实际运作结果看，普遍存在资源利用和服务效率都不高的现象。

13.3.3　村卫生室

村级卫生室是农村三级医疗预防保健网的网底，是实现初级卫生保健的最基础组织，是农村居民在享受和利用卫生服务时最先接触到的组织。主要负责公共卫生服务及一般疾病的诊治。

1. 设置条件

每 500 农村居民配备 1 名乡村医生，有 2 名以上乡村医生的卫生室至少 1 名是女医生或接生员。每个卫生室至少有 30 平方米用房，并配备基本医疗器械、公共卫生和妇幼保健设备和 80 种以上的基本药物。

2. 基本任务

（1）以行政村为单位，在上级卫生管理部门和业务机构的领导下，开展初级卫生保健工作。

（2）承担或协助做好计划免疫任务和传染病、地方病防治管理。

（3）开展妇幼保健服务和系统管理。

（4）开展诊治常见病、多发病服务和指导康复，承担危重病人的初级救护与转诊。

（5）开展爱国卫生运动，进行健康教育。

（6）开展计划生育技术指导工作。

3. 管理体制

随着新型农村合作医疗制度的建立，村级卫生组织正进入逐步恢复与重建阶段。目前村卫生室办医形式和管理体制多样，大体可分为：

（1）“乡村一体化”模式。村卫生室纳入乡镇卫生院管理，以门诊所形式提供服务。

（2）乡村医生办医模式。乡村医生个人承办或数人合办，体制上属个体医性质。

（3）乡村医承包模式。卫生室资产属村集体，乡村医生或离退休医生个人出技术承包卫生室并提供卫生服务。

本章小结

初级卫生保健是指最基本的、人人都能得到的、体现社会平等权利的、人民群众和政府都能负担得起的卫生保健服务，其基本原则是合理分配卫生资源、鼓励全社会（全社区）参与、以预防为主、采用适宜技术、综合利用各种社会资源。社区卫生服务是以解决社区主要卫生问题、满足基本医疗卫生服务需求为目的，融预防、医疗、保健、康复、健康教育、计划生育技术服务为一体的，有效的、经济的、方便的、综合的、连续的基层卫生服务。改革卫生服务体系，积极发展社区卫生服务，逐步形成功能合理、方便群众的社区卫生服务网络，是实施基本医疗卫生服务的组织基础，也是落实“人人享有卫生保健”的基本途径。基层卫生管理是对农村基层卫生组织机构及其所提供的医疗、预防、保健、健康教育与健康促进、康复服务的管理。落实“以农村为重点”的卫生工作方针，大力发展农村卫生事业，完善农村县、乡、村三级医疗预防保健网，保护和增进农民健康。

关键术语

初级卫生保健　人人享有卫生保健　全科医疗　社区卫生服务　城市社区卫生服务网络　基层卫生管理　三级医疗预防保健网

复习思考题

1. 简述初级卫生保健的内涵和基本内容。
2. 如何开展初级卫生保健的评价？
3. 简述社区卫生服务的概念和服务内容。
4. 结合实际，试谈完善农村三级医疗预防保健网的策略和措施。

阅读材料

全国社区卫生服务示范区创建的成绩和问题

据 2005 年 5 月 26 日《健康报》报道，在一次有首批全国社区卫生服务候选示范区政府和卫生部门相关领导参加的会议上，参与了示范区复核工作的中国医院管理学会社区服务分会常务副主任委员陈博文教授，对复核过程中发现的示范区创建的成绩和问题进行了分析。

1. 行业保护阻碍社会资金流向社区

有相当多的创办示范区没有非政府举办的社区卫生服务机构，主要的原因是这些地区实行行业保护，社区卫生服务不对当地包括企业院校医院在内的社会医疗机构和私人开放。还有一些地方政府认为社会卫生机构是自己愿意来办的，那当然就要完成相应的任务，政府就不用承担投入的责任了。对社会办的社区卫生服务机构只是给挂一块牌子，开展工作却一点补助也没有。这将严重影响社会办社区卫生服务的积极性。

2. 社区服务站房租压力重

目前相当数量的社区卫生服务机构由自己租房开展工作。有些地方的政府认为社区卫生服务机构有收入，就应当自己承担租房费用。但是，城市中有哪家公立大医院的房屋是租的？大医院都没有房租的压力，收入微薄的社区机构却要承担高额房租，有些社区服务站的房租支出占到了收入节余的一半以上。如此沉重的房租压力，难免引发其行为的扭曲。

3. 居民只知医院不知社区

调查表明，居民对社区卫生服务机构并不十分熟悉，知晓率只有 56.9%。创建示范区一般社区卫生服务工作已经开展了几年，但很多居民还是只知道医院而并不清楚这所医院早已是社区卫生服务中心了。当问及“社区服务站在什么地方”时，多数调查员都曾目睹过这样的情景：居民就站在社区服务站的门口，却指向其他地点。

4. 满意率中方便性突出

综合满意包括了安全性、经济性、舒适性、方便性四个方面。调查显示，这四个方面居民的满意度分别为：方便性 93%、舒适性 61%、安全性 54%、经济性 49%。居民对社区卫生服务满意度最高的是方便，体现了社区卫生服务就近、便捷的特点适合居民的需求。舒适性方面存在的问题除了硬件条件的限制之外，有的社区卫生服务机构的环境卫生不够整洁，不少服务站对细节注意不够，没有充分体现出以人为中心的理念，如居民反映坐椅不舒服，电视摆放的位置不合适，输液地点距离厕所太近味道难闻等。安全性方面居民满意度不高的主要原因是居民对社区机构的技术水平不信任，但又无奈只能接受这些医生的服务。考评发现，一些社区卫生服务机构的技术和服务水平确实存在很多问题，有些医务人员的实际水平距执业医师和护士相差很远。经济方面，居民对社区机构的价格整体满意度明显不高，分析表明社区机构的服务价格其实并不低。病人在社区就诊花钱少是因为社区机构没有大型的设备，但打针输液等医疗护理服务的价格和大医院是一样的，药品的价格也明显高于同在社区的药店。

5. 主动加强沟通

一些地方的社区卫生服务机构在卫生行政部门要求下，实行了对低保和残疾等困难人群的医疗优惠，但却没有从民政等部门得到相应的支持和补偿。产生这种情况的重要原因之一是卫生部门与民政部门的主动沟通不够，有些地方民政部门根本不了解卫生部门为民政干了活。卫生部门不要自己闷着头工作，应主动和相关部门沟通。对困难群体实行医疗救助，要努力探索建立医疗和民政等部门共担的机制。

6. 医保定点需要政策支持

目前还有相当数量的社区卫生服务机构还没有成为医保单位。这一方面是政策问题，另一方面也有接口成本太高的经济原因。一台计算机、一套软件，加上定期维护，这笔费用在大医院不算什么，但社区机构则难以承受。要让更多社区机构成为医保定点单位，需要相关方面给予一些优惠政策加以扶持。

7. 保护隐私不能将就

保护患者隐私在社区普遍没有得到应有的重视。病人就诊时经常是一个人看病周围有很多相关或不相关的人围着，很多社区机构诊室做不到相对独立，连一个屏风或帘子都没有，临街的窗户也没有遮挡，根本无法实行医生病人"一对一"的服务。

8. 社区医生知识技能有待提高

在社区卫生服务机构的内涵建设方面暴露出许多问题。一些社区机构人员的知识技能差距明显：有的负责高血压管理的社区医生将就诊者毛衣褪到肘关节就给量血压；60%的护士皮肤消毒不规范；有的社区工作人员直接将医疗垃圾倒进了街上的生活垃圾箱；个别医务人员态度恶劣，没有使用文明礼貌语言的习惯；有的医生护士着装肮脏邋遢；有些社区医生对患者态度冷漠。一些地区的社区诊断报告只是简单地罗列了社区的人口等基本状况，但没有对社区居民健康的主要问题进行分析，更没有相应的干预措施。

9. 健康教育的力度要大、方式要得当

卫生宣教是社区卫生服务的主要工作之一，这项工作的实际开展情况并不令人满意。调查显示，创建示范地区社区居民健康常识的知晓率为39%，居民获得相关知识的途径主要是电视和报纸，中老年居民当中只有6.7%接受过社区站的卫生宣教。社区机构在健康教育方面存在的主要问题是健康教育宣传的力度不够，方式不当。有的社区健康教育的内容是原发性高血压的病理基础，引不起居民的兴趣。有些地方居民反映小区内经常有各种健康咨询讲座，但并不是社区卫生服务机构举办的，而多与推销药品和保健品有关。提高健康教育效果是社区卫生服务中一项迫切需要解决的问题。

第 14 章

妇幼卫生管理

妇幼卫生管理（maternal and children’s health management）是妇幼卫生事业行政和业务管理活动的总和。保护妇女儿童的身心健康是妇幼卫生工作的崇高宗旨。当前，人类的基本需求不仅是生存，而且要提高生命质量，卫生干预不再以疾病为中心，而必须以健康为中心。妇幼卫生管理以妇女和儿童群体为服务对象，以科学技术为服务手段，以提高社会效益为基本准则，以增进妇女儿童健康为根本目的，依法对妇幼卫生工作进行行政和业务的全面管理，竭力履行妇幼卫生工作的计划、组织、控制、监督和协调的管理职能。

14.1 妇幼卫生概述

14.1.1 妇幼卫生工作的意义

妇幼卫生工作是医疗卫生事业的重要组成部分，也是计划生育基本国策的重要组成部分。随着社会经济和科学技术的不断发展，妇女儿童问题日益成为国际社会特别关注的重要议题和优先领域，婴儿死亡率、孕产妇死亡率和人均期望寿命都是国际上衡量国民健康水平的重要指标。

妇女儿童人群的特殊性决定了妇幼卫生工作的重要地位。妇女保健除了妇女在生殖生理方面具有自己的特点需要重点保护外，归根到底是为了儿童的健康和整个社会人口的素质。“妇女是人类的母亲”，母亲在家庭中的地位和作用，使母亲的卫生知识水平和健康状况对家庭和社会产生直接的影响；妇女的健康直接关系到子代的健康和生命质量；控制人口数量，提高人口素质的计划生育国策必须融入妇幼卫生工作之中才能落到实处。儿童尤其婴幼儿是人口中的脆弱群体，必须进行有效的保护和保健，保证儿童健康是对社会生产力的一种投资。儿童的身体素质决定着人类的发展和社会的进步，对世界的未来有着不可估量的影响。因此，保护妇女儿童健康有着特殊意义和重要作用。

14.1.2 妇幼卫生工作的内容

妇幼卫生工作的内容主要包括生殖健康、婚前保健、妇女保健、儿童保健和健康教育与健康促进等服务。

1. 生殖健康服务

生殖健康服务是涉及生命过程中的生殖过程健康、生殖功能健康和生殖系统健康的服务，包括生育调节的指导与服务、母亲与婴幼儿保健服务、女性生殖系统疾病的防治、性生活与性健康的教育与指导、性传播疾病的防治等。

2. 婚前保健服务

婚姻是男女双方依照法律规定结为夫妻关系的一种社会制度。依据《母婴保健法》和《婚前保健工作规范（修订）》的规定，医疗保健机构应当为公民提供婚前保健服务，对准备结婚的男女双方提供与结婚和生育相关的生殖健康知识，并根据需要提出医学指导意见。婚前保健包括：

（1）婚前医学检查：对准备结婚的男女双方是否患影响结婚和生育的疾病进行的医学检查。检查的项目包括询问病史、体格检查、常规辅助检查和其他特殊检查。检查的主要疾病包括严重遗传性疾病（由于遗传因素先天形成，患者全部或者部分丧失自主生活能力，子代再现风险高，医学上认为不宜生育的疾病）、指定传染病（《传染病防治法》中规定的艾滋病、淋病、梅毒、麻风病以及医学上认为影响结婚和生育的其他传染病）、有关精神病（精神分裂症、躁狂抑郁型精神病以及其他重型精神病）和其他与婚育有关的疾病（如重要脏器疾病和生殖系统疾病）等。婚前医学检查单位应向接受婚前医学检查的当事人出具《婚前医学检查证明》，并在“医学意见”栏内注明相关内容。出具任何一种医学意见时，婚检医师应当向当事人说明情况，并进行指导。

（2）婚前卫生指导：对准备结婚的男女双方进行以生殖健康为核心，与结婚和生育有关的生殖保健知识的宣传教育。具体包括性健康、新婚避孕知识和计划生育指导、受孕前的保健知识、遗传病的基本知识、影响婚育的有关疾病的基本知识和其他生殖健康知识的教育。

（3）婚前卫生咨询：婚检医师针对医学检查结果发现的异常情况，以及服务对象提出的具体问题进行解答、交换意见、提供信息，帮助服务对象在知情的基础上作出适宜的决定。

3. 妇女保健服务

妇女保健服务以保证母婴安全、做好生殖调节、维护妇女健康为主要任务。针对女性一生不同时期的不同生理特点，通过不同方法进行不同内容的保健和管理服务。

（1）妇女经、孕、产、哺乳、更年期的卫生保健，重点是孕产期保健服务。月经期保健主要是指导育龄期女性建立月经卡，做好月经期健康知识教育，预防月经相关疾病的发生。妊娠期保健主要是对待孕夫妇进行妊娠健康知识教育；指导孕妇及早发现和确诊早孕，及时建立围产保健卡，尽早进行妊娠期的健康知识教育与卫生保健指导；定期作妊娠检查，运用妊娠图检测胎儿宫内发育情况；遵照《产前诊断技术管理办法》的规定做好产前诊断工作。产时及产褥期保健主要是做到安全接生，即做好防滞产、防感染、防产伤、防出血、防窒息的“五防”工作。做好产妇的产后访视和康复指导，提倡母乳喂养，对产妇及其家属进行生殖健康和科学育儿的知识教育。哺乳期保健主要是指导乳母保障乳汁的分泌质量，保证哺乳安全，满足婴儿生长发育需要。更年期保健主要是对更年期女性进行更年期生理卫生知识教育，定期进行体格检查，指导更年期妇女保持良好的心态和生活习惯，设立更年期咨询门诊。

（2）生育调节保健服务。生育调节保健服务主要是指通过各种方式，使育龄夫妇得到生殖健康和计划生育的良好宣传教育，指导他们自由并负责地决定生育时间和数目，帮助他们选择安全、有效、合适和经济的避孕节育方法。

（3）妇女病普查普治，一般将已婚到老年期所有年龄的妇女作为普查普治对象。妇女病普查包括普查表格的填写、内外生殖器检查、宫颈刮片检查与活检、滴虫和霉菌等阴道炎检查、条件许可时的艾滋病病毒和淋球菌等的病菌检查、乳房检查等。妇女病普治包括宫颈息肉摘除、阴道炎普治、宫颈炎普治、宫颈鳞状上皮非典型增生的普治、妇科肿瘤的普治等。

（4）女职工劳动保护。妇女劳动保护是妇女保健的重要内容，主要包括：改进劳动的工艺技术，根据不同的职业危害对女职工采取不同的防护措施；做好女职工“五期”（经、孕、产、哺乳、更年期）的劳动保护和保健；指导防护用品的正确使用，降低职业危害因素对女职工健康的影响。

4. 儿童保健服务

儿童保健服务以促进儿童健康成长，防治小儿常见病，减少发病率，降低儿童死亡率为主要任务。通过儿童保健系统管理、小儿常见病防治、计划免疫、新生儿疾病筛查等工作，保证儿童健康成长。

（1）儿童保健系统管理。对城市和农村七岁以下的儿童，重点为新生儿和三岁以下婴幼儿的保健管理服务。具体包括新生儿访视、定期健康检查、小儿生长发育监测、科学育儿知识教育、计划免疫接种及传染病管理、小儿常见病和多发病的防治；视力、听力、口腔和心理卫生等的保健和指导；托儿所幼儿园卫生保健的指导和管理。

（2）小儿“四病”防治。对小儿维生素D缺乏性佝偻病、小儿营养性缺铁性贫血、小儿肺炎、婴幼儿腹泻的防治。

（3）儿童计划免疫。根据免疫学原理与小儿的免疫特点，以及疫情监测所规定的免疫程序，有计划地使用生物制品进行预防接种，提高人体的免疫水平，以达到控制以至消灭相应传染病的过程。现行的计划免疫程序是针对七种疾病的五个免疫程序，包括卡介苗、脊髓灰质炎三价混合疫苗、百（百日咳）白（白喉）破（破伤风）三联疫苗、麻疹减毒疫苗和乙型肝炎疫苗，要求在出生后12个月内完成的基础免疫。

（4）新生儿遗传性代谢病筛查。对一些危害严重的先天性遗传代谢病，在新生儿早期临床症状未表现之前进行筛查并及时治疗，以避免症状发展，减轻病情或免于死亡的系统服务。目前，我国各地列为新生儿遗传性代谢病筛查的病种主要有先天性甲状腺功能低下、先天性苯丙酮尿症，部分地区根据当地疾病谱特点，增加了先天性肾上腺皮质增生症和葡萄糖-6-磷酸脱氢酶缺乏症等的筛查。

5. 健康教育与健康促进服务

健康教育是连接健康信息与健康的桥梁。健康教育通过有计划、有组织、多种形式的教育活动，将妇幼卫生保健知识传播到广大群众之中，使全社会逐步认识和掌握优生优育、生殖健康、孕产期保健、母乳喂养、儿童常见病防治、性传播疾病等的预防和保健知识，促进妇女儿童的身心健康。

14.1.3 妇幼卫生工作的发展机遇与挑战

当前，社会大环境对妇幼卫生工作的发展十分有利，国际社会在寻求人口、经济、社会、环境综合发展和可持续发展中，从面向21世纪的战略角度，更多地关注妇女和儿童的健康问题。“母亲安全”、“儿童优先”正成为全球性的新道德观念和维护人类健康与发展的行动准则。我国的医药卫生体制改革为妇幼卫生工作的发展提供了可靠的基础保障，使妇幼卫生工作能不断适应新情况，登上新台阶。各级妇幼保健机构职能切实得到了加强；妇幼卫生工作步入了法制化管理的轨道；专业机构建设，队伍培训和应用科学研究取得可喜成果；国际合作项目不断获得成功。

我国妇幼卫生事业虽然获得长足发展，但仍然存在许多不容忽视的问题：妇女儿童人口比重大，服务需求多，服务要求提高，与现有的妇幼卫生服务能力不相适应；妇幼卫生工作发展不平衡，地区差异大，个别城市和地区已接近发达国家水平，但广大农村特别是贫困地区牵制着全国妇幼卫生事业的发展；妇幼卫生专业机构和专业队伍的现状与社会发展不相适应，部分省、市、县的妇幼保健机构未达到建制标准，现有妇幼保健机构中，专业人员总数及具有大专以上学历的卫生技术人员比例，低于全国医疗和公共卫生机构的平均水平；影响人类生存健康的各种疾病至今仍威胁着妇女儿童的生命，与贫困相联系的传统性疾病并未根除，而随着改革开放的深入和社会主义市场经济体制的建立，带来新的影响妇女儿童健康的公共卫生问题，使妇幼卫生工作面临新的挑战；妇幼卫生工作在经济和社会发展，包括卫生事业发展中的战略地位，还没有得到全社会的足够重视。鉴于此，妇幼卫生事业迫切需要自己的指导思想、基本战略和指导自己行为的管理理论及管理方法，以适应改革与发展的需求。

14.2 妇幼卫生行政管理

14.2.1 妇幼卫生行政管理机构的设置

卫生部设妇幼保健与社区卫生司，各省（自治区、直辖市）卫生厅（局）设妇幼保健与社区卫生处，地（市、州、盟）卫生局设妇幼保健与社区卫生处（科），县（市、区、旗）卫生局设妇幼保健与社区卫生科（股），乡镇政府、街道办事处、大型厂矿和企事业单位设预防保健组或配备专（兼）职管理人员。

14.2.2 妇幼卫生行政管理机构的职责

各级妇幼卫生行政管理机构在各级政府卫生行政部门的统一领导下，执行本地区妇幼卫生工作的组织领导职能。其工作职责范围包括：

（1）根据国家卫生工作的方针、政策及上级的有关指示精神，结合本地区妇幼卫生工作状况，研究拟订本地区妇幼卫生工作的相关政策和措施，并负责布置、督促、检查、总结、评估、信息收集与整理等。

（2）制定并实施本地区妇幼卫生事业改革和发展的目标，如机构和队伍建设，业务发展目标和实现目标的指标体系等的确立。

（3）组织本地区妇幼保健机构开展妇女儿童的预防、保健、医疗、教学、科学研究等工作。

（4）有计划地组织妇幼卫生专业人员进行岗位培训进修，协助相关部门和院校办好教育事业，培养妇幼卫生高、中级技术人才。

（5）对妇幼卫生工作人员进行考核，对各级妇幼卫生工作人员的奖惩、任免、提升、晋级等工作提出具体实施方案和建议。

14.3　妇幼卫生业务管理

14.3.1　妇幼卫生业务机构的设置

妇幼卫生业务机构包括各级妇幼保健院（所、站、队）、妇女保健院（所）、儿童保健院（所）、妇产医院、儿童医院、妇幼卫生科学研究机构等。这些机构受同级卫生行政部门的领导，同时接受上一级妇幼保健业务机构的业务指导。

凡设有正式床位的妇幼保健机构统称“院”，凡不设床位但开展门诊业务（包括设置少量观察床位）的妇幼保健机构统称“所”，凡不设床位又不开展门诊，采取下基层进行业务技术指导的妇幼保健机构统称“站”，凡以定时或不定时的形式组织妇幼保健人员下基层开展妇幼保健服务的机构统称“队”。妇幼保健院应设保健部和临床部，以促进保健与临床工作的结合。

省（自治区、直辖市）一级应设置妇幼保健院（或分别设立妇女保健院、妇产医院，儿童保健院、儿童医院）；地（市、州、盟）、县（市、区、旗）级根据人口数量和妇幼保健工作基础设妇幼保健院（所、站）；地广人稀、妇幼保健工作基础薄弱的地区设妇幼卫生工作队。

14.3.2　妇幼卫生业务机构的职责

各级妇幼保健机构是本地区妇幼保健的业务指导中心。以群体为对象，以预防保健为重点，以临床为基础，以指导基层妇幼保健工作为己任，运用妇产科学和儿科学的理论与实践，流行病学和社会医学的观点与方法，使预防与医疗相联系，保健与临床相结合，维护并提高妇女儿童的健康水平是妇幼卫生业务机构的工作方针。各级妇幼保健机构的业务人员应既能承担保健工作，又能开展临床业务，是集保健、临床、健康教育、培训、信息处理、科学研究和管理为一体的妇幼卫生工作者。

1. 省（自治区、直辖市）级妇幼保健院的职责

（1）贯彻落实《母婴保健法》，确保《中国妇女发展纲要（2001—2010）》和《中国儿童发展纲要（2001—2010）》的实施。

（2）掌握本地区妇女儿童的健康状况、主要健康问题以及影响健康的因素，针对影响因素提出干预措施，协助卫生行政部门制定保健规划，并作为业务的指导单位参与具体实施。提供妇幼保健和妇幼临床服务。

（3）掌握本地区妇幼保健队伍的情况，协助卫生行政部门制定妇幼保健专业人员的发展规划和培训计划，接收妇幼卫生专业机构技术人员的培训、进修和考核等，协助医学院校培养妇幼卫生医师。

（4）根据卫生部的要求收集、整理、分析、管理本地区妇幼卫生工作的信息资料，及时按要求向省（自治区、直辖市）和国家卫生行政部门上报有关信息。指导下级妇幼保健机构的信息工作。

（5）针对影响本地区妇女儿童健康的主要问题和常见疾病，开展应用型科学研究工作，承担各项科研课题，推广妇幼保健的科研成果和适宜技术。

2. 地（市、州、盟）级妇幼保健院的职责

（1）严格执行上级卫生行政部门颁发的各项妇幼保健工作的规定和标准，完成上级下达的各项妇幼保健工作任务。

（2）负责本辖区妇幼保健工作的业务指导。提供妇幼保健和妇幼临床服务。协助卫生行政部门制定本地区妇幼保健工作的发展规划和实施计划，并作为业务的牵头单位予以实施。

（3）掌握本地区妇女儿童的健康状况、常见疾病、孕产妇和婴幼儿的死亡率及主要死亡原因等。承担科研项目，进行应用性科学研究，不断总结经验并予以推广。

（4）掌握本地区妇幼卫生专业技术队伍的情况，培训在职的妇幼卫生专业人员，组织专业人员进修学习。协助大、中专院校培养妇幼卫生医师（士）。

（5）负责本地区妇幼保健信息的收集、整理、分析、储存、报告，接受上一级妇幼保健院的业务指导。

3. 县（市、区、旗）级妇幼保健院（所）的职责

（1）执行上级卫生行政部门颁发的各项妇幼保健工作规定和标准，完成上级下达的各项妇幼保健工作任务。

（2）负责辖区妇幼保健服务工作，落实各项妇幼保健计划和措施。掌握辖区妇女儿童的健康状况，根据规定开展婚前保健服务。

（3）培训基层中、初级妇幼保健人员，开展力所能及的科学研究工作，提高本地区的妇幼保健质量和水平。

（4）负责本辖区妇幼保健信息的收集、整理、分析、储存，及时上报上级卫生行政部门和妇幼保健机构。

4. 乡镇（街道）妇幼保健机构的职责

（1）由乡镇卫生院掌握辖区内妇幼保健工作的基本情况和妇女儿童的健康状况，相关信息资料按要求及时上报。

（2）对辖区内的孕产妇实行系统保健管理和产后访视，对 7 岁以下儿童实行系统保健管理、计划免疫和常见病防治等。

（3）接受上级妇幼保健机构的行政领导和业务指导。

（4）落实、实施并检查、督促辖区内妇幼保健工作任务的完成。

14.4　妇幼卫生法制管理

妇幼卫生的法制管理保证了妇幼卫生法律、法规立法目标的实现，有效地提高了妇女儿童的健康水平和生命质量。妇幼卫生法制管理通过相关行政机关贯彻执行妇幼卫生的法律、法规和规章，体现了国家意志，对于打击和减少违反妇幼卫生法律、法规的活动，制止危害妇女儿童健康行为的发生有着不可估量的作用。妇幼卫生法制管理是保护妇女儿童合法权益的重要手段，在公共卫生问题日益突出的今天，保障妇女儿童卫生保健方面的合法权益。法制管理活动让公民和妇幼卫生工作者直观地从妇幼卫生的法律规范中懂得是非标准，增强法制观念，规范行为，使保护妇女儿童健康成为公众的自觉行动。

14.4.1　妇幼卫生法制管理的原则

妇幼卫生法制管理是遵循妇幼卫生的法律、法规和规章，依法保护和促进妇女儿童身心健康，依法调整人们在妇幼卫生保健活动中所产生的社会关系，保证妇幼卫生事业健康发展的执法行为。妇幼卫生法制管理必须遵循以下四个方面的原则：

1. 保护妇女儿童身心健康，提高出生人口素质的原则

保护妇女儿童身心健康是妇幼卫生工作的根本目的，也是妇幼卫生法制管理的宗旨。出生人口素质是中华民族兴旺发达的基础，只有出生的孩子都比较健康、聪明，我们民族和国家未来的发展才有希望。

2. 预防为主的原则

预防为主是我国卫生工作的根本方针。妇幼卫生从学科上讲属于预防医学的范畴。预防为主方针符合卫生事业发展的公益性方向，同时使妇幼卫生工作在我国当前的经济实力下，真正实现少花钱办实事，少花钱办大事的要求。

3. 依法规范服务的原则

所有从事妇幼卫生专项技术服务的机构和人员，都必须经过卫生行政部门的审核和批准，才能代表卫生行政部门依法实施管理和服务。

4. 动员全社会参与的原则

妇幼卫生工作以群体为对象，社会性强，涉及面广，需要各级政府加强组织领导，有关部门密切配合，全社会共同努力。通过健全法制、依法行政、科学管理，不断增强人们的参与意识和责任感，使保护妇女儿童身心健康成为公众的自觉行动。

14.4.2　妇幼卫生工作的法律法规

1.《母婴保健法》

1994 年 10 月 27 日，第八届全国人民代表大会常务委员会第十次会议通过的《母婴保健法》，是国家为了保护妇女儿童健康，提高出生人口素质而制定的有关母婴保健方面的第一部卫生法律。

（1）《母婴保健法》的基本内容。

1）国家和政府对母婴保健工作的责任。立法宗旨是为了保障母亲和婴儿健康，提高出生人口素质。规定国家发展母婴保健事业，提供必要条件和物质帮助，使母亲和婴儿获得医疗保健服务。国家对边远贫困地区的母婴保健事业给予扶持。各级人民政府领导母婴保健工作。

2）母婴保健工作的管理。规定国务院卫生行政部门主管全国母婴保健工作，县级以上地方人民政府卫生行政部门管理本行政区域内的母婴保健工作。各级人民政府应当采取措施，加强母婴保健工作，提高医疗保健服务水平，积极防治由环境因素所致、严重危害母亲和婴儿健康的地方性高发性疾病，促进母婴保健事业的发展。

3）规范医疗保健行为，提高母婴保健服务质量。规定医疗保健机构依法开展婚前医学检查、遗传病诊断、产前诊断以及施行结扎手术和终止妊娠手术，必须符合国务院卫生行政部门规定的条件和技术标准，并经县级以上地方人民政府卫生行政部门许可。医疗保健机构按照国务院卫生行政部门的规定，负责其职责范围内的母婴保健工作，建立医疗保健工作规范，提高医疗技术水平，采取各种措施方便人民群众，做好母婴保健服务工作。县级以上地方人民政府可以设立医学技术鉴定组织，负责对婚前医学检查、遗传病诊断和产前诊断结果有异议的医学技术鉴定。

4）医疗保健机构为公民提供母婴保健服务的内容。规定医疗保健机构应当为公民提供婚前保健服务，包括婚前卫生指导、婚前卫生咨询、婚前医学检查、影响婚育的疾病检查；为育龄妇女和孕产妇提供孕产期保健服务，包括母婴保健指导、产妇保健、孕妇产前诊断、胎儿保健、新生儿保健；为产妇提供科学育儿、合理营养和母乳喂养的指导；对婴儿进行体格检查和预防接种、逐步开展新生儿疾病筛查、婴儿多发病和常见病防治等保健服务。

5）违反本法的法律责任。规定了对违反本法律规定的处罚办法。

（2）《母婴保健法》的配套法规。

为了使各地母婴保健工作进入法制管理轨道，依法规范服务，依法保护妇女儿童健康，依法提高出生人口健康素质，卫生部相继制定下发了《母婴保健法实施办法》、《母婴保健监督行政处罚程序》、《母婴保健监督管理办法》、《母婴保健医学技术鉴定管理办法》、《母婴保健专项技术服务许可及人员资格管理办法》、《母婴保健专项技术服务基本标准》等一系列配套法规，并会同公安部下发了《关于统一规范出生医学证明》的文件。各省、自治区、直辖市均依据《母婴保健法》，结合本地实际，制定了地方配套法规。

2. 妇幼卫生工作的其他政策法规

我国《宪法》和《婚姻法》中有关保护母亲和儿童健康的条款，是妇幼卫生工作的法律依据。遵照这些法律规定，政府及卫生行政部门相继颁发了妇幼卫生工作的一系列法律、法规和规章。

（1）妇女保健的法律规定。卫生部在1986年颁布了《妇幼卫生工作条例》，1989年下发了《农村孕产妇系统保健管理办法（试行）》，1993年发布了《女职工保健工作规定》，1994年制定了《妇女权益保障法》，1997年下发了《婚前保健工作规范》，2002年下发了

《产前诊断技术管理办法》，2006 年制定了《妇幼保健机构管理办法》等。国务院 1988 年发布了《女职工劳动保护规定》，2002 年国家发布了《人口与计划生育法》。1991 年劳动部颁发了《女职工禁忌劳动范围的规定》。目前我国已有了较为完善的妇女劳动保护和保健法规。

（2）儿童保健的法律规定。卫生部在 1981 年颁发了《三岁前小儿教养大纲（草案）》，1982 年颁布了《全国计划免疫条例》，1985 年下发了《托儿所、幼儿园卫生保健制度》，1986 年下发了《城乡儿童保健工作要求》和《小儿四病防治方案》，1987 年下发了《散居儿童卫生保健管理制度》，1990 年颁发了《城市托儿所工作条例（试行草案）》，2009 年发布了《新生儿疾病筛查管理办法》等。国家教委 1989 年发布了《幼儿园管理条例》，卫生部、国家教委在 1994 年又颁发了《托儿所、幼儿园卫生保健管理办法》。以上法规对于加强儿童卫生保健和托儿所、幼儿园的管理，开展儿童教养，防治儿童常见病，保证儿童健康成长发挥了重要的作用。

根据我国的基本国情，国家先后颁布了《中国妇女发展纲要（2001—2010）》、《中国儿童发展纲要（2001—2010）》，提出了 2001—2010 年妇幼卫生工作的战略目标和策略措施。2009 年中共中央、国务院《关于深化医药卫生体制改革的意见》在“全面加强公共卫生服务体系建设”和“促进基本公共卫生服务逐步均等化”表述中，两次提到妇幼保健，体现了新医改对妇幼人群健康利益的重视。

14.5　妇幼卫生信息管理

妇幼卫生信息管理是指在妇幼卫生体系建设基础上，运用计算机和其他通信设备，科学地收集、整理、分析、传输妇幼保健网中服务对象和有关管理信息，为妇幼卫生工作的决策、计划和管理提供准确、全面、及时的资料和依据，使管理者能够及时地调控、协调妇幼卫生工作，以获得最大的社会效益。

14.5.1　妇幼卫生信息的来源

妇幼卫生信息资料主要来源于妇幼卫生年报表、监测系统报告、常规性业务登记、专题调查等。

1. 妇幼卫生年报表

妇幼卫生年报表是根据国家规定的报表制度，由各级妇幼保健机构或有关医疗卫生部门，自下而上逐级上报的系统资料信息。它全面、有序地提供辖区内妇幼健康状况和妇幼保健机构工作的资料数据，这类信息具有系统性、连续性和代表性，是妇幼卫生信息的主要来源。

2. 监测系统报告

妇幼卫生监测系统目前包括孕产妇死亡监测、5 岁以下儿童死亡监测和出生缺陷监测三个系统，旨在通过对监测点的相关资料和信息的获取，掌握妇幼卫生的动态情况。

（1）孕产妇死亡监测：对监测范围内有正式户口的孕产妇进行死亡监测，凡孕产妇自妊娠开始到产后 42 天期间，由于妊娠造成相关疾病导致死亡的发生率及相关信息。

（2）儿童死亡监测：对监测范围内有正式户口的（包括在当地居住满 1 年的流动人口）0～4 岁儿童进行死亡监测。凡监测地区中符合孕满 28 周，娩出后有心跳、呼吸、脐带搏动、随意肌缩动四项生命指标之一的婴幼儿均纳入儿童死亡发生率及相关信息监测。

（3）出生缺陷监测：凡在监测医院分娩的孕 28 周到产后 7 天的围产儿（包括活产、死胎、死产）有出生缺陷的患儿均纳入相关信息监测范围。

3. 常规性业务登记

常规性业务登记包括妇幼保健机构和相关医院日常医疗保健服务的原始记录、病历、化验单、体检记录卡、预防保健接种卡、系统保健档案，以及妇幼保健的常规报告，如出生登记报告、死亡登记报告等。

常规性工作记录信息的传递形式，一般分为月报、季报、年报等，由村、乡、县、市、省妇幼保健机构中的信息责任科室（或人员），逐级向上传递，需要时可采用月会、季会、年会的形式进行传递。省级妇幼保健机构根据卫生部提出的信息指标，收集、整理、统计、分析和储存全省妇幼保健的信息资料，并将经过整理和统计分析的信息资料按规定时间上报省政府和国家卫生行政部门，同时逐级向下反馈给基层妇幼保健组织。

4. 专题调查

根据特定的需要，专门组织妇幼卫生调查而获得的相关信息资料。

14.5.2 妇幼卫生信息的分类

（1）人口信息：包括总人口数、活产数、死亡人口数、1～4 岁儿童数、育龄妇女数等资料。

（2）健康信息：包括妇女儿童疾病频率和疾病严重程度、死亡原因和死亡率等资料。

（3）卫生服务信息：包括妇幼卫生门诊和住院服务利用、孕产妇和儿童保健管理服务、妇幼卫生服务质量、妇幼卫生服务效果和效益、计划生育技术服务等资料。

（4）卫生资源信息：包括妇幼卫生机构和人员、设施与设备、经费等资料。

14.5.3 信息在妇幼卫生管理中的作用

信息的充分收集和合理使用，对提高妇幼卫生工作管理效率，促进妇幼卫生服务的质量有着重要作用。

1. 信息是妇幼卫生管理的资料基础

妇幼卫生信息是妇幼卫生工作计划、服务内容、服务质量、工作成效的记录，它为妇幼卫生工作的回顾、总结、提高、管理提供了资料基础。只有及时收集、统计、分析妇幼卫生的各方面资料，才能科学地总结妇幼卫生的工作经验和工作成效，指导后续的妇幼卫生工作。

2. 信息是妇幼卫生机构决策和计划的依据

我国幅员辽阔，各地区经济发展、卫生状况、人群健康水平、妇幼卫生服务需求差异大，政府及卫生行政部门要对妇幼卫生工作进行宏观管理，形成符合国情的科学决策，制定实施规划和具体计划，必须要有相关的信息资料作为依据。这些信息资料包括：区域妇幼卫生事业的发展水平、妇女儿童的健康状况、常见疾病的病种、病因、发病率和疾病严重程度、主要的妇幼卫生问题、人群的卫生需求；各种经济、适宜、有效的妇幼卫生预防、保健、诊断、治疗和干预手段与措施；影响妇幼卫生工作成效和妇女儿童健康的因素；已有的卫生资源分布和利用情况；以往妇幼卫生服务的经验教训等。随着经济社会的快速发展，在人均寿命和死亡率相对稳定的发达地区，妇幼健康是判断区域卫生状况的敏感指标。

3. 信息是妇幼卫生工作组织和协调的手段

妇幼卫生信息的网络化传递，使信息上下通达，信息资源共享共用。上级指令下达迅速、便捷，基层情况上传及时、准确，妇幼卫生机构掌握及时的信息，使妇幼卫生工作的组织、协调快速而有效。

4. 信息是妇幼卫生工作目标和计划实施效果评价的依据

妇幼卫生工作目标、工作规划和工作计划的实施是否适宜和有效，必须通过评价才能得出结论，而评价必须以全面、准确、及时的信息为依据。

本章小结

妇女儿童问题日益成为国际社会特别关注的重要议题和优先领域。妇幼卫生管理以妇女和儿童群体为服务对象，以增进妇女儿童健康为根本目的，依法对妇幼卫生工作进行行政和业务的全面管理。妇幼卫生工作的内容主要包括生殖健康、婚前保健、妇女保健、儿童保健和健康教育与健康促进等服务。各级妇幼卫生行政管理机构在政府卫生行政部门的统一领导下，执行本地区妇幼卫生工作的组织领导职能。妇幼卫生业务机构包括各级妇幼保健院（所、站、队）、妇女保健院（所）、儿童保健院（所）、妇产医院、儿童医院、妇幼卫生科学研究机构等。妇幼卫生法制管理是遵循妇幼卫生的法律、法规和规章，依法保护和促进妇女儿童身心健康，依法调整人们在妇幼卫生保健活动中所产生的社会关系，保证妇幼卫生事业健康发展的执法行为。《母婴保健法》的立法宗旨是为了保护母亲和婴儿健康，提高出生人口素质。妇幼卫生信息包括人口信息、健康信息、卫生服务信息和卫生资源信息等。

关键术语

妇幼卫生　　妇女保健　　儿童保健　　妇幼卫生管理　　妇幼卫生行政管理机构　　妇幼卫生业务机构　　《母婴保健法》　　妇幼卫生信息

复习思考题

1. 简述妇幼卫生工作的主要内容和关键环节。
2. 试论《母婴保健法》的主要内容及重要意义。
3. 在卫生服务与管理中，如何理解和体现“母亲安全”、“儿童优先”？

4. 在深化医药卫生体制改革中，对妇幼人群的健康利益有哪些具体体现？

阅读材料

千年发展目标与妇幼保健

2000年9月，联合国召开千年首脑会议，189个国家联合签署《千年宣言》，提出8项千年发展目标，其中3项卫生目标，即降低儿童死亡率，改善产妇保健，抗击艾滋病、疟疾和其他疾病。这表明，国际社会已把妇幼健康指标作为一个反映经济社会发展水平的综合指标来使用。

1. 积极进展——主要指标列入国家和各地经济社会发展规划

我国政府一直把保护妇女儿童健康工作作为改善民生、建设服务型政府的大事予以高度关注，将这方面主要指标列入国家和各地经济社会发展规划。经过多年建设，我国已经形成由专业公共卫生机构、相关医疗机构及基层医疗卫生机构组成的妇幼卫生服务网络，服务队伍遍及城乡，成为落实千年发展目标卫生目标的主要依靠力量。

为使农村广大孕产妇得到住院分娩服务，近两年中央财政共投入50亿元，地方财政也安排了专项资金，对住院分娩的孕产妇进行补助。中央财政对农村妇女孕前和孕早期补服叶酸项目、宫颈癌和乳腺癌检查项目也安排了专项资金。

多年来，我国在妇幼卫生方面与世界卫生组织、联合国儿童基金会等保持了良好的合作关系，妇幼卫生国际合作项目强化了各级政府的承诺与支持，提升了妇幼卫生管理和服务能力，对改善农村和欠发达地区妇女儿童健康状况发挥了积极作用。

2009年我国5岁以下儿童死亡率降至17.2‰，比1990年降低了71.8%，提前实现千年发展目标；孕产妇死亡率降至31.9/10万，比1990年降低了66.4%。

总体上，我国落实千年发展目标卫生目标已取得令人鼓舞的积极进展。

2. 找准差距——防止指标反弹，保持指标持续下降的态势

当前，妇幼卫生工作面临的突出问题是发展不平衡、不协调、不全面。一是城乡、区域间妇幼卫生主要指标的差距仍然显著；二是妇幼卫生服务覆盖人群不足；三是基层医疗卫生服务能力薄弱；四是妇幼卫生主要指标持续降低还有不稳定因素。发达国家经验表明，当妇幼卫生指标降低到较低水平时，其波动幅度将加大。妇幼卫生主要指标综合反映卫生工作及教育等其他方面工作的许多重要环节，哪个环节出了问题都会影响指标的降低。因此，在落实千年发展目标中要防止指标反弹，保持指标持续下降的态势。

3. 今后重点——切实把工作重点放在农村和中、西部薄弱地区

按照中央统筹城乡发展的要求，积极推动妇幼卫生一体化进程，强化城乡卫生资源的连接和共享，促进卫生人才、基础设施在农村薄弱环节的配置；认真贯彻落实中央关于进一步加快西部地区发展的部署，充分利用财政转移支付机制，加大对西部地区妇幼卫生事业的扶持力度；进一步推动卫生工作城市支援农村、东部地区支援西部地区，使之规范化、常规化。同时，要加快建设覆盖城乡的基本医疗保障制度，随着财力增长提高新型农村合作医疗筹资标准和保障水平，完善医疗救助制度，在保障卫生服务基本供给的同时，

促进卫生服务广泛利用，进而逐步缩小城乡、区域差距，不断改善妇幼卫生服务的公平性和可及性。

强化政府主导和部门协作机制，扎实有效实施妇幼卫生项目。加强妇幼卫生是深化医改、促进基本公共卫生服务均等化的重要内容，是各级政府加强社会事业建设的重要任务，应将妇幼卫生工作的核心指标纳入各地经济社会发展“十二五”规划，将重要指标纳入各地卫生事业发展规划。开展妇幼卫生服务项目，直接惠及妇女儿童群体。中央财政已经安排下拨了各项专项经费，各级政府及卫生等有关部门应切实保障地方配套资金落实，相应增加投入，加快项目进度，确保项目质量。

深化专业公共卫生机构改革，把保障政府投入同转变机构运行机制、考核工作绩效结合起来，引导专业公共卫生机构集中力量履行公共卫生服务职能，引导专业技术人员深入农村和城市社区开展妇幼卫生服务工作。

以提高城乡居民健康素养为核心，进一步普及婚前保健、孕产期保健、儿童保健知识，引导广大群众积极参与维护健康的社会行动。

第15章

药品监督管理

15.1　药品监督管理概述

药品监督管理（drug administration）是卫生事业管理的重要内容之一。关心公众利益，保障公众用药安全，维护人民健康和用药的合法权益是政府义不容辞的责任。国家立法，政府机构实施相关法律，制定药品政策，建立管理制度，对药品进行监督管理，从而保证药品质量的安全有效，保证药品资源的优化配置和药品市场的规范有序。

15.1.1　药品及其质量特征

药品（drug）是世界上公认的管制最严格的商品之一。这需要从药品性质、质量要求及其特殊性方面加以认识。

1. 药品的定义

我国《药品管理法》对药品作出如下定义："药品系指用于预防、治疗、诊断人的疾病，有目的地调节人的生理机能并规定有适应症、功能主治和用法用量的物质，包括中药材、中药饮片、中成药、化学原料药及其制剂、抗生素、生化药品、放射性药品、血清疫苗、血液制品和诊断药品等。"世界各国对药品的定义各不相同，在我国，药品专指人用药品，不包括动物疾病用药和农药等。

2. 药品的特殊性

药品是一种特殊的商品，与一般商品比较，它有以下特殊性：

（1）特殊的用途。药品的特殊用途又称专属性，只有患病人群才会购买药品，而且需要购买专属对症的药品。患者不会因为价格上升而减少或停止使用药品，健康人群不会因为价格下降而去购买、使用药品。因此，药品的价格除了市场调节外，对使用量大、常见病的药品价格一般需要政府定价进行调节或监控。

(2) 特殊的二重性。药品具有双重作用，既有效又有毒，它在预防、诊治、调节人的病理生理过程的同时，总是会影响着其他功能，产生一定的毒副作用或不良反应。只有当药品对身体的有利作用大大超过其不利影响时，方可选择使用。

(3) 特殊的时效性。药品的时效性有两层含义，一方面表示药品是有一定效期的，在规定的时间内，它是安全有效的、质量是可以保证的，超过效期的药品即为不合格“商品”；另一方面表示一旦有需要必须及时保证药品的供应，如急救药品，有时相差几小时甚至几分钟，就可能决定生命的存亡。

(4) 特殊的消费方式。在销售或配制药品时，消费者（患者）与销售者（药师）或处方医生处于一种非常特殊的关系。消费者基本上没有选择权力，处于一种被动消费的状态，而选择权集中在处方医生或驻店药师的手中。即使消费者可以自行选择非处方药品，仍需要咨询医生或药师才能比较安全、放心地购买。在药品流通过程中，因消费者无知，其用药合法权益容易受到损害。《药品管理法》第 1 条规定要“维护人民身体健康和用药的合法权益”，正是由药品的这一特殊性所决定的。

(5) 特殊的质量要求。一般商品有瑕疵仍不影响其使用特性，药品则不同。药品必须按规定标准检验合格后，方可出厂销售，否则按假药、劣药处理。药品合格品中并无优、良的等级划分。

3. 药品的质量特征

药品的监督管理实质上是对药品质量进行监督和控制。我国国家标准（GB 3935.1—83）将质量定义为“产品、过程或服务满足规定要求（或需要）的特征与特征总和”。因此，药品的质量就是满足人们对药品使用的各种要求的总和。药品质量分为药物产品的质量，以及研制、生产、经营、使用药品过程中的工作质量与服务质量。药品的质量概括起来有以下特征：

(1) 安全性。安全性是指药品在人体产生毒副反应的程度。“凡药三分毒”，药品均有不同程度的不良反应或者毒副作用。安全性的监督管理重点放在药品上市前的研制审批、临床的合理使用和上市后监测等环节。各国政府为了保证药品的安全性，在新药的审批中都要求研制者提供急性毒性、长期毒性、致畸、致癌、致突变等资料。

(2) 有效性。有效性是指药品在人体达到所规定效应的程度。我国对有效性的评价标准分为显著有效、有效、无效三种，有些国家用“完全缓解、部分缓解、稳定、无缓解”来表达药品的效果，可见药品有效与否是一个相对概念。要保证药物的有效性，就要对新药研制的有效性资料、临床合理用药和药品上市后评价进行重点监督管理。

(3) 稳定性。稳定性是指药品在规定条件下保持有效性与安全性，即在规定的效期内，规定的运输、贮藏条件下，药品仍保持着原有性能。药品的稳定性主要在生产过程中加以控制，但如果在运输、贮存、销售药品过程中管理不当，也会造成药品稳定性下降。

(4) 均一性。均一性是指药品的每一单位的产品都符合所规定的要求，即药品的每一片、每一针、每一包都具有相同的品质。若每单位药物含量不均一，就会造成因有效成分含量过小而无效，或因含量过大而中毒。药品的均一性主要取决于药品生产过程，药品的贮存保管亦会影响药品的均一性。

（5）经济性。经济性主要指药品在流通过程中形成的价格。药品的经济性对药品价值的实现有较大影响。一种药再好，但价格很高，就不能满足大多数人用药治病的需要，或可持续求医用药的需要，它的好的质量品性未能发挥，也不能称其为好药。在我国，药品的经济性主要依赖于国家政策对药品价格的指导和市场需求的调节来实现。

人们对药品质量的要求，随着人们对生命意义的认识而不断地提高。最初人们只认识到药品质量需要保持稳定，而后认识到药品的安全性很重要，药品的有效性也不能忽略。自 20 世纪 80 年代起，生活质量评价标准开始用于新药质量评价和临床治疗药物的选择。药品质量特征表现出人性化的特征，如降压药对病人情绪、心境、认知功能、记忆力、睡眠状态、性生活等生活质量的影响程度成为评价该类药物的新的质量特征。

4. 药品的质量标准

药品标准是药品质量特征的量化表达形式，它用数据和指标反映药品的安全性、有效性、稳定性、均一性等质量特征。药品标准除了指药物制剂等产品的质量规格和检验方法外，还包括药品生产工艺，如生物制品规程、中药材、中药饮片炮制规范和中药制剂生产方法。

（1）药品标准的性质与作用。药品标准是由国家药品主管部门颁布发行的、对药品质量规格和检验方法所作的技术规定，具有法规性质。药品标准是判断药品质量合格或不合格的法定依据，是药品生产、销售、使用、检验等部门必须遵循的法律规范。凡是与质量管理有关的项目和活动都要制定标准，如技术标准、工作标准、管理标准，药品标准是药品质量管理的基础。

（2）药品标准的分类。药品标准有不同的分类方法。按我国《标准化实施条例》第 18 条规定："药品标准为强制性标准。"药品产品质量标准、药品卫生标准、生产安全标准、环境保护标准、通用检验方法等标准均为强制性标准。此外，还有与强制性标准对应的"推荐性标准"。

我国目前的药品标准分为国家药品标准与地方药品标准两类。国家药品标准为《中华人民共和国药典》和国家药品监督部门制定的其他药品标准，如部颁标准、《中国生物制品规程》、药品注册标准等。地方药品标准由省级药品监督部门制定，如××省药品标准、××直辖市药品炮制规范等。我国有万余种中药材、中药饮片，还有不少民族药，这些药品及其炮制规范大多没有国家药品标准，故目前地方药品标准主要针对以上几类药品制定。

西方发达国家的标准技术指标比较先进，其检测技术、检测方法、质量要求常常作为我国药品标准的参考依据。《美国药典》、《英国药典》、《欧洲药典》、《日本药局方》得到我国药品监督管理部门的认可，可作为进口药品标准的质量依据。世界卫生组织制定的《国际药典》，主要提供给第三世界国家使用。

（3）药品标准的管理。药品标准工作由国家各级药品监督管理部门主管。由医药专家组成的药典委员会是制定和修订国家药品标准的专业技术委员会，药品检验机构负责依照药品标准检验药品质量、负责标定国家药品标准品与对照品。我国政府非常重视药品标准工作。卫生部在新中国成立初期成立了药典委员会，编撰了第一版《药典》（1953 年版），并于 1963 年、1977 年、1985 年相继修订。1985 年后，药典的修订更新工作走上了正轨，采取五年修订一次的方法，以适应药品迅速发展的需要。

15.1.2　药品质量监督管理

药品质量监督管理是指国家药品监督主管部门根据法律授予的权力以及法定的药品标准、法规，以及一系列管理制度与政策，对研制、生产、销售、使用的药品质量以及影响药品质量的工作质量进行的监督管理。

药品质量监督管理与药品质量管理是两个不同的概念。我国国家标准（GB 3935.1—83）对质量监督所作的定义是：根据政府法令或规定，对产品、服务质量和企业保证质量所具备的条件进行的监督活动。质量管理的定义是：对达到质量所必需的全部职能与活动进行的管理。药品质量管理的主体是研制、生产、经营、使用药品的单位与个人；而药品质量监督管理的主体通常是用户或能充分代表用户利益的第三方，在我国，第三方就是国家或国家委托的机构。国家对药品质量的监督管理属于公共管理，与药品从业单位及其人员对药品质量的管理比较，有不同的性质、原则和特点，也有不同的方法与手段。

1. 药品质量监督管理的性质与原则

卫生事业是一项社会公共事业。政府在社会公共事业中必须发挥明确的组织和领导作用，世界各国均由国家（政府）来承担药品质量监督管理的责任。药品的专属性强、具有双重作用、消费方式特殊、质量要求高，真伪优劣很难从外观鉴别，需由国家制定标准加以质量控制；药品利润高，不法分子制造假劣药品牟取暴利，需由国家法律加以规范；药品的质量关系到人民的健康与生命安危，需由国家监督并加以保证。我国政府对药品质量监督管理制定了以下原则：

（1）以社会效益为最高原则。我国卫生事业是政府实行一定福利政策的社会公益事业，因此，坚持为人民服务的宗旨，正确处理社会效益与经济效益的关系，把社会效益放在首位，是我国医药卫生事业发展应遵循的基本原则。药品是我国医药卫生事业的重要组成部分，药品质量监督管理应以社会效益为最高原则。

（2）质量第一原则。药品管理的核心是质量管理，因此，药品监督管理要把保证药品质量放在第一，这既是药品监督管理工作的出发点，又是工作的目的。

（3）法制化与科学化高度统一的原则。国家有关部门依法行政，运用法律法规与其他规范性文件规范药品研制、生产、经营和使用行为。同时药品是高科技产品，必须依靠科学的管理方法才能实施行之有效的监督管理。

（4）专业监督管理与群众监督管理相结合的原则。专业监督管理是指政府各级药品监督行政管理部门和技术管理部门进行的专业管理，群众监督管理则指药品研制、生产、销售、使用单位和从业人员对药品质量进行的监督管理。根据我国相关法律规定，消费者也有权利和义务对药品质量进行监督管理，如报告药品不良反应、举报药品生产、经营中的违法行为等。

2. 药品监督管理的方法

（1）行政方法。国家药品主管部门通过实施审批、许可的方式对药品进行准入控制，这是世界各国政府广泛采用的行政管理方法。行政审批许可的形式包括对药品质量的许可，对药品生产、销售的许可和对产品的许可。如审批药品广告，认证检查药品质量管理规范，审批、颁发《药品生产许可证》、《药品经营许可证》、《医疗机构制剂许可证》和药品生产批准文号，颁发新药证书等。

行政管理方法具有权威性、强制性，针对性等特点。药品行政监督管理部门可以针对单个药品问题、单一药品管理事件及时发布行政通知，处理一些特殊的药品质量问题；可以调查处理药品质量事故、处理不合格药品；可以取缔假药劣药、对违法行为实施行政处罚；构成犯罪的，移交司法，依法追究其刑事责任。由于药品的特殊性，即使在市场经济高度发达的国家，药品的行政管理方法依然得到强化。如美国食品药品监督管理局（Food and Drug Administration，FDA）就采用高度集权、高度权威的行政管理方法对全美国的食品、药品、医疗器械、化妆品质量进行监督管理。

（2）法律方法。法律具有高度的强制性、普遍适应性和原则概括性。随着我国法制的不断完善，依法行政、依法管理得到强化。一些药品行政规章和管理规范逐步上升为法律规范，在我国药品监督管理中，法律管理方法得到越来越广泛的应用。

（3）经济方法。经济方法是指国家运用价格、税收、信贷、投资、利润等宏观经济调控手段对药品生产、经营、医疗服务等企事业机构和药品进行管理的一种方法。近年来，经济手段在药事管理中逐渐开始运用。对药品采取政府定价、政府指导价与市场调节价两种价格体系，采用《药品生产质量管理规范》认证等优质优价定价方法。随着市场经济的发展，经济手段将越来越频繁地应用于合理配置卫生资源、调整医药行业利益关系等方面。

（4）咨询方法。药品监督管理的技术性非常强，药品行政管理机构在管理过程中，需要咨询专家意见，进行科学决策；需要利用医药学专家的技术力量，对药品开展技术性的审查与监控。如建立由各类专家组成的药品认证中心、评价和审评中心，审批药品研究资料、修订或制定药品标准、确定药品不良反应、对《药品生产质量管理规范》、《药品经营质量管理规范》等进行认证检查。

15.1.3 药品监督管理的机构与职责

1. 药品行政监督管理主管机构

国家食品药品监督管理局是我国药品行政监督管理主管机构，分为中央、省、市、县四级。主要职责有：制定药品安全监督管理的政策、规划并监督实施；负责制定研制、生产、流通、使用方面的质量管理规范并监督实施；负责药品行政监督和技术监督；负责药品注册和监督管理；拟订国家标准并监督实施；组织开展药品不良反应事件监测，负责药品再评价和淘汰；参与制定国家基本药物目录，配合有关部门实施国家基本药物制度；组织实施处方药和非处方药分类管理制度；负责制定中药、民族药监督管理规范并组织实施；拟订质量标准，组织制定中药材生产质量管理规范、中药饮片炮制规范并监督实施；组织实施中药品种保护制度；监督管理药品质量安全，监督管理放射性药品、麻醉药品、毒性药品及精神药品，发布药品质量安全信息；组织查处药品研制、生产、流通、使用方面的违法行为。

2008 年，国务院机构改革，国家食品药品监督管理局由卫生部管理。

2. 药品技术监督管理机构

各级药品检验所是代表国家对药品质量实施技术监督检验的法定机构，分为中央、省、市、县四级。具体职责有：药品质量的抽查抽验；药品复核检验、技术仲裁检验；各类药品标准的起草、修订工作；药品标准品的研制和供应。

国家食品药品监督管理局另设有五个直属的药品技术监督机构，由各类专兼职医药学专家组成。

（1）药典委员会。负责制定、修订国家药典和国家药品标准，是国家药品标准化管理的法定机构。

（2）国家药品审评中心。负责对新药、进口药、仿制药品进行技术审评。

（3）国家药品评价中心。负责制定基本药物目录，对上市后的药品进行再评价，监测药品不良反应，负责药品淘汰等专业技术工作。

（4）国家药品认证委员会。负责制定、修订各类药品管理规范并进行检查和认证。

（5）国家中药品种保护审评委员会（保健食品审评中心）。负责审评和咨询中药品种保护的专业技术问题，负责保健食品的技术审查和审评等工作。

3. 药品监督管理的相关机构

除国家食品药品监督管理局主管全国药品监督管理工作外，我国法律还规定：国务院有关部门在各自的职责范围内负责与药品相关的监督管理工作。

目前，国家发展与改革委员会负责对药品行业进行宏观经济管理，包括制定医药发展战略和长远规划；推进医药企业技术进步；指导医药企业按国家需求调整产品结构；统计医药行业信息；负责药品药械储备调度；调控药品价格。工商行政部门监管药品的生产、经营营业执照、药品商标、药品广告及药品行业的不正当竞争行为；中医药管理部门监管中药材、中药饮片的加工生产、经营、使用，以及习用药材和民族药材的管理；劳动和社会保障部门监管医疗保险药品和定点药店；公安部门监管麻醉药品与精神药品。

4. 药事组织

药事组织是卫生服务组织体系的一部分。狭义的药事组织指从事药品研制、生产、经营和医疗的专营、兼营机构，从事药品技术咨询和管理的药学会等社团组织，从事药品服务的中介机构和代理机构，从事药学教育的机构。这些企事业单位的性质、规模、组织形态各不相同，但对其所研制、生产、经营或使用的药品进行质量管理，保证药品安全有效是法律规定的共同义务。

15.2 药品监督管理法律制度

改革开放以来，我国逐步建立了药品监督管理的法律体系，已基本形成了一系列药品政策与药品监督管理制度。

15.2.1 药品监督管理的法律与法规

1. 药品管理的立法和法律体系

我国政府高度重视药品管理立法，1984 年，全国人大常委会制定通过了《药品管理法》，该法的颁布实施为我国药品管理立法奠定了基础。改革开放30多年来，数十个行政法规和行政规章相继出台。其中，属于国务院行政法规的有《药品管理法实施条例》、《麻醉药品和精神药品管理条例》、《野生药材资源保护管理条例》等，属于药品监督管理局等部委制定的行政规章有《处方药与非处方药分类管理办法》、《药品生产质量管理规范》、《药品包装、标签和说明书管理规定》等。

随着改革开放的深入，药品法律法规从行政法的范围向经济法、技术质量监督法、知识产权保护法和环境资源法的范围拓展。药品管理涉及的经济法律有《公司法》、《合同法》、《广告法》、《价格法》等；涉及的技术质量监督法律有《产品质量法》、《标准化法》、《计量法》等；涉及的知识产权法律有《专利法》、《中药品种保护条例》、《药品行政保护条例》等；涉及的环境资源保护法律有《野生药材资源保护管理条例》等。

2. 药品管理法

《药品管理法》于1984年制定，2001年修订，是我国药品管理中高层次的法律，也是我国法律体系中较早形成的专门法律之一。《药品管理法》分别就药品生产企业管理、药品经营企业管理、医疗机构的药剂管理、药品管理、药品包装的管理、药品价格和广告管理、药品监督管理和法律责任作了原则性的法律规定。

《药品管理法》对药品的监督管理作出了明确规定：国家保护野生药材资源；对麻醉药品、精神药品、医疗用毒性药品与放射性药品进行特殊管理；实行中药品种保护制度、药品储备制度、药品不良反应报告制度、处方药与非处方药分类管理制度；对药品生产、经营实行许可证和《药品生产质量管理规范》、《药品经营质量管理规范》认证；对新药实行审批并要符合《药物非临床研究质量管理规范》、《药品临床试验管理规范》；对药品实行国家标准、定期抽查、抽验并发布药品质量公告；对进口药品实行登记注册和检验制度。

《药品管理法》规定：药品研制、生产、经营企业、医疗机构和药品监督管理的单位和个人必须遵守法律，规定了违反后应承担的法律责任。凡未按规定实施GMP或GSP等管理规范的，要责令限期改正，否则将受到警告、罚款、停产停业整顿等行政处罚，严重的将被吊销生产或经营许可证。

15.2.2 国家药品管理的制度与政策

1997年中共中央、国务院《关于卫生改革与发展的决定》指出：要建立并完善三大药品制度：国家基本药物制度，处方药与非处方药分类管理制度，中央、省两级医药储备制度。2009年中共中央、国务院《关于深化医药卫生体制改革的意见》提出要建设“覆盖城乡居民的公共卫生服务体系、医疗服务体系、医疗保障体系、药品供应保障体系，形成四位一体的基本医疗卫生制度”，要求“加快建立以国家基本药物制度为基础的药品供应保障体系，保障人民群众安全用药”。国家制定药品管理制度与政策的基本原则：以人人享有基本医疗卫生服务为目标，遵循公益性的原则，把基本医疗卫生服务作为公共产品向全民提供。在建设服务体系过程中强化政府的责任，加强政府在制度、规划、筹资、服务、监管等方面的职责，维护公共医疗卫生的公益性，促进公平公正。同时，注重发挥市场机制作用，动员社会力量参与医药卫生和药品政策的制定监督管理工作。

1. 国家基本药物政策

(1) 建立基本药物制度的意义。国家基本药物是指能够满足基本卫生保健需求，剂型适宜、价格合理，人民防病治病、康复、保健、计划生育等不可缺少的、能够公平享有的药品。国家基本药物制度是国家药品政策的核心。基本药物政策是一项公共政策，是由国家制定的，在一定范围内具有普遍性、权威性和强制性的特点。

目前我国上市药品约 1 万多种，其中西药制剂 5 000 余种，中成药 6 000 余种，进口药品 2 000 余种，基本能满足人们防病治病的需要。但同时也存在基本药物制度不够完善，药品资源的分配不合理，群众基本用药需求不能得到有效保障等问题。确定适合国情的基本药物并保证其供应和使用，是各国医疗卫生政策公平公正性的重要体现。因此，建立国家基本药物制度有利于优化医药资源配置，增进公共资源均等化；有利于整顿治理药品生产供应保障体系，促进医药市场健康发展；有利于引导规范医疗服务行为，保障群众用药安全，降低患者医药费用。建立国家基本药物制度对于促进和改善民生，体现社会公平，维护人民健康，推动卫生事业发展，都具有十分重要的意义。

(2) 国家基本药物的制度体系。建立国家基本药物制度是一项系统工程，是深化医药卫生改革的一项重大任务。世界卫生组织于 1975 年开始推荐发展中国家制定“基本药物”政策。1982 年我国政府公布第一批国家基本药物目录，到 2004 年共进行了四次调整，收录约两千余个药品品种。但我国基本用药一直处于目录修订阶段，在保障基本药物生产、采购、配送，保障基本药物优先选择和合理使用等方面缺乏完善的制度和规范。2009 年，依据中共中央、国务院《关于深化医药卫生体制改革的意见》，完善以国家基本药物制度为基础的药品供应保障体系已被列为我国卫生体制改革的重点内容，强调要加快建立一系列的管理制度和政策。

1) 建立基本药物目录遴选调整、管理机制。合理确定品种和数量，公布新的国家基本药物目录。

2) 建立基本药物的生产供应保障体系，在政府宏观调控下充分发挥市场机制的作用，基本药物实行公开招标采购，统一配送，减少中间环节。国家制定基本药物零售指导价格，在指导价格内，由省级人民政府根据招标情况确定本地区的统一采购价格。

3) 完善基本药物国家储备制度。加强药品质量监管，对药品定期进行质量抽检，并向社会公布抽检结果。

4) 建立基本药物优先选择和合理使用制度。规定不同层级医疗卫生机构基本药物使用率。从 2009 年起，政府举办的基层医疗卫生机构全部配备和使用基本药物。其他各类医疗机构也要将基本药物作为首选药物并确定使用比例。制定临床基本药物应用指南和基本药物处方集，完善执业药师制度，零售药店必须按规定配备执业药师为患者提供购药咨询和指导。基本药物全部纳入基本医疗保障药品报销目录，规定报销比例明显高于非基本药物。

5) 完善基本药物的医保报销政策。保证群众基本用药的可及性、安全性和有效性，减轻群众基本用药费用负担。

(3) 基本药物的遴选原则。国家基本药物依据防治必需、安全有效、价格合理、使用方便、中西药并重的原则，结合我国用药特点，参照国际经验，合理确定品种和数量。其遴选原则有：

1）防治必需的原则。基本药物的品种必须覆盖临床的全部病种，满足预防、治疗、诊断疾病、康复、保健、计划生育等基本医疗卫生保健的需要，必须包括地方病、流行病、常见病的治疗药物品种。

2）安全有效的原则。选定的基本药物品种必须有明确的临床药物治疗学、药理毒理学资料证明其疗效确切、不良反应小、质量稳定。治疗同一种疾病，如有多种药品可供选择，则首选疗效高、毒副反应小、质量稳定的品种。

3）价格合理的原则。在临床必需、安全有效的前提下，在同类药品中选择单价和疗程费用价格合理的药品作为基本药物。

4）使用方便的原则。选定的药品必须要有合适的剂型和适宜的包装，便于使用、运输和储藏，使用时病人依从性高。同时所选药品可在医疗机构、零售药店能方便地得到。

5）中西药并重的原则。中医中药已有几千年的发展历史，是中华民族的优秀文化遗产。中成药对一些特殊疾病有特殊疗效，具有价格合理的特点，同时符合我国城乡人民的用药习惯。在我国基本药物目录中，中成药品种占有较大比例，这是国情所决定的。

2. 处方药与非处方药分类管理

将药品分别按处方药（prescription drugs）和非处方药（over-the-counter drugs，OTC）建立相应管理规定并实施监督，是药品监督管理的一项重要内容，也是国际普遍采用的药品管理模式。目前全世界已有100多个国家和地区对药品实行了分类管理。处方药与非处方药分类管理是我国医药卫生事业改革与发展的一项重要决策，我国从2000年1月1日起实行药品的分类管理。国家有关部门对上市药品进行了处方药与非处方药的分类，先后公布了4 000余个非处方药品种，初步建立起符合我国社会和经济发展的药品分类管理制度和模式。

（1）分类管理的目的和意义。在分类管理以前，我国医院药房销售的全部药品均需要处方，而社会零售药房销售药品时，除对麻醉药品、精神药品等有特殊限制外，其他药品基本上处于自由销售状况，包括抗生素、注射剂、大输液等药品品种，给消费者用药带来安全隐患。实行分类管理是要解决以上问题，达到加强处方药销售控制，规范非处方药管理，保证公众用药安全的目的。

实行药品的分类管理对我国医药经济的发展和医疗保健事业也有重要的推动作用。大部分非处方药属于自费药，分类管理有利于增强人们自我保健、自我负责的意识，有利于减少公众对社会资源的依赖心理，使公共卫生资源的分配更趋于合理，有利于医药卫生保健事业健康快速地发展。由于实行了药品分类管理，医药市场更加分化、细化。生产销售处方药的制药企业在新药研究、发明专利方面加大投资，在营销、广告策略上面向医务人员，而生产销售非处方药品的制药企业，更加注重品牌效应，面向大众开辟自费药市场。

（2）加强处方药的管理。国家对处方药的管理在原有基础上更加严格，如药品生产、批发企业不得以任何方式直接向患者推荐、销售处方药。处方药不得采用开架自选方式销售。处方药与非处方药应当分柜摆放。处方药的包装和药品说明书上应由生产企业醒目地印制相应的警示语或忠告语："凭医生处方销售、购买和使用"。处方药不得在大众媒体上发布广告。

(3) 规范非处方药的管理。近年来，国家药品监督管理部门统一修订了非处方药说明书格式，建立了非处方药的审核登记制度，公布了非处方药专有标识，规范了非处方药的监督管理。国家规定：任何非处方药均应从合法的渠道采购；药师应该对病患者提供用药指导或提出寻求医师治疗的建议；非处方药可采用开架自选方式销售，但不得采用有奖销售、附赠药品或礼品销售等方式。标签和说明书必须经国家食品药品监督管理局批准，应科学、简明、通俗易懂，必须印有“请仔细阅读药品说明书并按说明使用或在药师指导下购买和使用”字样，必须根据药品的性质注明“如在多少天内症状未缓解，请找医生咨询”等各种警示语言。根据药品的安全性，非处方药又分为甲类、乙类两种，它们在销售管理方面亦有不同的要求。国家规定非处方药必须有特定的标志：红底白字的图案用于甲类非处方药，绿底白字的图案用于乙类非处方药。

3. 药品储备制度

当国内发生重大灾情、疫情及其他突发事件时，为保证及时有效地防疫救灾，控制疫情，维护公共利益和社会稳定，我国建立了药品储备制度，实行中央与地方两级药品储备。中央医药储备负责重大灾情、疫情及突发事件所需的药品和医疗器械；地方医药储备负责地区性灾情、疫情和地方常见病、多发病所需的药品和医疗器械。目前中央和地方每年用于医药储备的资金多达十几亿。《药品管理法》规定：在特殊情况下，国务院规定的部门可以紧急调用企业药品。

15.3 药品监督管理内容与方法

国家对药品的监督管理包括制定一系列管理规范，对药品生产、经营、使用单位进行准入控制，在药品上市前和上市后对药品进行系统的质量监控。

15.3.1 药品生产企业、经营企业、医疗机构的监督管理

1. 药品生产企业的监督管理

(1) 药品生产企业开办许可。与一般生产企业不同，药品生产企业开办前必须经省级药品监督管理部门批准发给《药品生产企业许可证》，方可到工商行政部门办理登记注册，无许可证不得生产药品。申请开办药品生产企业必须具备以下条件：必要的药学技术人员；相应的厂房、设备和卫生环境；质量检验机构、人员和质量管理制度。许可证不可转让出租，有效期为五年，每五年检查换发一次。

(2) 药品生产质量管理规范。《药品生产质量管理规范》(Good Manufactory Practice, GMP) 是世界各国在药品生产管理过程中逐渐形成的一种规范化管理方法，我国于1988年将其作为行政法规文件颁布实施。《药品管理法》规定药品生产企业必须按《药品生产质量管理规范》组织生产，《药品生产质量管理规范》必须经药监部门认证。

《药品生产质量管理规范》是对药品生产全过程进行管理的一种方法。过去对药品生产的质量管理强调对成品的检验，这种方法属于事后把关，无法对生产过程中的产品缺

陷，包括交叉污染与混淆药物等生产隐患进行有效的控制与预防。《药品生产质量管理规范》通过对药品生产的人、管理机构、所用的厂房、设施、设备、原辅料、生产工艺、文件管理、监控制度、产品销售等制定标准，进行生产过程规范化管理，最大限度地将产品质量置于可控状态，确保持续地生产出均一合格的药品。我国目前有药品生产企业 7 000 余家，实行《药品生产质量管理规范》以后，将有千余家制药企业因达不到标准而被淘汰。

2. 药品经营企业的监督管理

（1）药品经营企业开办与许可。与生产企业一样，药品经营企业必须具有法律规定的开办条件，药品监督管理部门审查批准后，发给《药品经营许可证》方可开办。由于药品的特殊性，世界各国对药品管理的准入控制门槛都是比较高的。

（2）药品经营质量管理规范。国家药品监督管理局于 2000 年颁布了《药品经营质量管理规范》（Good Supplying Practice，GSP），《药品管理法》对《药品经营质量管理规范》的实施和认证也作出了法律规定。《药品经营质量管理规范》的基本指导思想与《药品生产质量管理规范》相同，强调对药品经营过程进行规范管理，在药品的购进、验收、检验、储存、养护、出库、运输、销售和售后服务等各个环节都提出了严格的质量管理要求，同时还要求药品经营企业要建立一整套完善的质量保证体系，包括组织结构、职责制度、过程管理和设施设备等。《药品经营质量管理规范》要求经营企业必须配备数量足够、素质优良的执业药师；要求企业在首次经营药品品种时，必须确认其合法性和质量，必要时进行实地考察；要求销售记录必须十分详尽完整，保存 2～3 年，以便发现问题及时追回药品。

3. 医疗机构的监督管理

（1）医疗机构的药品管理。依据国家法律、法规和药品政策的要求，在医疗机构药物采购、供应、配方调剂、药物制剂、药物检验、临床药学工作和药学信息咨询服务等方面制定了一系列管理制度和方法。为了加强药品管理，县级及以上医疗机构均设有医院药事管理委员会，负责审定医院药品目录和药品采购计划，管理药剂质量，保障安全、有效、合理地使用药品。《药品管理法》规定医疗机构采购药品应当建立严格的质量验收制度；应当遵守药品价格管理规定，如实公布药品价格，应当向患者提供所用药品的价格清单，报告药品不良反应等。

（2）处方及其调配管理。处方是医师开具的书面文件，是调配药物的依据。处方载有药品数量、金额等信息，是药品经济管理的重要凭证。发生医药事故时，处方是分析医疗责任、进行法律诉讼的证明文件。因此，处方具有法律、技术和经济等多方面的意义。执业医师或执业助理医师有处方权，药师没有处方权。药师在调配处方时，必须经过仔细核对，对处方所列药品不得擅自更改或者代用，必要时，经处方医师更正或重新签字方可调配。药师对有配伍禁忌或者超剂量的处方，有权拒绝调配。处方调配后应保存一定年限：普通药品处方保存一年；精神药品处方保存两年；麻醉药品保存三年。处方调配行为可以发生在医疗机构，也可以发生在药品经营企业的零售药房，其管理要求是相同的。

（3）医院制剂管理。县级及以上医疗机构约有 1/3 建有制剂室，生产药物制剂。医院生产的制剂必须是本单位临床需要、市场上没有销售供应的品种。凡医院建立制剂室，必须经省级药品监督管理部门批准，发给《医疗机构制剂许可证》，方可生产制剂。许可证有效期为五年，每五年检查换发一次。医院制剂品种必须进行质量检验，合格后方可在本医疗机构使用。医院制剂不得上市销售。

15.3.2　药品上市前后的监督管理

在药品上市前和上市后对其质量进行持续的监控，对保障公众用药安全有效是非常重要的。目前，世界各国已形成了一整套行之有效的药品上市前和上市后监督管理制度，包括严格审查上市前新药研究资料，对上市后药品进行质量抽查抽验和不良反应监测，开展药物评价，建立药品淘汰制度等。

1. 药品研究与注册的监督管理

国家对药品研究与注册实行审批注册制度，目的是监督管理药品研究过程，从源头保证药品的质量，确保人体用药安全有效。国家鼓励研究和创制新药，保护公民、法人和其他组织研究开发新药的合法权益。2007 年，国家食品药品监督管理局颁布了新的《药品注册管理办法》，使我国药品研究与注册监督管理更加完善，在注册管理上与国际惯例接轨，体现公开、公正、公平、效率的原则。

(1) 药物临床前研究。药物临床前研究是指实验室阶段的药物研究。研究新药必须向药品监督管理部门如实申报研制方法、质量指标、动物细胞的药理毒理试验结果或者药代动力学试验资料等共 20 余项资料。

为评价药物的安全性，需要进行各种毒理试验、致突变、致畸与致癌试验，涉及许多微生物、细胞及动物试验，但这些实验极易受到环境与操作者的影响。为了保证实验资料的真实性、完整性和可靠性，各国政府规定：凡涉及药物安全性评价的临床前实验和实验机构必须符合国家规定的《药物非临床研究质量管理规范》(Good Laboratory Practice，GLP)。《药物非临床研究质量管理规范》通过对药品研究的设备、设施、研究条件、人员资格与职责、操作规程的严格控制来保证药品安全性评价数据的真实性与可靠性。

(2) 药物临床研究。药物临床研究是指药物用于人体试验的研究。临床试验分为四期：Ⅰ期是研究药物在人体的初步药效及人体安全性，用药对象是健康人；Ⅱ期是研究药物在病人体内的安全性与有效性、治疗剂量；Ⅲ期进一步扩大临床试验人数；Ⅳ期为药物上市后，继续进行上市后监测，考察药物疗效和不良反应。

1964 年《赫尔辛基宣言》要求所有以人为对象的研究必须符合国际医学科学组织颁布的《人体生物医学研究国际道德指南》的原则，要求选择临床试验方法必须符合科学和伦理的标准，要公正，要尊重人格，力求使受试者最大受益，尽可能避免伤害。因此，各国对药物临床研究的管理是非常严格的，除了要保证研究资料的真实可靠以外，还要保护受试者的权益并保障其人身安全。为规范药物临床研究行为，我国政府颁发了《药品临床试验管理规范》(Good Clinic Practice，GCP)，对临床实验全过程，包括试验方案设计、组织机构、实验实施、稽查、记录分析和总结报告等都作出了严格的规定。《药品临床试验管理规范》规定：临床研究机构必须成立伦理委员会，其成员包括非医药专业的工作者、法律专家及其他单位的人员；临床试验开始前，必须充分告知试验信息并与受试者签署知情同意书。

2. 药品不良反应报告与监测

（1）药品不良反应监测的意义。药品不良反应（adverse drug reaction，ADR）是指合格药品在正常用法用量下出现的与治疗目的无关的或意外的有害反应。20世纪上半叶，一些医药发达的国家接连发生了大范围的药品不良反应“灾害”事件。例如：1934年发现氨基比林引起严重的白细胞减少症，导致1981人继发多重感染死亡；1937年发现磺胺酏引起肾衰竭，2个月内引起358人肾衰竭，其中107人死亡，死者大多数为儿童；1961年用于治疗妇女妊娠呕吐的药物沙立度胺（反应停）引起海豹样畸胎，在17个国家中发现海豹肢畸形儿童达万余例。国内的典型案例有：20世纪六七十年代，广泛使用四环素类药品，导致大批该时代的儿童恒齿牙釉质及其钙化区黄染，俗称“四环素牙”；20世纪90年代初统计，我国有聋哑儿童180余万人，其中链霉素等氨基糖苷类药物所致耳聋者占60%，并同时以每年2万～4万的绝对人数递增。

药品不良反应产生的危害如此严重，危害的人群如此广泛，引起世界各国的高度重视。为保证用药安全，1963年世界卫生组织建议在全球范围内建立药品不良反应监测报告制度，并于1968年成立“国际药品监察合作中心”，主要目的是收集世界各国的药品不良反应报告，开展国际信息交流，减少药品不良反应在全球的危害频率与危害程度。1989年我国成立卫生部药品不良反应监测中心，各省市建有一些地区性的监测中心。1998年我国加入了“国际药品监督合作中心”，开始共享药品不良反应监测的信息。1999年我国《药品不良反应监测管理办法（试行）》颁布，药品不良反应的监测制度初步建立。近年来，药品监督管理部门针对我国实际情况。多次修改完善药品不良反应报告和监测管理办法，进一步加强上市药品的安全监管，规范药品不良反应报告和监测，有效、及时控制药品风险，保障公众用药安全。

（2）药品不良反应报告。药品不良反应监测的主管部门是各级药品监督管理部门与卫生行政部门，主要负责制定规章、方针政策并组织实施，不定期通报药品不良反应监测情况，公布药品再评价结果与处理决定。药品不良反应的专业技术性监测机构为各省监测中心，它们的主要任务是收集上报可疑的药品不良反应病例报告。药品生产、经营企业、医疗、预防、保健机构有责任、有义务按规定开展药品不良反应报告和监测工作。国家鼓励个人报告药品不良反应。2010年，国家药品不良反应监测中心共收到药品不良反应/事件报告692 904份，其中，新的和严重的药品不良反应/事件报告109 991份。从来源看，来自医疗机构的占84.7%、来自药品生产经营企业的占12.7%、来自个人的占2.5%。

（3）药品不良反应的评价与处理。国家药品监督管理部门对收到的药品不良反应或事件进行综合分析，可以发布暂停销售使用的公告，提请医生或公众注意；组织专家进一步调查评价，确定因果关系，并根据调查结果作出行政处理。或者责令制药公司修改药品说明书，增加该项不良反应的说明；或者责令停止该药的生产、销售、使用，监督该药从市场撤出；并监督销毁或者处理药品。目前，国家药品监督管理部门制定管理办法建立和完善药品召回制度，要求药品生产企业定期收集药品安全的相关信息，对可能具有安全隐患的药品进行调查、评估，主动及时召回存在安全隐患的药品。同时，加强药品不良反应监测，建立药品安全预警和应急处置机制。

3. 药品淘汰制度

鉴于药品研究的局限性，药品批准上市使用后，国家药品监督管理部门仍然需要加强监督管理，组织医药专业人员对已上市的药品进行再评价，对上市药品的质量进行抽查抽验，定期发布药品质量公告，随时淘汰安全性差、有效性低，或者质量不稳定的药品。1982 年宣布淘汰 127 种化学药品，1986—1994 年先后宣布淘汰 1 000 余个中成药品种。药品被淘汰的主要原因包括：

（1）药品安全性差、不良反应严重。许多药品是由于不良反应严重，安全性差的原因而被淘汰，如四环素、土霉素的口服剂型，耐药现象严重，蓄积于幼儿的骨骼与牙齿中，使恒齿黄染，因而淘汰了四环素类药物的全部小儿制剂品种。

（2）药品有效性差、疗效不确切。得到批准上市的药品并不意味着一定是安全有效的，临床实验时的药品有效与否是相对标准。药品的有效性、安全性要在长期的使用过程中深入考察评价后才能进一步确认。药品由于疗效不确切被淘汰的品种也不在少数。随着医药的不断发展，原有的同类老药品会逐渐被疗效更好的新药品取代。还有许多中成药品种是由于组方不合理、疗效不确切、同方异名、同名异方等原因而被淘汰。

（3）药品稳定性差，质量不合格。所有药品在出厂销售前必须按规定进行检验，合格者方可上市销售。但由于大多数检验指标为抽样检查，如果制药企业把关不严，或者未很好地按照《药品生产质量管理规范》组织药品生产，就不能保证上市销售的药品百分之百是合格品。同时，药品在运输贮存过程中，由于保管不当也会导致药品质量下降。近年来，国家药品监督管理部门加大了对上市后药品的抽查抽验监督，发现质量不合格的药品，发布公告，仍无改进者，即被取消该药品生产批准文号。

（4）药品知识产权保护。由于我国加大了对知识产权保护的力度，许多仿制药品不得继续生产销售。我国实行《中药品种保护条例》与《药品行政保护条例》之后，已有近千种擅自仿制的药品被淘汰。

4. 药品包装、标签、说明书的监督管理

药品的包装材料是否适合药品质量要求，药品标签、说明书是否规范、科学、明确，均会影响药品应用的安全有效。因此，国家法律法规对药品包装、标签、说明书亦作了详细的规定。

药品包装材料和容器尤其是直接接触药品的包装材料对药品质量影响较大，必须经审批后方可使用。针对中药材、中药饮片包装简陋，标示不规范的问题，规定中药材必须有适合药品质量要求的包装才能上市销售。所有药品包装上必须印有或贴有标签，标签至少应注明品名、规格、生产批号等内容。

药品标签和说明书载有药品信息，是介绍药品安全性、有效性和指导安全合理用药的重要文件。药品标签和说明书还具有法律作用，可以作为法律诉讼的重要依据。国家对药品标签和说明书的书写格式，书写内容均作出明确的规定。化学药品的说明书，要求必须有通用名、商品名、英文名、汉语拼音等；必须注明药品性状、药理毒理、适应证、用法用量、禁忌证、注意事项、药物过量、有效期、批准文号、生产企业等内容。其中，药物过量项目下要求说明症状、急救措施和解毒药；注意事项栏目中要求说明孕妇、哺乳期妇女、儿童及与其他药物的相关作用、与烟酒相互作用等内容。法律规定所有项目必须如实填写，不能随意增减、夸大其词、任意删除，否则制药公司要承担相应的法律责任。

5. 特殊管理药品

特殊管理药品专指麻醉药品、精神药品、医疗用毒性药品与放射性药品。麻醉药品与精神药品容易造成滥用，各国政府均对其实行了严格的管制。医疗用毒性药品与放射性药品由于使用时存在不安全因素，我国政府亦将其列入特殊管理范围。

（1）麻醉药品管理。麻醉药品是指连续使用后易产生生理依赖性，形成瘾癖的药品。这类药品具有镇痛、解痉、镇咳和局部麻醉作用，临床上常用于手术后镇痛、晚期癌症病人止痛等。常用的有阿片、吗啡、罂粟壳、哌替啶（杜冷丁）、美沙酮、二氢埃托菲等药品制剂。

滥用麻醉药品危害个人生命健康，危害社会，控制麻醉药品滥用是各级政府的重要职责。国际社会与滥用、非法贩卖麻醉品进行了长达一个多世纪的斗争。1909 年上海召开第一次世界禁毒大会；1946 年联合国麻醉药品管理机构建立；1961 年通过《麻醉药品单一公约》，至今已有包括我国在内的 100 余个国家签约加入；1987 年确定每年的 6 月 26 日为“世界禁毒日”。为加强对麻醉药品的管理，国务院于 1987 年颁布了《麻醉药品管理办法》、《精神药品管理办法》，2005 年 8 月，国务院重新修订并颁布了《麻醉药品和精神药品管理条例》，对这类药品的生产、供应、使用、运输和进出口管理等均作出了明确规定。

我国一直对麻醉药品进行严格管理。国务院颁布的行政法规规定：麻醉药品生产、经营、种植单位和生产经营计划必须经药品监督管理部门批准，实行定点生产、定点销售制度；运输时必须先取得运输凭证；医疗机构使用时，须经批准，凭印鉴卡购用；医生使用时须用专用处方，限定处方剂量；医疗机构要有专人负责，专柜加锁，专用账册；处方保存三年备查。违反以上规定，轻则行政处罚，构成犯罪的，将依法追究刑事责任。

在严格管制的同时，政府有关部门出台政策，保证医疗机构麻醉药品品种和数量的足量供应；对真正需要使用麻醉药品的晚期癌症病人等，保证按时提供足够的药品使用，提高其生活质量。

（2）精神药品管理。精神药品是指直接作用于中枢神经系统，使之兴奋或抑制，连续使用能产生依赖性的药品。精神药品品种多、药理作用广泛，分别有催眠、镇静、兴奋、镇咳、止痛、解痉、减肥等作用。根据精神药品依赖性程度，将其分为两大类：一类精神药品有丁丙诺菲、司可巴比妥、三唑仑等；二类精神药品有咖啡因、阿普唑仑、巴比妥、地西潘（安定）等。

针对精神药品的滥用问题，1971 年联合国颁布了《精神药品公约》，公布了 100 余种严厉管制的品种。我国近年来也出现精神药品滥用的现象，究其原因，首先是人们对精神药品滥用的危害性认识不足，管理有所松懈；其次是一些青少年存在猎奇心理，被诱使吸食。我国政府加大了对精神药品的管理力度，基本上遏制了精神药品滥用的势头。公安部门一连破获了几起境内外制售“冰毒”的大案要案，打击了非法制售、贩运的犯罪行为。药品监督管理部门颁布了对生产“冰毒”、“摇头丸”等精神药品的主要原料麻黄碱的管理规定，并且停止生产苯丙胺与安非拉酮，同时加强了对药品经营企业销售精神药品的管理。

由于两类精神药品产生的依赖程度不同，管制程度不同。一类精神药品管理程度与麻醉药品基本相同：均实行定点生产、定点销售制度；一类精神药品不得零售，只能在县级及以上医疗机构使用；二类精神药品可以零售，但必须凭执业医师的处方购买；精神药品的处方至少保存两年备查；不得将精神药品销售给未成年人。

（3）医疗用毒性药品管理。医疗用毒性药品是指毒性剧烈、治疗剂量与中毒剂量相近，使用不当会致人中毒或死亡的药品。医疗中使用的毒性中药材有 28 种，毒性化学药有 11 种。毒性中药品种监督管理的重点是药材收购、炮制和配制。规定：毒性中药品种药材由指定单位收购、专用仓库保管；民间配制需由街道或乡镇人民政府开具证明；加工时需按《炮制规范》等药品标准炮制；使用配制毒性中药材时，处方若未写“生”字，应当配制经过加工炮制的药材，以防中毒。毒性化学药品监督管理的重点是药品生产。规定：毒性药品生产时需双人核对，严防混药；剂量要准确无误；生产记录要保存五年备查；生产废弃物需妥善处理，不得污染环境等。

（4）放射性药品管理。放射性药品是指用于临床诊断或者治疗的放射性核素制剂或者其标记药物。我国《药典》收载的品种有碘[131I]化钠口服液、磷[32P]酸钠注射液、锝[99mTc]盐制剂、氙[133Xe]注射液等品种。为保证放射性药品生产、经营、使用的安全性，国务院规定放射性药品的生产、经营、使用均采取许可证制度。放射性药品由医疗机构的放射科室采购使用，《放射性药品使用许可证》由药品监督管理、公安、环保部门共同审核批准。

15.4　药品监督管理改革与发展

我国全面实现小康社会建设目标的重要任务之一是：要在经济发展的基础上，加快推进以改善民生为重点的社会建设，完善中国特色医药卫生体制，逐步实现人人享有基本医疗卫生服务的目标，提高全民健康水平。随着社会的快速发展，药品安全作为民生问题，越来越受到关注，对药品监督管理也提出了新的要求。

15.4.1　深化药品监督管理体制改革

1. 医药卫生体制改革目标进一步明确

医药卫生事业关系亿万人民的健康，关系千家万户的幸福，是重大民生问题。为不断适应人民群众日益增长的医药卫生需求，不断提高人民群众健康素质，必须深化医药卫生体制改革，加快医药卫生事业发展，促进经济社会全面协调可持续发展。2009 年中共中央、国务院《关于深化医药卫生体制改革的意见》明确指出医药卫生体制改革的目标与指导思想：要坚持公共医疗卫生的公益性质，坚持预防为主、以农村为重点、中西医并重，实行政事分开、管办分开、医药分开、营利性和非营利性分开；要强化政府责任和投入，完善国民健康政策，鼓励社会参与，建设覆盖城乡居民的公共卫生服务体系、医疗服务体系、医疗保障体系、药品供应保障体系，为群众提供安全、有效、方便、价廉的医药卫生服务。围绕总体目标，进一步强调要完善医药卫生的管理、运行、投入、价格、监管体制机制的改革，加强科技与人才、信息、法制建设，保障医药卫生体系有效规范运转。

2. 药品监督管理的法律体系和监管体制进一步健全和完善

今后的几年内，我国药品监督管理的法律体系将进一步健全和完善，目前我国药品管理的许多法律法规制定于改革开放中期，面临着废止、修改、新立的问题。国家有关部门将按照《立法法》、《行政许可法》等大法的要求，开展药品监督管理方面法律法规的研究、修订与制定等一系列工作。政府将进一步强化依法监督管理，强化执法程序，建立严格有效的医药卫生监管体制：建立国家基本药物制度，保证群众基本用药；推进中药、民族药标准的修订和规范工作，扶持中医药和民族医药事业发展；实施药品标准提高行动计划，完善药典标准的形成机制和淘汰机制，建立严格的质量安全标准；落实药品生产质量管理规范，加强对高风险品种生产的监管；严格实施药品经营管理规范，探索建立药品经营许可分类、分级的管理模式；加大重点品种的监督抽验力度；建立农村药品监督网；加强政府对药品价格的监管，抑制虚高定价；规范药品临床使用，发挥执业药师指导合理用药与药品质量管理方面的作用，确保人民群众用药安全。

由于药品国际贸易和技术交流日趋广泛，在法律法规的废、改、立过程中，与发达国家药品质量管理规范和技术标准接轨，相互承认技术条款，国家之间或国家与地区之间签署公约和协议，我国药品监督管理的法律体系和医药卫生监管体制逐渐呈现国际化趋势。

3. 药品监督管理的科学化和信息化得到进一步强化

一方面，继续加强药品监管，强化政府监管责任，完善监管体系建设，对药品研究、生产、流通、使用、价格和广告进行严格监管。另一方面，随着社会主义市场经济的发展，要求政府转变职能，实行政企分开、政事分开、管办分开，政府工作重点转向宏观调控、市场监督和公共服务等方面。政府在加强药品准入控制的同时又要改革行政审批制度，一些可以用市场机制代替的职能将大大减少，而涉及药品质量监控、药品流通市场监督的职能将进一步加强。

社会多方参与的药品监管制度将进一步完善，监督管理的方法更加科学，决策更加民主。专家咨询管理系统将得到强化，各级药学会、医药协会在药品技术管理、中介服务、科学决策上将发挥越来越重要的作用。卫生经济学、药品流行病学等科学理论将更多地在药品不良反应监测、药效评价、新药审评等监督管理中加以运用。行业协会、社会组织和个人对政府部门工作运行绩效进行评价监督将得到鼓励，社会与公民参与药品监督管理的力度加大。

医药卫生信息化建设将进一步得到推进，实用共享的医药卫生信息系统建立并逐步完善。近年来，电子政务发展很快，药品监督管理手段更加现代化，逐渐建立起电子注册、电子审报、电子查询系统；国家、省、市三级药品监管、药品检验检测、药品不良反应监测信息网络系统；基本药物供求信息系统。各种数据库的建立，为共享信息资源提供了便利的条件。目前，药品监管部门以推进公共卫生、医疗、医保、药品、财务监管信息化建设为着力点，整合资源，加强信息标准化和公共服务信息平台建设，逐步实现信息的统一高效、互联互通。信息化建设使药品监督管理的过程更加公开、公正，使药品监督管理工作更加便利快捷，管理效率大大提高。

15.4.2 加强对药品流通领域的监督管理

药品流通包括生产企业销售，经营企业营销，医疗机构采购配制，零售药店销售等过程。建立健康有序的药品流通秩序，是促进医药经济、卫生事业健康发展、维护社会安定和谐的重要条件。根据2009年中共中央、国务院《关于深化医药卫生体制改革的意见》要求，政府进一步加大了药品流通领域的监督管理，大力规范和整顿生产流通秩序，针对当前药品流通领域的突出问题，标本兼治，从源头解决老百姓"看病难，看病贵"的问题。重点从以下几个方面加强监督管理：

1. 进一步规范药品生产流通秩序

近年来，我国药品流通领域出现了一些不正当竞争行为与违法行为，如制售假药劣药、药品"回扣"、出租转让药品许可证、个体诊疗所批发零售药品、兽药人用、更改药品有效期等。政府一方面加大整顿药品流通秩序的力度，规范医药市场行为，另一方面加快了药品生产、流通体制改革的速度。

在促进流通体制改革发展方面，采取的举措有：完善医药产业发展政策和行业发展规划，推动医药企业提高自主创新能力和医药产业结构优化升级，彻底改变我国医药生产低水平重复的问题；严格市场准入和药品注册审批制度；发展药品现代物流和连锁经营，促进药品生产、流通企业的整合；强化对网上电子招标采购、医药电子商务、互联网药品网站管理；加强药品物流和跨省区药品连锁企业的监督管理；保证农村购销渠道畅通，建立便民惠农的农村药品供应网；完善药品储备制度；支持用量小的特殊用药、急救用药生产。严格规范药品购销行为，坚决治理医药购销中的商业贿赂行为。

2. 进一步规范药品价格，建立合理的价格体系及其调控机制

长期以来，药品在我国一直作为一种福利品，属于国家计划商品。药品的价格全部由国家定价，采取财政补贴方法生产急需的和基本的药品。20世纪90年代，国家放开了一部分药品的价格，摸索按价值规律、市场规律来调节药品价格的方法。我国目前药品价格管理有两种体系：一种是政府定价或政府指导价，另一种是市场调节价。政府定价或政府指导价是政府的价格主管部门依据社会平均成本、市场供应状况和生产企业、经营企业及消费者等社会承受能力制定或调整价格，以保护用药者的正当利益，维护公众利益，体现一定的福利性。药品生产、经营企业与医疗机构必须执行政府确定的这类药品价格，不得擅自提价，但可以低于政府定价销售药品。目前政府定价的药品近2 000种（包括中西药），临床使用量大，预防、治疗必需的药品，国家基本药物大多在此列。市场调节价则按照市场供求关系和价值规律来确定药品价格，但国家仍对其进行管理和引导，法律规定市场调节价格要按照公平、合理和诚实信用、质价相符的原则确定，禁止暴利和价格欺诈行为。

由于药品是非常特殊的商品，政府在必要时可以对药品价格进行管制。即使在发达国家，也时常采取政府定价、比较定价、参考定价、利润控制、强制削价等手段对药品价格进行监督管理。

按照中共中央、国务院《关于深化医药卫生体制改革的意见》精神，国家加强对药品价格的监督控制，提出要改革药品价格形成机制：合理调整政府定价范围，改进定价方法，提高透明度；利用价格杠杆鼓励企业自主创新，促进国家基本药物的生产和使用；对新药和专利药品逐步实行定价前药物经济性评价制度；对仿制药品实行后上市价格从低定价制度，抑制低水平重复建设，防止恶性竞争；严格控制药品流通环节差价率，加强药品使用环节价格的控制和管理；健全医药价格监测体系，规范企业自主定价行为。进一步推进医药分开，积极探索多种有效方式，逐步改革以药补医机制：采取适当调整医疗服务价格、增加政府投入、改革支付方式等措施完善公立医院补偿机制；对医院销售药品开展差别加价、收取药事服务费等试点，引导医院合理用药；积极探索建立医疗保险经办机构与医疗机构、药品供应商的谈判机制，发挥医疗保障对医疗服务和药品费用的制约作用。全面实行以政府为主导的网上药品集中采购工作：省级人民政府组织和健全药品集中采购机构；建立非营利性采购交易平台，政府拥有平台的所有权和使用权，承担包括国家基本药物、大型医用设备在内的各种医药用品的采购工作；政府对采购交易全过程加强监督管理。

3. 进一步净化药品市场，加强药品广告的管理

在药品流通过程中，广告是促进药品销售的常用手段，加强药品广告的监督管理，是保障公众用药安全的重要环节。按《广告法》和《药品管理法》规定：药品广告发布前，其发布内容须由药品监督管理部门审核批准，并发给药品广告批准文号方可发布；发布后如有违法行为，由工商行政管理部门进行处理。药品广告内容必须真实，以药品说明书为准，不得夸大其辞，不得含有虚假内容；不得含有不科学的表示功效的断言或保证；不得利用国家机关、医药科研单位、学术机构或者专家、学者、医师、患者的名义和形象作证明。非药品不得宣传为有药品功效。处方药不得在大众媒介发布广告或以其他方式进行以公众为对象的广告宣传，只能在批准的医药专业刊物上向医药专业人员宣传介绍药品。

本章小结

药品是指用于预防、治疗、诊断人的疾病，有目的地调节人的生理机能并规定有适应证、功能主治和用法用量的物质。国家基本药物制度是国家药品政策的核心，完善以国家基本药物制度为基础的药品供应保障体系是我国卫生体制改革的重点内容。必须依法加强药品研制、生产、流通、价格、广告及使用等各个环节的管理，严格质量监督，切实维护公共利益，保障公众用药安全。药品质量特征和药品标准是药品监督管理的重要依据。我国已形成一整套药品监督管理体系，制定了《药品管理法》等一系列药品监督管理法律法规，颁布了多项药品政策和管理制度。我国药品监督管理的法定机构依照法律，对药品研制、生产、经营和使用单位实施准入控制，对上市前与上市后的药品质量进行监督管理。

关键术语

药品　　药品监督管理　　药品质量　　药品管理法　　国家基本药物　　药品分类管理　　药品不良反应　　特殊管理药品　　药品价格

复习思考题

1. 简述药品的特殊性及其质量特征。
2. 简述我国药品监督管理体制的基本构架。
3. 简述《药品管理法》的地位和作用。
4. 简述药品上市前和上市后的重点监测环节。
5. 简述新医改对药品监督管理体制改革提出的目标与具体任务。
6. 简述建立国家基本药物制度对深化医药卫生体制改革的重要意义。

阅读材料

中药注射剂的临床使用

中药注射剂是中医药文化的重要组成部分，它是传统中药的一个创新剂型，拓展了中药的使用范围，是现代药物制剂技术与传统中医药相结合的产物。中药注射剂在临床中得到广泛应用，使用量迅速增长。但药品犹如一把双刃剑，在具有治疗作用的同时，必然存在不良反应。近年来，国家药品不良反应监测中心相继发布某些中药注射剂的不良反应信息。

案例一：2003 年 1 月，国家药品不良反应监测中心对葛根素注射剂可引起急性血管内溶血等相关安全性问题进行了信息通报；同年，一项有关“葛根素注射剂不良反应与相关因素”的前瞻性研究，进一步证实了该注射剂与急性血管内溶血的相关性。国家食品药品监督管理局于 2004 年 11 月发出“关于修订葛根素注射剂说明书的通知”，要求企业尽快修订说明书和包装标签。虽已采取以上措施，但葛根素注射剂引起急性血管内溶血的严重不良反应依然突出，并有导致患者死亡的报告。2006 年 2 月，不良反应监测中心对此严重不良反应再次发布通报。希望药品生产企业、医务工作者及公众了解这一情况。要求广大临床医师在选择用药时，应进行充分的风险/效益分析，并在用药过程中密切关注其严重不良反应；相关生产企业应对急性血管内溶血的发生机制进行深入研究，综合评价该品种的风险/效益，并对该品种实施重点监测，最大程度减少同类药品不良反应的重复发生，保障公众的用药安全。

案例二：莲必治注射液成分为亚硫酸氢钠穿心莲内酯，具有清热解毒，抗菌消炎的功效，临床上用于细菌性痢疾、肺炎、急性扁桃体炎的治疗。给药途径为肌肉注射和静脉滴注。1988 年至 2005 年 3 月，国家药品不良反应监测中心病例报告数据库中有关莲必治注射液的病例报告 50 例，不良反应表现为急性肾功能损害、皮疹、头晕、胃肠道反应、过敏样反应等。其中急性肾功能损害 17 例，并有 1 例合并肝功能异常。1978 年至 2005 年 2 月，国内文献报道中检索到有关莲必治注射液引起急性肾功能损害的病例共 26 例。

案例三：近年来，“鱼腥草注射液”、“刺五加注射液”、“炎毒清注射液”、“复方蒲公英注射液”、“鱼金注射液”等多个品种的中药注射剂因发生严重不良事件或存在严重不良反应被暂停销售使用。

为此，2008年12月，卫生部、国家食品药品监督管理局、国家中医药管理局颁布《中药注射剂临床使用基本原则》，选用中药注射剂应严格掌握适应证，合理选择给药途径。能口服给药的，不选用注射给药；能肌内注射给药的，不选用静脉注射或滴注给药。必须选用静脉注射或滴注给药的应加强监测；严格掌握用法用量及疗程；严禁混合配伍，谨慎联合用药；加强用药过程观察监护。2009年7月，国家食品药品监督管理局决定在全国范围内开展中药注射剂安全性再评价工作。对中药注射剂生产工艺处方，说明书等进行核查；对中药注射剂风险效益进行综合分析评价；加强药品抽验工作，全面提高药品标准。在此基础上，着力加强中药注射剂不良反应（事件）监测。各级药品不良反应监测机构加强对报告的收集整理、综合分析、科学判断，提出分析评价报告。建立严重病例报告补充报告制度和死亡病例报告追踪、调查制度。定期或不定期发布中药注射剂不良反应监测信息通报，及时发布用药安全警示，引导医疗机构临床合理用药。积极引导舆论，组织专家通过广播、电视、互联网等媒体宣传合理使用中药注射剂的安全知识，使全社会正确认识药品不良反应，增强科学用药、合理用药意识。通过进一步规范中药注射剂的研制、生产、经营、使用秩序，消除中药注射剂安全隐患，确保公众用药安全。

第16章

中医药管理

中医中药（traditional Chinese medicine）是中华民族科技文化的瑰宝，也是深受广大人民认可和利用的重要医疗卫生资源。一个合理、有效的中医药管理体制不仅是促进中医药事业发展的必要条件，也是卫生事业全面、协调、可持续发展的重要组成部分和卫生事业管理的主要内容之一。

16.1 中医药管理概述

中医药学是我国人民长期与疾病作斗争的有力武器和智慧结晶。从《黄帝内经》成书算起，中医药体系存在已有两千多年的历史。中医药临床疗效确切、预防保健作用独特、治疗方式灵活、费用比较低廉，特别是随着健康观念变化和医学模式转变，中医药越来越显示出独特优势。中医药作为中华民族的瑰宝，是中国古典哲学和人体科学的有机结合。蕴涵着丰富的哲学思想和人文精神，是我国文化软实力的重要体现。

新中国成立以来，党和政府高度重视中医药事业的发展。1958年毛泽东主席批示，"中国医药学是一个伟大宝库，应当努力发掘，加以提高。1988年国务院在机构改革中建立了国家中医药管理局，对中医中药实行统一管理。1991年全国人大在《国民经济和社会发展十年规划和第八个五年计划纲要》中，将"中西医并重"列为卫生工作的五大方针之一。至此，结束了我国近代史上中医与西医两种医学优劣的争论，中医药摆脱从属地位，实现自主发展和独立管理。2003年国务院颁布了《中医药条例》，为各级政府及其职能部门按照中医药特点管理和发展中医药事业提供了政策法律依据。2009年中共中央、国务院《关于深化医药卫生体制改革的意见》明确提出："充分发挥中医药（民族医药）在疾病预防控制、应对突发公共卫生事件、医疗服务中的作用。加强中医临床研究基地和中医院建设，组织开展中医药防治疑难疾病的联合攻关。在基层医疗卫生服务中，大力推广中医药适宜技术。采取扶持中医药发展政策，促进中医药继承和创新。”

16.1.1 中医药事业取得的成就

中医药作为我国独具特色的医疗卫生资源，与西医药共同担负着维护和增进人民健康的重要使命，是中国特色医药卫生事业不可或缺的重要组成部分。新中国成立特别是改革开放以来，在党和政府的高度重视和支持下，中医药事业得到了长足发展。

（1）初步建立了中医医疗服务体系，中医药服务可及性有了较大提高。大力开展了以县中医医院为龙头、乡镇卫生院为枢纽、村卫生室为基础的农村三级中医药服务网络建设，推进以社区为基础的新型城市中医药服务体系建设，社会力量兴办中医医疗机构发展迅速。截止到2008年，全国有中医医院3 115所，床位40.09万张，72%的乡镇卫生院、34%的村卫生室、92%的社区卫生服务中心和54.7%的社区卫生服务站能为群众提供中医药服务。

（2）推进中医药继承创新，中医药服务能力有了明显增强。中医药特色优势进一步得到发挥，一批老中医药专家学术经验得到继承，一批学术特点明显、临床优势明显的重点学科和专科初步形成。中医药在防治常见病、多发病、重大疑难疾病、传染病以及应对突发公共卫生事件等方面发挥了重要作用。近年来，中医药在防治“非典”、艾滋病等重大传染病方面，四川汶川特大地震等重大突发事件医疗救治中，发挥了重要作用。2008年，全国中医医院年诊疗量达到3.02亿人次，出院人次数964.1万人次。

（3）初步建立起了包括院校教育、师承教育、继续教育在内的多形式、多层次、多途径的中医药教育体系，人才队伍数量和素质得到提高。名老中医药专家学术思想与经验继承工作和优秀中医临床人才培养得到加强，社区、农村基层中医药人才的培养力度不断加大。目前，全国有高等中医药院校（含民族医药院校）47所。

（4）基本形成了多学科、多层次的中医药科学研究格局，推进了中医药科技进步。建立了一批中医药科研机构，培养了一支以中医药人员为主、多学科人员参与的科研队伍。中医药科学技术研究列入了国家重大科技计划和专项，取得了一批重大科技成果。中医药已成为我国具有自主创新潜力的重要领域。

（5）着力推进中药现代化，中药产业不断壮大。中药从丸、散、膏、丹等传统剂型，发展到现在的滴丸、片剂、膜剂、胶囊等40多种剂型，9 000余个品种，中药产品种类、数量、生产工艺水平有了很大提高，2009年中药工业总产值近2 300亿元，约占整个医药工业总产值的26%。中药农业已成为农村产业结构调整、农民增收、生态保护的重要措施。中药产业在一些地区已经成为新的经济增长点。

（6）中医药文化价值受到重视，中医药文化建设开创了新局面。把中医药文化建设与中医药事业发展紧密结合起来，使之相互促进，相得益彰。加强了中医医院文化建设，大医精诚的优良传统进一步得到发扬光大。“中医中药中国行”大型科普宣传活动的深入开展，中医药科学知识得到普及，中医药文化得到弘扬，中医药更加贴近广大百姓。

（7）中西医结合、民族医药事业得到长足发展，成为我国中医药事业的重要组成部分。目前，全国有中西医结合医院236所，民族医院191所，一些综合医院和乡镇卫生院也设有中西医结合科和民族医科。民族药产业发展迅速，为民族地区的人民群众健康和经济发展作出了积极贡献。

（8）中医药广泛走向世界，提升了我国的国际影响力。中医药国际合作与交流初步形成了全方位、多层次、宽领域的格局，对外医疗、教育、科技合作不断扩大，已有70多个国家与我国签订了含有中医药内容的政府协议94个、专门的中医药合作协议45个。中医药已传播到160多个国家和地区。

16.1.2 中医药发展的指导思想与基本原则

1. 指导思想

坚持以邓小平理论和“三个代表”重要思想为指导，全面贯彻落实科学发展观，把满足人民群众对中医药服务的需求作为中医药工作的出发点。遵循中医药发展规律，保持和发扬中医药特色优势，推动继承与创新，丰富和发展中医药理论与实践，促进中医中药协调发展，为提高全民健康水平服务。

2. 基本原则

（1）坚持中西医并重，把中医药与西医药摆在同等重要的位置。

（2）坚持继承与创新的辩证统一，既要保持特色优势又要积极利用现代科技。

（3）坚持中医与西医相互取长补短、发挥各自优势，促进中西医结合；坚持统筹兼顾，推进中医药医疗、保健、科研、教育、产业、文化全面发展。

（4）坚持发挥政府扶持作用，动员各方面力量共同促进中医药事业发展。

16.1.3 中医药管理的机构与职能

国家中医药管理局负责全国中医药管理工作，国务院有关部门在各自的职责范围内负责与中医药有关的工作。县级以上地方人民政府负责中医药管理的部门负责本行政区域内的中医药管理工作，县级以上地方人民政府有关部门在各自的职责范围内负责与中医药有关的工作。中医药管理机构基本职能是组织、规划、指导和协调运用中医药进行防病治病的活动，以及中医药科研开发和人才培养等。

国家中医药管理局承担的主要职责有：

（1）拟订中医药和民族医药事业发展的战略、规划、政策和相关标准，起草有关法律法规和部门规章草案，参与国家重大中医药项目的规划和组织实施。

（2）承担中医医疗、预防、保健、康复及临床用药等的监督管理责任。规划、指导和协调中医医疗、科研机构的结构布局及其运行机制的改革。拟订各类中医医疗、保健等机构管理规范和技术标准并监督执行。

（3）负责监督和协调医疗、研究机构的中西医结合工作，拟订有关管理规范和技术标准。

（4）负责指导民族医药的理论、医术、药物的发掘、整理、总结和提高工作，拟订民族医疗机构管理规范和技术标准并监督执行。

（5）组织开展中药资源普查，促进中药资源的保护、开发和合理利用，参与制定中药产业发展规划、产业政策和中医药的扶持政策，参与国家基本药物制度建设。

（6）组织拟订中医药人才发展规划，会同有关部门拟订中医药专业技术人员资格标准并组织实施。会同有关部门组织开展中医药师承教育、毕业后教育、继续教育和相关人才培训工作，参与指导中医药教育教学改革，参与拟订各级各类中医药教育发展规划。

（7）拟订和组织实施中医药科学研究、技术开发规划，指导中医药科研条件和能力建设，管理国家重点中医药科研项目，促进中医药科技成果的转化、应用和推广。

（8）承担保护濒临消亡的中医诊疗技术和中药生产加工技术的责任，组织开展对中医古籍的整理研究和中医药文化的继承发展，提出保护中医非物质文化遗产的建议，推动中医药防病治病知识普及。

（9）组织开展中医药国际推广、应用和传播工作，开展中医药国际交流合作和与港澳台的中医药合作。

16.1.4 中医药管理的基本内容

1. 中医医疗机构管理

中医医疗机构从事中医医疗服务活动，充分发挥中医药特色和优势，遵循中医药自身发展规律，运用传统理论和方法，结合现代科学技术手段，发挥中医药在防治疾病、保健、康复中的作用，为群众提供价格合理、质量优良的中医药服务。依法设立的社区卫生服务中心（站）、乡镇卫生院等城乡基层卫生服务机构应能够提供中医医疗服务。

开办中医医疗机构，应符合国务院卫生行政部门制定的中医医疗机构设置标准和当地区域卫生规划，并按照《医疗机构管理条例》的规定办理审批手续，取得医疗机构执业许可证后，方可从事中医医疗活动。

2. 中医从业人员管理

中医从业人员依照有关卫生管理的法律、行政法规、部门规章的规定，通过资格考试并经注册取得执业证书后，方可从事中医服务活动。以师承方式学习中医学的人员以及确有专长的人员，应按照《执业医师法》的规定，也要通过执业医师或者执业助理医师资格考核考试，并经注册取得医师执业证书后，方可从事中医医疗活动。

中医从业人员应遵守相应的中医诊断治疗原则、医疗技术标准和技术操作规范。全科医师和乡村医生应具备中医药基本知识以及运用中医诊疗知识、技术，处理常见病和多发病的基本技能。

3. 中医药教育管理

国家通过学校教育和师承方式发展中医药教育事业。设立各类中医药教育机构应符合国家规定的设置标准，并建立符合国家规定标准的临床教学基地。中医药教育机构的设置标准由国务院卫生行政部门会同国务院教育行政部门制定；中医药教育机构临床教学基地标准由国务院卫生行政部门制定。各类中医药教育机构应加强中医药基础理论教学，重视中医药基础理论与中医药临床实践相结合，推进素质教育。

国家鼓励开展中医药专家学术经验和技术专长继承工作，培养高层次的中医临床人才和中药技术人才。在中医药专家学术经验和技术专长继承工作中，指导老师应具备：一是具有较高学术水平和丰富的实践经验、技术专长和良好的职业品德；二是从事中医药专业工作 30 年以上并担任高级专业技术职务 10 年以上。继承人应具备：一是具有大学本科以上学历和良好的职业品德；二是受聘于医疗卫生机构或者医学教育、科研机构从事中医药工作，并担任中级以上专业技术职务。指导老师和继承人的管理办法由国务院中医药管理部门会同有关部门制定。

各省（自治区、直辖市）人民政府负责中医药管理的部门依据国家有关规定，完善本地区中医药人员继续教育制度，制定中医药人员培训规划。县级以上地方人民政府负责中医药管理的部门按照中医药人员培训规划的要求，对城乡基层卫生服务人员进行中医药基本知识和基本技能的培训。

4. 中医药科研管理

国家发展中医药科学技术，将其纳入科学技术发展规划，加强重点中医药科研机构建设。县级以上地方人民政府应充分利用中医药资源，重视中医药科学研究和技术开发，采取措施开发、推广、应用中医药技术成果，促进中医药科学技术发展。中医药科学研究应注重运用传统方法和现代方法开展中医药基础理论研究和临床研究，运用中医药理论和现代科学技术开展对常见病、多发病和疑难病的防治研究。中医药科研机构、高等院校、医疗机构应加强中医药科研的协作攻关和中医药科技成果的推广应用，培养中医药学科带头人和中青年技术骨干。国家对捐献中医药科学技术发展有重大意义的中医诊疗方法和中医药文献、秘方、验方的机构和个人，参照《国家科学技术奖励条例》的规定给予奖励。

国家支持中医药的对外交流与合作，推进中医药的国际传播。重大中医药科研成果的推广、转让、对外交流，中外合作研究中医药技术，应经省（自治区、直辖市）以上人民政府负责中医药管理的部门批准，防止重大中医药资源流失。属于国家科学技术秘密的中医药科研成果，确需转让、对外交流的，应符合有关保守国家秘密的法律、行政法规和部门规章的规定。

16.2　中医药事业改革

作为深化医药卫生体制改革重要配套文件之一，2009年5月国务院颁布了《关于扶持和促进中医药事业发展的若干意见》，明确提出“充分认识扶持和促进中医药事业发展的重要性和紧迫性，采取有效措施，全面加强中医药工作，开创中医药事业持续健康发展新局面。”这表明了党和政府高度重视和支持中医药事业发展的鲜明态度和坚强决心，为中医药事业在新时期又好又快发展提供了坚实的制度保障，创造了更好的政策环境，在中医药发展史上具有里程碑意义。

16.2.1　中医药事业面临的困境

随着经济全球化、科技进步和现代医学的快速发展，我国中医药发展环境发生了深刻变化，面临许多新情况、新问题。中医药特色优势逐渐淡化，服务领域趋于萎缩；老中医药专家很多学术思想和经验得不到传承，一些特色诊疗技术、方法濒临失传，中医药理论和技术方法创新不足；中医中药发展不协调，野生中药资源破坏严重；中医药发展基础条件差，人才匮乏。中医药事业发展与经济社会的发展，特别是与人民群众对医药和健康服务的需求仍不相适应。

（1）中医专业人员匮乏。据统计，2009年全国执业（助理）医师233万人，其中，中医（民族医）执业（助理）医师占11.2%，中西医结合执业（助理）医师占1.2%。

（2）按西医模式培养中医学生。中医教育严重西医化。语言上，中文要求偏低，古汉语训练不足，许多中医学生基本不看、也看不懂中医古籍；课程安排上，中西医课时比重基本相等，中医理论和思维训练严重不足，甚至连《黄帝内经》等经典中医教材也不学习；技能培养上，中医望闻问切等基础训练不够，缺乏中医诊治的基本功。相当部分的中医学生毕业后转行西医，或者名为中医实行西医。许多中医研究生不是在中医理论及临床上提高，而是遵循西医教育方法，强调基础医学的实验研究，导致不少中医硕士、博士不会用中医理论和技能看病，是名不符实的中医。

（3）纯正中医后继乏人。师徒传承是我国中医人才培养的传统方式，中医的精髓和技能往往“只可心授、不可言传”。但现行医疗体制使师徒传承几无立足之地，纯正中医后继乏人。

（4）中医医院普遍西化。目前全国有2 800多家等级中医医院，但没有一家是真正意义上的传统中医医院，几乎都是中西医“结合”医院。据统计，在“中医医院”开出的药方中，70%出自西医之手。全国等级中医医院的药品收入中，中药占40%，西药占60%。20世纪60年代后培养的中医大多不会望闻问切和辨证施治，必须借助西医仪器和化验才能诊断疾病。西药进出价差大，检测化验收费高，中医医院为了创收盈利大量购买和使用西药及医疗设备。

（5）以西医标准评判中医药。中西医本是两个相互独立的理论和实践体系，各自有一套临床方法与评判标准，两者基本无法等同。但在现行医疗理念与制度下，中医的诊病、治病与验效，以及新中药的开发、评审与推广，基本采用西医的标准来判定，造成不少优秀中医药成果被贬低甚至否认。

（6）片面理解中药现代化。从中药现代化多年实践来看，主要是按照西医科研思路，采用数量化、客观化等方法，通过动物实验与数据统计，分析中药的化学成分，提取有效物质，制成类似西药的专治特定疾病的“新型中药”。这种方法的结果不是中药现代化，而是中药的西药化。例如，被誉为中药现代化研究王牌成果的青蒿素，通过有效成分提纯后，已不具备中药的四气五味等性能，不能参与中药处方的配伍，已不再属于中药范畴。中药现代化走简单模仿西药研制道路，导致中药研究日益脱离自身理论基础和独特临床体系，使中药科研走向“废医存药”的窘境。

16.2.2　中医药事业改革与发展的重点

1. 发展中医医疗和预防保健服务

（1）加强中医医疗服务体系建设。在区域卫生规划中合理规划和配置中医医疗机构（包括中西医结合和民族医医疗机构）。大力加强综合医院、乡镇卫生院和社区卫生服务中心的中医科室建设，积极发展社区卫生服务站、村卫生室的中医药服务。在其他医疗卫生机构中积极推广使用中医药适宜技术。进一步加大公立中医医院的改造建设力度，有条件的县以上综合医院和乡镇卫生院、社区卫生服务中心都要设置中医科和中药房，配备中医药专业技术人员、基本中医诊疗设备和必备中药，基本实现每个社区卫生服务站、村卫生室都能够提供中医药服务。加强中医医疗机构服务能力建设，研究制定中医诊疗常规、出入院标准、用药指南、临床诊疗路径、医疗服务质量评价标准等技术标准和规范，促进中医医疗机构因病施治、规范诊疗、合理用药，提高医疗服务质量。培育、培养一批名院、名科、名医。推动中医药进乡村、进社区、进家庭。积极促进非公立中医医疗机构发展，形成投资主体多元化、投资方式多样化的办医格局。鼓励有资质的中医专业技术人员特别是名老中医开办中医诊所或个体行医，允许符合条件的药品零售企业举办中医坐堂。

（2）积极发展中医预防保健服务。充分发挥中医预防保健特色优势，将中医药服务纳入公共卫生服务项目，在疾病预防与控制中积极运用中医药方法和技术。推动中医医院和基层医疗卫生机构开展中医预防保健服务。鼓励社会力量投资兴办中医预防保健服务机构。制定中医预防保健服务机构、人员准入条件和服务规范，加强引导和管理。

2. 推进中医药继承与创新

（1）做好中医药继承工作。开展中医药古籍普查登记，建立综合信息数据库和珍贵古籍名录，加强整理、出版、研究和利用。整理历代医家医案，研究其学术思想、技术方法和诊疗经验，总结中医药学重大学术创新规律。依托现有中医药机构设立一批当代名老中医药专家学术研究室，系统研究其学术思想、临证经验和技术专长。整理研究传统中药制药技术和经验，形成技术规范。挖掘整理民间医药知识和技术，加以总结和利用。

（2）加快中医药科技进步与创新。建立符合中医药特点的科技创新体系、评价体系和管理体制，改革和创新项目组织管理模式，整合中医药科技资源。推进中医药科研基地特别是国家和省级中医临床研究基地建设。支持中医药科技创新，开展中医药基础理论、诊疗技术、疗效评价等系统研究，推动中药新药和中医诊疗仪器、设备的研制开发，加强重大疾病的联合攻关和常见病、多发病、慢性病的中医药防治研究。推行中医药科研课题立项、科技成果评审同行评议制度。

3. 加强中医药人才队伍建设

（1）改革中医药院校教育。根据经济社会发展和中医药事业需要，规划发展中医药院校教育。调整中医药高等教育结构和规模，坚持以中医药专业为主体，按照中医药人才成长规律施教，强化中医药基础理论教学和基本实践技能培养。选择部分高等中医药院校进行中医临床类本科生招生与培养改革试点。加强中医药职业教育，加快技能型人才培养。国家支持建设一批中医药重点学科、专业和课程，重点建设一批中医临床教学基地。

（2）完善中医药师承和继续教育制度。总结中医药师承教育经验，制定师承教育标准和相关政策措施，探索不同层次、不同类型的师承教育模式，丰富中医药人才培养方式和途径。落实名老中医药专家学术经验继承人培养与专业学位授予相衔接的政策。妥善解决取得执业资格的师承人员在职称评定和岗位聘用等方面的相关问题。完善中医药继续教育制度，健全继续教育网络。

（3）加快中医药基层人才和技术骨干的培养。积极探索定向为农村培养中医药人才的措施。鼓励基层中医药人员参加学历教育以及符合条件的中医执业医师带徒培训。探索中医执业医师多点执业的办法和形式。将农村具有中医药一技之长的人员纳入乡村医生管理。制定实施中医药学科带头人和技术骨干培养计划，造就新一代中医药领军人才和一大批中青年名中医。鼓励西医师学习中医，培养一批中西医结合人才。开展面向基层医生的中医药基本知识与适宜技术培训。

（4）完善中医药人才考核评价制度。制定体现中医药特点的中医药专业技术人员水平能力评价标准，改进和完善卫生专业技术人员资格考试中的中医药专业考试方法和标准。建立国家中医药专业人员职业资格证书制度，开展中医药行业特有工种技能鉴定工作。建立政府表彰和社会褒奖相结合的中医药人才激励机制。

4. 提升中药产业发展水平

（1）促进中药资源可持续利用。加强对中药资源的保护、研究开发和合理利用。开展全国中药资源普查，加强中药资源监测和信息网络建设。保护药用野生动植物资源，加快种质资源库建设，在药用野生动植物资源集中分布区建设保护区，建立一批繁育基地，加强珍稀濒危品种保护、繁育和替代品研究，促进资源恢复与增长。结合农业结构调整，建设道地药材良种繁育体系和中药材种植规范化、规模化生产基地，开展技术培训和示范推广。合理调控、依法监管中药原材料出口。

（2）建设现代中药工业和商业体系。加强中药产业发展的统筹规划，制定有利于中药产业发展的优惠政策。组织实施现代中药高技术产业化项目，加大支持力度。鼓励中药企业优势资源整合，建设现代中药产业制造基地、物流基地，打造一批知名中药生产、流通企业。加大对中药行业驰名商标、著名商标的扶持与保护力度。优化中药产品出口结构，提高中药出口产品附加值，扶持中药企业开拓国际市场。

（3）加强中药管理。完善中药注册管理，充分体现中药特点，着力提高中药新药的质量和临床疗效。推进实施中药材生产质量管理规范，加强对中药饮片生产质量和中药材、中药饮片流通监管。加强对医疗机构使用中药饮片和配制中药制剂的管理，鼓励和支持医疗机构研制和应用特色中药制剂。

5. 加快民族医药发展

加强民族医医疗机构服务能力建设，改善就医条件，满足民族医药服务需求。加强民族医药教育，重视人才队伍建设，提高民族医药人员素质。完善民族医药从业人员准入制度。加强民族医药继承和科研工作，支持重要民族医药文献的校勘、注释和出版，开展民族医特色诊疗技术、单验方等整理研究，筛选推广一批民族医药适宜技术。建设民族医药研发基地，促进民族医药产业发展。

6. 繁荣发展中医药文化

将中医药文化建设纳入国家文化发展规划。加强中医药文物、古迹保护，做好中医药非物质文化遗产保护传承工作，加大对列入国家级非物质文化遗产名录项目的保护力度，为国家级非物质文化遗产中医药项目代表性传承人创造良好传习条件。推进中医药机构文化建设，弘扬行业传统职业道德。开展中医药科学文化普及教育，加强宣传教育基地建设。加强中医药文化资源开发利用，打造中医药文化品牌。加强舆论引导，营造全社会尊重、保护中医药传统知识和关心、支持中医药事业发展的良好氛围。

7. 推动中医药走向世界

积极参与相关国际组织开展的传统医药活动，进一步开展与外国政府间的中医药交流合作，扶持有条件的中医药企业、医疗机构、科研院所和高等院校开展对外交流合作。完善相关政策，积极拓展中医药服务贸易。在我国对外援助、政府合作项目中增加中医药项目。加强中医药知识和文化对外宣传，促进国际传播。

16.2.3　中医药事业发展的保障措施

1. 加强对中医药工作的组织领导

根据国民经济和社会发展总体规划和医疗卫生事业、医药产业发展要求，编制实施国家中医药中长期发展专项规划。充分发挥中医药工作部际协调机制作用，加强对中医药工作的统筹协调。地方各级人民政府要切实加强对中医药工作的领导，及时研究解决中医药事业发展中的问题，认真落实各项政策措施。

2. 加大对中医药事业投入

各级政府要逐步增加投入，重点支持开展中医药特色服务、公立中医医院基础设施建设、重点学科和重点专科建设以及中医药人才培养。落实政府对公立中医医院投入倾斜政策，研究制定有利于公立中医医院发挥中医药特色优势的具体补助办法。完善相关财政补助政策，鼓励基层医疗卫生机构提供中医药适宜技术与服务。制定优惠政策，鼓励企事业单位、社会团体和个人捐资支持中医药事业。合理确定中医医疗服务收费项目和价格，充分体现服务成本和技术劳务价值。

3. 医疗保障政策和基本药物政策要鼓励中医药服务的提供和使用

将符合条件的中医医疗机构纳入城镇职工基本医疗保险、城镇居民基本医疗保险和新型农村合作医疗的定点机构范围，将符合条件的中医诊疗项目、中药品种和医疗机构中药制剂纳入报销范围。按照中西药并重原则，合理确定国家基本药物目录中的中药品种，基本药物的供应保障、价格制定、临床应用、报销比例要充分考虑中药特点，鼓励使用中药。

4. 加强中医药法制建设和知识产权保护

积极推进中医药立法进程，完善法律法规。加强中医药知识产权保护和利用，完善中医药专利审查标准和中药品种保护制度，研究制定中医药传统知识保护名录，逐步建立中医药传统知识专门保护制度。加强中药道地药材原产地保护工作，将道地药材优势转化为知识产权优势。

5. 加强中医药行业管理

加强中医药行业统一规划，按照中医药自身特点和规律管理中医药。推进中医药信息化建设，建立健全综合统计制度。推进中医药标准化建设，建立标准体系，推动我国中医药标准向国际标准转化。严格中医药执法监督，严厉打击假冒中医名义非法行医、发布虚假违法中医中药广告以及制售假冒伪劣中药行为。加强地方中医药管理机构建设，强化管理职能，提高管理水平。

16.3　中药现代化

改革开放以来，我国中药产业持续发展，初步形成了一定规模的产业体系，成为国民经济和社会发展中一项具有较强发展优势和广阔市场前景的战略性产业。但是总体上看，我国中药的质量标准体系还不够完善，质量检测方法及控制技术比较落后；中药生产工艺及制剂技术水平较低；中药研究开发技术平台不完善，创新能力较弱；中药企业管理水平普遍较低，市场竞争力不强，缺乏国际竞争力。推进中药现代化，首先是中药管理科学化。为此，国家科技部、计委、经贸委、卫生部、药品监管局、知识产权局、中医药局和中科院于2002年联合下发了《中药现代化发展纲要》，这是一份我国中药现代化的战略性规划。

16.3.1 中药发展战略

从中药现代化战略规划，无论创新体系建设、标准规范制定，还是产品质量控制，无不依靠管理现代化。

1. 构筑国家现代中药创新体系

在政府的宏观指导下，集高等院校、科研机构、制药企业等多方面力量，通过整体布局、资源重组、机制创新，构筑研究开发体系完整、技术装备先进、人才结构合理、创新能力较强、管理科学规范的现代中药创新体系。

2. 制定和完善现代中药标准与规范

运用先进的科学技术手段，加强中药质量控制技术的研究，建立和完善中药种植（养殖）、研究开发、生产、销售的标准和规范，保证中药产品安全有效、质量可控。

3. 开发疗效确切的中药新产品

在保证中药疗效的前提下，改进中药传统剂型，提高质量控制水平。加快疗效确切、使用安全、质量可控的中药新产品的开发。

4. 形成具有市场竞争优势的现代中药产业

重点扶持一批拥有自主知识产权、具有国际竞争力的大型企业或跨国集团，形成有利于整体经济增长、区域经济发展和具有市场竞争优势的现代中药产业。

16.3.2 中药发展原则

1. 继承和创新相结合

继承和发扬中医药学特色与优势，充分利用科学理论和先进技术手段，借鉴现代医药和国际植物药的开发经验，努力挖掘中医药学宝库，不断创新，积极开发具有自主知识产权的中药创新产品，全面提高中药的研究开发能力和生产水平。

2. 资源可持续利用和产业可持续发展

在充分利用资源的同时，保护资源和环境，保护生物多样性和生态平衡。尤其注意对濒危和紧缺中药材资源的修复和再生，防止流失、退化和灭绝，保障中药资源的可持续利用和中药产业的可持续发展。

3. 政府引导和企业为主共同推进

政府通过制定国家战略目标、创造良好发展环境，引导中药现代化发展的方向。企业根据市场的需求和发展，围绕国家战略目标，不断创新。

4. 总体布局与区域发展相结合

充分考虑总体布局，同时根据各地区实际情况，发挥区域优势，促进区域经济发展。

配合西部大开发战略的实施，通过中药现代化的发展，改善西部的生态环境，发展生态经济，提高西部地区的综合经济实力。

5. 与中医现代化协同发展

在推进中药现代化进程的同时，高度重视中医现代化的发展，实现相互促进，协同发展。加强中医药理论的基础研究，建立能够体现中医药优势和特点的疗效评价体系。

16.3.3　中药现代化的管理创新任务

1. 创新平台建设

充分吸纳各方面力量，建立和完善现代中药研究开发平台。开展中药筛选、药效评价、安全评价、临床评价、不良反应监测及中药材、中药饮片（包括配方颗粒）、中成药的生产技术、工艺和质量控制研究。加强中药国家重点实验室、中药国家工程和技术研究中心建设。发挥优势，突出特色，整体布局，建立种植、研究开发、生产有机配合、协调发展的中药产业基地，促进中药现代化的全面发展。加强中药研究开发支撑条件平台建设，改善中药研究开发实验条件，提高仪器设备装备水平和实验动物标准，加强信息共享平台建设。

2. 标准化建设

加强中药材规范化种植和中药饮片炮制规范研究，建立中药材和中药饮片的质量标准及有害物质限量标准，全面提高中药材和中药饮片的质量。加强常用中药化学对照品研究，建立国家中药标准物质库。加强符合中药特点的科学、量化的中药质量控制技术研究，提高中成药、中药饮片、中药新药等的质量控制水平。以中药注射剂为重点，逐步扩大指纹图谱等多种方法在中药质量控制中的应用。大力推行和实施中药材生产质量管理规范、药品生产质量管理规范、药品非临床研究质量管理规范、药品临床试验管理规范和药品经营质量管理规范，规范中药研究、开发、生产和流通过程，不断提高中药行业的标准化水平。

3. 中药产品创新

选择经过长期中医临床应用证明疗效确切、用药安全，具有特色的经方、验方，开发中药现代制剂产品。在保证中药疗效的前提下，改进中药传统制剂，提高质量控制水平，发展疗效确切、质量可控、使用安全的中药新产品，全面提升中药产品质量。根据国际市场需求，按照有关国家药品注册要求，进行针对性新药研究开发，实现在发达国家进行药品注册，促进我国中药进入发达国家药品主流市场。

4. 知识产权保护和现代中药产业培育

加强中药知识产权保护，开发专利产品，注册专用商标，实施品牌战略；逐步改变以药材和粗加工产品出口为主的局面，扩大中成药出口比例，促进产业结构升级，拓展中药国际市场。推进市场机制下的企业兼并重组，逐步形成一批产品新颖、技术先进、装备精良、管理有素、具有开拓精神的中药核心企业和数个中药跨国企业，使企业成为中药现代化的实施主体。

5. 中药资源保护和可持续利用

开展中药资源普查，建立野生资源濒危预警机制；保护中药种质和遗传资源，加强优选优育和中药种源研究，防止品种退化，解决品种源头混乱的问题。建立中药数据库和种质资源库，收集中药品种、产地、药效等相关的数据，保存中药材种质资源。加强中药材野生变家种家养研究，加强中药材栽培技术研究，实现中药材规范化种植和产业化生产。加强植保技术研究，发展绿色药材。加强中药材新品种培育，开展珍稀濒危中药资源的替代品研究，确保中药可持续发展。

本章小结

中医中药是中华民族科技文化的瑰宝，是我国人民长期与疾病作斗争的有力武器和智慧结晶。我国实行“中西医并重”的卫生工作方针，通过发展中医医疗和预防保健服务，推进中医药继承与创新，加强中医药人才队伍建设，完善中医药人才考核评价制度，提升中药产业发展水平，加快民族医药发展，繁荣发展中医药文化，推动中医药走向世界等来扶持和促进中医药事业健康发展。我国中药现代化发展的战略目标是构筑国家现代中药创新体系，制定和完善现代中药标准和规范，开发疗效确切的中药创新产品，形成具有市场竞争优势的现代中药产业，保持我国中医药科技的优势地位，实现传统中药产业向现代中药产业的跨越。

关键术语

中医药　中医药管理　中西医并重　中医医疗机构　中医从业人员　中医药教育　中医药科研　中药现代化　中药产业

复习思考题

1. 简述中医药在我国医疗卫生服务中的特点、作用和地位。
2. 试论我国中医药事业改革与发展的主要困难以及有效的解决途径。
3. 简述中药现代化发展战略的主要内容。

阅读材料

王国强：发展中医药重在政策落实

在2011年的政府工作报告中，关于中医药部分的论述，从去年“大力扶持中医药”转变为“大力发展中医药，并且落实各项扶持政策”。“两会”期间，全国政协委员、卫生部副部长、国家中医药管理局局长王国强在接受健康报记者专访时指出，大力发展中医药和民族医药的事业，与落实各项扶持政策密切相关。

王国强认为，虽然医改五项重点工作中，没有包括中医药发展的具体内容，但国务院颁布的《关于扶持和促进中医药事业发展的若干意见》，对中医药、民族医药如何参与医改提出了具体的要求。例如，在公共卫生服务均等化方面，强调要把中医药的预防保健服务纳入公共卫生项目；在基本药物制度建设方面，鼓励将中药、中成药、中药饮片纳入基本药物目录；在公立医院改革中，强调公立中医院要制定有利于发挥中医药特色优势的补偿和补助机制等。现在急需进行的工作就是将《意见》落实为地方政策，转化为扶持中医药发展的具体措施，真正让老百姓享受到中医药带来的实惠。“而这个过程需要各级政府的支持。”

公立中医院如何在公立医院改革中保持中医药特色优势？王国强表示，要“两条腿”走路。一是需要政府给予适当扶持和补偿，特别是在中西公立医疗机构补偿机制相同的情况下，补偿重点应该各有侧重，补偿比例应该向中医倾斜。二是适当调整中医服务价格，并建立体现医务人员劳务价值的合理的价格体系。王国强说，发挥公立中医院的中医特色优势，是补偿的前提。北京市通过评价公立中医院发挥中医药特色优势等指标，进行绩效考核，给予公立中医院补偿的模式，值得在全国推广。

有政协委员指出，目前我国七成以上的中成药是通过西医大夫的处方开出的，而西医大夫往往不具备中医药辨证论治的思维习惯，使得最终治疗效果不佳。对此，王国强表示，2009年，国家中医药管理局发布了《中成药临床应用指导原则（意见征求稿）》，目的就是要普及、宣传中医辨证论治的理念和方法，指导非中医医生正确使用中成药。综合医院应就中成药合理使用问题，对院内西医医生进行整体培训。此外，在基层全科医生的培养过程中，也应该加入中医知识的教学课程。“中医其实是最好的全科。过去，一些赤脚医生一根针、一把草，就能处置常见病、多发病，就得益于中西医结合，也只有这样，才能真正满足基层群众的需求。这应该是有中国特色的一种模式。”

——节选自《健康报》，2011-03-10（1）

第17章

医学科教管理

17.1 医学教育管理

17.1.1 医学教育概述

医学教育（medical education）不仅是教育体系的重要组成部分，而且是卫生事业健康、可持续发展的基础和保障。医学教育包括高等、中等医学学历教育和在职、业余、函授、电视、广播、自考等各种形式的医学继续教育。医学教育管理是研究医学教育基本活动及其发展规律的科学，主要包括管理体制、层次结构、发展规划、教学管理和质量控制等内容。

1. 医学教育的任务

发展医学教育，提高医学教育质量，培养和造就一支德才兼备、素质优良、结构合理的卫生专业人才队伍，使卫生事业能够更好地为人民健康服务、为社会主义现代化建设服务，是我国医学教育神圣的使命。具体地说，医学教育的任务主要有以下方面：

（1）普通学历教育（正规教育）。培养高、中级各类卫生专门人才。

（2）成人教育。在职卫生专业人才的进修、培训和知识更新。

（3）发展医学科学技术。通过研究创新与引进借鉴，发展医学基础科学、技术科学、工程科学及医学人文科学，提高和丰富医学知识与水平。

（4）医学教育和医学科技信息的管理。建立现代医学教育网络和医学科技信息网络，组织信息的收集、储存、处理、检索、传输和利用等方面的工作，搭建与国际接轨的医学学习交流平台。

2. 医学教育的特点

（1）专业性。通过医学教育培养的卫生技术人才将职业化从事人民健康与生命保护工作，专业技能关系到人民生命健康，也是优质卫生服务的基础。

（2）社会性。医疗服务的对象是人，因此，在医学教育中应强调医学生全面素质的提高，不但要培养学生的专业技术能力，还要培养他们的伦理素质和道德。

（3）实践性。在医学教学中要加强实践教学环节，强化基本技能训练，培养出来的医学人才应具备发现问题、分析问题和解决问题的能力。

（4）服务性。医学院校教学、科研的职能和医疗卫生服务的职能融会渗透在服务之中，教师在服务中教、学生在服务中学，才有可能做到实践性，保证专业性，体现社会性。

3. 医学教育的作用

医学教育在卫生事业乃至整个社会经济发展中有两大作用。

（1）医学教育是提供合格卫生技术人才的主要渠道。随着我国现代化建设进程加快，全民族的综合素质也迫切需要提高。而其中身体素质的提高，在很大程度上依赖于一大批思想好、作风硬、技术精的卫生专业人才充当守护神。医学教育是卫生人力资源补充、更新的重要途径，医学教育的数量和质量，不仅决定了卫生队伍的素质和水平，也代表了卫生事业发展的规模和速度。

（2）医学教育是提高卫生技术人员素质的重要途径。目前我国卫生系统各类专业技术人员不仅数量不足，而且素质也有待提高。医学教育的任务除了培养和输送大中专医学毕业生外，还必须承担起对那些未经过专业训练人员的“补课教育”任务和对各类卫生技术人员进行与时俱进的继续教育，提高卫生人员素质，以适应生物医学科学技术进步和卫生事业改革发展的需要。

4. 医学教育的发展

（1）医学教育的现状。新中国成立以来，我国的医学教育事业取得了长足的发展，初步建立了包括从大中专到学士、硕士、博士完整的学历教育和毕业后继续教育连续统一的医学教育体系。医学教育的规模、质量和效益都有了明显的提高。高等医学院校医学专业招生数从 1952 年的 6 547 人扩大到 2009 年的 499 582 人，其中医学专业研究生招生数从 1978 年的 1 417 人扩大到 2009 年的 44 713 人；中等职业学校医学专业招生数从 1952 年的 59 407 人扩大到 2009 年的 1 597 102 人；2009 年，高等医学院校医学专业毕业生 428 422 人，其中医学专业研究生毕业生 34 629 人，中等职业学校医学专业毕业生 420 776 人，此外，还有成人医学专业本专科毕业生 239 458 人。医学教育为医疗卫生事业输送了一大批合格的医药卫生人才，2009 年，全国卫生人员 7 781 448 人，其中卫生技术人员 5 535 124 人，执业（助理）医师 2 329 206 人，注册护士 1 854 818 人，每千人口卫生技术人员数、执业（助理）医师数、注册护士数分别为 4.15 人、1.75 人、1.39 人。

（2）医学教育的改革和发展战略。我国政府十分重视医学教育的改革和发展工作，卫生部于 2002 年制定了《中国 2001—2015 年卫生人力发展纲要》，系统阐述了我国卫生人力发展面临的形势，卫生人力资源发展的指导思想和基本策略，卫生人力资源开发与发展的目标和政策措施等。根据医学教育的规律和卫生事业发展对卫生人力的需要，以及行业人才准入的有关规定，2002 年 8 月，教育部、卫生部联合发布了《关于举办高等医学教育的若干意见》，对高等医学教育所设专业、学制等有关问题都作了具体的规定。卫生部还相继发布了《关于印发发展全科医学教育的意见的通知》、《继续医学教育“十五”规划》和《远程医学教育教学站和网站管理暂时规定》等文件，提出了有关医学教育的具体规划和要求，为我国新时期医学教育的改革与发展指明了方向。

1）高等医学教育体制改革。我国高等医学教育长期实行国家集中计划，中央部门和地方政府分别办学、直接管理和单一投资的体制。十一届三中全会以后，随着政治、经济、科技等各领域的改革开放，特别是《中国教育改革和发展纲要》的颁布，医学教育体制在办学体制、投资体制、管理体制、招生和毕业生就业制度、学校内部管理体制等方面的改革取得了较大突破，政府与行业主管部门逐步改变高度集中和包揽一切的做法，扩大学校自主权，增强学校办学活力。

当前，高等医学教育体制改革的主要形式是“共建合并”。共建是指中央部门与地方政府共同建设、共同管理学校，淡化学校单一的隶属关系，加强条块结合。合并是指部分学科互补或一些规模较小、科类单一、设置重复的学校之间进行合并，优化高等教育的结构和布局，合理使用教育资源和经费，提高办学效益和办学水平。许多原隶属卫生部或单科性的医学院校纷纷并入综合性大学。

2）中等医学教育体制改革。改革开放以来，我国的中等医学教育有了很大发展，基本形成了适应社会发展、满足卫生服务需求、专业设备齐全、学校布局合理的中等医学教育人才培养体系，为国家培养了大批中级卫生技术人员。但随着社会经济的发展和人民卫生服务需求的提高，对传统中等医学教育的专业设置、人才培养规格和结构提出了挑战。中专医士已不能适应居民对卫生服务的要求，医学科学技术的发展也对以中专培养为主的影像、检验技术人才培养提出了更高的要求。为此，中等医学教育中的医士类专业正逐渐向大专层次过渡，同时利用中等医学教育资源，做好乡村医生的正规化培养工作，提高农村卫生技术人员水平。按照教育部发展高等职业教育的总体设想，在发达省区重点中专卫校开办高等职业教育，培养大专层次的护理和医技类人才，使我国传统的以中专医士为代表的中等医学教育体系逐渐向以社区医生、乡村医生、护理、医技人才为主的卫生职业教育体系转化。

3）卫生管理干部培训体制改革。在我国医疗卫生行业日趋激烈的竞争中，卫生管理水平的重要性日益得到体现，卫生管理队伍的职业素质成为竞争的关键。但当前在岗的医疗卫生管理干部中，仅15%接受过系统的卫生管理专业教育或培训，绝大部分医疗卫生专业背景的管理干部急需进行管理知识和技能的培训，造就一批适应卫生事业发展的职业化卫生管理队伍。按照卫生部颁布的医政、护理、科研、教育、公共卫生、药政、妇幼、爱国卫生、地方病、初级卫生保健等培训规范要求，非领导岗位的卫生事业人员也需要进行执法管理培训。

4）乡村医生培训体制改革。提高乡村医生队伍的整体素质，巩固和完善乡村医学教育体系，对乡村医生进行系统化、正规化医学教育，为农村培养一支“下得去、留得住、用得上”的素质较好、数量充足的乡村医生队伍，是促进农村卫生事业健康、可持续发展的前提，是我国医学教育不可或缺的战略要点。2001年卫生部《2001—2010年全国乡村医生教育规划》提出了乡村医生教育的基本原则和规划目标等。卫生部负责制定全国乡村医生教育总体规划和基本要求，出台相关政策，组织考核、评估，指导和协调全国乡村医生教育工作；各省（自治区、直辖市）卫生行政部门负责制定本区域的乡村医生教育规划和实施方案，建立乡村医生在岗培训制度，落实培训机构；各级卫生行政部门要严格执行乡村医生准入制度，新进入乡村医生队伍的人员必须具有执业助理医师资格；建立乡村医生在岗培训制度，明确规定培训标准，对达不到规定要求的应注销其执业资格。同时建立中国乡村医生培训中心，为各地培训骨干师资和管理人员，编写教材，指导培训，监督培训质量。

5）全科医生培养体制创建。根据我国社会经济和教育的发展水平，还不能把全科医生来源主体定位于大学本科及其毕业后 2～3 年的全科医生规范培训。当前全科医生的培养主要依靠：一是对基层医务人员进行全科医学培训，使其能够胜任全科医学服务；二是对一部分专科医生进行全科医学培训，使其成为一专多能的全科医生。医学院校要改革专业与课程设置，开展全科医生培训项目。适应社区卫生服务需求和全科医疗"一体化"职责要求，增加群体和个人预防保健、中医中药及传统治疗技术课程的比重；适应医学模式转变的需要，精简生物医药基础课，增加社会、心理、伦理、人际沟通等方面的课程和内容；适应全科医生在基层服务的特殊性，增设全科医生临床策略、社区卫生管理、社会健康保险等方面的课程。

17.1.2　医学教育的结构与管理

目前，我国的医学教育由医学学历教育、毕业后医学教育和继续医学教育等三部分组成。

1. 医学学历教育管理

（1）高等医学教育管理。高等医学教育的主要任务是在教育、卫生工作方针指导下，培养德、智、体全面发展的合格的高级医药卫生人才，同时承担医学科学研究和提供高水平的医疗卫生保健服务。高等医学院校教学管理是根据教学计划要求，按照医学教育的管理原则、程序和方法，组织管理教学过程中的人力、物力、财力、时间、技术和信息，建立正常的、稳定的教学秩序，保持教学过程的畅通，确保教学任务完成。

高等医学教育的现行学制主要分为四个层次：专科（三年制）、本科（四年制、五年制、六年制）、硕士（七年制）和博士（八年制）。全国高等医学教育分为 8 大类 16 个专业，分别是基础医学类、临床医学与医学技术类、口腔医学类、预防医学类、中医学类、法医学类、护理学类、药学类；专业是基础医学、预防医学、临床医学、麻醉学、医学检验、医学影像学、口腔医学、中医学、针灸推拿学、蒙医学、藏医学、护理学、法医学、药学、中药学、药物制剂。此外，有些院校还设有生物医学工程、卫生事业管理和妇幼保健等专业。

高等医学院校的教学计划、教学大纲、教材原来由卫生部统一制定和颁布，目前由教育部和卫生部提出指导意见和基本要求，各院校根据培养目标自己制定，以充分发挥高校积极性和自身优势，使高等医学教育能够办出特色、办出水平。高等医学院校各专业的课程设置，主要是根据人才培养目标来确定的，是教学计划的重要内容。课程设置一般以学科为基础，各专业的课程门类一般分为普通基础课、专业基础课和专业课等三个层次。

（2）中等医学教育管理。我国中等卫生学校的主要任务是培养各类中级医药卫生人员，为加强基层医疗卫生工作，发展城乡医药卫生事业服务。中等医学教育现有护理、卫生保健、助产、医学检验、卫生信息管理、人口与计划生育管理、医学生物技术、药剂等22个专业。学制有三年制、四年制。卫生部编审出版中等卫生学校各门课程的教材和教学大纲，供中等卫生学校使用。

2. 毕业后医学教育管理

毕业后医学教育是指对医学院校毕业后的卫生人员进行规范化的专业化培训，在比较广泛的医学知识与技能的基础上，接受专业化培训，使所学知识与技能朝着某一专业方向逐渐深化的过程。毕业后医学教育通常分为两大类：一类是由毕业生所在单位组织的分散培训，各级卫生主管部门都将住院医师培训列入卫生人力发展计划，并制定各种形式的培训制度；另一类是由各高等医药院校进行有组织的教育，包括研究生教育以及各种形式的专业化培训班。

政府十分重视医学生的毕业后教育，卫生部科教司从1993年起相继颁发了《临床住院医师规范化培训试行办法》、《关于实施医院药师规范化培训大纲》、《住院医师规范化培训合格证书颁发管理办法（试行）》等具体规定，规范和完善了医学生毕业后教育制度。其中，住院医师规范化培训是毕业后医学教育的重要组成部分，卫生部制定了住院医师规范化培训质量监督管理的具体措施与办法，规定《住院医师规范化培训合格证书》是申报主治医师任职资格的依据，是申请临床医学专业学位的必备条件之一。证书颁发的对象是按照《临床住院医师规范化培训大纲》要求完成培训任务，各项考核（考试）成绩合格，并经本人申请和颁发单位审查合格的住院医生。

3. 继续医学教育管理

继续医学教育是对完成毕业后教育的人员进行的，以学习新理论、新知识、新方法、新技术为主的终身教育。我国正逐步建立继续医学教育的体制，全国各省（自治区、直辖市）成立了由卫生行政部门、医学院校、医疗单位和医学学术团体共同组成的继续医学教育委员会或领导小组，并制定了一系列继续医学教育规章制度。

继续医学教育是医学教育的重要组成部分，卫生部先后颁发了《全国继续医学教育委员会章程》、《继续医学教育“十五”计划》、《继续医学教育规定（试行）》、《国家级继续医学教育项目申报、认可办法》、《国家级继续医学教育学分授予办法》、《国家级继续医学教育基地认可标准及管理试行办法》等文件，对我国继续医学教育的发展方向、发展目标、实施策略及管理措施等都作出了具体的规定。继续医学教育管理的主要任务是：建立健全相关规章制度，加快继续医学教育工作的制度化、规范化、科学化建设；严格按照《继续医学教育规定（试行）》要求，规范继续医学教育的对象、学分授予、考核、登记、验证等环节的管理；按照《国家级继续医学教育基地认可标准及管理试行办法》，在符合条件的单位建立国家级继续医学教育基地，面向全国开展高水平、高效益的继续医学教育项目，基地实行滚动式管理，优胜劣汰，避免终身制，保证继续医学教育基地工作的质量；继续医学教育委员会和学科专家组负责对继续医学教育工作进行检查评估，并实行严格的奖惩制度；将继续医学教育的成绩与卫生技术人员的考核、聘任、晋升及执业注册等密切结合，从而健全继续医学教育的激励和约束机制。

17.1.3 医学教育评估

医学教育评估是指根据国家规定的医学教育标准和学校制定的医学教育目标，通过对医学院校主要教育信息和实地考核结果进行收集、整理、归纳和分析，进而对学校的办学水平、教育管理做出评价判断的过程。

1. 医学教育评估的指导思想

按照党的教育方针、卫生工作方针及相关的规定和要求，从办学的历史和实际出发，评估学校的教学水平和综合实力，评价学校对社会和经济发展的服务能力。通过评估使学校及其主管部门对学校的办学水平做出全面的、客观的、科学的评价，从而明确学校的发展目标和办学过程中的成绩和不足，并以此作为制定或调整学校发展规划，确定工作重点，改善办学条件的依据。

2. 医学教育评估的原则

（1）评估要促进学校端正办学指导思想，更好地培养合格的医学人才，为人民健康事业和全面建设小康社会服务。

（2）评估要促进改革，要将学校对教育改革所持的态度及在改革中取得的进展放在首要的地位，注意发现和总结新鲜经验。

（3）评估要促进管理水平的提高，使学校通过管理改革，挖掘潜力，发挥全体师生员工的积极性，提高办学水平和办学效益。

（4）评估必须实事求是，客观反映学校教育过程，人才培养质量和社会效益的真实情况，反映学校特色，引导学校坚持正确的方向，并在改革中不断自我完善。

3. 医学教育评估的方法

评估可分为两种：一是自我评估，在学校主管部门的监督领导下，按照指标体系的要求，由学校自行评估，进行自我完善；二是上级评估，由上级领导部门或专门的教育评估中介组织进行综合评估。主管部门定期发布当年评估结果，以达到交流经验、促进改革，不断提高办学水平和办学效益的目的。

4. 医学教育评估的作用

通过医学教育评估，有利于加强学校主管部门对学校的管理与指导，促进学校内部改革和自我完善。评估有利于各校间的相互学习、相互促进；有利于社会对学校的了解和监督，有利于学校更好地为社会经济建设服务。

17.2 医学科研管理

17.2.1 医学科研概述

1. 医学科研的特点

（1）对象的特殊性。医学科研（medical scientific research）的对象主要是人。人是世界上最复杂的生命体，既具有生物性，又具有社会性；既具有一般的生理活动，又具有特殊的精神活动。医学科研工作除了生物学因素外，还必须考虑心理因素、自然环境因素、社会环境因素等对人体产生和可能产生的各种影响。因此，医学科研中有一般原理，但没有固定模式，对每一个个体都需要根据一般原理作具体的识别和思考，人的各种生命现象是不可能完全在实验室里被复制出来的。

（2）方法的困难性。所有的科学研究成果都可以反过来指导实践，医学也不例外。医学科研的成果最终都被用来指导医疗实践，在探索疾病的发生发展过程、防治疾病和提高健康水平中发挥积极的作用。但是，科研成果的受试对象是人体，根据医学科研工作不损害人体健康、保障人体安全的基本原则，医学研究通常必须经过动物间接模拟试验，安全性检验，临床志愿者试验等漫长、严格的过程。

（3）内容的复杂性。医学科研的内容包括从认识生命现象到防治疾病，促进健康以及探索健康与疾病相互转化的规律，都是以人体为中心展开的。人体既具有器官系统的独特性，又有其对立统一的整体性；既有特殊的内在活动规律，又有复杂的外界环境影响。随着医学模式从生物医学模式转变为生物心理社会医学模式，医学科学既分化又综合，并以综合为主的发展趋势越来越表现出其复杂性。

2. 医学科研的方针政策

“依靠科技与教育”是新时期卫生工作方针之一。国务院2005年颁布的《国家中长期科学和技术发展规划纲要（2006—2020年）》，在“人口与健康”部分提出的前沿问题、重大需求、优先发展领域中所体现的核心理念认为：疾病与健康的研究是人类社会发展最为重要的课题。随着经济的发展和社会的进步，人们对健康和生活质量的需求越来越高。改革开放三十年来，我国的重大疾病预防、诊断、治疗研究取得了一系列成果，部分严重危害人民群众生命和健康的传染病、地方病、职业病得到有效预防和控制，心脑血管疾病、肿瘤等许多重要常见病、多发病的防治研究取得重要进展，小肝癌的早期诊断和治疗、食管癌综合防治、白血病治疗及神经外科等领域取得令人瞩目的成就，特别是在抗击“非典”、人禽流感及艾滋病等重大传染性疾病防治工作中发挥了重要的科技支撑作用；人类功能基因组研究、疾病相关基因研究、蛋白质组学、干细胞研究及生物芯片的研究与开发等高新技术领域已经达到国际先进水平；生物技术药物和疫苗研究发展迅速，艾滋病疫苗研究技术与发达国家基本上处于同步；在新药研究方面，小分子药物设计和分子设计、高通量药物筛选及相关技术接近世界领先水平；组织工程技术研究发展迅速。

同时，我们也应当清醒地看到，我国医药科技总体水平与世界先进水平相比仍有较大差距，与医药卫生事业发展和国家经济社会发展仍然不相适应。

在今后相当长的时期内，在医学科学研究工作中，重点解决重大传染病的发病机制、临床诊断和治疗新技术、新方法等方面的关键问题；充分利用我国的肿瘤高发现场，建立肿瘤高危人群的预警及监测方案和常见肿瘤的癌前病变的模型，深入研究癌前病变转归的分子机理，研制、筛选、和开发能促进癌前病变逆转的药物；重视基础神经科学、神经精神疾病的预防、诊断与治疗研究；加强器官移植、腹腔镜外科技术的研究，实现自主创新的新型医疗器械、组织工程产品的成功研制；开展生殖遗传安全性研究和出生缺陷防治研究；研发创新药物，拓展临床药学研究领域；开展生活方式相关健康问题及其干预新技术研究、与人口质量相关妇女疾病诊治新技术研究和严重影响生存质量的儿童重大疾病综合干预研究，为有效防治重大疾病、提高人民健康水平，为国家目标的实现提供科技支撑，具有重大的科学意义和社会效益。《中国卫生科技发展第十个五年计划及 2010 年远景规划纲要》提出了我国卫生科技发展总的目标：贯彻落实科教兴国战略，深化科技体制改革，初步建立适应社会主义市场经济体制和卫生科技自身发展规律的卫生科技创新体系，使我国卫生领域重要学科和关键技术的科技实力接近或达到国际同类学科先进水平，自主创新能力得到大幅度提高，使严重危害人民健康的主要疾病的防治技术明显改善，疾病的治愈率和城乡居民的健康水平显著提高。当前，我国卫生科技的重点是发展疾病预防控制、重大疫情和职业危害快速救治、血液安全、社区卫生保健和健康促进、控制出生缺陷等新生儿疾病、环境与健康、医药生物技术等七大领域。卫生科技要充分依靠政府作用，加强管理创新，进一步加大“开放、流动、竞争、协作”的力度，建立和完善以竞争机制、评价机制、监督机制和激励机制为核心的运行机制。大力推行项目招投标制度，对国家科技计划的实施逐步实行课题制管理，进一步激发科技人员的积极性，提高资金使用效率。通过建立中介评估和监理制度，加强对项目的监管。

3. 医学科研的伦理道德规范

医学科研中的伦理学问题和道德原则是协调医学科研中人与人、人与社会、人与自然之间等各种关系所应遵循的行为规范。

（1）医学科研工作的道德原则。科研道德应该贯穿在医学科研工作整个过程，包括课题确定、课题申报、资料收集、课题实施、课题鉴定、成果发表等。因此，医学科研人员的道德准则有以下方面：

1）医学科研要求动机纯正，目的正确。医学科研的目的是为了积极推进医学科学的发展，更好地为人类的健康服务。要求医学科研人员在选择课题、确定实验设计等方面始终服从国家、社会和人民利益的需要和造福于人类。

2）医学科研要求尊重科学，诚实严谨。医学科研要求诚实，尊重医学科学的发展规律和对人的健康与生命负责。离开诚实，就谈不上科学，更谈不上道德。医学科学研究必须尊重事实，坚持真理，决不能弄虚作假。医学科研要从符合各种操作、设计、实施的规章制度（如人体试验、动物使用、放射线、化学物及其他安全问题、转基因动植物管理等）出发，设计并开展科学研究。

3）医学科研要求谦虚谨慎，尊重前人和他人的劳动成果。获得科研成果离不开个人的作用，但同时个人又离不开集体。现代医学科学的发展，需要多学科交流与团队合作，医学科研成果的获得往往不是依靠个人的力量就能取得，而是需要各方面力量的有机组合。而且，科学研究具有继承性的特点，任何一项科学研究都是以前人研究成果为基础的。医学科研人员必须正确地评估自己的劳动，充分尊重他人的劳动，对科研协作者必须给予尊重和肯定。

（2）医学人体试验的道德原则。临床医学不可避免带有实验性，而任何一项医学科研工作的成功，如新药、新的治疗方法和新的技术等，不管前期已进行了多少次的动物实验，在真正应用于人体前，必须要通过严格设计的人体试验来最终证实。以探索疾病发病机理、提高疾病诊断、改善疾病治疗和预防措施为目的的人体试验，是一项十分严肃的科研工作，是保证医学科研真实和发展的最重要途径。因此，人体试验中必须明确道德责任和道德原则，并由此区分必须履行的和被禁止的行为。

《赫尔辛基宣言》是指导医学科研工作者开展医学科研的国际性公约，是国际人体试验道德的代表性文件。文件规定：以人为试验对象的生物医学科研一定要有极为明确的研究目的；科研工作要由经验丰富的医学家主持；试验的设计方案、实施计划、预期目的、医学监护等要严密细致；受试者应自愿而不能强制参加研究；试验人群的数量应限制到能达到试验要求所需的最少人数；科研工作应得到有关部门的批准；研究报告要准确、可靠；所有研究资料都应妥善保存等。

在我国，有关人体试验的道德原则正在逐步完善中，《执业医师法》第 26 条明确规定：医生进行试验性临床医疗，应当经过医院批准并征得患者本人或者家属同意。因此，在开展人体试验时，必须遵循以下道德原则：符合医学目的的原则；符合病人健康高于医学目的的原则；符合知情同意的原则；符合受试者利益的原则。

（3）医学实验应遵循的动物福利原则。在医学科研中，许多实验不可避免地要使用实验动物，我国曾制定《实验动物管理条例》，只是要求要爱护动物，不能虐待动物等，并没有动物福利的内容。当时国内研究论文到国际上去发表，也只需提供实验动物的合格证明。但现在随着国际上对动物保护的重视，国内研究论文再到国际上发表，不仅要提供实验动物的合格证明，还要提供动物伦理委员会的批准证明。这就使动物福利成了必须考虑的问题，否则在今后的国际交流中就要受到限制。因此，在医学科研工作中，从事实验的工作人员必须爱护动物，禁止伤害、虐待动物；在符合科学原则的情况下，开展动物替代方法研究；在不影响实验结果的情况下，采取有效措施避免给动物造成不必要的不安、痛苦和伤害；实验结束后采取最少痛苦的方法处置动物。

（4）医学科研生物安全原则。各类传染性疾病、病原微生物等的研究，是医学科研工作的重要组成部分。相关实验室的生物安全不仅直接关系到实验人员人身安全，而且对社会、环境和人民群众的安全产生影响。为此，国务院于 2007 年颁布《病原微生物实验室生物安全管理条例》，对病原微生物的分类和管理、实验室的设立与管理、实验室感染控制、监督管理和法律责任等方面作出了明确的规定。

4. 医学科学的发展趋势

科学技术的发展最终导致了医学科学的革命。医学科学与其他学科的相互渗透不断加强，医学科学内部各学科之间的边界越来越模糊，医学科学已不再局限于发展医疗卫生事业、增进人民健康，而是成为集医疗、制药、保健等高新科技聚集的新兴产业。传统的医学理论、保健观念、医学科学体系和社会卫生系统都在发生着深刻的变化。

（1）医学、自然科学和社会科学研究的一体化趋势。科学发展到今天，学科和学科领域之间的综合交叉在不断扩展和深化，新兴边缘学科不断涌现，知识已经突破传统的学科界限。任何一个充满活力的学科、一项成功的研究，往往都不是来自学科本身或个人研究活动本身，而是来自于多学科的交叉渗透。同时，医学科学作为科学技术与社会经济密切相关的载体，在发展过程中除了要遵循其内在规律外，还必须考虑科学技术、经济、社会长远发展的需要。这要求多学科的协作发展，不仅要消除学科的界限，还必须打破时空的界限，使医学科学的发展与医学知识的产生、分配和使用效率提高到一个前所未有的高度，成为创造社会财富的一个重要因素。人类基因组计划的实施就十分清楚地体现了医学与自然科学、社会科学一体化、大协作的发展趋势。

（2）医学科学研究中政府的作用日益加强。国家科技创新体系主要包括政府部门、科研机构、高等院校和大型企业等，主要功能是科技规划、技术创新、知识传播和知识应用，具体包括科技计划的执行、科研资源的配置、科技制度的建立和相关基础设施的建设等。国家科技创新体系是经济和社会可持续发展的基础和动力，是培养和造就高素质人才的摇篮，是综合国力和国际竞争力的支柱和后盾。科学研究的日趋大型化，需要有雄厚的经济实力来建设科研基础，购买大量仪器设备，还需要组织庞大的科研队伍。因此，必须要有政府与其他大型社会组织在财力、人力和管理上予以支持。例如，人类基因组计划是一个空前浩大的生命科学工程，任何一个科研组织或实验室都无法单独承担这项工作，必须依靠政府，乃至国际组织。

17.2.2 医学科研项目管理

1. 医学科研选题

选题是医学科研工作的第一步，也是项目申报成功与否的关键步骤。医学科研选题的基本程序包括提出问题、查阅和评述文献资料、建立假说。科研人员的选题一般是在自己原有的工作基础上或是在自己非常熟悉的研究领域，经过长期的观察和反复思考后拟订的。在选题确定前，必须仔细查阅大量的国内外有关文献资料，掌握相关学科领域的最新研究进展，总结和借鉴他人研究工作的经验，结合自己的研究工作实践，形成科学的假说，再设计出可行的研究方案和具体的研究目标。医学科研的选题过程是酝酿和不断取舍的过程，因此，当一个选题确定下来后，研究人员已经对课题的主要研究内容、研究方法和技术路线等有了充分的认识。

2. 医学科研项目申报与立项

医学科研计划体系一般可分为国家科研计划体系、部委科研计划体系、地方各级主管部门科研计划体系、国际基金项目体系等。国家科研计划体系项目包括国家重大科技计划专项、国家973项目、国家863项目、国家科技支撑计划（科技攻关）项目、国家自然科学基金项目、国家计委项目和攀登计划项目等。部委科研计划体系项目包括卫生部行业基金项目、国家教育部项目、国家人事部项目、国家计划生育委员会项目、国家药品监督管理局项目、国家中医药管理局项目等。地方各级主管部门科研计划体系项目包括省科技计划项目、省自然科学基金项目、省医药卫生科技计划项目、省中医药科技计划项目、省教育厅科技计划项目和各地市科技计划项目等。国际基金项目体系包括来自国际组织、国外大学团体及各种专门的基金组织设立的科研基金，以及慈善机构基金等，如世界卫生组织、联合国儿童基金会、世界银行、美国中华医学基金会等。

科研立项是医学科研管理的重要环节，主要遵循下列原则：项目的研究目标要与项目投标指南要求相符；有重要的研究意义和充分的立论依据；有明确的研究目的；突出创新性等。

3. 医学科研课题管理

医学科研的课题管理包括对科研课题的确立、课题的组织管理、经费管理、课题的监督与检查等。2001年国家科技部等四部委联合颁布了《关于国家科研计划实施课题制管理的规定》，明确了国家科研计划实施课题制管理。课题制是指依照平等竞争、择优资助的原则，确定科研课题，实行课题负责人负责制，并以课题为中心，以课题组为基本活动单位进行课题组织、管理和研究活动的一种科研管理制度。实施课题制，应当遵循科研发展规律，建立务实、高效、科学的管理体制，完善科研管理制度，提高科研管理水平。

（1）实行课题立项管理，科研计划归口管理部门应根据国家科研计划和国家财政管理的有关规定，建立课题库。课题立项要引入评估或评审机制，符合招标投标条件的按有关规定实行招投标管理。

（2）实行课题负责人负责制，课题责任人在批准的计划任务和预算范围内享有充分的自主权。一个课题只能确立一个课题责任人。

（3）一个课题只能确立一个依托单位。依托单位应具备必要的课题实施条件，有健全的科研管理制度、财务管理制度、资产管理制度和会计核算制度。

（4）课题责任人对完成课题任务承担法律责任。依托单位必须提供课题任务书或课题合同中确立的支持条件，课题责任人与依托单位之间的权利义务关系以合同的形式确定。

（5）允许跨部门、跨单位择优聘用课题组成员。

（6）国家科研计划实行归口管理，归口部门主要履行管理、指导和监督职能。

（7）根据实际需要，课题实行“课题—子课题”或“项目—课题”两级管理。

（8）在各科研计划管理办法中重点明确各有关部门、课题依托单位以及课题责任人的责任权利，并在计划合同书中详细规定。

（9）实行重大事项报告制度，课题责任人对课题实施过程中发生的技术路线或主要研究内容调整、课题组主要研究人员变动以及其他可能影响课题顺利完成的重大事项要及时向归口部门报告，并按各科研计划管理办法规定的程序审批。

（10）加强预算管理，实行预算评估或评审。

（11）合理确定课题资助方式，分为成本补偿式和定额补助式。

（12）加强经费来源预算管理，课题申请人在编制课题预算时应当同时编制经费来源预算与支出预算。

（13）建立健全经费支出预算体系，经费支出预算包括计划管理费和课题研究费。财政部门或归口部门要及时足额拨付课题经费。

（14）按规定编报课题研究经费决算，对于在课题经费使用过程中出现违反财经纪律的问题，实行责任追究制度。

（15）完善课题验收工作，以批准的课题可行性报告、合同文本或计划任务书约定的内容和确定的考核目标为依据。

（16）严格课题终止程序，课题因故终止必须经归口部门批准。

（17）明确知识产权的归属。

（18）归口部门、财政部门应对课题的各方面情况进行监督检查，并做到独立、客观、公正、及时，且不得干扰和干预课题的正当实施。

4. 医学科研效益分析

（1）医学科研效益的表现形式。医学科研课题的研究目标一旦确定，研究者和管理者所面临的一个普遍问题是：如何用最少的投入去完成既定的任务；或者在既定的预算范围内创造最大的科研成果。但是，医学科研是一种风险投资，投入产出的内在联系复杂多变，一般可用以下两种方式表达。

1）经济效益和社会效益。医学科研的经济效益是指医学科研活动中科研劳动的消耗量同科研成果的比较，可用货币经济指标表述。医学科研的社会效益一般难以用具体的经济指标来表述，但它是客观存在的。从根本上说，医学科研的经济效益和社会效益是辩证统一的。医学科研是全社会、全人类的公益事业，具有保护和增进人类身心健康，提高社会生产力的作用。医学科研成果大多数不能直接进入市场，像一般商品那样直接获取利润。因此，医学科研的效益主要是社会效益和宏观经济效益。

2）直接效益、间接效益和无形效益。直接效益是指医疗卫生科研机构通过推广新型医疗保健技术、新方法、新型治疗品等所获得的经济收入，以及采用新技术方案节省的劳动力的培养费用。间接效益是指劳动者素质的提高及社会其他行业从中获得的效益。无形效益表现在减轻病痛，调节心理，提高社会适应，保障社会稳定等方面。许多医学科研项目，在经济上可能不但不会产生利润，而且还需要投入大量的资金和人力，但对发展国民经济和提高人民健康水平发挥重要而独特的作用，具有良好的社会效益。但对研究机构和科研人员来说，往往只能是间接效益。

（2）医学科研效益的分析评价。医学科研效益的计算和评价应遵循以下原则：对能够直接产品化的研究成果，一般可以按货币量计算其经济效益；对不能直接产品化的研究成果，如基础和应用基础医学研究成果和环境保护、计划生育、卫生保健等社会公益性研究成果，一般采用定性分析或从社会受益程度间接推算其经济效益或效果。

效益分析一般分为事前分析和事后分析两种。事前分析主要是为了选择最佳目标和最佳方案，其主要步骤包括：确定课题研究的目的或目标；拟订尽可能多的方案供选择比较；计算各种方案可能取得的效益和消耗的资源；计算成本和效益；对成本、效益进行分析比较，选择最优方案，提出分析报告。事后分析主要是为了总结经验教训，其主要步骤包括：汇集课题全部成本，编制出明细表，对基础和应用基础课题没有列入摊销的间接费用和管理费用也应记入总成本，作为效益分析的依据；经济效益、社会效益的计算和评价，要注意数值准确和实事求是，防止误导以后的科研活动；撰写成本效益分析报告。任何一项科研工作都会有效益分析，成本效益分析和成本效果分析在医学科研工作中的地位将会越来越重要，值得医学科研管理人员关注。

17.2.3 医学科研成果管理

医学科研成果是指在认识人类的生命现象、生存环境、疾病预防以及疾病发生发展，或探索增进健康、优生优育的新途径所进行的实验观察、调查分析、研制开发等一系列科研活动中，取得的有一定价值和学术意义，并符合科学规律的创造性成果。医学科研成果引导医学实践，促进医学科学技术的发展与进步，产生社会效益和经济效益。医学科研成果一般通过项目结题验收，由政府指定的管理部门进行成果登记并公示后，成为科技成果，如 CT 技术、肿瘤的个体化治疗方案、甲肝疫苗的研制开发等。

1. 医学科研成果的特点

（1）以社会效益为主。医学科研成果的主要表现形式是学术论文、专著、研究报告、专利、产品批文等，以理论上和诊断治疗方法的进展与突破为主，而产品型的成果如新药、医用材料、医疗设备等可推广应用，但产生直接经济效益的成果比重相对较低。而且，医药卫生行业属于社会公益事业，医学科研成果的经济效益以间接的为主。

（2）成果传播方式直接。医学科研成果大都以论文、专著为主，而且我国专利法对基础理论性成果与临床技术类成果不予保护，因此，绝大多数医学科研成果可以通过各种直接方式传授与推广，如通过阅读论文或专著，将一种新的技术应用于临床。对于临床技术类成果的推广应用，每个初次的应用者，又可能是下一轮的推广者，由此产生层层推广的效果，表现出较好的社会效益。

（3）推广应用需要政府扶持。医学科研成果的产生与应用单位主要是非营利性机构，推广新成果需要大量的资金投入。而且，产出的形式主要是提高疾病诊治与预防技术水平、改善医疗质量、培养人才等，无法依靠引进推广新技术、新方法、新成果来产生较大的经济效益。因此，单靠非营利性单位推广应用以社会效益为主的医学成果难度较大，必须依靠政府部门出资扶持并组织实施。

（4）应用转化的时间较长。在医药卫生服务过程中，面对的是人和人的生命，因此，医药卫生行业接受新事物、新技术、新成果是非常谨慎的。即使是一项比较成熟的实用性成果，为了避免由此可能带来的医疗负面效果及医疗纠纷等，往往需要经过较长时间的实践与检验，并取得各方面的信任，才能得以普遍应用。因此，医学科研成果的实际应用转化时间较长。

2. 医学科研成果的奖励

对优秀科研成果给予奖励，是发展科学技术事业、鼓励科学研究、推动科技进步的一种重要手段。目前，我国对科技成果的奖励仍然以政府奖励为主，社会力量奖励尚处于发展阶段。政府奖励分为国家级奖励和省（部）级奖励两级。

（1）国家科学技术奖励管理。为了鼓励在科学技术活动中做出突出贡献的科研单位和科研人员，充分调动科技工作者的积极性和创造性，加速我国科学技术事业的发展，提高综合国力，国家科技部于 1999 年颁布了《国家科学技术奖励条例》，明确了国家科学技术奖励的有关规定。国家科学技术奖励包括国家最高科学技术奖、国家自然科学奖、国家技术发明奖、国家科学技术进步奖和国际科学技术合作奖。国家科技部负责国家科学技术奖励评审的组织工作，并设立国家科学技术奖励委员会，委员会负责聘请有关专家、学者组成评审委员会，负责国家科学技术奖的评审工作。

（2）省（部）级科学技术奖励管理。为了规范省（部）级科学技术奖励的设立和备案工作，加强对省（部）级科学技术奖励工作的管理和指导，国家科技部于 1999 年颁布了《省部级科学技术奖励管理办法》。规定：省部级科学技术奖应当制定公平、公开、公正的评审规则，建立科学的评价指标，严格规范推荐、评审、受奖程序，保障科学技术奖励的科学性、公正性和权威性，保证科学技术奖励的质量和水平；省（自治区、直辖市）政府可以设立一项省级科学技术奖；省级科学技术奖可以分类奖励在科学研究、技术创新与开发、推广应用先进科学技术成果以及实现高新技术产业化等方面取得重大科学技术成果或者突出贡献的个人和组织；省（自治区、直辖市）政府确定省级科学技术奖励的数额及奖励等级，并负责成立评审机构，负责评审工作。此外，部分省市行业主管部门为鼓励本行业领域的科技创新，也设置了一些行业奖励，如卫生管理部门设立的省医药卫生科技创新奖、省中医药科技创新奖，教育管理部门设立的科技创新奖等。

（3）社会力量设立科学技术奖管理。1999 年国家颁布了《社会力量设立科学技术奖管理办法》，对国内外企事业组织、社会团体及其他社会组织和个人等社会力量利用非国家财政性经费或者自筹资金设立科学技术奖的有关管理办法做出了明确的规定。国家科技部管理全国社会力量设奖工作，社会力量设奖是我国科学技术奖励工作的组成部分。社会力量设奖应当遵守国家的法律，符合国家科技政策，应当建立科学、民主的评审程序，实行公开授奖制度。

（4）中华医学科技奖管理。中华医学科技奖是由中华医学会设立、面向全国医药卫生行业的科学技术奖，包括自然科学、技术发明、科学技术进步和国际科学技术合作等奖励内容。2001 年中华医学会通过了《中华医学会科技奖奖励条例（试行）》，对中华医学科技奖的奖励原则、推荐、评审和授予等有关方面的内容都做出了明确的规定。

3. 医学科研成果的推广和应用

（1）医学科研成果推广应用的意义。医学科研成果的推广应用是将医学科技进步直接服务于人类的最好体现，对于促进医药卫生事业的发展具有重要的意义。首先，医学科研成果的推广应用有利于促进医药卫生事业的发展与进步。有利于提高医疗水平，增强竞争力，同时也促进新的医学技术与方法在实践的过程中得以不断的改进与完善，并结合医疗工作的实践，提出新的科研设想，加速医学科学发展与技术进步。其次，重视医学科研成果的推广应用，有利于医学科研工作面向临床工作第一线，使科研工作者真正把工作的重点放在预防、医疗和解决严重危害人类健康的常见病、多发病上，真正把医学科技进步落在实处。而且，科技成果转变成现实生产力常常比科技成果的产生更有意义。任何一项科研成果，只有推广应用后，才能真正发挥成果本身潜在的社会效益与经济效益，达到科研工作的最终目的。

（2）医学科研成果推广的方式。

1）学术交流。基础研究和应用基础研究类成果一般是通过公开发表论文和参加国内外各种学术交流会议，以及专题讲座和出版专著等方式推广。

2）举办学习班。新技术、新方法等应用研究成果，一般通过举办学习班的形式进行推广。

3）进修学习。对于一些技术难度较大、不易掌握的应用技术类成果的新技术、新方法，可通过派人员到成果持有单位或成果推广单位进修学习。

4）宣传交流。成果管理部门通过组织部分科研成果参加各种展览会、展销会、推广会和交易会，扩大科研成果的影响力与知名度。

5）技术市场交易。应用技术类成果与开发技术类成果可直接进入技术市场进行技术交易。

（3）医学科研成果推广的效益评价。根据成果的推广规模、推广效益、推广机制创新和对社会经济发展的推动作用，医学科研成果推广应用效益评价大致可分为以下几方面：

1）推广方式。公开发表的刊物，参加学术会议的级别，参加交流宣传的次数等。

2）应用情况。成果内容被权威教材收录情况，公开发行情况，论文被引用情况，应用后产生新成果及应用的覆盖面等。

3）经济效益。应用与开发类成果在应用单位或应用地区直接的经济效益。

4）社会效益。成果应用后提高医疗效果、提高预防保健效果、改善医药卫生服务质量，以及潜在的经济效益等。

17.2.4 医学技术准入制度与管理

医学技术准入制度与管理是我国医学科技管理的重要领域。以下将以人类辅助生殖技术和人类精子库为例，介绍医学技术准入制度与管理。

1. 人类辅助生殖技术的管理

人类辅助生殖技术是指包括人工授精、体外受精—胚胎移植及其衍生技术等。为保证人类辅助生殖技术安全、有效和健康发展，规范人类辅助生殖技术的应用和管理，保障人民健康，卫生部于2001年颁布了《人类辅助生殖技术管理办法》，对我国人类生殖技术的资格审批、技术实施及处罚都作出了明确的规定。

开展辅助生殖技术的医疗机构需符合以下审批条件：一是具有与开展技术相适应的卫生专业技术人员和其他专业人员；二是具有与开展技术相适应的技术和设备；三是设有医学伦理委员会；四是符合卫生部制定的《人类辅助生殖技术规范》。

申请开展丈夫精液人工授精技术的医疗机构由各省（自治区、直辖市）卫生行政部门审批；申请开展供精人工授精和体外受精—胚胎移植技术及衍生技术的医疗机构，需经各省（自治区、直辖市）卫生行政部门初审，卫生部审批。

2. 人类精子库管理

人类精子库是指以治疗不育症以及预防遗传病等为目的，利用超低温冷冻技术，采集、检测、保存和提供精子的机构。为规范人类精子库管理，保证人类辅助生殖技术安全、有效应用和健康发展，保障人民健康，卫生部于2001年颁布了《人类精子库管理办法》，对人类精子库的审批、采集、提供与处罚作出了明确的规定。

人类精子库的具体审批条件：一是具有医疗机构执业许可证；二是设有医学伦理委员会；三是具有与采集、检测、保存和提供精子相适应的技术、仪器设备及卫生专业技术人员；四是具有对供精者进行筛查的技术能力；五是应当符合卫生部制定的《人类精子库基本标准》。

人类精子库由各省（自治区、直辖市）卫生行政部门初审，卫生部审批。

本章小结

医学教育管理是研究医学教育基本活动及其发展规律的科学。主要包括管理体制、层次结构、发展规划、教学管理和质量控制等内容。我国的医学教育由医学学历教育、毕业后医学教育和继续医学教育等三部分组成。医学教育评估是指根据国家规定的医学教育标准和学校制定的医学教育目标，通过对医学院校主要教育信息和实地考核结果进行收集、整理、归纳和分析，进而对学校的办学水平、教育管理作出评价判断的过程。医学科研具有对象的特殊性、方法的困难性、内容的复杂性等特点。医学科研必须遵循伦理道德规范。医学科学已不再局限于发展医疗卫生事业、增进人民健康，而是成为集医疗、制药、保健等高新科技聚集的新兴产业。医学科研项目管理包括选题、科研项目申报与立项、科研课题管理和科研效益分析等。医学科研成果是指在认识人类的生命现象、生存环境、疾病预防以及疾病发生发展，或探索增进健康、优生优育的新途径所进行的实验观察、调查分析、研制开发等一系列科研活动中，取得的有一定价值和学术意义，并符合科学规律的创造性成果。医学科研成果引导医学实践，促进医学科学技术的发展与进步，产生社会效益和经济效益，并通过验收与评估，成为科技成果。

关键术语

医学教育　医学教育管理　医学教育结构　医学教育评估　医学科研　医学科研管理　医学科研项目　医学科研成果

复习思考题

1. 简述我国医学教育的特点、现状及发展趋势。
2. 简述医学教育评估的作用和意义。
3. 简述医学科研工作中应当遵循的伦理道德规范。
4. 结合实例，试述医学科研项目管理的全过程。

阅读材料

巴德年医学班

2005年，浙江大学八年制临床医学专业首次招生，并命名为“巴德年医学班”。巴德年医学班实行“八年一贯、两段完整”的医学博士培养模式，前段要求学生完成浙江大学非医学类专业的本科学业，后段采用类似北京协和医科大学的医学教育模式。大学生入学后进入巴德年医学班，经两年学科大类的通识教育后，选择理、工等学科的本科专业，完成学业获学士学位，并完成相应的医学预科课程。第五年进入医学专业课程学习，完成学业者获得医学博士学位。巴德年医学班培养目标是：有非医学类本科背景、有宽厚扎实的生物医学和临床医学理论知识、有较熟练的临床技能、有一定科研工作能力、有较强的创新精神和发展潜力的德智体全面发展的医学高级人才。

参考文献

1. 保罗·萨缪尔森. 经济学（第十六版）. 北京：华夏出版社，2001
2. 蔡仁华. 医疗保险培训实用教材. 北京：北京医科大学出版社，1999
3. 陈家应，金鑫. 卫生事业管理学. 北京：科学出版社，2006
4. 陈金华，周绿林，杨晓玲等. 卫生事业管理学. 哈尔滨：黑龙江人民出版社，2001
5. 陈明亭，杨功焕. 我国疾病监测的历史与发展趋势. 疾病监测，2005，20（3）
6. 陈英耀. 卫生服务评价. 上海：复旦大学出版社，2006
7. 陈振明. 公共政策分析. 北京：中国人民大学出版社，2002
8. 程晓明. 卫生经济学. 北京：人民卫生出版社，2007
9. 崔树起，杨文绣. 社区卫生服务管理. 北京：人民卫生出版社，2006
10. 达庆东，曹文妹，田侃. 卫生法学纲要. 上海：复旦大学出版社，2004
11. 邓大松，红燕. 新型农村合作医疗利益相关主体行为分析. 中国卫生经济，2004，23（8）
12. 丁涵章，马骏，陈洁. 现代医院管理全书. 杭州：杭州出版社，1999
13. 董恒进. 医院管理学. 上海：上海医科大学出版社，2000
14. 董建文. 医学教育手册. 西安：世界图书出版公司西安分公司，1998
15. 董先雨. 社区卫生服务与管理. 北京：华夏出版社，2000
16. 杜玉开，张静. 妇幼保健学. 北京：人民卫生出版社，2009
17. 方积乾. 卫生统计学. 北京：人民卫生出版社，2008
18. 方小衡，李正直. 卫生事业管理. 北京：科学出版社，2008
19. 葛延风等. 中国医疗卫生体制改革的评价与建议. 北京：国务院发展研究中心，2005
20. 龚幼龙. 卫生服务研究. 上海：复旦大学出版社，2002
21. 郭岩，陈育德. 卫生事业管理. 北京：北京大学医学出版社，2007

22. 郭岩. 卫生事业管理. 北京：北京大学医学出版社，2003

23. 国务院. 关于扶持和促进中医药事业发展的若干意见（国发〔2009〕22号）. 2009

24. 国务院. 关于印发医药卫生体制改革近期重点实施方案（2009—2011年）的通知（国发〔2009〕12号）. 2009

25. 韩福荣. 现代质量管理学. 北京：机械工业出版社，2007

26. 韩学忠. 中医药产业面临的危机及管理对策. 中国药业，2008，17（16）

27. 郝模. 卫生政策学. 北京：人民卫生出版社，2005

28. 胡浩波. 卫生事业管理. 北京：北京医科大学出版社，2000

29. 胡志. 卫生管理学. 合肥：安徽科学技术出版社，2003

30. 加里·德斯勒. 人力资源管理（第六版）. 北京：中国人民大学出版社，2003

31. 乐虹，郝敏，唐圣春等. 医疗服务质量管理新策略. 解放军医院管理杂志，2005（6）

32. 李立明. 流行病学. 北京：人民卫生出版社，2007

33. 李鲁，郭岩. 卫生事业管理. 北京：中国人民大学出版社，2006

34. 李鲁. 社会医学. 北京：人民卫生出版社，2007

35. 李晓春，曾瑶. 质量管理学. 北京：北京邮电大学出版社，2007

36. 李妍嫣，袁祥飞. 主要发达国家医疗卫生体制模式比较及启示——以英国、美国和德国为例. 价格理论与实践，2009（5）

37. 梁万年. 卫生事业管理学. 北京：人民卫生出版社，2007

38. 刘广第. 质量管理学. 北京：清华大学出版社，2003

39. 刘树茂，文历阳，刘德章. 中国实用卫生事业管理大全. 北京：人民卫生出版社，2001

40. 娄成武，郑文范. 公共事业管理学. 北京：高等教育出版社，2002

41. 卢祖洵. 社会医疗保险. 北京：人民卫生出版社，2007

42. 罗爱静. 卫生信息管理学. 北京：人民卫生出版社，2007

43. 钱信忠，张怡民. 中国卫生50年历程. 北京：中医古籍出版社，1999

44. 任真年. 医院医疗质量管理. 北京：人民军医出版社，2004

45. 芮苏敏. 卓越的医院管理——美国国家质量奖案例. 北京：中国标准出版社，2006

46. 石淑华. 儿童保健学. 北京：人民卫生出版社，2005

47. 史习民. 全面预算管理. 上海：立信会计出版社，2003

48. 世界卫生组织. 全球卫生统计2007. 2007

49. 斯蒂芬·P·罗宾斯. 管理学（第七版）. 北京：中国人民大学出版社，2004

50. 孙彤. 组织行为学. 北京：高等教育出版社，2000

51. 孙馨. 加强卫生人才队伍建设 促进卫生事业健康发展. 中国卫生人才，2007，12（3）

52. 童建. 突发事件公共卫生学. 苏州：苏州大学出版社，2005

53. 统计局. 中国统计年鉴 2008. 北京：中国统计出版社，2008

54. 王吉耀. 循证医学与临床实践. 北京：科学出版社，2002

55. 王伟. 医学信息学. 北京：高等教育出版社，2006

56. 卫生部. 中国卫生统计年鉴 2010. 北京：中国协和医科大学出版社，2010

57. 卫生部统计信息中心. 第四次国家卫生服务调查专题研究报告. 北京：中国协和医科大学出版社，2009

58. 魏颖. 卫生经济学与卫生经济管理. 北京：人民卫生出版社，1998

59. 吴春容. 全科医学基础. 北京：人民卫生出版社，1998

60. 吴江. 我国政府机构改革的历史经验. 中国行政管理，2005（3）

61. 吴明. 卫生经济学. 北京：北京医科大学出版社，2002

62. 吴蓬. 药事管理学. 北京：人民卫生出版社，2003

63. 杨秉辉. 医院管理学——教学科研管理分册. 北京：人民卫生出版社，2003

64. 杨士保. 现代卫生管理学. 北京：化学工业出版社，2006

65. 杨文秀，杜亚平. 社区卫生服务. 北京：高等教育出版社，2004

66. 姚水才. 区域卫生规划指导手册. 北京：人民卫生出版社，1997

67. 曾光. 中国公共卫生与健康新思维. 北京：人民卫生出版社，2006

68. 张成福，党秀云. 公共管理学. 北京：中国人民大学出版社，2001

69. 张国庆. 行政管理学概论. 北京：北京大学出版社，2000

70. 赵丽娟. 中医医院管理学. 北京：中国中医药出版社，2003

71. 中共中央、国务院. 关于深化医药卫生体制改革的意见（中发〔2009〕6号）. 2009

72. 中国疾病预防控制中心. 2007 年全国职业病报告发病情况报告. 北京：中国疾病预防控制中心，2008

73. 朱士俊. 医院管理学质量管理分册. 北京：人民卫生出版社，2003

74. 竺乾威. 公共管理（MPA）简明读本. 上海：复旦大学出版社，2006

图书在版编目（CIP）数据

卫生事业管理/李鲁主编．—2 版．—北京：中国人民大学出版社，2012
普通高等教育“十一五”国家级规划教材　高等学校公共事业管理专业主干课程教材　21 世纪公共事业管理系列教材/总主编　娄成武
ISBN 978-7-300-15165-6

Ⅰ.①卫…　Ⅱ.①李…　Ⅲ.①卫生管理学-高等学校-教材　Ⅳ.①R19

中国版本图书馆 CIP 数据核字（2012）第 008655 号

普通高等教育“十一五”国家级规划教材
高等学校公共事业管理专业主干课程教材
21 世纪公共事业管理系列教材
总主编　娄成武
卫生事业管理（第二版）
李　鲁　主编
Weisheng Shiye Guanli

出版发行	中国人民大学出版社		
社　　址	北京中关村大街 31 号	**邮政编码**	100080
电　　话	010－62511242（总编室）		010－62511770（质管部）
	010－82501766（邮购部）		010－62514148（门市部）
	010－62515195（发行公司）		010－62515275（盗版举报）
网　　址	http://www.crup.com.cn		
经　　销	新华书店		
印　　刷	北京宏伟双华印刷有限公司	**版　　次**	2006 年 3 月第 1 版
规　　格	185 mm×260 mm　16 开本		2012 年 3 月第 2 版
印　　张	22.25 插页 1	**印　　次**	2020 年 11 月第 5 次印刷
字　　数	517 000	**定　　价**	39.00 元

人大版公共管理类教材

公共管理类专业教材——学科基础课教材

书名	作者
现代管理学原理（第三版）（“十一五”国家级规划教材）	娄成武　魏淑艳
一般管理学原理（第四版）	张康之　周　军
管理学基础（第三版）	方振邦
管理学教程	方振邦
政治学原理（第三版）	景跃进　张小劲
现代政治学原理（第四版）	石永义　刘玉萼　张　璋
政治学教程	舒　放　刘琼莲
公共管理学（第二版）	陈振明
公共管理学——一种不同于传统行政学的研究途径（第二版）	陈振明
公共管理学（第二版）（“十二五”国家级规划教材）	蔡立辉　王乐夫
公共管理学（精编版）	王乐夫　蔡立辉
公共管理学（第二版）	张康之　郑家昊
公共管理概论（第二版）	朱立言　谢　明
公共管理学概论	曹现强　王佃利
公共管理学导引与案例（第二版）	王丛虎
公共管理案例	中国人民大学公共管理学院
公共政策导论（第五版）（数字教材版）	谢　明
公共政策概论（第二版）	谢　明
公共政策学——政策分析的理论、方法和技术（“十一五”国家级规划教材）	陈振明
公共政策学	杨宏山
政策科学——公共政策分析导论（第二版）	陈振明
公共政策学导引与案例	陈季修
公共政策案例	中国人民大学公共管理学院
公共经济学（第三版）（“十二五”国家级规划教材）	高培勇
公共经济学教程	秦立建
政府经济学（第四版）（“十一五”国家级规划教材）	郭小聪
政府经济学（第四版）	潘明星　韩丽华

公共管理类专业教材——方法课教材

书名	作者
行政学研究方法与应用案例	萧鸣政
管理定量分析：方法与技术（第二版）	刘兰剑　李　玲
公共管理的方法与技术（第二版）	魏　娜
公共管理实用分析方法	汪明生　胡象明

公共管理类专业教材——行政管理、公共事业管理专业教材

书名	作者
行政法学导论	姜晓萍
行政法学	朱新立　唐明良　李春燕
公共部门人力资源管理（第四版）	孙柏瑛　祁凡骅
公共部门人力资源开发与管理（第五版）（“十二五”国家级规划教材）	孙柏瑛　祁凡骅
公共部门人力资源开发与管理（第三版）	孙柏瑛
公共部门人力资源管理（第三版）	滕玉成　于　萍
公共部门人力资源管理	方振邦

书名	作者
公共部门人力资源管理概论	方振邦
公共部门人力资源管理案例	周均旭
公共人事制度	刘俊生
行政管理学（第四版）	郭小聪
公共行政学（第五版）	彭和平
公共行政学	张康之　张乾友
行政学导论（第三版）	齐明山
行政管理学导引与案例	陈季修
管理心理学（第二版）	范逢春
公共组织行为学（第三版）（“十一五”国家级规划教材）	孙　萍　张　平
公共组织学（第三版）	李传军
行政组织学（第二版）	张　昕　李　泉
公共组织理论	陆明远
公共事业管理概论（第三版）	朱仁显
公共事业管理概论（“十一五”国家级规划教材）	娄成武　李　坚
公共组织财务管理（第三版）（“十一五”国家级规划教材）	王为民
国家公务员制度（第四版）（数字教材版）（“十二五”国家级规划教材）	舒　放　王克良
国家公务员制度概论（第二版）	刘碧强　郗永勤
公务员制度概论	李如海
公务员制度导论	孙德超
行政领导学（第三版）	朱立言　李国梁
领导学（第四版）	邱霈恩
领导学	王自亮
领导学：理念、行为与艺术	祁凡骅
领导学	孙　健
现代市政学（第四版）（数字教材版）	王佃利　张莉萍　高　原
市政管理学（第四版）（“十一五”国家级规划教材）	杨宏山
市政学导引与案例（第二版）	李燕凌
社区管理（第三版）	汪大海　魏　娜　郇建立
社区管理原理与案例	魏　娜
电子政务教程（第三版）（“十一五”国家级规划教材）	赵国俊
电子政府与电子政务（第二版）（“十一五”国家级规划教材）	张锐昕
电子政府概论（第二版）	张锐昕
管理信息系统	张维明　黄金才
行政伦理学教程（第三版）（“十二五”国家级规划教材）	张康之　李传军
公共危机管理导论（“十一五”国家级规划教材）	肖鹏军
公共危机管理概论	王宏伟
公共危机管理	唐　钧
公共危机与应急管理：原理与案例	王宏伟
行政决策学	许文惠　张成福　孙柏瑛
非营利组织管理	吴东民　等
非营利组织管理（第二版）	康晓光
非营利组织管理导引与案例	崔向华　张　婷
当代中国政府与政治	景跃进　陈明明　肖　滨
当代中国政府与行政（第三版）	魏　娜　吴爱明
当代中国政府（第二版）（“十一五”国家级规划教材）	吴爱明
地方政府学概论（第二版）	方　雷
地方政府管理（第二版）	陈瑞莲　张紧跟
管理秘书实务（第三版）	赵锁龙
行政秘书学	唐　钧
公文写作与处理	赵国俊
机关管理的原理与方法（第三版）	赵国俊　陈幽泓

书名	作者
公共部门绩效管理	方振邦
政府绩效管理	方振邦　葛蕾蕾
政府绩效评估	蔡立辉
公共关系概论（第二版）	邹正方
政府公共关系（第二版）（“十一五”国家级规划教材）	廖为建　张　宁
社会管理	汪大海
社会管理——理论、实践与案例	陈振明
西方行政学理论概要（第二版）（“十一五”国家级规划教材）	丁　煌
公共行政学史	何艳玲
公共行政学经典理论导引与案例	付小均
西方公共管理名著导读	汪大海
管理思想史教程	方振邦　葛蕾蕾
文化管理学（第三版）（“十二五”国家级规划教材）	孙　萍
文化创意产业导论	魏鹏举
卫生事业管理（第二版）（“十一五”国家级规划教材）	李　鲁
教育经济与管理（第二版）（“十一五”国家级规划教材）	娄成武　史万兵
现代公用事业管理	崔运武

公共管理类专业教材——劳动与社会保障专业教材

书名	作者
社会保障概论（第六版）（数字教材版）（教育部推荐教材）	孙光德　董克用
社会保障管理（“十一五”国家级规划教材）	邓大松　刘昌平
劳动经济学（“十一五”国家级规划教材）	董克用　刘　昕
劳动法与社会保障法	黎建飞　李　静
人力资源管理	彭剑锋
社会保险学（第三版）	孙树菡　朱丽敏
社会保障基金管理	李春根
社会保险精算原理与实务	王晓军
社会保障国际比较	仇雨临
国际社会保障制度教程	穆怀中
员工福利概论（第二版）（“十一五”国家级规划教材）	仇雨临
医疗保障	王虎峰

公共管理类专业教材——土地资源管理专业教材

书名	作者
土地经济学（第八版）（“十一五”国家级规划教材）	毕宝德
土地法学（中国人民大学“十三五”规划教材）	严金明
土地法学	王守智　吴春岐
土地科学导论	叶剑平
土地资源管理学	张正峰
土地利用规划学	张占录　张正峰
不动产估价（第二版）（“十一五”国家级规划教材）	叶剑平　曲卫东
土地信息系统	曲卫东　韩　琼
地籍管理（第五版）（“十一五”国家级规划教材）	谭　峻　林增杰

公共管理类专业教材——城市管理专业教材

书名	作者
城市管理学（第三版）	杨宏山

书名	作者
城市管理法	王丛虎
城市总体规划原理	郐艳丽　田　莉

公共管理硕士（MPA）教材——核心课教材

书名	作者
全国公共管理硕士（MPA）核心课程教学指导纲要	全国公共管理专业学位研究生教育指导委员会
社会主义建设理论与实践（第三版）	李景治　蒲国良
公共管理英语（修订版）	顾建光
公共管理学（第三版）	张成福　党秀云
公共管理学原理（修订版）	陈振明
公共管理导论	竺乾威　朱春奎　李瑞昌
公共政策分析	陈振明
公共政策分析导论	陈振明
公共政策分析概论（修订版）	谢　明
政治学：基本理论与中国视角	任剑涛
公共部门经济学（第三版）	高培勇　崔　军
公共经济学	唐任伍
行政法学（修订版）	皮纯协　张成福
行政法学概论（第三版）	胡锦光
非营利组织管理概论（修订版）	王　名
非营利组织管理	王　名　王　超
公共管理伦理学（修订版）	张康之
社会研究方法	陈振明
定量分析方法（第三版）	谭跃进
电子政务理论与方法（第四版）	金江军
电子政务	吴爱明　何　滨
公文写作概论	高永贵
信息技术及其应用（第三版）	张维明

公共管理硕士（MPA）教材——专业方向必修课、选修课教材

书名	作者
公务员制度教程（第五版）	舒　放　王克良
比较政府与政治（修订版）	卓　越
当代中国政府与政治（第三版）	吴爱明　朱国斌　林　震
公共部门人力资源管理及案例教程（第三版）	陈天祥
领导学	祁凡骅　刘　颖
领导学教程	常　健
领导理论与实践	邱霈恩
西方公共行政管理理论精要	丁　煌
社会管理概论	唐　钧
公共部门绩效评估（修订版）	卓　越
公共危机管理（修订版）	王宏伟
公共部门危机管理（第三版）	张小明
公共部门战略管理（修订版）	陈振明
城市管理理论与实务	杨宏山
公共冲突管理	常　健
MPA 学位论文写作指南	汪大海

教学支持说明

（教学课件）

中国人民大学出版社政治与公共管理出版分社秉承“出教材学术精品，育人文社科英才”的出版宗旨，多年来，出版了大批高质量的公共管理、教育学、政治学、政治理论公共课教材和学术著作。

我们为本教材制作了相应的 PPT 教学课件，任何一位采用本书作为授课教材的教师均可免费获得该课件。为了确保该课件仅为授课教师获得，烦请您填写如下材料，并将相关信息通过 E-mail 发送给我们，我们将在收到相关信息后通过 E-mail 给您发送该课件。欢迎您加入我们的 QQ 群（全国政管教师交流群，群号为 236159213），或登录我社官方网站（www. crup. com. cn），注册并认证成为教师会员，以获得更好的服务。

我们的联系方式：

地址：（100872）北京市中关村大街甲 59 号文化大厦 1202 室

中国人民大学出版社政治与公共管理出版分社

电话：（010）82502724　62514775（传真）

E-mail：ggglcbfs@vip. 163. com

QQ 群：236159213

兹证明____________大学/学院___________院/系___________专业___________学年第__________学期开设的________________课程，采用中国人民大学出版社出版的______________________________________（书名、作者）作为本课程教材。授课教师为____________，授课班级共_______个、学生_______人。授课教师需要与本书配套的教学课件。

联 系 人：__________________________

通信地址：__________________________

邮　　编：__________________________

电　　话：__________________________

E-mail：____________________________

系/院主任：____________（签字）

（系/院办公室章）

_______年_____月_____日